现代消化系统疾病临床诊治与内镜应用

◎主编 蔡少薇等

吉林科学技术出版社

图书在版编目（CIP）数据

现代消化系统疾病临床诊治与内镜应用 / 蔡少薇等主编. -- 长春：吉林科学技术出版社，2024. 7. -- ISBN 978-7-5744-1601-7

Ⅰ. R570.4

中国国家版本馆CIP数据核字第2024J8R750号

现代消化系统疾病临床诊治与内镜应用

主　　编　蔡少薇　等
出 版 人　宛　霞
责任编辑　李亚哲
封面设计　吴　迪
制　　版　北京传人
幅面尺寸　185mm × 260mm
开　　本　16
字　　数　450 千字
印　　张　18
印　　数　1~1500 册
版　　次　2024年7月第1版
印　　次　2024年12月第1次印刷

出　　版　吉林科学技术出版社
发　　行　吉林科学技术出版社
地　　址　长春市福祉大路5788 号出版大厦A 座
邮　　编　130118
发行部电话/传真　0431-81629529 81629530 81629531
81629532 81629533 81629534
储运部电话　0431-86059116
编辑部电话　0431-81629510
印　　刷　三河市嵩川印刷有限公司

书　　号　ISBN 978-7-5744-1601-7
定　　价　105.00元

《现代消化系统疾病临床诊治与内镜应用》编委会

主　编

蔡少薇　广东省第二人民医院
贾　敏　山西省中西医结合医院
解朝莉　山西省中西医结合医院
刘淑艳　山西盈康一生总医院
潘志红　三峡大学人民医院（宜昌市第一人民医院）
马　丽　山西盈康一生总医院

副主编

艾飞艳　中南大学湘雅三医院
田光芳　深圳市盐田区人民医院
陈　明　永州市中心医院
胡正进　昆明市中医医院
朱志超　首都医科大学附属北京潞河医院
苏　荣　宁夏医科大学总医院
姚俊宇　曲靖市第一人民医院

编　委

杨智宽　昆明市儿童医院
郑晓燕　宁德市闽东医院
唐　芳　永州市中心医院

前　言

消化系统疾病知识更新极为迅猛，尤其是在当今知识爆炸的时代，网络的应用，循证医学、整合医学及个体化医学等概念对医学产生了革命性冲击，对疾病诊治的思维方式提出了极大的挑战。随着内镜等新型仪器的开发和应用，临床诊治技术快速发展，消化疾病对于实践和技术操作的要求变得很强，形成内科和外科交叉融合，内镜下微创技术为消化系统疾病诊治提供了丰富的解决方案。因此，要做一名好的消化疾病临床医师，不但要精通基础医学、临床医学知识，具有较强的内镜下诊治操作能力，同时还要有丰富的人文社会科学相关知识，具备一定的哲学思辨能力，能够准确分析社会环境对患者的影响和患者心理因素的影响，从而引导患者病情的变化和转归。现代医学的发展要求一名优秀的临床医师能够集临床、心理学和哲学等知识于一身，这样才可以应对并解决各种复杂的临床问题，以客观敏锐的思维正确分析疾病的发生、发展过程，为患者制订最佳的个体化诊疗方案。为了适应这一新的形势，笔者特组织编写了本书。

本书首先介绍了消化系统的常见疾病的临床诊断与治疗，如胃食管反流病、幽门螺杆菌感染、消化性溃疡、功能性胃肠疾病、肝胆胰腺疾病等。然后就消化内镜的检查和治疗方式，如消化道出血的内镜治疗、消化道黏膜下肿瘤的内镜下治疗等进行了叙述。最后简要介绍消化内镜检查与治疗的护理配合。本书知识新颖，内容全面，实用性强，适合各级医院的消化科医生、医学院校相关专业研究生参考阅读。

由于编者学术水平有限，加之时间仓促，书中存在的不足之处，诚望阅读本书的专家、同仁，不吝赐教。

编　者

目 录

第一章　胃食管反流病

第一节　胃食管反流病的定义

胃食管反流病(gastro-esophageal reflux disease,GERD)是消化内科门诊最常见的诊断之一,在世界范围内具有重要的临床影响和疾病负担。对基于人群的研究进行的系统性回顾表明,GERD 的患病率在西方国家为 10%~20%,在亚洲为 5%。世界范围内 GERD 的患病率都高于发病率,提示它是一种慢性疾病。据美国医疗保健系统统计,仅 GERD 每年直接花费就超过了 90 亿美元。有充分的证据表明,GERD 对生活质量造成负面影响,有持续性 GERD 症状的患者,其身体和精神的健康相关生活质量(HRQOL)都有所下降。这些影响主要来自症状性表现,因此 GERD 的症状性定义十分重要。随着年龄的增长,反流性食管炎的严重程度和 Barrett 食管炎(BE)的患病率增加,而症状的普遍性减少,突出了 GERD 诊断性定义的重要性。在本节中,将探讨定义 GERD 的不同方法——症状性定义、内镜定义、动态反流监测(酸和阻抗监测)的参数定义、结构和解剖异常的诊断意义,以及新的诊断方法对 GERD 定义的影响。

一、GERD 的范畴

胃食管反流(GER),即胃内容物通过食管胃连接处(EGJ)和食管下括约肌(LES)反流,GER 可能是生理性的,尤其是在餐后。存在一定的内在机制使得 LES 应对胃底的扩张而出现短暂性松弛,导致空气排出(嗳气)。正常生理条件下,LES 静息压、与 LES 同水平的吸气相膈肌脚的挤压及 His 角,共同阻止胃内容物大量通过 EGJ 和 LES 而发生反流。然而,短暂性 LES 松弛(TLESR)会导致少量的胃内容物反流进入食管;在健康个体中,食管的继发性蠕动可有效避免反流物重新进入胃部。

GER 伴发症状(胃灼热或反流)或黏膜损伤(食管炎或 BE)时就变成了 GERD。症状和黏膜损伤并不相互排斥,还可以独立存在。因此,主观的症状分析和食管黏膜的内镜检查可能并不一定就提示 GERD 的存在。GERD 相关性症状可以是非典型症状[非心源性胸痛(NCCP)],甚至是食管外症状(咳嗽、哮喘、牙腐蚀),这使得 GERD 的诊断更加复杂。除评估症状和上消化道内镜检查食管黏膜外,能够定量分析反流和评估反流与症状相关性的诊断性试验,为 GERD 的定义提供了进一步的思路。

二、基于症状的定义

GERD 的临床表现基本上以症状为主,绝大多数患者都表现出典型症状如胃灼热和反流。然而,学者们对定义 GERD 的非典型症状的认识也在不断加深,尤其是当非典型症状单独出现,然而不伴有典型症状或内镜下的黏膜损伤时。鉴于不同地区对 GERD 相关性症状的定义不同,可能给 GERD 的诊断带来困难,因此蒙特利尔分类(Montreal 分类)的国际共识小组得以成立,以确立 GERD 的全球性定义。该协作组使用改良的 Delphi 流程,在 2 年内提出了与 GERD 定义相关的 50 条共识申明,并于 2006 年发表该共识。该共识的核心内容是,将 GERD 定义为胃内容物反流进入食管和其近端,引起不适症状和(或)并发症。

蒙特利尔分类强调了定义 GERD 的症状必须引起患者的"不适",这样会对患者的健康产生不利影响。基于人群的研究表明:至少每周 2 次的轻度症状或至少每周 1 次的中至重度症状可能接近该标准。也有其他学者表明,每周 2 次以上的胃灼热症状会对生活质量产生负面影响。然而在实际工作中,临床医师常依赖患者自身决定反流症状是否为"不适"症状,而不是依赖特定频率或持续时间的临界值来定义 GERD。在缺乏食管黏膜损伤的情况下,未被患者定义为"不适"症状的偶发胃灼热症状也不符合蒙特利尔分类标准中关于症状性 GERD 综合征的标准。

蒙特利尔分类表明,胃灼热和反流是 GERD 的典型症状表现,任一症状单独出现即可怀疑 GERD 的存在,2008 年该观点被美国胃肠病学会(AGA)所采纳。然而,GERD 的典型症状(胃灼热和反流)本身对 GERD 诊断的预测性并不是太高。在一项大型队列研究中,33 000 例有 GERD 典型症状的患者接受了电子胃镜检查,其中 27.8%有糜烂性食管炎,9.1%有 Barrett 食管(BE),3.7%有食管狭窄,44.8%有食管裂孔疝,39%未见异常。

在另一项研究中,与 GERD 的内镜证据相比,典型症状的敏感性只有 44%,而特异性为 87%。以动态反流监测作为金标准时,典型症状对 GERD 诊断的预测性要更高一些。在一项有选择性人群的研究中,超过 300 例患者完成了 24 小时动态 pH 监测,典型症状的敏感性为 78%,特异性为 60%。同样,在一项有 228 例患者的队列研究中,只有胃灼热与 pH 监测中的异常酸暴露显著相关,其阳性预测值为 43%,阴性预测值为 82%,总准确率为 78%。如果加上 PPI 试验,症状性诊断的作用就更高。

在过去 20 年间,定义 GERD 的显著进步就是区分了食管综合征和食管外综合征。在蒙特利尔分类中,食管综合征进一步细分为症状性综合征(典型反流综合征、反流性胸痛综合征)和食管损伤综合征(反流性食管炎、反流性狭窄、BE 和食管腺癌)。食管外综合征进一步细分为明确相关(反流性咳嗽、反流性喉炎、反流性哮喘和反流性牙腐蚀)和可能相关(咽炎、鼻窦炎、特发性肺纤维化和复发性中耳炎)。

内镜和动态反流监测对食管外综合征的诊断能力不如典型症状。现有的诊断试验,包括喉镜检查、上消化道内镜、pH 监测和 pH-阻抗监测,用于评估可疑食管外反流症状的准确性并不理想,而且大大增加了医疗开支。事实上,可疑食管外反流症状在最初一年的检查和处理费用可能超过了典型症状的 GERD 的 5 倍。

三、基于 PPI 试验症状反应的定义

患者初次就诊时,经验性 PPI 试验常用来诊断 GERD,根据 PPI 试验的症状反应来证实是否存在 GERD。在最早报道该方法的研究中,患者早餐前服用 40 mg 奥美拉唑,晚餐前服用 20 mg 奥美拉唑,持续 7 天,结果 80%的有胃灼热症状的 GERD 患者症状得到改善,而只有 42%的胃灼热症状的非 GERD 患者症状得到改善。与异常酸暴露或糜烂性食管炎相比,PPI 试验(奥美拉唑每天 2 次,服用 7 天)的敏感性为 75%~80%,特异性为 55%。在一项把 GERD 定义为内镜下存在糜烂性食管炎的研究中,PPI 试验与酸暴露和 24 小时 pH 监测中的症状指数(SI)有相似的敏感性(83% vs.80%)。在一项包含 15 项研究的荟萃分析中,以动态 pH 监测作为参考标准,PPI 试验诊断 GERD 的阳性概率比为 1.63~1.87,敏感性和特异性分别为 78%和 54%。对于非 GERD 胃灼热的 PPI 试验的症状反应,其解释应小心谨慎,因为

其他过程(如嗜酸细胞性食管炎或功能性胃灼热)在抑酸治疗后症状也可能得到改善。再者,非糜烂性食管炎患者接受抑酸治疗后症状改善情况可能不如糜烂性食管炎患者,并且PPI无效的患者仍然可以有反流性症状。然而,PPI试验无效对诊断GERD有较高的阴性预测值,并且它至少提示应行进一步检查。尽管PPI试验的特异性有限,但它较为简单,成本较低,因此被广泛应用于可疑GERD症状的初始评估和处理。

除非心源性胸痛外,经验性PPI治疗对大多数非典型症状的诊断能力不如典型症状。两项荟萃分析评估了PPI试验诊断非心源性胸痛的能力以pH监测和(或)内镜作为参考标准,发现其敏感性和特异性分别为80%和74%。相比之下,PPI试验对可疑食管外症状的诊断能力则很差。例如,一项Cochrane荟萃分析发现,非吸烟并且肺活量正常的慢性咳嗽患者接受2~3个月的PPI试验或给予安慰剂后,症状改善无显著差异。同样,在一项随机对照试验中,非吸烟的慢性咳嗽患者随机接受为期3个月的PPI治疗(每天2次)或给予安慰剂,结果两组之间咳嗽相关生活质量或症状改善无显著差异。这些数据提示食管外症状通常由多因素引起,GERD可能是食管外症状的共同因素,而非唯一病因。

四、内镜定义

GERD的内镜定义在于发现食管黏膜损伤。蒙特利尔分类将GERD的食管并发症定义为反流性食管炎、出血、狭窄、BE和食管腺癌。反流性食管炎是黏膜损伤最常见的形式,上消化道内镜下可见鳞柱状上皮连接处近端的远端食管黏膜破损。洛杉矶(LA)分类由国际食管炎分类工作组(IWGCO)提出,被广泛用于反流性食管炎严重程度的分级,其最终形式于1999年发表。反流性食管炎的LA分类如下:A级,黏膜破损长度<5 mm,未超过两个黏膜皱襞的顶端;B级,黏膜破损长度>5 mm,超过两个黏膜皱襞的顶端;C级,黏膜破损超过两个黏膜皱襞的顶端但未超过75%的食管周径;D级,黏膜破损超过75%的食管周径。

有限的数据表明,健康无症状个体可能很少出现LA-A级食管炎(在一项研究中对照组有8%出现LA-A级食管炎),而缺乏病理性GERD的患者基本上不会出现更高级别的食管炎。反流性食管炎的洛杉矶分类对PPI治疗效果有预测作用,其中LA-A级食管黏膜愈合率最高,LA-D级食管黏膜愈合率最低。LA-D级在停药后复发率最高。经验性PPI试验的日益流行及其作为非处方药的便利性,使得内镜下发现食管炎的可能性进一步减少,从而将内镜的作用限制于评估治疗失败,以及存在警觉症状时评估并发症。

内镜下发现食管炎则定义为糜烂性GERD(ERD),而很大一部分反流性疾病是非糜烂性的(内镜下无黏膜破损),称为非糜烂性反流病(NERD)。随着经验性PPI治疗的流行,食管炎的治愈率提高,由于PPI治疗的患者相比非PPI治疗的患者更容易被诊断为NERD,因此近几十年来反流性食管炎的诊断不断向NERD偏移。基于人群的研究提示,约1/3的GERD患者为ERD,剩下的2/3为NERD。存在糜烂性食管炎可以诊断为GERD,但内镜未发现食管炎并不能排除GERD的诊断,这时需要进行pH监测来诊断NERD。内镜下食管黏膜正常时,组织学表现对GERD的诊断力很低。

然而,对可疑BE段进行组织病理检查发现的肠化生与食管异常酸暴露有很高的一致性,但不一定伴有反流症状。食管酸暴露时间延长时,有BE遗传倾向的患者发展为BE,这也是一种对抗腐蚀性损伤和症状的保护机制,因此BE节段对酸引起的症状不太敏感。人口筛查研究提示,瑞典无症状成人中BE的患病率为1.6%,而已诊断为GERD的高危人群(慢性 GERD,高龄,白人男性)中 BE 的患病率可达 13%。虽然 BE 是癌前病变,但估计发展为食管腺癌的风险约为每年 0.5%。因此,虽然对有患病倾向的个体推荐筛查 BE,但从诊断反流性疾病和预防食管癌来看,基于人群的筛查并不划算。然而,内镜下组织活检证实 BE 则认为存在 GERD,并且可以明确 GERD 治疗的必要性。

五、基于动态反流监测的定义:酸暴露时间

动态 pH 监测能定量评估食管酸暴露时间,且邻近有反流症状发生时评估症状-反流相关性。使用导管的动态 pH 监测在 20 世纪 70 年代被引入,用来评估 24 小时内的食管酸暴露。其中最直观的参数就是酸暴露时间(AET,即 pH<4 占总时间百分比)。用来定义停用 PPI 治疗后异常酸暴露的 AET 临界值为 4%~5%。虽然有学者提议区分睡眠和清醒时的酸暴露,但传统上 pH 监测都是按体位(直立和卧位)来进行分析的。因为酸反流事件更多发生在直立位,无症状对照组和 GERD 患者的直立位酸暴露时间均高于卧位酸暴露时间,因此定义异常食管酸暴露的临界值在直立位高于卧位(分别是 6%~10%和 1%~6%)。

对接受 PPI 试验的患者,研究建议的 AET 临界值为 16%。无线 pH 系统允许更长的监测时间、更好的患者耐受性,以及监测期间对患者日常活动限制更少。有了这些无线 pH 系统,通过使用更长电池寿命的便携式记录器可以使记录时间延长到 48~96 小时,但是如果没有在日记上严格地记录进食时间,那吞咽的酸性物质与酸性反流事件将不能区分开。对无线 pH 监测,对照组在两天的监测时间内远端食管 AET 的第 95 百分位数为 5.3%,稍高于基于导管的 pH 系统。无线 pH 监测很好地描述了 AET 的日变异情况,对 24 小时 pH 研究或数天无线 pH 研究中任一天中 AET 临界值的有效性提出了质疑。然而,AET 临界值还是常用于定量评估抑酸治疗不完全有效患者的食管酸暴露情况,或用于抗反流手术前明确异常酸暴露的存在。

DeMeester 评分是用来定量评估食管酸暴露的合成分数,由动态 pH 监测中的 6 项参数组成:①pH<4 占总时间百分比;②直立位 pH<4 的时间百分比;③卧位 pH<4 的时间百分比;④反流事件的总次数;⑤>5 分钟反流事件的次数;⑥最长反流事件的持续时间。DeMeester 评分>14.7 则认为异常。

进行 pH 监测前通常需要停用抑酸药物,以对 GERD 可能性较低的患者进行评估,或为可能行内镜或腹腔镜下抗反流治疗的患者明确 GERD 的诊断。抑酸治疗期间的 pH 监测的临床作用不大,而 pH-阻抗监测能提供额外的信息,即能发现弱酸反流事件。因此 pH-阻抗监测常用于评估抑酸治疗不完全有效的难治性症状患者,并且监测期间不停用抑酸药物,以便发现持续存在的反流事件。

六、基于阻抗的定义

阻抗监测是基于对食管导管上电极组之间微小电流抵抗的记录。在至少 3 对连续的远端阻抗电极上检测到阻抗值逆行降低>50%(对应电极附近存在反流物),则认为发生了反流事件。因此,阻抗监测相对传统 pH 监测的主要优势在于它能够在不用考虑 pH 的情况下检测到反流事件,从而能检测到弱酸反流并且允许在抑酸治疗期间进行监测。

关于使用食管多通道腔内阻抗(MII)评估反流发生的第一个共识于 2004 年发表。该共识区分了酸反流(pH<4)、弱酸反流(pH=4~7)和非酸反流(或弱碱反流;pH>7)。因此,与传统的单纯 pH 监测相比,联合 MII-pH 监测在检测反流事件上有更高的敏感性。这种提高

主要来自对弱酸反流和非酸反流事件的检测能力，因此 MII-pH 监测也可以在 PPI 治疗期间进行。因为黏膜酸化的中和通常滞后于食管内反流物的清除，因此 pH 检测到的反流事件时间通常比阻抗长，所以食团与远端食管电极组的接触时间往往比酸暴露时间（AEC）短得多。AET 对应的阻抗参数是反流暴露时间（RET），或反流物与 LES 上方 5 cm 处（对应远端食管 pH 感受器）阻抗电极接触的时间。一项多中心的研究通过对健康对照者的调查建立了异常 RET 临界值（1.4%）。但该临界值对抗反流治疗效果的预测性尚未被证实。

七、反流事件的次数

动态反流监测中的反流事件总次数被用来定义 GERD。两项研究（一项来自美国，一项来自欧洲）有相似的结果，它们发现健康志愿者的 24 小时 pH-阻抗监测中反流事件总次数的第 95 百分位数值为 73~75，提示更高的反流事件次数可用来诊断 GERD。近期的数据表明：更低的反流事件总次数临界值可用于识别 GERD，停用 PPI 的情况下，低至 53 的临界值也可能对 GERD 有鉴别作用。

在抑酸治疗期间，酸反流事件减少而检测到的弱酸反流事件增加。在一项具有重大意义的研究中，研究者对比使用奥美拉唑前后的 pH-阻抗监测发现，尽管反流事件的总次数相似，但酸反流事件次数显著减少，而非酸反流事件次数几乎翻倍。奥美拉唑治疗后胃灼热症状改善，而反流症状多见。其他研究报道抑酸治疗后 GERD 患者的反流事件总次数减少，推测是因为胃酸分泌减少导致。因此，PPI 治疗期间 pH-阻抗监测中定义 GERD 的反流事件总次数的临界值要偏低。PPI 治疗期间反流事件总次数正常值的第 95 百分位数为 48~57。

在缺乏异常 AET 或其他反流参数的情况下，仅仅依靠反流事件总次数进行的结果研究，其作用是有限的。虽然抗反流手术后反流事件总次数显著减少，但仅靠这个指标并不足以预测良好的治疗效果。其原因可能是，每次反流事件的持续时间有很大的差异，如果患者反流事件次数少而时间延长，其食管也会有显著的酸暴露或反流暴露。然而，反流事件次数在评估症状和反流事件的相关性中确实有相应的作用。

八、症状-反流相关性

pH 监测和 pH-阻抗监测除了能定量分析食管酸暴露和反流事件以外，还能评估反流事件和食管症状的相关性。这两项监测中使用最多的参数就是症状指数（SI）和症状相关概率（SAP）。对于 pH-阻抗监测，这些症状-反流相关性的参数包括 pH 检测到的反流事件和阻抗检测到的反流事件。SI 是与反流相关的症状次数除以总的症状次数。一项研究使用受试者工作特征曲线（ROC 曲线）分析胃灼热和反流的相关性，得出 SI>50% 是阳性相关性的临界值。

研究者提出了两种计算 SAP 的方法。其中 Weusten 法最常用，该方法将 24 小时监测时间分成连续的 2 分钟节段。通过描述是否存在症状和反流，建立 2×2 列联表，使用 Fisher 精确检验计算出症状和反流相关性由偶然引起的概率 P 值。SAP 也可以使用 Chillibert 概率估计法（GPE）计算，即在总的症状次数范围中反流相关性症状的确切次数的部分概率之和，同时考虑研究的总时间和总的暴露时间。不论计算方法，SAP>95% 时则认为症状-反流相关性为阳性，对应 $P<0.05$，或症状和反流相关性由偶然引起的概率<5%。尽管 SI 可能和 SAP 不一致，尤其是在症状有限或频繁的情况下，但计算 SAP 的两种方法几乎可以互换使用（不一致性不到 3%）。由于 pH-阻抗监测能发现更多的反流事件，因此其相对于单纯 pH 监

测更能检测到阳性的症状-反流相关性,尤其是在停止抑酸治疗的情况下。

症状-反流相关性是动态 pH 监测和 pH 阻抗监测中最薄弱的关联,因为该参数严重依赖于患者在事件记录器上及时记录出现的症状。然而,症状-反流相关性在特定情况下呈阳性也有其价值。它有助于强化动态监测中的反流证据,并且有强烈 GERD 证据(同时有异常酸暴露和阳性症状-反流相关性)的患者抗反流治疗后症状改善最明显。在参数仅符合生理性反流标准时,阳性症状-反流相关性能鉴别出一组特征更接近功能性食管疾病而不是 GERD 的患者。即使之前被划分为 NERD 或命名为"酸敏感",这类患者与功能性胃灼热(而不是真正的 GERD)患者有相似的精神和 HRQOL 特征列。反流高敏感性被用来描述 pH-阻抗监测中症状-反流相关性阳性的情况,从而将之前 pH 监测阴性而诊断为功能性胃灼热的患者转移到 pH-阻抗监测中的反流高敏感性这一类别。

有一些因素影响症状-反流相关性的临床应用。其中的计算高度依赖于症状发生,而症状发生因症状感知和患者记录症状的依从性不同而变化。具体来说,非常多或非常少次数的症状发生都能显著影响 SI 的计算。在这种情况下 SAP 估算可能有更好的价值,因为它将无症状的时间段考虑在内(反流暴露可能也是有限的)。SI 和 SAP 可能被过度解释,尤其是在缺乏高度反流率的情况下。因此,阳性症状-反流相关性结果在评估 GERD 方面比阴性结果更有临床价值。

九、钡餐造影

出现食管症状时常进行钡餐造影,但它在 GERD 的诊断中作用有限。虽然钡餐造影在发现食管炎(为网状或细结节状表现)方面总的敏感性约 65%,但敏感性随食管炎的分级降低而降低。无任何刺激动作的钡餐造影能发现 1/3~1/2 的 GERD 患者 SN;而有刺激性动作时能在 70%的患者中发现反流证据。钡餐造影在诊断 GERD 中最主要的问题在于 GERD 的最重要机制(一过性食管下括约肌松弛,TLESR)能在正常个体中出现,导致直立位时钡剂从胃内反流至食管。另外,如果造影期间未出现 TLESR,有反流性疾病的患者可能得出阴性结果。因此,钡剂造影用于诊断 GERD 的敏感性和特异性使得该检查不足以用来作为 GERD 的筛选手段。然而,钡剂造影提供了极好的解剖细节,对于评估 GERD 的并发症(如狭窄或环)或在治疗前评估食管的解剖非常重要。

虽然食管裂孔疝在 GERD 患者中较常见,但仅仅有食管裂孔疝并不能确定 GERD。许多有食管裂孔疝的患者并没有 GERD 症状,而许多 GERD 患者也没有食管裂孔疝。有食管裂孔疝和无食管裂孔疝的 GERD 患者,其酸暴露异常无显著差异。在另一项对 300 多例患者的研究中,在不考虑食管裂孔疝存在的情况下,多数患者有正常的 pH 监测参数,但疝更大的患者更容易有异常的 pH 监测参数。裂孔疝的存在确实降低了 GERD 患者对 PPI 应答的可能性。

尽管食管裂孔疝可能不能定义 GERD,但食管裂孔疝的存在会影响 LES 基础压、食管排空和 TLESR。有人同时使用电视透视检查和食管测压来评估食管裂孔疝对食管排空的影响,他们发现与对照组相比,非还原性疝的食管排空受损,其主要原因是"晚期逆向流动",提示 EGJ 功能受损。同样,GERD 中裂孔疝的存在与更高的反流高度和更低的远端食管体蠕动幅度相关,而大裂孔疝(>3 cm)与小裂孔疝或无裂孔疝相比,LES 更短且更弱。

上消化道内镜或食管造影可发现裂孔疝。高分辨率测压也能区分 LES 和膈肌的分离,从而定义食管裂孔疝。然而，没有一项研究有明确的检测敏感性，尤其是当疝很小和间歇存在时。

“酸袋”的概念对于理解食管裂孔疝在GERD诊断中的相关性十分重要。酸袋由漂浮在接近EGJ的摄入食物近端的胃酸池组成，这些胃酸由食物刺激分泌。这个概念在2001年第一次被研究者提出，研究方法是在餐后状态下，逐步将pH导管从胃近端拔出越过EGJ。对GERD患者，酸袋可能充当反流入食管物质的储液器，可能导致症状或黏膜损伤。与健康志愿者相比，GERD患者的酸袋长度增加，在食管裂孔疝中酸袋也更靠近近端。食管裂孔疝似乎有助于将酸袋固定于膈肌上方，因此代表反流增加的一个重要危险因素。

十、食管组织学和黏膜完整性

尽管过去不鼓励对内镜正常的黏膜进行随机活检，但随着对嗜酸细胞性食管炎作为食管症状机制之一的认识增加，对内镜正常的黏膜进行活检也显得十分重要。由反流导致的组织学表现有乳头长度增加、基底细胞增生、白细胞和（或）嗜酸性粒细胞浸润。与症状和内镜改变相比，这些表现诊断GERD的敏感性为30%，特异性为78%。

对食管黏膜完整性的评估已经进展到对细胞间隙增宽（DIS）的评估，DIS的出现可能代表着食管鳞状上皮保护屏障的破坏。DIS在ERD和NERD中均被确认，并且它被认为是由酸暴露引起；它可能在抑酸治疗后消失。渗透性增加可能有助于产生食管症状。然而，DIS的特异性可能有限，因为在近1/3的无症状对照组中也发现了DIS。因此，现在使用DIS作为诊断GERD的临床工具还为时过早。

食管基线阻抗（BI）是另一种评估食管黏膜完整性的新方法。GERD患者的远端食管BI值低于健康对照者或食管酸暴露正常的症状性患者。另外，抑酸治疗能增加GERD患者的BI水平，提示BI水平能反映由反流引起的食管黏膜改变，并且这种改变在抑酸治疗后可能好转。取值为2100Ω的BI临界值可能将GERD与功能性胃灼热区分开，并且其敏感性和特异性均超过70%，提示BI在评估PPI-难治性反流症状方面可能其有临床应用价值。然而，目前BI尚未作为诊断GERD的参数而被广泛评估。

十一、反流证据的强度

本节中描述的诊断性试验结合在一起时可能增加诊断反流病的信心，因为反流证据更强的患者在抗反流治疗后症状改善更明显。例如，有胃灼热症状的NERD患者在pH监测阳性的情况下有更高的胃灼热治愈率（72%），而只有胃灼热或内镜无异常时胃灼热治愈率只有50%。同样，异常pH参数和阳性症状-反流相关性的组合也能预测抗反流治疗后更高可能性的症状应答，并且该组合对典型和不典型反流症状都具有预测性。这些发现表明，当GERD的定义在多个检查中被满足时，诊断GERD的信心也随之增加。

总之，GERD的定义——症状性、内镜、动态反流监测、解剖或新的诊断方法，在过去几十年间已经有了很大的发展，但在大多数临床实践中，常用来定义GERD的还是症状和（或）PPI试验疗效，尤其是典型症状（胃灼热或反流）。PPI试验的流行将难治性GERD的概念从未愈合的黏膜疾病转移至PPI治疗后症状仍持续的疾病，后者有时也意味着弱酸或非酸反流。诊断性试验能完善临床诊断，尤其是在症状不典型或PPI治疗后诊断仍有疑问的情况下。

第二节　发病机制与临床分型

一、发病机制

GERD 是一种多因素参与的疾病，主要病理生理机制包括抗反流屏障的减弱及攻击因素的增强等。此外，内脏高敏感性等因素也参与其中。

1.抗反流屏障减弱　胃食管交界处位于横膈膜水平，该处的高压带相当于阀门作用，能有效阻止胃内容物的反流，其结构包括下食管括约肌（lower esophageal sphincter，LES）、膈肌脚、膈食管韧带、His 角等，其抗反流屏障功能主要依赖于 LES 和膈肌脚的功能。LES 由一段略增厚的环形平滑肌组成，长约 4 cm，借助膈食管韧带固定于横膈，可在横膈的食管裂孔中上下移动；膈肌脚由骨骼肌组成，长约 2 cm，环绕在近端 LES 外，在深吸气和腹内压升高时，膈肌脚收缩与 LES 的压力叠加，进一步起到抗反流的作用。正常人静息时 LES 压为 10~30 mmHg，比胃内压高 5~10 mmHg，成为阻止胃内容物逆流入食管的一道屏障，起到生理性括约肌的作用。LES 压力受食物影响，高脂食物、吸烟、饮酒、巧克力和咖啡可降低 LES 压力。某些激素和药物也影响 LES 压力，如胆碱能刺激、胃泌素、胃动素、P 物质、胰岛素引起的低血糖可增加 LES 压力，而胆囊收缩素、胰高糖素、血管活性肠肽等降低 LES 压力，孕妇的黄体酮水平升高，可引起 LES 压力降低。甲氧氯普胺、多潘立酮等增加 LES 压力，钙通道阻滞药、吗啡、地西泮等药物则降低 LES 压力。

胃食管交界处抗反流屏障结构异常，常见于食管裂孔疝。食管裂孔疝是指胃食管交界处（esophagogastric junction，EGJ）近端移位导致深筋膜进入膈食管裂孔，或由于膈食管韧带薄弱或断裂所致。引起食管裂孔疝的原因可以是先天性的，也可以是年龄增加，以及长期腹内压增高如肥胖、妊娠、慢性便秘。有食管裂孔疝的 GERD 患者较没有食管裂孔疝的患者更易发生反流事件且食管酸暴露比例更高；有食管裂孔疝的患者有更严重的食管炎。食管裂孔疝导致 GERD 的机制主要与 LES 功能减弱有关。LES 和膈肌脚产生的压力是 LES 压力的主要来源，用力增加腹部压力和吸气时，膈肌脚收缩增加 LES 压力来补偿胃和食管之间越来越大的压力梯度。食管压力检测结果表明，食管裂孔疝的患者胃食管交界处存在两个高压带，一个位于 LES 水平，一个位于膈肌脚水平。这种压力带的分离提示患者的 LES 和膈肌脚分离膈肌脚不再对 LES 区域高压带有辅助作用，导致食管抗反流屏障功能减弱，增加反流机会。其次，食管裂孔疝的疝囊（在 LES 的近端和膈肌脚的远端之间）对酸性物质有容纳器作用，可以截留食管酸清除期间清除入胃的酸性物质，在反流发生时，随着吞咽引起食管下括约肌的松弛，疝囊内截留的酸性物质可再次反流入食管，加重反流症状。

GERD 患者的大多数反流事件发生在一过性下食管括约肌松弛（transient lower esophageal sphincter relax，TLESR）期间，后者定义为无吞咽诱发的 LES 压力突然下降，至少持续 10 秒，可伴随胃食管反流事件。研究表明，GERD 患者餐后 TLESR 的频率增加 4~5 倍，且伴有反流的 TLESR 从空腹状态时的 47%增至 68%，这可能是这些患者餐后症状增多的原因。不易消化的食物、吸烟和饮酒可增加 TLESR 的频率，前者可能与进食富含不易消化的碳水化合物时，过度的结肠发酵导致胰高血糖素样肽-1 释放有关。

2.食管防御机制减弱　食管防御机制包括黏膜的防御功能及食管的清除能力。正常食管黏膜具有防御功能。上皮表面黏液层、不移动水层和表面碳酸氢盐浓度可维持食管腔至上皮表面的 pH 梯度，使 pH 能维持在 2～3。食管上皮是有分泌能力的复层鳞状上皮，表面的细胞角质层和细胞间的紧密连接构成其结构基础，能防止氢离子的逆弥散，并阻挡腔内有毒物质弥散到细胞和细胞间隙；细胞内的蛋白质、磷酸盐及碳酸氢盐对上皮细胞酸暴露具有缓冲作用；黏膜血管通过对损伤组织的血液供应，调节组织的酸碱平衡，为细胞修复提供营养，排除有毒代谢产物，给细胞间质提供碳酸氢盐以缓冲氢离子。用光镜和电镜观察 GERD 患者的食管上皮，可发现上皮细胞间隙扩大。有学者定量比较了 NERD、RE 患者与正常人的上皮间隙宽度的差异，结果表明 NERD、RE 患者上皮间隙宽度显著大于健康正常人，且与患者胃灼热症状相关。扩大的细胞间隙可作为食管上皮防御功能受损的标志。食管上皮防御功能受损后，胃酸弥散入组织，酸化细胞间隙，进一步酸化细胞质，最后造成细胞肿胀和坏死。

正常情况下，食管通过以下机制对酸进行清除：食管蠕动；大量分泌的唾液；黏膜表面碳酸氢根离子；重力作用。正常人当酸性内容物反流时只需 1～2 次食管继发性蠕动即可排空几乎所有的反流物。约 50% GERD 患者食管酸清除能力下降，主要与食管运动障碍有关。GERD 患者均存在不同程度的原发性蠕动障碍。

3.攻击因素增强　大量研究表明，GERD 患者存在异常反流，进入食管的胃内容物能通过盐酸、胃蛋白酶、胆盐和胰酶（胰蛋白酶、胰脂肪酶）造成上皮损伤。胃酸/胃蛋白酶是导致食管黏膜损伤的主要攻击因子。胃大部切除、食管小肠吻合或其他原因导致过度十二指肠胃反流时，十二指肠胃反流可因胃容积增加而致胃食管反流的危险性增加，大量研究表明胆汁可增加食管黏膜对氢离子的通透性，胆汁中卵磷脂被胰液中的卵磷脂 A 转变为溶血卵磷脂，可损伤食管黏膜引起食管炎。

4.食管敏感性增高　部分 GERD 患者在没有过多食管酸暴露的情况下，也出现胃灼热、疼痛等症状。对 GERD 患者和健康人进行食管气囊扩张研究，发现 GERD 患者较健康人对食管扩张的感觉阈值明显下降，提示患者存在内脏高敏感。因此除了反流物的刺激外，GERD 症状还可以是食管受到各种刺激后高敏感化的结果。其机制与中枢和外周致敏相关。研究发现反流可导致食管感觉神经末梢香草酸受体 1（TRPV1）、嘌呤（P2X）受体磷酸化或数量上调。使用功能性核磁显像检测负性情绪和中性情绪对食管无痛性扩张的认知的影响，发现相同的刺激强度下负性情绪背景下产生的感觉较中性的情绪背景更为强烈，受试者前脑和背侧前扣带回的皮质神经元活动显著增加。

5.免疫反应介导的食管黏膜炎症　传统观点认为，食管炎症反应是由于反流物的化学性腐蚀所致，即炎症是由黏膜层向黏膜下层方向发展的，但近期研究发现，反流物刺激食管黏膜后，淋巴细胞数量从上皮层向黏膜下层逐步增多，呈现炎症从黏膜下层向黏膜层发展的现象。因此，目前有新的观点认为，免疫因素参与介导反流所致食管黏膜损伤及食管功能的改变。现有研究已经发现，反流性食管炎患者的上皮细胞中 IL-13、IL-8 和 IL-10 表达增加，有学者指出 NF-κB 通路可能参与其中，更多的研究还在进行。

6.酸袋理论　研究发现，食管下括约肌下方胃食管连接部存在一段特殊区域，在餐后 15～90分钟时，其平均 pH 低于餐后胃内缓冲区。该部位的胃液可逃逸食物缓冲作用，向近端延伸，使远端食管黏膜暴露于高酸胃液，这一区域称为“酸袋”。GERD 患者和食管裂孔疝患者的酸袋范围显著增大，且酸袋的长度与 GERD 和食管裂孔疝的严重程度呈正相关。

7.胃、十二指肠功能失常　胃排空功能低下使胃内容物和压力增加,当胃内压增高超过 LES 压力时可诱发 LES 开放;胃容量增加又导致胃扩张,致使贲门食管段收缩,使抗反流屏障功能降低。缓慢的近端(而非全胃)排空与反流发病次数增加和餐后酸暴露之间显著相关。十二指肠病变时,十二指肠胃反流可增加胃容量,贲门括约肌关闭不全导致十二指肠胃反流。

8.其他　婴儿、妊娠、肥胖易发生胃食管反流,硬皮病、糖尿病、腹腔积液、高胃酸分泌状态也常有胃食管反流。对只有胃灼热症状患者的问卷调查表明,60%的患者认为应激是致病的主要因素,因此推测心理因素在本病中起着一定的作用。对胃食管反流病的患者进行放松训练,不但反酸的症状明显减少,而且食管酸暴露的时间也缩短;而患者的焦虑、抑郁、强迫症等发病率,与健康对照组比较显著升高。目前推测本病和心理因素之间的关系可能存在两种机制,即内源性心身因素的影响,心理因素导致胃肠道的敏感性增加,食管内感觉神经末梢对酸的敏感性增加,以及免疫和内分泌系统异常激活的机制。

二、临床分型

GERD 是胃内容物反流至食管引起不适症状和(或)并发症的一种疾病。GERD 实际上包含多种症状,包括胃灼热、反酸、胸痛、咳嗽、声音嘶哑、吞咽困难、咽部异物感等和(或)并发症,包括食管黏膜糜烂、出血、狭窄、龋齿、口腔和咽喉溃疡、哮喘等。其本质是胃内容物反流入食管引起的临床综合征。虽然 GERD 临床症状多样,但胃灼热和反流是 GERD 的典型及核心症状。近年来随着对 GERD 发病机制和病理生理研究的深入,临床分类发生了较大变化。根据其内镜下的表现,分为非糜烂性反流病(NERD)、糜烂性食管炎(RE)及 Barrett 食管(BE)。根据 2006 年蒙特利尔全球 GERD 共识,则可将其分为食管综合征及食管外综合征。

1.内镜下分型　根据内镜和病理结果可将 GERD 分为 3 类:①糜烂性食管炎或反流性食管炎(RE);②非糜烂性反流病(NERD);③Barrett 食管(BE)。

(1)反流性食管炎(RE):是指内镜下可见食管远端黏膜破损,其内镜分型采用洛杉矶标准。A 级:食管可见一个或一个以上黏膜破损,长度<5 mm(局限于一个黏膜皱襞内);B 级:食管可见一个或一个以上黏膜破损,长度 5 mm(局限于一个黏膜皱襞内),且病变没有融合;C 级:食管黏膜破损病变有融合,但是<食管管周的 75%;D 级:食管黏膜破损病变有融合,且≥食管管周的 75%。

(2)非糜烂性反流病(NERD):是指具有典型的反流症状包括胃灼热和反流等,但内镜检查未见食管黏膜破损的表现。有研究发现虽然肉眼观察未见异常,但电镜观察发现存在超微结构的变化,即食管黏膜细胞间隙增宽,且增宽程度和酸反流程度正相关,且质子泵抑制剂治疗后增宽的细胞间隙可恢复正常,说明反流相关的症状存在一定的病理基础。NERD 近年来的范畴由于反流诊断技术的发展有较大的变化。根据 24 小时食管 pH 监测、症状指数(symptom index,SI)及判断症状与反流的相关性指标,又可将非糜烂性反流病分为 3 个亚型:①24 小时食管 pH 监测显示病理性酸反流;②24 小时食管 pH 监测未显示病理性酸反流,但症状的产生与酸反流相关,症状指数≥50%;③症状产生与酸反流无关,即 24 小时食管 pH 监测显示酸反流在正常范围内,且症状指数阴性。功能性胃肠病罗马Ⅲ标准将前两者分类为非糜烂性反流病,后者无病理性反流且症状指数阴性的患者归类为功能性胃灼热。

具有反流症状，单纯 pH 监测无病理性酸反流但症状指数阳性的患者其病理生理机制与食管敏感性增高有关。罗马Ⅳ标准则对具有典型反流症状，但内镜下未见黏膜破损的患者有了更进一步的归类；该更新的标准将反流监测具有病理性酸反流的患者定义为真正的 NERD，无病理性反流但是症状指数和（或）症状关联程度阳性的患者则归类为反流高敏感，无病理性反流但是症状指数或者症状关联程度也阴性的患者则归类为功能性胃灼热。这一分类尤其突出了内脏敏感性增高在 GERD 中的重要作用。随着 24 小时食管阻抗-pH 监测的应用，非酸反流（pH 大于 4 的反流）包括弱酸及弱碱反流开始为人所认识，其与症状的关系也开始为人认可。食管阻抗技术可以检测包括液体、气体等所有性质的反流，联合 24 小时食管 pH 测定及症状指数可以更好地界定患者是否存在反流。通过食管阻抗-pH 监测，有研究发现 30%～40%难治性 GERD 患者中持续存在的反流症状与非酸反流相关。因此 NERD 根据 24 小时食管阻抗-pH 监测可以将其分类为：①24 小时食管阻抗-pH 监测显示存在病理性酸反流，或者 24 小时总反流次数超过 73 次，包括酸反流和非酸反流；②24 小时食管 pH 监测未显示病理性反流，但症状的产生与酸反流或者非酸反流相关，SAP≥95%；③症状产生与各种反流均无关，即 24 小时食管阻抗-pH 监测显示各种反流在正常范围内，且 SAP 阴性。

（3）Barrett 食管：定义及诊断标准也有很多的争论，国际上有两大流派。最经典的定义是当食管黏膜与胃黏膜交界处上移，鳞状上皮被胃柱状上皮所替代，则为 Barrett 食管。但因为只有存在肠上皮化生，演变为食管腺癌的危险性才增高，因此有人认为只有病理证实的肠上皮化生的胃黏膜上移，诊断 Barrett 食管才有意义。后者可以避免过度诊断，避免加重患者的心理负担。我国关于 Barrett 食管的共识意见采取了经典的诊断标准，即食管鳞状上皮被胃柱状上皮所替代，即可诊断 Barrett 食管。但不论什么标准，大家观点一致的是，Barrett 食管的诊断需经病理证实，肠上皮化生是 Barrett 食管癌变的危险因素。病理诊断需说明有无伴肠上皮化生、是否存在不典型增生及其程度。未经病理证实的内镜检查只能疑诊 Barrett 食管，称为内镜下拟诊的食管柱状上皮化生（endoscopic suspected esophageal Metaplasia，ESEM）。必须取活检病理证实才能诊断为 Barrett 食管，且要标明 Barrett 食管的长度和上皮化生类型（胃上皮化生或肠上皮化生）。伴肠上皮化生的长节段（受累食管黏膜≥3 cm）Barrett 食管被认为是食管腺癌的危险因素。

2.GERD 的症状分型　临床医师比较熟悉与重视 GERD 的典型症状与并发症。实际上 GERD 除了胃灼热和反流的典型症状外，还可表现为不典型的反流相关胸痛综合征和反流性咳嗽、反流性喉炎、反流性哮喘等食管外表现。“GERD 的蒙特利尔定义和分类”反映了 GERD 的临床全貌，临床常使用这一分类对 GERD 的症状进行分型。食管综合征包括食管症状综合征及食管并发症的患者容易引起消化科医师的重视，但食管外症状的患者往往在消化科以外的科室如心脏科、呼吸科或耳鼻喉科就诊，造成诊断延误。因此熟悉 GERD 的不典型表现和食管外表现对提高临床诊治水平有重要意义。

（1）GERD 和非心源性胸痛：非心源性胸痛（non-cardiac chest pain，NCCP）是指排除心脏因素所引起的复发性胸骨后疼痛，通常指食管源性的胸痛，其中最常见原因是胃食管反流所致，占 NCCP 的 50%左右。反流相关性胸痛的特点是胸痛持续时间长，多出现在餐后，无向其他处放射，可伴有胃灼热、反酸等症状。应用抗酸剂胸痛症状可以缓解。临床上对于胸痛患者原则上先进行心脏方面的检查。在排除心脏因素引起的胸痛后，可以进行 GERD 相关的检查，包括胃镜及 24 小时食管 pH 测定。质子泵抑制剂（proton pump inhibitor，PPI）试验性治疗诊断 GERD 相关性胸痛有很高的敏感性与特异性，可达 85%左右。由于心源性胸痛和反流相关性胸痛的危险因素相似，两者可以同时存在并相互影响，值得注意。

(2)反流相关咽喉症状：胃内容物反流至咽喉部，可以产生咽喉部的症状和体征，称为反流性咽喉炎或咽喉反流(laryngopharyngeal reflux，LPR)。LPR 常见的症状包括咽喉疼痛、咽部异物感、慢性咳嗽、声嘶、频繁清喉动作和吞咽不适等。如何确定咽喉症状由反流引起是目前研究的重点。喉镜下最常见的征象是黏膜红斑、水肿和铺路石样改变，但没有特异性。有学者发现 LPR 患者痰液中胃蛋白酶浓度较健康志愿者明显升高，且诊断 LPR 具有较好的敏感性和特异性，因此该检查作为非侵入性手段诊断 LPR 具有较好的临床前景，但近期的多中心研究提示该技术可重复性低，并不能作为 LPR 的可靠诊断方法。把电极置于接近咽喉部位的上食管括约肌附近的 pH 检测或阻抗测定可检测咽喉反流，但是目前其正常值也未有统一标准，且 24 小时食管 pH 监测诊断 LPR 的敏感性和特异性都较差。虽然部分 LPR 患者 PPI 治疗后病情缓解，但多个随机双盲对照研究和荟萃分析并未发现 PPI 治疗 LPR 疗效优于安慰剂。尽管如此，对于伴随典型反流症状的疑诊 LPR 的患者仍推荐首选 PPI 试验性治疗，无效者再行详细的检查以寻找可能的致病因素。

(3)反流相关性咳嗽或哮喘：与反流相关的咳嗽或哮喘称为反流相关性咳嗽或哮喘。反流引发咳嗽和哮喘的机制目前仍未完全明确，可能与微吸入、食管支气管迷走反射的激活及反流诱导的气道敏感性增高等有关。反流性咳嗽的诊断和治疗存在难度。联合阻抗-pH 监测可与咳嗽监测同步，有利于客观监测反流及咳嗽之间的关系。经验性 PPI 治疗已经被广泛用于治疗反流性咳嗽。但是 PPI 治疗的应答率较低。研究显示当食管支气管反射已经被激活后，反流物的酸化作用有限，此为 PPI 治疗应答率低的可能原因之一。抗反流手术在一些小样本非对照研究中提示治疗反流性咳嗽有效，但仍需要前瞻性对照研究进一步证实其疗效。

反流性哮喘发病机制与反流性咳嗽类似，但夜间反流在其发病中有重要作用，其评估还需行支气管激发试验等。PPI 也为反流性哮喘最常用的治疗方法，但往往不能使症状完全缓解。抗反流手术的作用未得到证实。

(4)反流性牙侵蚀症：当胃酸反流至口腔且 pH<5.5 时，牙齿表面的无机物可发生溶解从而引起反流性牙侵蚀症。目前认为发病机制主要有两种：胃内容物反流的直接刺激作用和唾液腺分泌速率减低而导致中和胃酸作用减弱。腭黏膜上皮萎缩和成纤维细胞增生是常见的病理表现。反流性牙侵蚀症没有特异性的临床表现。患者可以有口腔内烧灼感、舌部感觉过敏或口臭等症状或无明显临床症状。早期诊断较困难，可仅表现为轻度的釉质表面脱矿而牙齿失去光泽，而诊断时经常已出现牙本质暴露。24 小时食管 pH 监测显示食管近端酸反流增多，且反流程度和牙侵蚀程度正相关，但和患者主观的口腔内症状严重程度不相关。反流性牙侵蚀症病变有一定的分布特征常发生在舌面、颊面和↑面，且后牙的侵蚀程度比前牙严重。而外源性牙侵蚀症的病变常发生在唇面且前牙侵蚀程度比后牙严重。临床上治疗可采用脱敏牙膏和有麻醉作用的含漱水缓解症状，使用 PPI 抑制胃酸反流。低唾液流量患者可用人工唾液替代治疗。严重患者则需行牙体修复治疗。

随着现代诊断技术的应用和对 GERD 研究的深入，GERD 的定义、范畴及分型发生了很大的变化。GERD 不仅表现为食管的症状与损伤，同时也可以表现为食管外症状与损伤，涉及多个学科。深入探讨 GERD 各临床表型的特征、研究食管外表现的诊断与治疗方法将是

GERD 的研究热点。

第三节　临床表现与诊断

一、临床表现

胃食管反流病的症状较为复杂，除食管本身症状外，还有邻近器官的症状。咽、喉、口腔、气管、肺等器官均可能直接接触到反流的胃内容物，反流物对这些器官造成程度不等的损害。除此之外，还可通过迷走神经引起反射性呼吸道症状，所以，胃食管反流病可有多种症状，国外学者总结 5000 例患者的症状，其中胃灼热 88%，反胃 44%，嗳气 30%，吞咽困难 52%，贫血 19%，喉部症状 18%，呼吸道症状 16%，咯血 14%，大失血 12%。还有学者统计 2260 例胃食管反流病患者，症状依次为胃灼热 88%、反胃 73%、吞咽困难 52%和出血 11%。

1.胃灼热　是酸性反流物对食管上皮下感觉神经末梢的化学性刺激引起，表现为胸骨后不同程度的不适，近似一种烧灼感。胃灼热多发生于餐后 1～2 小时，有人易在夜间睡卧后发生。饮酒，吃油腻、粗糙、酸性食物及甜食和饮浓茶等均可引起胃灼热症状，弯腰、用力也可引起发作。年轻妇女多在妊娠时首次体会到胃灼热感觉。轻度胃灼热感用抗酸剂或食用苏打饼干、饮用牛奶之后可以得到缓解。明显的胃灼热症状有助于胃食管反流病的诊断，但食管黏膜损害程度与症状轻重无关。

胃食管反流病患者有胃灼热症状比例有差异，一般报道为 80%以上。无胃灼热症状者未必不存在胃食管反流。有反流而无胃灼热症状见于病史长、食管黏膜增厚或瘢痕形成使感觉减退的患者，也见于 Barrett 食管、食管已出现狭窄的患者。

2.反胃　反胃往往是与胃灼热相伴发生的症状。反胃与呕吐不同，呕吐是先有恶心，然后以腹壁、膈肌和胃强力收缩和食管上下括约肌松弛来完成呕吐动作。而反胃是在患者无恶心、呕吐和不用力的情况下，胃内容物自发地逆流入食管或口腔。因进入口腔是酸性液体，也称之为反酸。反胃多在饭后发作，体位改变（如弯腰或取卧位）、用力等情况下更易发生。用抗酸剂能立即缓解症状。仅从临床症状来看，频繁的胃灼热与反胃同时出现，胃食管反流病的可能性为 90%。

3.胸痛　胸痛也是胃食管反流的常见症状。疼痛多发生于上腹部、胸骨后，可放射到颈部、臂部、背部和肩部。除胃食管反流以外，食管运动功能障碍也可引起疼痛症状，胃食管反流引起的胸痛统称为食管源性胸痛。

食管源性胸痛易与心源性胸痛（心绞痛）混淆，两者有许多类似之处，如疼痛放射部位一样，均可被硝酸甘油所缓解，均于饱餐之后加重。这是因为食管与心脏的感觉神经纤维在体壁和皮肤上的投射定位相互重叠，如食管为 $C_8 \sim T_{10}$，心脏为 $T_1 \sim T_4$。除心脏之外，腹腔脏器如胃、肝和胆囊的疾患也可引起类似食管源性胸痛症状。胰腺为 $T_6 \sim T_{11}$ 神经支配，胃、肝和胆囊为 $T_6 \sim T_9$ 神经支配。

酸灌注试验主要用来区别反流和非反流引起的胸痛，有一定价值。但反流性食管炎患者在进行此试验时，不一定产生胸痛症状。慢性炎症使食管黏膜增厚，即可能对酸的刺激不敏感。

虽然胃食管反流是引起不典型胸痛的常见原因，若无正确的检查方法，也可能造成诊断困难。24 小时食管 pH 监测对发现并肯定胸痛与反流的关系是一个最敏感的方法，即使是放射线和内镜检查结果正常的患者亦然。近年有人用“奥美拉唑试验”来诊断胃食管反流引起的胸痛，每天 40~80 mg 奥美拉唑，连续用药 1~2 周以观察患者的症状。据报道，此法对原因不明的胸痛患者敏感性为 82%，特异性为 90%。但有一部分（10%~30%）肯定有胃食管反流的患者用大剂量质子泵抑制剂并不能控制胃酸的分泌，这使试验治疗的价值受到影响。对有不典型胃食管反流症状的患者，可适当延长用药时间达 2~3 个月。

1973 年，Kemp 首先提出“X 综合征”一词来指冠状动脉造影正常的胸痛，其中包括心脏本身（如微血管心绞痛）和心脏以外因素引起的胸痛。已知食管异常、精神障碍、女性的雌激素缺乏等，都是形成“X 综合征”的常见原因。近年研究者对食管运动障碍（如胡桃钳食管）引起胸痛症状已不再予以重视，而胃食管反流病却被认为是唯一的易引起食管源性胸痛的原因。对此，24 小时食管 pH 监测仍是发现反流和联系症状与反流之间关系的有用工具。

4.吞咽困难　无食管狭窄的吞咽困难多见于严重食管炎患者，是食管壁纤维化所致。抗反流手术之后，此症状不能缓解。如形成食管狭窄，吞咽困难症状即持续而恒定地存在。胃食管反流病也可引起环咽肌痉挛，此种情况的吞咽困难部位在颈部。有报道反流性食管炎引起食管上括约肌高压，而在抗反流手术之后恢复正常的病例。

5.出血　可见于糜烂性食管炎或溃疡性食管炎患者，出血程度不同。轻微少量慢性失血的患者仅有贫血表现，大量咯血或便血多见于食管旁疝或混合型食管裂孔疝患者。有的患者除了贫血，无其他症状。抗反流手术常能控制出血，一般不需行出血病变的切除手术。

6.嗳气　是胃食管反流病的常见症状，尤多见于同时伴有慢性胃炎的患者。有嗳气症状的患者多有胃排空障碍，胃内食物长时间潴留，发酵产气，出现嗳气症状。

7.喉咽反流和肺部症状　喉咽反流（laryngopharyngeal reflux，LPR）是近年引起普遍重视的一种现象。胃食管反流作为一种致病或诱发因素，可引起反流性喉炎、声门下狭窄、喉癌、阵发性喉痉挛、癔球症、声带结节、息肉样改变、喉软化等并发症。胃食管反流病作为呼吸道一些疾患的发病原因，尚未被普遍承认，因为：①在诊断方面，传统诊断胃食管反流病的方法对 LPR 缺乏敏感性和特异性，一些常规检查方法往往为阴性，因为这些方法主要用来发现食管炎，而 LPR 患者不一定存在食管炎；②在治疗方面，传统的抗反流治疗方法，如改变生活方式和饮食习惯，服用抑酸剂，约 35%的 LPR 患者症状仍不能得到控制，若用药不充分，效果更是欠佳。反流性喉炎患者常需数月合理而充分的治疗，才能缓解其症状。

胃食管反流也是慢性咳嗽的发病原因，居慢性咳嗽发病原因的第 3 位，从儿童到老年人都是如此。其发生既与误吸有关，也与食管-支气管-气管反射形成的刺激有关。胃食管反流引起的咳嗽半数以上为干咳。过去认为胃食管反流引起的咳嗽为夜间发作，但用长时间食管 pH 监测发现咳嗽更常见于清醒状态和直立位。患者经常没有胃食管反流症状，如胃灼热等。反流引起慢性咳嗽的患者 50%~75%否认有反流症状。用 24 小时 pH 监测证实，咳嗽可以是反流的唯一症状。但患者也常有典型的反流症状，如胃灼热、反酸等，也可有非典型症状，如胸痛、恶心、哮喘、声音嘶哑等。

哮喘与胃食管反流的关系早为人们所注意，从 20 世纪 60 年代开始这方面的研究，近几十年对此进行了大量研究工作。哮喘患者中胃食管反流病的发病率有不同的调查结果。有人从连续 150 例哮喘患者中发现 65%的患者有反流症状；还有人曾报道连续 189 例哮喘患者中，72%有胃灼热症状，50%夜间仰卧位出现胃灼热症状。18%夜间有咽喉部烧灼感。国外学者报道 109 例哮喘患者中，77%有胃灼热症状，55%有反胃，24%有吞咽困难，37%的患者需用至少一种抗反流药物。综合以上 3 组 448 例哮喘患者，318 例（72%）有反流症状。另有 4 个国家（法国、智利、英国和美国）6 家医院报道的 527 例成年哮喘患者，经 pH 检查证实有胃食管反流者 362 例（69%）。内镜连续观察此组病例中 186 例哮喘患者，39%有食管黏膜糜烂或溃疡形成，13%有 Barrett 食管。食管裂孔疝作为胃食管反流的间接证据，50%的哮喘患者有食管裂孔疝。8 项研究共 783 例哮喘儿童，通过短时间 pH 测量、长时间 pH 监测或放射线观察食管裂孔疝等方法，发现胃食管反流者为 47%~64%，平均 56%。从以上材料可以看出，胃食管反流与哮喘经常同时存在，在儿童或成年哮喘患者中，胃食管反流的发病率均升高，这一点值得临床医师注意和重视。

二、诊断

诊断胃食管反流病有许多方法，常规的检查方法如放射线检查、内镜检查能对本病做出诊断，但随着一些高科技的发展，食管压力测定和 pH 检查等技术不断得到应用，这些检查不仅能对本病做出诊断，还能更深入地了解引起胃食管反流病消化道的功能改变，以及对反流做定性和定量分析，从而能更好地制订治疗措施、评估疗效和判断预后。

1.影像学检查　影像学检查能对胃食管反流病及其并发症（如食管狭窄、短食管等）做出明确诊断，对手术前后评估也有用处。能观察自发性反流和被动引起的反流，发现裂孔疝的存在，观察食管体部运动，对手术后症状也能找出原因。

食管胃连接部的 X 线吞钡造影检查包括传统的单对比造影和双对比造影。对黏膜细节的显示，双对比造影要优于普通的单对比造影，但单对比造影在显示功能性改变等方面仍有其优点。因此，目前的吞钡造影检查实际上是包括双对比法、黏膜法、充盈法与加压法等数种方法联合应用的检查方法。

胃食管反流病患者用吞钡造影检查发现其有自发性反流者不到 50%。所以，不易对患者和健康人做出区别。在吞钡造影检查时，常需做一些升高腹压的辅助操作，如腹部加压、Valsalva 试验、头低脚高仰卧位、直腿抬腿试验和在检查台上翻转身体等。这些方法可增加诊断胃食管反流的敏感性，但也降低了其特异性。直接测量食管内径有一定参考价值，但与所采用的技术有关，如是否用双对比造影检查、测量点的选定等。一般在膈裂孔部位或其上方，测得健康人食管内径平均为 16 mm，反流的患者达 25 mm 以上。有学者将腹部加压双对比造影、食管内径测量的方法结合应用，结果使得胃食管反流病诊断的敏感性达 85%，特异性为 71%。

双对比造影对诊断中等强度和严重食管炎十分可靠，但对轻度者易疏漏。反流性食管炎可见到的表现有：①由于黏膜溃疡，食管边缘不规则；②食管黏膜皱襞增厚；③食管壁增厚；④食管腔狭窄。

食管运动功能障碍造成食管酸清除延迟，此为发生反流性食管炎的重要机制。胃食管反流病 X 线检查的一个最重要表现为食管原发性蠕动无力或丧失。起初可在主动脉弓水平见到少量残留的钡剂，病变发展后，会遗留更多的钡剂在食管内。最终，由上而下进行的原发蠕动超不过主动脉弓水平便消失。食管运动功能损害既是原发异常，也可以是继发现象，食管炎症累及管壁肌层，可影响食管的蠕动功能，严重者食管运动功能全部丧失。透视下另一发现为出现第三收缩，这是一种低振幅的非蠕动性收缩，它不能将食管腔内的钡剂清除掉。

病史长的胃食管反流病也可存在环咽肌(食管上括约肌)功能障碍,表现为局部松弛延迟、不完全松弛和提前关闭。此部位的运动障碍与Zenker憩室的形成是否有关尚不太明了,但有些Zenker憩室患者同时有胃食管反流。

胃食管反流病的常见并发症之一是食管消化性狭窄,放射线检查对此很有帮助。轻度狭窄在常规X线吞钡造影时不易发现,服用稠钡则可能显示出狭窄的部位。

Barrett食管主要由内镜和活检来确诊,但做对比造影检查时如见大而分散的溃疡,则提示有Barrett食管的可能,此种情况在单纯反流性食管炎中不易见到。在食管下部见到团块状充盈缺损阴影,表明可能存在腺癌。

做过抗反流手术的患者,在X线检查前应先了解患者所做的是何种手术,该术式在无并发症的情况下应是何种表现,据此以对比观察目前受检者的X线片所见。

以全胃底折叠术(Nissen手术)为例,将手术的失败归为以下几型:Ⅰ型代表缝线全部脱落,此时胃底折叠所形成的胃底缺损消失,并可见到复发的疝。如缝线部分脱落,则仍可见到一个较小的胃底缺损,同时有复发的滑动型疝。Ⅱ型是食管远端和部分胃底经折叠部向上滑脱,其成因是食管壁上的缝线脱落。放射线可见一个持续存在的胃底缺损和一个复发的疝。如折叠部分继续向下滑动,在胃体部造成环状狭窄,形成沙钟胃,即为型。Ⅳ型失败病例为膈的修复缝合脱落,折叠的胃底部完整地疝入纵隔内。

Belsey 4号手术的术后放射线所见为胃底的成角,但需转动患者至适当角度才能见到。手术失败时胃底成角消失和食管的腹内部分消失。有时可见到胃底的成角,但食管末端与部分胃底疝入胸内。

采用其他手术方法治疗胃食管反流病也是一样,放射科医师同样应对患者的手术方法充分了解,以对患者做出正确诊断。

2.内镜检查　内镜检查是诊断胃食管反流病的十分重要的方法。通过内镜检查,能准确地观察反流性食管炎病变的形态、程度和范围,同时可采取活体组织进行光镜下的病理学和细胞学观察,这些均非其他方法可替代。

早期或轻型反流性食管炎有黏膜潮红、充血、质脆和鳞柱状上皮交界线模糊等表现。临床中最常见、最典型的表现为黏膜条状糜烂,鳞柱状上皮交界线呈纵长形向近端延伸。病变进一步加剧,黏膜糜烂互相融合成片,并形成浅表溃疡。溃疡可由孤立的发展为多发,或互相融合。

通过系列观察,黏膜由充血发红→糜烂→溃疡,是炎症进展并损害食管壁不同深度的标志;通过药物治疗,观察到病变从融合状溃疡→孤立溃疡→糜烂→充血发红,是病变由重至轻的逆转过程。黏膜苍白→增厚→瘢痕狭窄为增生修复的过程,但约1/3的胃食管反流病患者内镜下表现正常。

反流性食管炎内镜下有许多分类法,其中以Savary与Miller所提出的分类法被普遍采用(表1-1)。另有洛杉矶分级法也常被采用(表1-2)。

表 1-1　Savary-Miller 的反流性食管炎分类法分级

分级	内镜下所见
Ⅰ级	单一或多个非融合性黏膜糜烂，有或无渗出，并伴有红斑
Ⅱ级	融合性糜烂和渗出病变
Ⅲ级	糜烂波及食管全周，食管壁炎性浸润
Ⅳ级	慢性黏膜病损：溃疡，壁纤维化，狭窄，上覆柱状上皮的瘢痕或短食管

表 1-2　反流性食管炎的洛杉矶分级法分级

分级	镜下所见
A 级	一处或更多处黏膜破坏，每处破坏均不超过 5 mm
B 级	在黏膜皱襞上至少有一处超过 5 mm 长的黏膜破坏，但在黏膜皱襞与皱襞之间无融合
C 级	两处或更多处的黏膜皱襞之间有融合性破坏，尚未形成全周破坏
D 级	全周黏膜破坏

内镜对观察胃食管反流病的并发症（如食管狭窄、Barrett 食管、癌变等）很有用。消化性狭窄见于 10%～20%的胃食管反流病患者，多为病变严重者，其中 84%有食管下括约肌压力低下。狭窄多发生于食管的下 1/3，狭窄的形态为对称性黏膜皱襞的收拢。狭窄以下的管腔炎症严重，狭窄上方 9 cm 以上很少见到炎症表现，此种情况是狭窄起到阻止反流物上行的屏障作用。检查时可用张开的活检钳估量狭窄管腔的直径。镜身如能通过狭窄，则可测知狭窄的长度。须注意狭窄有无由恶性肿瘤引起的可能，食管癌的管腔狭窄为非对称性，活检能提供最准确的结果。Schatzki 环是一薄的对称性黏膜环，可能与反流病同时存在，但此种改变的食管炎症多不严重。

Barrett 食管是胃食管反流的并发症。镜下如见到火焰状黏膜向上延伸，表现为鳞柱状上皮交界部升高，则提示为 Barrett 食管。柱状上皮呈环状或斑片状，内有散在的鳞状上皮岛，岛上还有反流引起的食管炎症。鳞柱状上皮交界线以上常存在溃疡。

一般规定鳞柱状上皮交界线超过正常部位 3 cm 以上，即可诊断为 Barrett 食管。如组织学上见到化生的肠上皮，含有杯状细胞和绒毛，无论范围如何，均可视之为 Barrett 食管。近年有人提出“短段 Barrett 食管”之说，即 3 cm 以下的柱状上皮也可称之为 Barrett 食管。但因为难以准确测定食管的终末端和胃的起始部，以及胃的柱状上皮与 Barrett 化生上皮难以区分，所以易把正常的食管末端列为短段 Barrett 食管。

在 Barrett 食管的基础上发生腺癌并不少见，镜下可见不规则斑块或肿块，多处刷检细胞学检查和病理活检能发现较早的癌变。内镜引导的腔内超声检查能发现严重食管炎或早期癌的管壁增厚。

3.病理学检查　虽然反流性食管炎没有特殊的病理组织学表现，但病理学检查对证实存在食管炎、排除其他特异性感染和诊断 Barrett 食管，仍很重要。

反流引起食管鳞状上皮增生的轻重与酸暴露程度有关。食管黏膜受损后，浅表上皮细胞脱落，上皮基底细胞增生，厚度增加。按照 Ismail-Beigi 规定的标准，增生的基底细胞厚度超过黏膜上皮厚度的 15%（正常厚度约为 10%）；固有膜乳头长度增加，其长度大于上皮厚度的 66%（正常厚度小于 66%），即可作为早期反流性食管炎的病理学诊断标准（图 1-1）。

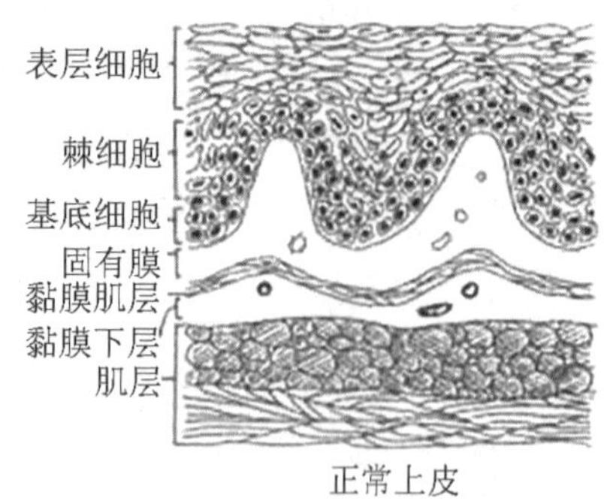

正常上皮

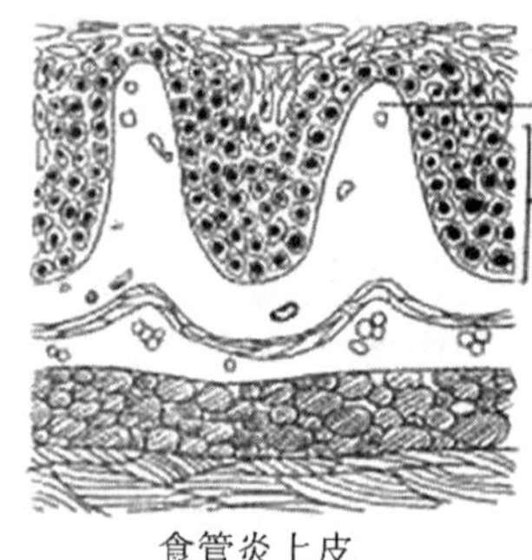

食管炎上皮

图 1-1　反流性食管炎的上皮改变

有学者曾描述反流性食管炎患者的食管鳞状上皮细胞有气球样变。该细胞形态特征为胞质丰富,淡染,类似空泡状,PAS 染色阴性,免疫组化染色,气球样细胞呈现白蛋白和免疫球蛋白轻链反应。

在没有其他组织异常情况下,反流性食管炎的食管上皮内可见嗜酸性粒细胞。嗜酸性粒细胞出现的数量与内镜观察到的炎症程度无关。一般情况下,此种细胞数量很少。也有人观察到数量较多的嗜酸性粒细胞(每高倍视野超过 5 个),甚至呈弥漫性浸润。在固有膜内发现嗜酸性粒细胞和中性粒细胞,对诊断反流性食管炎更具有决定性意义。应指出,食管黏膜内发现嗜酸性粒细胞并非是反流性食管炎的固有特征,但在食管上皮内或固有膜内发现中性粒细胞通常表明炎症比较严重。虽然 Ismail-Beigi 标准对反流性食管炎的早期病理诊断具有重要参考价值,但仍有一些问题:①取材部位具有差异性;②取材深度不够,难以做出诊断;③活检组织在包埋和切片时,必须是黏膜面垂直切片,如果平切或斜切都会给诊断带来困难,甚至做出不准确的诊断;④虽然病变属早期阶段,但病变进展程度不同,在病理变化上仍有些许差异。

(1)炎症进展糜烂形成期:在内镜观察下,可看到沿食管长轴形成条纹状糜烂区,偶尔也形成片状糜烂。组织学检查可见病变区域上皮坏死脱落,形成浅表上皮缺损。上皮缺损处有炎性纤维素膜覆盖,其下可见中性粒细胞及淋巴细胞、浆细胞浸润。炎症改变主要限于黏膜肌层以上。还可见到浅表部位毛细血管和成纤维细胞增生,形成慢性炎性或愈复性肉芽组织。

(2)溃疡形成及炎性增生期:食管溃疡呈孤立性或融合性、环行性出现。组织学可见溃疡经黏膜层扩展至黏膜下层,很少侵及肌层。溃疡处病变组织呈层状结构,表面为渗出性纤维素性物,其下为坏死组织,坏死组织下有新生毛细血管、增生的成纤维细胞、慢性炎性细胞或混有数量不等的中性粒细胞构成的肉芽组织,底部则为肉芽组织形成的瘢痕组织。

(3)食管炎并发症的病理改变

1)溃疡出血及穿孔;反流性食管炎引起的溃疡很少发生出血与穿孔。Barrett 食管发生的溃疡与胃溃疡相似,病变较深且易引起出血与穿孔。

2)食管狭窄;溃疡期的炎性增生性改变产生大量瘢痕组织,使管壁变硬,弹性消失,形成管腔狭窄。环形溃疡容易造成管腔狭窄。有时食管周围炎症形成纤维组织增生纤维化,也能引起管腔狭窄。

3)Barrett 食管:正常人食管下端鳞状上皮细胞与贲门黏膜柱状上皮犬牙交错地移行,形成齿线(Z 线)。作为慢性反流性食管炎的后果,食管下段出现柱状上皮区。其形成与宫颈糜烂时在宫颈外口出现柱状上皮被覆现象同理。鳞状上皮区在某种特异性致炎因子作用下被破坏,而由再生性更强的邻接区或腺导管柱状上皮所取代,即形成 Barrett 上皮。致炎因子一旦被控制,通过化生性机制,有可能使柱状上皮转化为鳞状上皮。

4)潜在性恶性变:由于反流物长期持久地刺激食管下段黏膜,导致 Barrett 食管的形成,上皮由增生进而演变为异型增生乃至癌变。

4.食管压力测定　食管下括约肌是防止酸反流的屏障,在多数患者其功能缺陷是食管遭受酸暴露的主要原因,也是药物治疗胃食管反流病效果差或治疗失败的原因。抗反流外科治疗能纠正食管下括约肌机械性功能缺陷,防止酸反流入食管。长期持续酸反流最终导致食管的损害,甚至造成永久性食管体部功能丧失。食管下括约肌关闭功能正常主要靠以下三种因素:①括约肌压力;②括约肌的总长度;③该括约肌在腹内部分的长度。

关闭功能不足的原因是该括约肌压力低下,其次为括约肌的总长度和腹内部分长度太短。一般认为,贲门关闭不全的标志是:①平均括约肌压力不到 5 mmHg;②括约肌总长度为 2 cm 或更短。反流性食管炎的严重程度与这些因素有关;③括约肌在腹内部分长度不足 1 cm。

一般认为测量食管下括约肌压力对诊断胃食管反流病的价值不大,因为正常人的食管下括约肌压力值可能相当低,与胃食管反流病患者之间有很大的重叠。患者的食管下括约肌压力可能在用过药物、行抗反流手术之后或食管炎愈后升高。

除了吞咽运动引发食管下括约肌松弛以外,该括约肌还经常突发自发松弛,称为暂时性食管下括约肌松弛(transient lower esophageal sphincter relaxation,TLESR)。此种松弛是胃食管反流的主要原因。此外,正常人清醒时约每分钟吞咽 1 次,反流的 5%~10%是由吞咽引起。无论患者或健康人,TLESR 可能是形成胃食管反流的最重要机制。在患者,70%以上的反流发生于 TLESR 时,而健康人的反流 90%是由此引起。约 65%的 TLESR 引起患者的反流,但在健康人仅 36%引起反流。

有的研究认为,糜烂性食管炎或溃疡性食管炎的患者约 2/3 的反流发生于 TLESR 之后,而健康人的反流全部由此种松弛引起。健康人不仅食管体部蠕动波能迅速清除任何反流物,且吞咽引起的括约肌松弛也在 5 秒以内。所以大多数吞咽引起括约肌松弛所造成的危害仅见于有食管蠕动缺陷的患者。

在安放 pH 电极时,电极放在食管下括约肌以上 5 cm 处。公认这个位置用测压的方法来认定最为准确,但也存在一些问题,例如有明显裂孔疝,或食管下括约肌压力很低时,均可能难以通过测压的方法为食管下括约肌定位。在反流性食管炎严重并考虑外科治疗时,食管压力测定仍有其必要性。胃食管反流病常累及食管的运动功能,使其排空功能减弱或丧失,这种情况是病史长和食管壁肌层受损的表现。术前测压发现存在这一并发症,可以预料抗反流手术后患者的吞咽困难症状不会有何改善。但食管运动障碍也可为原发性改变,能加重胃食管反流病的食管酸暴露。无论食管体部运动障碍为原发性或为继发性,在选择抗反流手术的术式时应予考虑,一般避免采用阻抗力较大的 Nissen 手术。

抗反流手术能有效地使约 90%的患者胃食管反流症状得到改善,对手术成功与否的检测包括观察有无残留症状,pH 检测反流是否在正常水平,以及食管下括约肌压力值是否达到正常水平。

外科手术的成功应体现在食管下括约肌压力升高和腹段食管的延长。手术后总的括约肌压力向量容积(sphincter pressure vector volume,SPVV)和腹内的SPVV均增加。手术后测压对评估患者持续性吞咽困难也有用。此种情况见于食管下括约肌压力过高(术中缝合过紧)和食管体部运动功能障碍。对于手术后症状复发,测压除了揭示其原因之外,还有助于决定处理对策。

5.动态24小时食管pH监测　动态24小时食管pH监测是重要的GERD诊治工具。食管pH监测可以检测和量化胃食管反流,并在时间上将症状与反流事件相关联。24小时食管pH监测的主要适应证是:①记录疑似GERD但内镜无食管炎的患者的过度胃酸反流;②评估反流频率;③评估症状相关性。

标准动态24小时食管pH监测通过使用单个pH电极导管测量远端食管酸暴露,该导管穿过鼻子并定位在测量法测定的LES上边缘上方5 cm处。虽然存在其他用于电极放置的技术,例如pH升高(从胃到食管的pH升高),以及内镜和荧光镜放置,但它们不太准确且不标准化。放置导管后,鼓励患者度过没有饮食或活动限制的典型一天。因为摄入pH<4.0的食物或液体可以模拟反流事件并产生假阳性结果,酸性食物或饮料应排除在分析期之外,或在pH日记中准确记录。在使用基于导管的系统中,每4~6秒记录一次pH,并将数据传输到移动数据记录器。更高的采样频率高达1Hz,可检测到更多的反流事件,但不会改变总的酸暴露值。

典型的动态食管pH监测仪具有事件标记按键,其可以在研究期间由患者激活,以记录症状、进餐和卧位的时间。患者还可将这些事件记录在日记卡上,以便随后将特定症状与pH探针记录到的食管酸暴露相关联。在研究结束时,将数据下载到计算机,由计算机生成pH追踪和数据汇总。临床食管pH监测导管系统的典型检查持续时间为24小时。由于部分患者对pH导管的耐受性差,检查时间缩短到3~16小时;然而,与24小时监测相比,较短的检查持续时间可导致灵敏性降低。当进行研究解读时,食管pH降至4.0以下被定义为反流事件。该值是基于胃蛋白酶的蛋白水解活性来选择的,胃蛋白酶在该pH和低于该pH时最具活性。此外,pH<4.0最能区分症状性患者和无症状对照。尽管已经评估了许多评分系统和参数,但是该检查最重要的参数是pH<4.0的时间百分比,并且大多数pH监测分析软件包含了该参数计算。当pH<4.0的总时间超过检查期的4.2%时,结果通常被认为是异常的50.5。所有软件程序均包含了卧位和直立位的分层分析。

虽然pH软件会自动计算总的、直立的和仰卧的反流时间,但人工检查pH曲线以排除伪影对于精确解释是必不可少的。典型的反流事件通常涉及pH的突然下降。这必须与缓慢漂移的pH区分开来,这可能是由于探针与食管黏膜失去接触并变干而导致的。探针功能障碍或接触不良可能导致读数降至零。此外,一些患者可能啜饮酸性碳酸饮料或柑橘类饮料,而导致pH长时间小于4。应识别出这些伪影,并将其相应的时间排除在酸暴露时间的计算之外。

多探针导管具有额外的pH电极,可位于食管的更近端或咽部。这些电极允许检测近端食管和咽部的酸反流事件,因此可用于评估GERD食管外症状,特别是咽喉炎、慢性咳嗽和哮喘。近端食管pH探针的常规位置在LES上方15~20 cm处,pH低于4.0的总时间百分比小于1%为正常值。咽部探针通常放置在测压法测定的UES上方2 cm处。虽然目前未明确定义正常值,但超过2次的咽喉反流被认为是异常的。同样重要的是要检查pH曲线,以确保近端食管或咽喉反流事件伴有远端食管反流,而不是继发于伪影。

鉴于患者对导管型动态食管 pH 监测系统及延长测量时间的耐受性有限,而开发了无线动态 pH 胶囊监测系统。放置时,先进行标准的上消化道内镜检查以定位 GEJ。移除内镜,并插入带有 pH 胶囊探针的导引器,胶囊探针放置在 GEJ 上方 6 cm 处。然后将记录数据发送到佩戴于患者腰部的接收装置里。该无线系统具有 48~96 小时连续记录 pH 数据的优点。胶囊 pH 探针可在数天后脱落并通过粪便排出。

基于无线的 pH 胶囊监测系统可以更好地被耐受,对日常活动的干扰减少,并且对于 GERD 患者具有更高的总体满意度。在一项针对 50 名接受基于导管或无线 pH 监测的患者的随机研究中,与传统 pH 探头相比,基于无线的 pH 胶囊监测相关鼻痛、流鼻涕、咽喉疼痛、咽喉不适和头痛明显减少,然而基于无线的 pH 胶囊监测与更多的胸痛相关。无线 pH 监测具有更优的反流敏感性,因为:①监测时间更长;②患者依从性提高;③患者日常活动受限减少;④导管移位的可能性降低,因此在检查期间对反流事件检测的敏感性更高。然而,无线 pH 监测系统也存在缺点,包括早期胶囊脱落的风险。两个中心的报告描述了 3/85 的患者 24 小时早期脱离和 3/85 的患者 48 小时数据接收不良,其中胃内 pH 监测可能导致酸暴露时间的解读错误。

使用无线 pH 监测系统和基于导管的 pH 监测评估同时捕获酸反流已经进行了许多比较研究。虽然在记录的酸暴露之间观察到强烈的相关性,但是基于无线胶囊的 pH 监测系统与基于导管的系统相比,在记录反流事件的情况下两个系统报告的 pH 观察到显著的偏移。当使用参考标准时,由于基于导管的系统软件中的热校准校正因子误差(其已经被校正)可导致 pH 和反流事件的差异性偏移。虽然反流事件的数量的差异只能部分地通过热校正因子来解释,但是基于导管的系统检测到的短反流事件的数量增加可能是由于基于无线胶囊的 pH 监测系统的采样频率较低所致。

导管式食管 pH 监测系统的标准记录持续时间为 24 小时;然而,随着基于无线的 pH 胶囊监测的引入,记录时间可以延长至 48~96 小时。通过无线 pH 系统获得的常规 48 小时数据可以使用 48 小时收集的平均值或仅使用具有最大酸暴露的 24 小时时段来解释。在一项针对 85 名患者,39 名对照组和 37 名 GERD 患者的研究中,使用异常酸暴露超过 5.3%的检查时间为异常,仅使用酸暴露时间最多的 24 小时进行分析,对于 GERD 诊断的敏感性为 83.8%和特异性为 84.5%,与之相比,仅使用数据收集的前 24 小时进行分析的敏感性为 67.5%,特异性为 89.7%。可以在药物治疗之中或停药之后进行 pH 的监测。没有药物的监测要求患者停用 PPI 至少一周,H_2受体拮抗剂治疗至少 48 小时,抗酸剂至少 2 小时。该检查是应该在酸抑制治疗之中还是停药后进行,取决于临床医师希望获得的信息。研究患者是否存在基线酸反流需要在停药之后进行 pH 检查,例如在考虑抗反流手术的患者中或在具有非典型 GERD 症状的患者中以排除酸反流的存在。药物治疗中进行的检查可用于研究持续的酸反流是否为难治性症状患者对药物治疗反应差或不完全的原因。

动态食管监测系统的一个潜在优势是能够将症状与反流时间相关联。然而,即使在有良好记录的 GERD 患者中,只有一半的症状事件与反流事件有关。这一观察结果导致了几种症状评分系统的发展,这些评分系统可以计算归因于反流事件的个体症状,包括胃灼热、反流或胸痛。症状指数(SI)定义为与反流事件相关的症状发作次数的百分比,将与 pH<4 相关的症状的数量除以研究期间的症状总数来定义。对于阳性关联的定义,SI 超过 50%被

认为症状相关性良好。第二个评分系统包括症状敏感指数(SSI),即与症状相关的反流事件的数量除以研究期间的反流事件的总数。SAP 是基于症状的评分系统中具有最大统计有效性的参数,这是一种概率计算,将整个 pH 曲线分成两分钟的间隔,并对每个片段进行反流事件和症状发作的评估,使用改进的卡方检验来计算观察到的症状和反流事件的分布偶然发生的概率。SAP 值>95%表明观察到的反流事件和症状之间的关联偶然发生的概率<5%。虽然 SAP 提供了关于反流和症状关联的统计有效性的信息,但 SI 和 SSI 提供了关联强度的信息网。不幸的是,没有临床试验证明基于症状的评分系统预测了因果关系,因此该参数应该仅能作为特定症状与反流事件联系起来的补充参考信息,而不具有预测患者对药物或手术治疗反应的能力。

6.24 小时动态胆汁监测　十二指肠胃食管反流(DGER)是指十二指肠内容物通过幽门反流进入胃,随后反流到食管。DGER 可能是重要的,因为其他因素即胆汁和胰酶(而不是酸)可能在 GERD 患者的黏膜损伤和症状中起作用。最初,在 pH 监测期间食管 pH>7.0 被认为是这种反流的标志,但后来证明碱性反流不能良好地标记 DGER。这一发现导致了光纤分光光度计的开发,该仪器的动态监测不依赖 pH 检查来检测 DGER。该仪器利用胆红素的光学特性,胆红素是最常见的胆汁色素。胆红素在 450 nm 处具有特征性的分光光度吸收带。该仪器的基本工作原理为在该波长附近的光吸收意味着胆红素的存在,因此代表 DGER。

与 pH 监测一样,胆红素分光光度计的数据通常以胆红素吸光度超过 0.14 的时间百分比来测量,并且可以分别分析总体、立位和卧位的数据。通常选择胆红素吸光度超过 0.14 的时间百分比作为阈值,因为研究表明低于该数值的值是由于悬浮颗粒和胃内容物中存在的黏液引起的分散。在 20 个健康对照的研究中,胆红素超过 0.14 的总体、立位和卧位时间百分比的第 95 百分位值分别为 1.8%、2.2%和 1.6%。此报告表明,Bilitee 光纤分光光度计读数与十二指肠胃吸取液研究测得的胆汁酸浓度之间存在良好的相关性。验证研究发现,由于在酸性介质中胆红素异构化和波长吸收的变化,该仪器低估了至少 30%的胆汁反流。因此,仪器对 DGER 的测量必须始终同时测量食管酸暴露,通过延长 pH 监测来完成。此外,各种其他物质也可能导致该仪器读数的假阳性,因为它不加选择地记录任何具有 470 nm 附近吸收带的物质。基于这一事实,需要使用改良的饮食以避免干扰和读数错误。由于 Bilitec 分光光度计测量的是胆红素而不是胆汁酸或胰酶的反流,必须假设反流中伴有胆红素和其他十二指肠内容物的存在。

该仪器的研制是评价 DGER 的一个重要进展,但其临床作用有限,目前已不再适用。虽然初步研究表明胆汁酸在导致黏膜损伤的动物模型中的作用,但用该装置进行进一步的研究有助于证明酸反流和胆汁反流一起发生,使得难以单独将十二指肠内容物认定为食管损伤的原因。此外,研究表明,以奥美拉唑治疗可使食管胆红素暴露减少,从而进一步限制了检查 DCER 作为评估 GERD 的发展因素的临床应用。

7.多通道腔内阻抗测定　多通道腔内阻抗(MII)是一种测量液体或气体稠度的酸性和非酸性反流的技术。阻抗是相邻电极之间电流阻力的量度,它能够根据固有的电流和电阻特性区分液体和气体的反流。沿阻抗导管的轴向组合多个电极,就能够捕获到近端范围的反流事件,以及区分顺行流动和逆行反流。导管按标准置于 LES 上方 5 cm(类似于传统导管式的 pH 监测系统)，通常有 6 个或更多个不等的阻抗测量段，可用于检测各种长度的食管。目前的阻抗技术已经过验证可用于食管测压研究，并且对液体食团的检测非常敏感，可监测从 10 mL 到小至 1 mL 液体食团的阻抗下降。阻抗/pH 的组合记录仪还能够测量单独标准动态 24 小时食管 pH 监测无法检测到的胃食管反流的特征。临床上，该方法可用于进一步评估抑酸治疗难以控制的典型或非典型反流症状，评估非酸性和(或)非液体反流的作用。

虽然毫无疑问 MII-pH 测量是目前各种反流检测最准确和最详细的检查方法，其使用的临床适应证仍在不断发展，但是其在 GERD 患者诊疗中的作用有待进一步明确。主要原因有两个：①必须进一步了解特定临床情况下非酸性反流的相关性；②缺乏高质量的盲法、随机、对照研究，研究其对非酸性反流治疗的获益。

将阻抗与食管 pH 监测相结合，可以确定标准 pH 监测测量的所有参数之外，同时加入了反流事件的总数、近端反流事件的程度及酸性(pH<4)或非酸性反流事件的特征。目前已经为健康成人的反流事件建立了正常值。并且与动态食管监测系统一样，可以应用症状评分系统将症状与反流事件相关联。基于 LES 上方 5 cm 的阻抗值，24 小时内反流事件的中位数为 30，其中 2/3 为酸性，1/3 为弱酸性。反流事件的识别需要更为准确的手动视觉分析，因为当前的自动阻抗-pH 分析软件常常高估反流事件的数量。

一项针对症状性 GERD 患者和健康对照组的前瞻性研究回顾了非酸性反流对黏膜损伤的作用，这些患者接受了停药后的联合阻抗/pH 监测。在 300 名症状性 GERD 的患者中，发现了 58 例糜烂性食管炎，18 例 Barrett 食管炎和 224 例无黏膜损伤。与健康对照组相比，具有糜烂性食管炎和 NERD 的患者具有较长的远端食管酸暴露时间和较高的酸反流事件中位数。所有各组的非酸性反流事件的中位数相似，表明酸反流事件、反流量和酸清除率是 GERD 发病机制中的重要因素，而非酸性反流对食管黏膜损伤的作用较小。

非酸性反流在症状产生中的作用特征在 60 名有胃灼热和反流症状的患者中进行了研究，这些患者接受了停药后的阻抗/pH 监测。在使用 11 种反流定义时，SAP 阳性患者的比例为 62.5%～77.1%，当使用联合阻抗/pH 监测确定反流而不是单独使用 pH 监测时，患者具有更高比例的阳性 SAP(77.1% vs. 66.7%)，详细说明非酸性反流可导致症状。此外，在有症状性反流事件中，85%与酸反流有关，而 15%与弱酸性反流有关。

为了说明对反流事件的治疗效果，对 12 名有胃灼热症状的患者进行了基于实验室的研究，并在餐后右侧卧位进行阻抗/pH 监测 2 小时，以促进奥美拉唑治疗 7 天前后的反流事件，奥美拉唑每次 20 mg，每天 2 次。在药物治疗之前，记录了 217 个反流事件，其中 98 个(45%)是酸性的，119 个(55%)是非酸性的。在用奥美拉唑治疗期间，反流事件总数增加至 261，而酸反流事件的数量减少至 7(3%)，非酸反流事件增加至 254(97%)。在 5 名患者中，症状评分关联研究显示胃灼热和酸味更常见于酸反流事件，而反流症状发生于酸反流和非酸性反流时间。然而，在药物治疗酸反流的情况下非酸相关反流的临床意义仍有待确定。

鉴于非酸性反流导致的食管黏膜损伤及非酸性反流在主要反流症状发生中的作用较为缺乏，已经有研究使用阻抗/pH 组合监测评估了 PPI 治疗的效用。一项包括 168 名持续 GERD 症状的患者、每天 2 次 PPI 治疗的研究显示，52%的患者在研究过程中记录了临床症状，这表明除了酸性或非酸性反流之外有其他因素参与了持续性 PPI 治疗的症状。此外，在具有典型反流症状的患者中,11%酸反流的 SI 阳性,而 31%非酸性反流的 SI 阳性。而且,非酸性反流 SI 阳性的主要症状是反流。

同样,在一项对 PPI 停药期的 79 例和 PPI 治疗期 71 例患者的研究中,4.1%的 PPI 停药期患者和 16.7%的 PPI 治疗期患者的非酸性反流的 SAP 结果阳性,表明 PPI 治疗增加了非反流症状的诊断率。重要的是,与非酸性反流相关的两种最常见的症状仍然是反流和咳嗽。

以上研究表明,阻抗/pH 组合监测对于反流事件的识别及将事件鉴定为酸性或非酸性的能力具有最大的敏感性。然而,阻抗/pH 组合监测用于 PPI 治疗期持续症状的患者的临床应用,受到持续症状个体症状评分系统及非酸性反流事件与反流关联的高阴性率的阻碍,其作为治疗试验的主要终点缺乏证据。

最近有一种新的微创装置,可通过内镜的工作孔道的阻抗导管来测量黏膜阻抗,用于诊断慢性反流和 GERD。一项比较 61 例糜烂性食管炎,81 例 NERD,93 例无 GERD,8 例贲门失弛缓症,15 例嗜酸性粒细胞性食管炎的研究中,GERD 或嗜酸性粒细胞性食管炎患者的黏膜阻抗值明显低于无 GERD 或贲门失弛缓症患者。重要的是,与嗜酸粒细胞性食管炎患者相比,GERD 患者的黏膜阻抗模式不同。

当使用糜烂性食管炎作为参考标准时,黏膜阻抗的敏感性和特异性分别为 76%和 95%,而基于无线 pH 胶囊监测为参考标准时分别为 75%和 64%。因此,新的微创技术正在开发,并且需要在 GERD 的诊断中,以及在具有 GERD 非典型症状和持续症状的患者应用中进一步验证这些技术。

8.放射性核素检查

(1)胃排空检查:用放射性核素检查胃排空本不属食管功能检查范畴,但胃食管反流病患者经常存在胃排空障碍,而且胃排空障碍是加重胃食管反流的一个重要因素,故检查胃排空能全面了解患者情况。

胃排空检查是服用放射性核素标记的液体或固体试验餐。在闪烁照相探头下进行扫描。可用液体或固体试验餐分别或同时检查胃排空,有许多标准化方法可以采用。

食管下括约肌压力正常的胃食管反流病患者胃排空延迟十分重要。胃排空延迟可能与胃食管反流病无关,因为许多上消化道疾患都可能存在胃排空延迟的问题。有些胃排空延迟可能归因于肌源性异常,如糖尿病性胃轻瘫、病毒感染或迷走神经切断后的胃轻瘫;幽门功能障碍和十二指肠运动功能障碍也可导致胃潴留。任何原因的胃排空延迟均使胃容积增加,如同时有食管下括约肌缺陷,即可引起胃食管反流。据估计,约 40%的胃食管反流病患者有胃排空延迟,但仅 13%具有临床意义。慢性胃炎的患者多有胃排空障碍,与胃食管反流病伴发者也甚多,抗反流手术后患者所残存的症状主要是慢性胃炎症状,而不是胃食管反流。值得注意的是,胃排空延迟影响手术治疗效果,据报道,胃排空延迟的胃食管反流病患者,抗反流手术后常不能恢复正常。

(2)胃食管反流试验:用放射性核素检查胃食管反流不是胃食管反流病的常规检查,但此检查对评估食管下括约肌功能十分有用。

8.质子泵抑制剂试验　观察症状对短期胃酸分泌抑制剂治疗的反应称为质子泵抑制剂(PPI)试验已为人们所熟知。通常,症状评估减少了 50%被定义为试验结果阳性并且提示 GERD 的诊断。然而,缺乏症状改善最佳参考阈值、PPI 剂量、试验持续时间和 GERD 参考金标准损害了试验性诊断的准确性。

在一项针对43名连续出现胃灼热发作的患者的研究中，研究人员进行了上消化道内镜检查和24小时动态pH监测，使用每天60 mg剂量的奥美拉唑来定义PPI试验的测试特征，能够获得症状减轻的最佳定义。患者使用奥美拉唑(早晨40 mg，晚上20 mg)或安慰剂治疗7天，然后进入清除期并随机分配到比较组。总体而言，35例患者被归类为GERD阳性(基于内镜检查或24小时食管pH监测异常)，GERD阳性的患者中，28例(80%)对奥美拉唑试验有阳性反应，症状改善定义为减轻50%。奥美拉唑试验的特异性为57.1%，阳性预测值为90.3%，阴性预测值为36.4%。随后，计算临床诊断性能曲线(ROC)以评估与最佳测试特征相关的症状改善程度，证明75%的症状减少与85.7%的敏感性，90.9%的阳性预测值和81%的准确性相关；将PPI试验与常规内镜检查诊断策略进行比较，然后进行24小时食管pH监测，如果没有证实糜烂性病变，PPI试验为每位接受诊断评估的患者节省了348美元，这可归因于减少了64%患者内镜检查的需要和53%患者24小时食管pH监测的需要，这突出了初始经验性PPI试验的益处。

多种PPI剂量已用于治疗性GERD的诊断，奥美拉唑每天40~80 mg不等，研究持续时间1~4周。研究证实，在接受24小时食管pH监测的患者中，PPI试验75%的症状减少定义为阳性。接受奥美拉唑40 mg每天2次(敏感性为83.3%)，与使用奥美拉唑40 mg每天1次(敏感性为27.2%)、7天的患者相比，检测GERD的敏感性提高。

一项荟萃分析使用24小时食管pH监测作为参考标准，评估经验性PPI试验作为GERD诊断方法的有效性，发现其综合敏感性为78%，特异性为54%，与基于食管炎作为参考标准的GERD定义相当，其表现出71%的综合敏感性和41%的特异性。这与另一系统评价一致，表明在那些不明原因的胸痛患者中，有pH监测阳性或内镜检查反流性食管炎等客观证据与没有客观GERD证据的患者相比较，PPI试验临床症状减少50%的可能性更高。

因此，由于尚未确定最佳检测特征，PPI试验并不能确定地建立或排除GERD的诊断。通过更高的PPI剂量、更大的症状改善和更多的GERD客观证据，可以获得更佳的测试特征。当在确定的短期疗程中使用时，大多数患者将在3天内得到改善，从而没有了对进一步诊断测试的需求。

第四节　内科治疗

对胃食管反流病的内科处理原则是：①缓解症状；②治愈反流性食管炎；③防止复发。由于本病是上胃肠道动力障碍性疾病，因而减少食管内的酸或胆汁反流，可减轻症状，促使反流性食管炎愈合，并防止其复发。治疗胃食管反流病的各种措施是力求减少反流及由反流引起的刺激和损害。

一、改变生活方式

对胃食管反流病的患者，首先应强调改变生活方式，减少反流和促进食管清除。如抬高床头15~20 cm；避免穿紧身衣服，减肥；避免持重物，以减低腹内压力；避免饮咖啡或吃刺激性(酸性和辛辣)食物，戒烟酒，减少高糖、高脂饮食；避免饱餐后平卧位，或睡前进餐，以减少胃十二指肠液的分泌，并减少暂时性食管下括约肌松弛的发生；积极治疗咳嗽、便秘等使腹内压增加的疾患；同时，注意避免服用影响食管下括约肌压力的药物，如硝酸甘油、钙离子通道阻滞药、茶碱等。

二、抗反流治疗

1.抗反流治疗药物

(1)抗酸剂：①能迅速中和食管和胃内的酸，减少反流物的刺激；②口服抗酸剂能刺激食管原发性蠕动，加强了对反流物的清除；③同时抗酸剂能在胃黏液湖上形成黏液层，减少反流物对食管的刺激作用。

氢氧化铝凝胶或片剂等用于胃灼热等症状性反流病。硫糖铝可与暴露的蛋白质结合，提供保护性机械屏障，阻止酸的反向弥散和防止黏膜暴露于反流物；还能与胆酸及胃蛋白酶结合，释放内源性前列腺素，对上消化道黏膜产生保护作用。虽然某些研究提示硫糖铝有缓解症状和促进食管黏膜愈合的作用，但是在急性胃食管反流病中的疗效并不完全肯定。

(2)抑酸剂：抑酸治疗减少胃酸分泌。减轻反流物的刺激和损伤作用。H_2受体拮抗剂通过抑制壁细胞上的受体，抑制胃酸分泌。质子泵抑制剂通过非竞争性不可逆地抑制胃壁细胞内质子泵(H^+-K^+-ATP 酶)，使 H^+不能进入胃腔内，此酶是胃酸分泌的最终通道，其抑酸作用明显强于 H_2受体拮抗剂。

H_2受体拮抗剂对减轻反流症状具有较好的疗效和安全性，对轻-中度的反流性食管炎的愈合率较好；连续应用 12 周，愈合率可达 70%以上。80%以上的患者可缓解或部分缓解反流症状；症状缓解与黏膜愈合不相关，但黏膜的愈合率与用药时间及剂量相关。有关 H_2受体拮抗剂在胃食管反流病中的应用方法和剂量见表 1-3。

表 1-3　胃食管反流病的 H_2受体拮抗剂治疗

药物	睡前服一次的作用时间	缓解症状的推荐剂量	反流性食管炎愈合的推荐量
西咪替丁	6~8 小时	300 mg/d，每天 1 次	800 mg/d，每天 1 次
雷尼替丁	8~12 小时	150 mg/d，每天 2 次	150 mg/d，每天 1 次
法莫替丁	10~12 小时	20 mg/d，每天 2 次	20~40 mg/d，每天 2 次
尼扎替丁	10~12 小时	150 mg/d，每天 2 次	150 mg/d，每天 2 次

常用的质子泵抑制剂有奥美拉唑、兰索拉唑，新近还有泮托拉唑。常用的剂量：奥美拉唑 20 mg，兰索拉唑 30 mg，泮托拉唑 30 mg，每天 1 次，必要时，每天 2 次，疗程为 8~12 周。反流性食管炎的愈合率可达 80%~96%。但停用后容易复发，需要维持治疗。抑酸剂治疗后胃内细菌可能过度生长，胃窦 G 细胞释放胃泌素增加。少数患者用药后上腹胀，出现消化不良的症状。

(3)促动力药：胃食管反流病作为上胃肠道动力性疾病，首先应改善其动力功能。表 1-4 列出了 3 种促动力药的作用。其中以西沙必利应用最为普遍，它能提高食管下括约肌收缩力，增强食管的清除功能，加快胃排空，促使胃幽门十二指肠协调运动。有关反流性食管炎的许多双盲随机临床试验表明，西沙必利的疗效优于安慰剂，与雷尼替丁的疗效接近，两者联用则作用加强。

表 1-4　胃食管反流病的促动力药治疗

药物	机制	食管收缩	LES 压力	胃排空	剂量
甲氧氯普胺	中枢多巴胺受体阻滞药	增强	升高	加速	5~10 mg,每天 3 次
多潘立酮	周围多巴胺受体阻滞药	无作用	不著	加速	10 mg,每天 3 次
西沙比利	5-羟色胺受体激动剂	增强	升高	加速	5~10 mg,每天 3 次

甲氧氯普胺由于可能出现类似帕金森病的锥体外系反应,因而多不长期应用。多潘立酮对食管的作用不显著,但可用于伴有胃排空减慢的胃食管反流病患者。西沙必利可有腹痛、腹泻等不良反应,继续用药可逐渐减轻或消失,极个别患者可引起 QT 延长,因而应避免和引起 QT 延长的药物合用,避免和红霉素、克拉霉素等药物合用,这些药物为细胞色素 Ps 抑制剂,合用时使西沙必利的血药浓度增加,可增加其不良反应。

(4)铝碳酸钙(达喜):已有报道铝碳酸钙能吸附胆汁,因而可减少反流物对食管黏膜的损伤作用。

2.抗反流治疗的方案　对反流性食管炎或胃食管反流病可以采取以下几种方案。

(1)再下梯治疗:这是一种一步到位的方法,开始治疗时就用足剂量,应用质子泵抑制剂(1~2 个剂量,每天 1 次或每天 2 次),或联合促动力剂,持续 2~3 个月,治愈和控制症状后减量,或应用 H_2受体拮抗剂或促动力剂,或两者联合应用,进入维持治疗。这种治疗方案常用于中、重度反流性食管炎,重度症状性胃食管反流病。本方案每天服药 1 次,依从性好,治疗疗效好。易完全缓解,控制症状所需时间短,愈合所需时间短。但费用高,长期用药的安全性不确定。

(2)上梯治疗:从一般治疗、抗酸剂开始,如有效就继续用药,否则就逐步升级,选用 H_2 受体拮抗剂或促动力剂,或两者联合,必要时选用质子泵抑制剂或联合促动力剂。持续 2~3 个月,再逐渐减量,进入维持治疗。这种治疗方案常用于轻度反流性食管炎,轻、中度症状性胃食管反流病。本方案需每天 2 次,治疗开始疗效欠佳,症状可能不能完全缓解,食管炎不能短期内愈合,但有可能应用最小的有效剂量,相对安全,费用也少。

(3)个体化治疗:临床上,可以根据患者反流程度、模式、诱因及对治疗反应不一而制订个性化方案。例如对卧位型的胃食管反流病,用药时间可以选在晚上用药,而仅仅是餐后型的反流则可在日间用药。和以上两种方案比较,本方案似乎更为可取。

(4)胃食管反流病的维持治疗:胃食管反流病的维持治疗主要适用于重度反流性食管炎、停药后症状反复发作或持续不缓解的患者。西沙必利常用的维持剂量为 10 mg,每天 2 次。必要时选用 H_2受体拮抗剂或质子泵抑制剂抑酸治疗,有时也需联合治疗。维持治疗时间不等。对治疗无效的病例,应考虑药物剂量是否足够、诊断是否正确,还要注意有无胆汁反流等问题,必要时进行食管胆汁反流监测。对重症反流性食管炎,宜定期内镜复查,注意是否发展成 Barrett 食管。

第二章　幽门螺杆菌感染

幽门螺杆菌(Helicobacter pylori,H.pylori)是定植于胃黏膜上皮表面的一种微需氧革兰阴性菌。螺杆菌属螺菌科,由活动的螺旋形菌体和数根带鞘鞭毛组成。1982 年澳大利亚学者 MarshalI 和 Warren 首先从人胃黏膜中分离培养出幽门螺杆菌,并证明其与胃、十二指肠疾病,尤其是慢性胃炎和消化性溃疡的发病相关。此后的 40 多年,全世界范围内大量的研究结果进,一步证明了幽门螺杆菌对慢性胃炎和消化性溃疡的致病性,而且这种细菌与胃腺癌和胃黏膜相关淋巴组织淋巴瘤(mucosa-associated lymphoid tissue lymphoma,MALT)发病也密切相关。澳大利亚学者 Warren 和 Marshall 因为他们对幽门螺杆菌的发现,并证明该细菌感染会导致胃炎和消化性溃疡,获得了 2005 年诺贝尔生理学及医学奖。

第一节　幽门螺杆菌感染的流行病学

流行病学资料表明,幽门螺杆菌在全球自然人群中的感染率超过 50%,但各地差异甚大,发展中国家幽门螺杆菌感染率明显高于发达国家。在不同人群中,儿童幽门螺杆菌的感染率为 10%~80%。10 岁前,超过 50%的儿童被感染。我国不同地区、不同民族的人群胃内幽门螺杆菌检出率在 30%~80%。年龄、种族、性别、地理位置和社会经济状况都是影响幽门螺杆菌感染率的因素。其中首要因素为人群之间社会经济状况的差异。基础卫生设施、安全饮用水和基本卫生保健的缺乏,以及不良饮食习惯和过于拥挤的居住环境均会增加幽门螺杆菌的感染率。

幽门螺杆菌主要通过口-口或粪-口途径传播。污染的胃镜可造成医源性传播。幽门螺杆菌感染者大多无症状。细菌的自发性清除也很少见。所有幽门螺杆菌感染者最终均会发展成胃炎;15%~20%的感染者会发展成消化性溃疡;少于 1%的感染者会发展成胃癌,但存在地区差异。在慢性胃炎、胃溃疡和十二指肠溃疡患者,幽门螺杆菌的检出率显著超过对照组的自然人群,分别为 50%~70%、70%~80%及 90%。

第二节　幽门螺杆菌感染的致病机制

感染幽门螺杆菌后,机体难以自身清除,往往造成终身感染。幽门螺杆菌通过其独特的螺旋形带鞭毛的形态结构,以及产生的适应性酶和蛋白,可以在胃腔酸性环境定植和生存。定植后的幽门螺杆菌可产生多种毒素和有毒性作用的酶破坏胃、十二指肠黏膜屏障,它的存在还使机体产生炎症和免疫反应,进一步损伤黏膜屏障,最终导致一系列疾病的形成。需要指出的是虽然人群感染幽门螺杆菌相当普遍,但感染后的结局却大相径庭:所有幽门螺杆菌感染者最终均会发展成胃炎,但仅少部分发展为消化性溃疡,极少数发展为胃癌或 MALT 淋巴瘤。目前认为引起这种临床结局巨大差异的原因包括:①宿主因素:如年龄、遗传背景、炎症和免疫反应的个体差异等;②环境因素:如亚硝胺、高胃酸分泌、高盐饮食、吸烟和非甾体抗炎药(non-steroidal anti-inflammatory drug,NSAID)等与幽门螺杆菌感染的协同作用;③幽门螺杆菌本身的因素:包括不同菌株的毒力、感染的不同阶段对感染者出现何种临床表现均有影响。

第三节　幽门螺杆菌感染与疾病的相关性

一、慢性胃炎

幽门螺杆菌感染是引发慢性胃炎的最常见病因。这一结论基于以下事实:①临床上大多数慢性胃炎患者的胃黏膜可检出幽门螺杆菌;②幽门螺杆菌在胃内的定植与胃炎分布基本一致;③健康志愿者的研究发现服幽门螺杆菌菌液后出现上腹不适和胃黏膜急性炎症过程,动物实验进一步证实灌胃幽门螺杆菌后实验动物出现胃黏膜急性炎症到慢性活动性炎症的动态变化;急性炎症以中性粒细胞浸润为主,慢性炎症以淋巴细胞、浆细胞为主,也见散在的单核细胞和嗜酸性粒细胞,淋巴滤泡常见;④根除幽门螺杆菌可使胃黏膜炎症消退。

幽门螺杆菌感染与胃黏膜活动性炎症密切相关,长期感染所致的炎症免疫反应可使部分患者发生胃黏膜萎缩和肠化。幽门螺杆菌相关慢性胃炎有两种主要类型,全胃炎胃窦为主和全胃炎胃体为主,前者常有高胃酸分泌,发生十二指肠溃疡的危险性增加;后者胃酸分泌常减少,胃溃疡和胃癌发生的危险性增加。宿主、环境和细菌因素的协同作用决定了幽门螺杆菌相关慢性胃炎的类型和胃黏膜萎缩及肠化的发生和发展。

多数幽门螺杆菌相关慢性胃炎患者无任何症状,部分患者可有非特异性的功能性消化不良症状。临床上对这一部分慢性胃炎伴消化不良症状患者进行幽门螺杆菌根除治疗可使其中部分患者的症状得到改善。我国新的慢性胃炎共识意见(2006 年)已将有胃黏膜萎缩、糜烂或有消化不良症状的幽门螺杆菌相关慢性胃炎作为根除幽门螺杆菌的适应证。

二、消化性溃疡

确定幽门螺杆菌感染是消化性溃疡的主要病因无疑是消化性溃疡病因学和治疗学上的一场重大革命。幽门螺杆菌感染是消化性溃疡主要病因的依据包括:①大多数消化性溃疡患者都存在幽门螺杆菌感染,特别在十二指肠溃疡患者中幽门螺杆菌感染率甚至可高达90%以上;②根除幽门螺杆菌可显著降低消化性溃疡的复发率。

在此需要指出 NSAID 相关性溃疡与幽门螺杆菌感染的关系。目前认为 NSAID 的应用与幽门螺杆菌感染是消化性溃疡发生的两个重要的独立危险因素。单纯根除幽门螺杆菌本身不足以预防 NSAID 相关溃疡;初次使用 NSAID 前根除幽门螺杆菌可降低 NSAID 相关溃疡的发生率,但在使用 NSAID 过程中根除幽门螺杆菌不能加速 NSAID 相关溃疡的愈合,能否降低溃疡的发生率也有待进一步研究。

三、胃癌

胃癌的发生是一个多步骤过程,经典的模式是从慢性胃炎经过胃黏膜萎缩、肠化生和不典型增生。最后到胃癌。幽门螺杆菌主要与肠型胃癌的发生有关。胃癌的发生是幽门螺杆菌感染、宿主因素和环境因素共同作用的结果。现有研究结果表明:①幽门螺杆菌可增加胃癌发生的危险性;②幽门螺杆菌根除后可阻断或延缓萎缩性胃炎和肠化的进一步发展,但是否能使这两种病变逆转尚需进一步研究;③幽门螺杆菌根除后可降低早期胃癌术后的复发率;④目前尚未发现明确与胃癌发生相关的幽门螺杆菌毒力基因。

四、MALT 淋巴瘤

幽门螺杆菌与 MALT 淋巴瘤发生密切相关,表现在:①幽门螺杆菌感染是 MALT 淋巴瘤发生的重要危险因素。幽门螺杆菌感染后,胃黏膜出现淋巴细胞浸润乃至淋巴滤泡,这种获得性的黏膜相关性淋巴样组织的出现,为淋巴瘤发生提供了活跃的组织学背景。幽门螺杆菌感染对局部炎症系统的持续刺激作用,增加了淋巴细胞恶性转化的可能性;②胃 MALT 淋巴瘤在幽门螺杆菌高发区常见、多发;③根除幽门螺杆菌可以治愈早期的低度恶性的胃 MALT 淋巴瘤。

五、胃食管反流病

幽门螺杆菌与 GERD 的关系仍未明确。临床流行病学资料表明幽门螺杆菌感染与 GERD 的发生存在某些负相关性,但其本质尚不明确,GERD 患者的幽门螺杆菌感染率低于非反流病患者;幽门螺杆菌感染率高的国家和地区 GERD 的发病率低,与之相应的是在某些发展中国家,随着幽门螺杆菌感染率的降低,与之相关的消化性溃疡。甚至胃癌发病率也相应降低,而 GERD 的发病率却上升了。虽然幽门螺杆菌感染与 GERD 的发生存在一定负相关性,但目前的观点倾向于两者之间不存在因果关系;根除幽门螺杆菌与多数 GERD 发生无关,一般也不加重已存在的 GERD。根除幽门螺杆菌不会影响 GERD 患者应用质子泵抑制药(proton pump inhibitor,PPI)的治疗效果,对于需长期应用 PPI 维持治疗的幽门螺杆菌阳性 GERD 患者,仍应根除幽门螺杆菌。原因在于长期应用 PPI 可升高胃内 pH,影响幽门螺杆菌在胃内的定植范围,由胃窦向胃体扩散,引起全胃炎,并进一步造成胃腺体的萎缩,导致萎缩性胃炎。

六、胃肠外疾病

流行病学资料表明。定植于胃黏膜的幽门螺杆菌可能与某些胃肠外疾病的发生发展有关。这些报道多数是基于对相关疾病的人群进行幽门螺杆菌感染情况的分析。从目前为数不多的包括根除治疗效果分析的前瞻性研究结果看,对某些疾病根除幽门螺杆菌能不同程度地缓解症状或改善临床指标。目前报道可能与幽门螺杆菌感染有关的疾病涉及范围很广,比较多数的研究报道集中在粥样硬化相关血管疾病,某些血液系统疾病如缺铁性贫血和特发性血小板减少性紫癜,以及皮肤病如慢性荨麻疹等。但幽门螺杆菌感染在这些疾病发生中的机制和地位尚无定论。欧洲的共识意见倾向于认为幽门螺杆菌感染可能与部分缺铁性贫血及特发性血小板减少性紫癜有关;可能的机制涉及细菌感染所导致的交叉免疫反应、所引发的炎症因子激活与释放等。

第四节　幽门螺杆菌感染的诊断

一、诊断方法

幽门螺杆菌感染的诊断方法包括侵入性和非侵入性两类方法。侵入性方法依赖胃镜活检,包括快速尿素酶试验(rapid urease test,RUT)、胃黏膜直接涂片染色镜检、胃黏膜组织切片染色镜检(如 WS 银染、改良 Giemsa 染色、甲苯胺蓝染色、免疫组化染色)、细菌培养、基因检测方法(如聚合酶链反应、寡核苷酸探针杂交等)、免疫快速尿素酶试验。而非侵入性检测方法不依赖内镜检查,包括:^{13}C-或^{14}C-尿素呼气试验(^{13}C-或^{14}C-urea breath test,UBT)、粪便幽门螺杆菌抗原检测(依检测抗体可分为单抗和多抗两类)、血清和分泌物(唾液、尿液等)抗体检测、基因芯片和蛋白芯片检测等。各种诊断方法均有其应用条件,同时存在各自的局限性,因此在实际应用时应该根据不同的条件和目的,对上述方法做出适当选择。表 2-1归纳了常用的幽门螺杆菌检测方法特点及其应用。

表 2-1　常用的幽门螺杆菌检测方法特点及其应用

检测方法	特点	应用	敏感性/%	特异性/%
侵入性方法快速尿素酶试验	简便、快速、价廉、准确	侵入性检查的首选方法,用于现症感染的诊断	88~98	88~98
病理组织学检查	准确,可直接观察细菌和胃黏膜病变	用于现症感染的诊断	93~99	95~99
细菌培养	准确,但对培养技术要求	可用于现症感染的诊断,但主要用于科研	70~92	100
非侵入性方法^{13}C 或^{14}C-尿素呼气试验	简便、快速、准确	非侵入性检查的首选方法,用于现症感染的诊断及根除治疗后复查	90~99	89~99
粪便幽门螺杆菌抗原检测	简便、准确、价廉	用于现症感染的诊断,准确性与呼气试验相近	89~96	87~94
血清学幽门螺杆菌抗体检测	简便、准确	不能判断是现症还是过去感染,多用于人群感染情况的流行病学调查	88~99	86~99

幽门螺杆菌感染诊断方法的使用说明。

1.快速尿素酶试验和^{13}C 或^{14}C-尿素呼气试验均属于尿素酶依赖性实验,其主要原理都是利用幽门螺杆菌尿素酶对尿素的分解来检测细菌的存在。前者是通过尿素被分解后试剂的 pH 变化引起颜色变化来判断细菌的感染状态;后者则通过让受试者口服被^{13}C 或^{14}C 标记的尿素,标记的尿素被其胃内的幽门螺杆菌尿素酶分解为^{13}C 或^{14}C 标记的二氧化碳后从肺呼出,检测呼出气体中^{13}C 或^{14}C 标记的二氧化碳含量即可诊断幽门螺杆菌感染。

2.近期应用抗生素、质子泵抑制药、铋剂等药物对幽门螺杆菌可有暂时抑制作用,会导致血清抗体检测以外的检查出现假阴性。因此使用上述药物者应在停药至少 2 周后进行检查,而进行幽门螺杆菌根除治疗者应在治疗结束至少 4 周后进行复查。

3.消化性溃疡出血、胃 MALT 淋巴瘤、萎缩性胃炎、近期或正在使用 PPI 或抗生素时,有可能使许多检测方法,包括 RUT、细菌培养、组织学及 UBT 呈现假阴性,此时推荐血清学试验或通过多种检查方法确认现症感染。

二、诊断标准

幽门螺杆菌感染诊断标准原则上要求可靠、简单,以便于实施和推广。根据我国 2007 年发布的最新的对幽门螺杆菌若干问题的共识意见,以下方法检查结果阳性者可诊断幽门螺杆菌现症感染:①胃黏膜组织 RUT、组织切片染色、幽门螺杆菌培养 3 项中任 1 项阳性;② ^{13}C 或 ^{14}C-UBT 阳性;③粪便幽门螺杆菌抗原检测(单克隆法)阳性;④血清幽门螺杆菌抗体检测阳性提示曾经感染(幽门螺杆菌根除后,抗体滴度在 5~6 个月后降至正常),从未治疗者可视为现症感染。

幽门螺杆菌感染的根除标准:首选非侵入性方法,在根除治疗结束至少 4 周后进行。符合下述 3 项之一者可判断幽门螺杆菌根除:① ^{13}C 或 ^{14}C-UBT 阴性;②粪便幽门螺杆菌抗原检测(单克隆法)阴性;③基于胃窦、胃体两个部位取材的 RUT 均阴性。

第五节　幽门螺杆菌感染的治疗及预防

一、治疗的适应证

幽门螺杆菌感染了世界上超过一半的人口,但感染后的结局却大相径庭,仅有少部分发展为消化性溃疡,极少数发展为胃癌或 MALT 淋巴瘤。考虑到治疗药物的不良反应、滥用抗生素可能引起的细菌耐药及经济-效益比率,对幽门螺杆菌感染的治疗首先需确定适应证。关于幽门螺杆菌根除治疗的适应证,国内外都有大致相似的共识意见。我国 2007 年幽门螺杆菌根除适应证的共识意见见表 2-2。

表 2-2　幽门螺杆菌根除适应证

幽门螺杆菌阳性疾病	必需	支持
消化性溃疡	√	
早期胃癌术后	√	
胃 MALT 淋巴瘤	√	
慢性胃炎伴胃黏膜萎缩、糜烂	√	
慢性胃炎伴消化不良症状		√
计划长期使用 NSAID		√
胃癌家族史		√
不明原因缺铁性贫血		√
特发性血小板减少性紫癜(ITP)		√
其他幽门螺杆菌相关性胃病(如淋巴性胃炎、胃增生性息肉、Menetrier 病)		√
个人要求治疗		√

需要说明的是以下几点。

1.消化不良患者可伴或不伴有慢性胃炎,根除幽门螺杆菌仅对慢性胃炎伴消化不良症状的部分患者有改善症状的作用;在幽门螺杆菌阳性消化不良的治疗策略中,根除治疗前应对患者说明根除治疗的益处,可能的不良反应及费用,若患者理解及同意,可予根除治疗。

2.由于幽门螺杆菌感染与 GERD 之间存在某些负相关性，其本质尚未明确，因此在新的国内外共识中已将 GERD 从根除幽门螺杆菌的适应证中删除。但对于需长期应用 PPI 维持治疗的幽门螺杆菌阳性 GERD 患者，仍应根除幽门螺杆菌，以最大限度预防萎缩性胃炎的发生。

3.不明原因的缺铁性贫血、特发性血小板减少性紫癜已作为欧洲 Maastricht Ⅲ 共识推荐的幽门螺杆菌根除适应证。随机对照研究证实根除幽门螺杆菌对淋巴细胞性胃炎、胃增生性息肉的治疗有效。多项报道证实根除幽门螺杆菌对 Menetrier 病的治疗有效。鉴于这些疾病临床上少见，或缺乏其他有效的治疗方法，且根除幽门螺杆菌治疗已显示有效，因此作为支持根幽门螺杆菌根除的适应证。

4.对个人强烈要求治疗者指年龄<45 岁，无报警症状者，支持根除幽门螺杆菌；年龄≥45 岁或有报警症状者则不主张先行根除幽门螺杆菌，建议先行内镜检查。在治疗前需向受治者解释清楚这一处理策略潜在的风险（漏检胃癌、掩盖病情、药物不良反应等）。

二、常用治疗幽门螺杆菌感染的药物

多种抗生素，抑酸药和铋剂均用于幽门螺杆菌感染的治疗。现将常用的抗幽门螺杆菌药物介绍如下。

1.抗生素

（1）阿莫西林（Amoxicillin，A）：为 β-内酰胺类杀菌性抗生素。在酸性环境中较稳定，但抗菌活性明显降低，当胃内 pH 升至 7.0 时杀菌活性明显增强。药物不良反应主要为胃肠道不适如恶心、呕吐和腹泻等，其次为皮疹。幽门螺杆菌对阿莫西林的耐药比较少见。

（2）克拉霉素（Clarithromycin，C）：为抑菌性大环内酯类抗生素：在胃酸中较稳定，但抗菌活性也会降低。根除治疗方案中凡加用克拉霉素者可使根除率提高 10%以上。该药有恶心、腹泻、腹痛或消化不良等不良反应。现发现对本药的原发性耐药约 10%，获得性耐药率则可高达 40%。

（3）甲硝唑（Metronidazole，M）：为硝基咪唑类药物。在胃酸性环境下可维持高稳定性和高活性。甲硝唑的不良反应有口腔异味、恶心、腹痛、头痛、一过性白细胞降低和神经毒性反应等。随着临床广泛应用，对甲硝唑耐药的幽门螺杆菌株大量出现，我国大部分地区耐药率超过 40%，部分地区已高达 80%以上。

（4）四环素（Tetracycline，T）：属广谱抗生素，抗幽门螺杆菌效果较好。在补救治疗措施中，四环素是常被选用的抗生素之一。但近年对四环素耐药的幽门螺杆菌株也已经开始出现。

（5）呋喃唑酮（Furazolidone，F）：属硝基呋喃类广谱抗生素，已确认其对幽门螺杆菌有抗菌作用，且不易产生耐药性。长期用药可致末梢神经炎。

（6）其他抗生素：在目前幽门螺杆菌对克拉霉素、甲硝唑等常用抗生素耐药率越来越高的情况下。其他抗生素如大环内酯类抗生素阿奇霉素（Azithromycin）、喹诺酮类抗生素如左氧氟沙星（Levofloxacin，L）、莫西沙星（Moxifloxacin）等也开始用于幽门螺杆菌感染的治疗。

2.抑酸药　包括组胺 H_2受体阻滞药（H_2receptor antagonist，H_2RA）（如雷尼替丁、法莫替丁等）和质子泵抑制药（proton pump inhibitor，PPI）（如奥美拉唑、雷贝拉唑等）。H_2受体阻滞药由于抑酸强度有限，很少用于根除幽门螺杆菌的组方中。质子泵抑制药通过抑制壁细胞胃酸分泌终末步骤的关键酶 H^+-K^+-ATP 酶，发挥强大的抑制胃酸分泌的作用。抑酸药本身并无杀灭幽门螺杆菌的作用，在根除幽门螺杆菌的治疗方案中主要与抗生素合用。以产生协同作用，提高根除率。其作用机制可能为：①提高胃内 pH，增加某些抗生素的抗菌活性；②胃内 pH 提高后影响幽门螺杆菌定植。

3.铋剂（Bismuth，B） 如果胶铋、枸橼酸铋钾等，在保护胃黏膜的同时有明显抑制幽门螺杆菌的作用，且不受胃内 pH 影响。不产生耐药性，不会抑制正常肠道菌群。因此常与抗生素合用。根除幽门螺杆菌感染。雷尼替丁枸橼酸铋（ranitidine bismuth citrate，RBC）是雷尼替丁与枸橼酸铋在特定条件下反应生成的络合物，兼有铋剂和 H_2 受体拮抗药的生物活性。

三、常用治疗方案

由于大多数抗生素在胃内低 pH 环境中活性降低和不能穿透黏液层直接杀灭细菌，因此幽门螺杆菌不易根除。迄今尚无单一药物能有效根除幽门螺杆菌。目前幽门螺杆菌的根除推荐以抑酸药和（或）铋剂为基础加上两种抗生素的联合治疗方案。实施幽门螺杆菌根除治疗时。应选择根除率高的治疗方案。一个理想的治疗方案应该满足如下条件：①根除率≥90%；②病变愈合迅速，症状消失快；③患者依从性好；④不产生耐药性；⑤疗程短，治疗简便；⑥价格便宜。实际上，目前任何一个治疗方案都很难同时达到以上标准。目前国内外大部分共识意见的主要观点如下：①所有共识意见均接受三联疗法，1 种 PPI+2 种抗生素（通常是克拉霉素+阿莫西林）作为在没有铋剂的情况下的首选方案；②以铋剂为基础的四联疗法具有最高的效价比（若铋剂可得）；③需根据抗生素的耐药性选择不同抗生素；④疗程持续 7～14 日，但仍有争议。

我国 2007 年的共识意见推荐根除幽门螺杆菌的第一线治疗方案如下。①PPI/RBC（标准剂量）+C（0.5）+A（1.0）；②PPI/RBC（标准剂量）+C（0.5）/A（1.0）+M（0.4）/F（0.1）；③PPI（标准剂量）+B（标准剂量）+C（0.5）+A（1.0）；④PPI（标准剂量）+B（标准剂量）+C（0.5）+M（0.4）/F（0.1）。治疗方法和疗程：各方案均为每天 2 次，疗程 7 日或 10 日（对于耐药严重的地区，可考虑适当延长至 14 日，但不要超过 14 日）。服药方法：PPI 早晚餐前服用。抗生素餐后服用。需要说明的是：①PPI 三联 7 日疗法仍为首选（PPI+2 种抗生素）；②甲硝唑耐药率≤40%时，首先考虑 PPI+M+C/A；③克拉霉素耐药率≤15%时，首先考虑 PPI+C+A/M；④RBC：三联疗法（RBC+两种抗生素）仍可作为一线治疗方案；⑤为提高幽门螺杆菌根除率，避免获得性耐药，也可以将含铋四联疗法作为一线治疗方案；⑥由于幽门螺杆菌对甲硝唑和克拉霉素耐药，呋喃唑酮、四环素和喹诺酮类（如左氧氟沙星和莫西沙星）因耐药率低、疗效相对较高，因而也可作为初次治疗方案的选择；⑦在幽门螺杆菌根除治疗前至少 2 周，不得使用对幽门螺杆菌有抑制作用的药物如 PPI、H_2 受体阻滞药和铋剂。以免影响疗效。

临床上即便选择最有效的治疗方案也会有 10%～20%的失败率。对于治疗失败后的患者再次进行治疗称为补救治疗或者再次治疗。补救治疗方案主要包括 PPI+铋剂+2 种抗生素的四联疗法，疗程 7～14 日。补救治疗应视初次治疗的情况而定，尽量避免重复初次治疗时的抗生素。补救治疗中的抗生素建议主要采用 M、T、F 和 L 等。较大剂量甲硝唑（0.4 g，每天 3 次）可克服其耐药，四环素耐药率低，两者价格均较便宜，与 PPI 和铋剂组成的四联疗法被推荐为补救治疗的首选方案。对于甲硝唑和克拉霉素耐药者应用喹诺酮类药如左氧氟沙星或莫西沙星作为补救治疗或再次治疗可取得较好的疗效。国内对喹诺酮类抗生素的应用经验甚少,选用时要注意观察药物的不良反应。

四、根除失败的主要原因及补救措施

幽门螺杆菌根除治疗失败的原因有多方面,包括:①细菌本身的因素,如产生耐药性、不同菌株的毒力因子不同、不同基因型菌株的混合感染等;②宿主因素,如宿主的年龄、性别、基因型和免疫状态,宿主对治疗的依从性等;③医源性因素,包括不规范根除治疗或没有严格按照根除治疗适应证进行治疗。其中细菌对抗生素产生耐药性是导致根除失败最重要的原因。流行病学资料显示幽门螺杆菌对甲硝唑的耐药非常普遍。在我国已普遍达到40%以上,对克拉霉素的耐药也在逐年增加,目前约为10%,但对阿莫西林耐药尚低。

避免根除治疗失败及失败后的补救措施包括:①严格掌握幽门螺杆根除的适应证,选用正规、有效的治疗方案;②联合用药,避免使用单一抗生素;③加强医生对幽门螺杆菌治疗知识的普及与更新;④提高患者依从性。告知患者治疗的重要性,选择不良反应较小的药物治疗,降低治疗费用,均有利于提高患者的依从性;⑤对根除治疗失败的患者,有条件的单位再次治疗前先做药物敏感试验。避免使用幽门螺杆菌已耐药的抗生素;⑥对一线治疗失败者,改用补救疗法时,在甲硝唑耐药高发地区尽量避免使用甲硝唑,应改用其他药物,如呋喃唑酮、四环素等;⑦近年文献报道序贯治疗(PPI+A,5 日,接着 PPI+C+替硝唑,5 日,均为每天 2 次)对初治者及初治失败者有较好的疗效,但我国相关资料尚少,需在这方面进行研究;⑧寻找新的不易产生耐药的抗生素及研究幽门螺杆菌疫苗。

五、预防

作为一种慢性细菌感染,目前临床上广为使用的以质子泵抑制药或铋剂与抗生素联用的药物疗法虽然可以达到 80%左右的根除率,但存在药物不良反应较多、患者的依从性下降、耐药菌株的不断增多及治疗费用较高等问题。鉴于免疫接种是预防和控制感染性疾病最经济有效的方法,从 20 世纪 90 年代初开始,各国研究人员就开始了对幽门螺杆菌疫苗及其相关免疫机制的研究,目前已经取得了不少令人鼓舞的成果。然而距离找到一种能够有效应用于人体的预防或者治疗幽门螺杆菌感染的疫苗还有很长的路要走,筛选最佳抗原或抗原组合及无毒高效的佐剂,发展无须佐剂的疫苗如活载体疫苗或核酸疫苗,联合不同类型疫苗进行免疫,确定最佳免疫剂量、时间及接种年龄,确定简便有效的免疫途径;疫苗和药物联合使用治疗幽门螺杆菌感染等都还有大量工作需要去做。幽门螺杆菌与宿主之间复杂的相互作用,免疫接种后的保护性反应机制及所涉及的不同免疫细胞的功能等都还需深入探讨。

第三章 消化性溃疡

消化性溃疡(peptic ulcer disease,PUD)指在各种致病因子的作用下,黏膜发生的炎症反应和坏死性病变,病变通常穿越黏膜下层,深达肌层甚至浆膜层,其中以胃、十二指肠最常见。根据溃疡发生部位分为胃溃疡(gastric ulcer,GU)和十二指肠溃疡(duodenal ulcer,DU)。消化性溃疡是全球常见病,一般认为人群中约有10%在其一生中患过消化性溃疡。统计资料提示消化性溃疡发病率呈下降趋势。本病可发生在任何年龄,以20~50岁居多,GU多见于中老年,DU多见于青壮年,前者比后者发病高峰迟约10年。男性患病比女性多(2~5)∶1。临床DU比GU多见,两者之比为(2~3)∶1,但有地区差异,胃癌高发区GU占的比例有所增加。

第一节 消化性溃疡的病因病理

一、病因

1.幽门螺杆菌感染 幽门螺杆菌感染是导致消化性溃疡的主要病因。①消化性溃疡患者中Hp感染率高,而Hp是慢性胃窦炎的主要病因,几乎所有DU均有慢性胃窦炎,大多数GU是在慢性胃窦炎基础上发生的;②Hp感染改变了黏膜侵袭因素与防御因素之间的平衡。其一,Hp凭借其毒力因子的作用,在胃型黏膜(胃黏膜和有胃窦化生的十二指肠黏膜)定居繁殖,诱发局部炎症和免疫反应,损害局部黏膜的防御/修复机制,导致溃疡发生。其二是Hp感染促使胃蛋白酶和胃酸分泌增加,增强侵袭因素,使溃疡发生概率大大增加;③根除Hp可促进溃疡愈合和显著降低溃疡复发率。

不同部位的幽门螺杆菌感染引起溃疡的机制有所不同。在以胃窦部感染为主的患者中,幽门螺杆菌通过抑制D细胞活性,导致高胃泌素血症,引起胃酸分泌增加。同时,幽门螺杆菌也可直接作用于肠嗜铬样细胞,释放组胺,引起壁细胞分泌增加。这种胃窦部的高酸状态易诱发DU。一般认为幽门螺杆菌感染引起的胃黏膜炎症削弱了胃黏膜的屏障功能,GU好发于泌酸区与非泌酸区交界处的非泌酸区侧,反映了胃酸对受损黏膜的侵蚀作用。

2.胃酸和胃蛋白酶分泌异常“无酸,无溃疡”的观点得到普遍认可。消化性溃疡的最终形成是由于胃酸及胃蛋白酶对黏膜的自身消化所致。胃蛋白酶活性是pH依赖性的,在pH>4时便失去活性,无酸情况下罕有溃疡发生及抑制胃酸分泌药物可促进溃疡愈合的事实,均确证胃酸在消化性溃疡形成过程中的决定性作用,为直接原因。GU患者往往存在胃排空障碍,食物在胃内潴留促进胃窦分泌胃泌素,从而引起胃酸分泌增加。

3.非甾体抗炎药(NSAIDs)的应用 NSAIDs是消化性溃疡的主要致病因素之一,且在上消化道出血中起重要作用。NSAIDs使溃疡出血、穿孔等并发症发生的危险性增加4~6倍,而老年人中,消化性溃疡及并发症发生率和病死率均与NSAIDs有关。其危险性除与服用NSAIDs种类、剂量和疗程有关外,尚与高龄、同时服用糖皮质激素、抗凝药等因素有关。

NSAIDs致消化性溃疡的机制为削弱黏膜的防御和修复功能,损害作用包括局部和系统作用两方面，系统作用是主要致溃疡机制，主要通过抑制环氧合酶（COX）而起作用。COX是花生四烯酸合成前列腺素的限速酶，有两种异构体，为结构型 COX-1 和诱生型 COX-2。COX-1 在组织细胞中恒量表达，催化生理性前列腺素合成。传统的 NSAIDs 如吲哚美辛、阿司匹林等，旨在抑制 COX-2 而减轻炎症反应，因特异性差，同时抑制了 COX-1，致胃黏膜生理性前列腺素 E 合成不足，后者通过增加黏膜血流、黏液和碳酸氢盐分泌及细胞保护等作用，参与维持黏膜防御和修复功能。

4.遗传因素　遗传素质对消化性溃疡的致病作用在 DU 较 GU 明显。但随着 Hp 在消化性溃疡发病中的重要作用得到认识，遗传因素的重要性受到了挑战，但遗传因素的作用不能就此否定。例如单卵双胎同胞发生溃疡的一致性都高于双卵双胎。

5.胃十二指肠运动异常　DU 患者胃排空加快，使十二指肠球部酸负荷增大；CU 患者存在胃排空延缓和十二指肠，胃反流，使胃黏膜受损。

6.应激和心理因素　急性应激可引起急性消化性溃疡。心理波动可影响胃的生理功能，主要通过迷走神经机制影响胃十二指肠分泌。运动和黏膜血流的调控与溃疡发病关系密切，如原有消化性溃疡患者、焦虑和忧伤时，症状可复发和加剧。

7.其他危险因素　如吸烟、饮食、病毒感染等。

二、病理学

临床上虽以 DU 较多见，但在病理检查标本中则以 GU 为多，可能与内镜检查中 GU 的活检概率较高有关。GU 好发于胃小弯侧或胃窦部，特别是胃角处，胃底或大弯侧较少发生溃疡。老年人 GU 常发生于胃体前后壁，以后壁居多。DU 好发于球部，前壁和后壁发生频率大致相等。约有 5%发生在十二指肠降部，球后及水平部溃疡多见于胃泌素瘤。十二指肠溃疡多为单发，也可多发，还有同时发生于前后壁或大弯、小弯侧的对吻溃疡。胃和十二指肠同时发生溃疡者较少见，称之为复合性溃疡。复合性溃疡通常是 DU 先出现，GU 数月或数年后发生，往往多见于胃窦部。

DU 肉眼观察时一般呈圆形或椭圆形，边界稍不规则，直径通常<1.0 cm，也可呈线性或霜斑样。溃疡基底呈灰白色或黄色，有时混杂血凝块或咖啡色胃液。溃疡四周黏膜柔软，常伴有充血水肿。GU 外观一般为圆形或卵圆形，也有呈不规则形、火山口形，或线性。GU 直径通常 0.5~2.5 cm，少数可>2.5 cm。良性 GU 边缘整齐、锐利，其周围黏膜皱襞呈放射状向溃疡中心集中，切面可见溃疡基底部为灰白色的纤维瘢痕组织，肌层常常受到破坏，浆膜面常有脂肪组织粘连。溃疡底部常有少量坏死组织或炎性渗出物覆盖而呈灰褐色或灰黄色。GU 多为单发，常位于小弯侧。典型的溃疡通常由 4 层结构组成：①表层，渗出物由白细胞、红细胞和纤维蛋白组成；②坏死层，由无组织结构的嗜酸性类纤维蛋白坏死物质；③肉芽层，为炎性肉芽组织，含丰富的毛细血管和大量炎性细胞。其中毛细血管常与溃疡面呈垂直排列；④瘢痕层，较多致密的胶原纤维和瘢痕组织，与溃疡面平行排列。常发生玻璃样变性。瘢痕组织中的小动脉常常因发生血栓闭塞性动脉内膜炎而致管壁增厚、管腔狭窄，这是机体的一种自我防御机制，可防止出血；但因局部血供障碍，也可使溃疡经久不愈，成为慢性溃疡。GU 中胃壁神经细胞多有退变，导致胃壁营养不良。活动性溃疡的渗出层和坏死层较厚，长期迁延不愈的溃疡底部常有大量纤维瘢痕组织。溃疡周围的黏膜有不同程度的炎症、腺体萎缩、肠化或假幽门腺化生。愈合时溃疡边缘的黏膜上皮增生并向溃疡底表面迁移，逐渐覆盖溃疡面。

溃疡具有慢性穿入的特性。后壁溃疡可以侵蚀胃十二指肠动脉或其分支导致大出血。溃疡还可穿透整个肠壁导致穿孔。肠壁破坏的速度和是否与周围器官毗连决定溃疡穿孔是否进入游离的腹腔。穿孔通常发生于溃疡的极度活动期,肠腔和腹膜腔自由沟通;穿透指缓慢进行性的慢性溃疡在穿透肠壁前与邻近器官粘连,最终侵入该器官,不发生自由穿孔。

溃疡愈合时,肉芽组织在基底部生长,进而形成纤维组织和瘢痕组织。单层柱状细胞从溃疡边缘生长,最终迁移、覆盖溃疡面。显微镜下,这种修复的黏膜较正常上皮细胞菲薄,十二指肠绒毛也不正常,纤维组织收缩可导致狭窄。随着狭窄出现,在幽门和溃疡之间可形成憩室,这种憩室属于内压型,是由内容物冲击溃疡近端的十二指肠内壁所造成。憩室可单发或多发,当多发憩室形成时,可出现钡餐造影所见的三叶草样变性。

第二节　消化性溃疡的临床表现

一、临床表现

本病临床表现不一,多数表现为节律性、周期性上腹疼痛,少数可无任何临床症状,或以出血、穿孔等并发症为首发临床症状。

1.疼痛　GU 和 DU 相似,常常具有上腹疼痛表现。也有部分 DU 或 GU 患者可没有疼痛,仅有上腹不适临床症状,少数患者可完全没有临床症状,仅在胃镜或 X 线钡餐检查时发现。另外一些患者在出现严重并发症如穿孔或出血后才被发现。有人认为疼痛是胃酸引起,酸可引起化学性炎症,从而降低溃疡边缘和基底部神经末梢的痛阈,同时血管充血进一步降低痛阈。

(1)疼痛部位:DU 疼痛位于剑突和脐之间,多在上腹部,靠近中线的右侧疼痛范围较局限,当出现全腹部疼痛,部位不局限时要考虑穿孔合并急性弥漫性腹膜炎。有些十二指肠球后溃疡或累及肝脏、胰腺、胆囊及网膜的穿透性溃疡,疼痛部位不典型,可表现为右上腹而不在上腹部靠近中线处。DU 疼痛可向背部、肋缘和胸部放射。疼痛的放射取决于刺激的强度、患者的敏感性及溃疡与其他器官的接触和粘连。刺激增强或患者对疼痛的敏感性增加时可出现明显而广泛的放射痛:当溃疡穿透到浆膜、与胰腺粘连时,疼痛可向后背部放射,当溃疡穿孔与胆囊和肝脏粘连时,疼痛向右上腹部和背部放射。GU 疼痛部位往往位于上腹正中线左侧或左上腹,GU 疼痛定位不如 DU 局限,位于胃小弯高位的溃疡、贲门部或胃底部的溃疡疼痛可出现在前胸的左下。GU 位于后壁或向后穿透进入胰腺时可出现背痛。

(2)疼痛的节律:DU 和 GU 疼痛的一大特点是与进食有固定关系。DU 疼痛常常发生于餐前,上午 11:00 或下午 16:00,进餐后消失:餐后疼痛消失往往是酸被食物缓冲中和的结果。夜间痛在 DU 患者中也较常见,夜间痛常发生于凌晨 1:00~2:00,服用抗酸药或进食疼痛可缓解,这与 DU 患者胃酸分泌特点有关,胃酸分泌高峰在凌晨 100~2:00 时,其后胃酸分泌减少,清晨时达最低水平。当 DU 的疼痛节律性消失时多表示溃疡可能向深部穿透累及浆膜,或具有并发症如穿孔、梗阻等。GU 疼痛多出现在餐后 0.5~1.5 小时,持续 1~2 小时。GU 疼痛于餐后出现原因不明,有人认为 GU 是胃壁的一个炎性过程,进食后由于溃疡部位受牵拉而产生疼痛。GU 疼痛虽与进食有一定关系,然节律性往往不如 DU 显著,此外夜间痛不常见。

(3)疼痛的性质:溃疡疼痛多呈隐痛、刺痛、钝痛或烧灼样痛,一般程度较轻可忍受,持续性剧痛提示溃疡穿透或穿孔，有的患者可以不是真正的疼痛，而是一种“不适感”“压迫感”“堵胀感”“烧灼感”。患者的痛阈和对疼痛的反应性在一定程度上决定疼痛的性质和强度。当溃疡穿透至浆膜时，疼痛剧烈而持久；当溃疡合并出血时，疼痛往往会缓解；发生梗阻时典型的疼痛常常被上腹饱胀、恶心、呕吐所取代。

(4)疼痛的周期性：周期性疼痛是溃疡病的另一特征性表现，疼痛往往持续数天、数周或数月后缓解，缓解数月或数年后再次发作。DU 或 GU 复发常常发生于秋冬或冬春之交的寒冷季节，目前对于季节对疼痛周期性的影响尚无合理的解释。除了季节因素外，疲劳、情绪紧张、焦虑、饮食不当、吸烟、饮酒、药物等也影响着溃疡的复发。

2.其他临床症状　除了腹痛外，可伴随唾液增多、反酸、腹胀、嗳气、呃逆、恶心、呕吐等消化道非特异临床症状。

(1)反酸和唾液分泌增多：一些 DU 患者可以表现为反酸及口腔唾液分泌增多，这是迷走神经活动度增强的表现。

(2)胃灼热：胸骨后烧灼感是溃疡患者常见的临床症状，可能与酸性胃液反流入食管造成刺激、反射性食管痉挛有关。胃灼热时有时会出现酸性胃液反流入口腔。

(3)食欲和体重：DU 患者食欲通常良好，而且往往由于频繁进食以缓解疼痛体重常常增加，而 DU 并发慢性复发的梗阻时，体重可以减轻。不少 GU 患者有明显的食欲缺乏、体重减轻，与热量摄入减少有关。有时食物的种类和进食量与疼痛发生具有一定相关性而使患者过度慎重选择食物和减少食量，长期热量摄入不足而导致体重下降甚至营养不良。体重显著下降伴贫血、营养不良时，应警惕恶性肿瘤可能。

(4)其他：出血、梗阻及穿孔详见并发症。

3.体征　溃疡发作时，中上腹可有局限性压痛，程度不重，压痛点多与溃疡部位相符。

二、并发症

1.出血　消化性溃疡是上消化道出血最常见的原因，出血量与被侵蚀的血管大小有关。一般出血 50~100 mL 即可出现黑便。超过 1000 mL，可发生循环障碍，每小时内出血超过 1500 mL，可发生休克。第一次出血后约 40%可以复发，出血多发生在起病后 1~2 年，易为 NSAIDs 诱发。

2.穿孔　消化性溃疡穿孔可引起 3 种后果：①溃破入腹腔引起弥漫性腹膜炎(游离穿孔)；②溃疡穿孔至并受阻于毗邻实质性器官如肝、胰、脾等(穿透性溃疡)；③溃疡穿孔入空腔器官形成瘘管。

3.幽门梗阻　主要由 DU 或幽门管溃疡引起溃疡急性发作时，可因炎症水肿和幽门平滑肌痉挛而引起暂时性梗阻，可随炎症的好转而缓解，慢性梗阻主要由于瘢痕收缩而呈持久性。餐后疼痛加重，伴恶心呕吐，可致失水和低钾低氯性碱中毒。

4.癌变　少数 GU 可发生癌变，DU 不发生癌变。有长期慢性 GU 史，年龄在 45 岁以上，溃疡顽固不愈者(8 个月严格内科治疗无效)应警惕癌变。

第三节　消化性溃疡的诊断与鉴别诊断

一、诊断

病史中典型的周期性和节律性上腹痛是诊断的主要线索，确诊靠内镜检查和 X 线钡餐检查。

1.X 线钡餐检查　龛影凸出于胃,十二指肠轮廓之外,外周有一光滑环堤,周围黏膜辐射状。间接征象不能确诊溃疡。

2.内镜检查　多为圆形或椭圆形、直径多小于 1 cm、边缘整齐的溃疡,底部充满灰黄色或白色渗出物,周围黏膜充血,水肿,皱襞向溃疡集中。内镜对胃后壁溃疡和巨大溃疡(DU)比 X 线钡餐更准确。

二、鉴别诊断

1.功能性消化不良　有消化不良的症状而无溃疡及其他器质性疾病者,检查完全正常或仅有轻度胃炎。多见于年轻妇女。表现为餐后上腹饱胀、嗳气、反酸、恶心和食欲减退,症状酷似 PU。鉴别有赖于 X 线及胃镜检查。

2.慢性胆囊炎或胆石症　疼痛与进食油腻有关,位于右上腹并放射至背部,伴发热,黄疸的典型症状易与 PU 鉴别,对于症状不明显者,需借助 B 超或内镜下逆行胆道造影检查。

3.胃癌　GU 与胃癌难以从症状上做出鉴别,必须依赖钡餐检查和内镜检查(取组织做病理检查)。恶性溃疡 X 线钡餐检查示龛影位于胃腔之内,边缘不整,龛影周围胃壁强直,呈结节状,向溃疡聚集的皱襞有融合中断现象;内镜下恶性溃疡形状不规则,底凹凸不平,苔污秽,边缘呈结节状隆起。

4.促胃液素瘤(Zollinger-Ellison 综合征)　促胃液素瘤是胰腺非 B 细胞瘤能分泌大量促胃液素者所致。肿瘤往往很小(<1 cm),生长缓慢,半数为恶性,大量促胃液素可刺激壁细胞增生,分泌大量胃酸,使上消化道经常处于高酸环境,导致胃,十二指肠球部和不典型部位(十二指肠降段、横段甚至空肠近端)发生多发性溃疡。与常见 PU 鉴别主要是溃疡发生于不典型部位,具难治性特点,有过高胃酸分泌及空腹血清促胃液素>200pg/mL,常>500pg/mL。

第四节　消化性溃疡的治疗

本病确诊后一般采用综合性治疗措施。治疗目的是缓解临床症状,促进溃疡愈合,防止溃疡复发,减少并发症。GU 和 DU 同属消化性溃疡病,二者内科治疗基本相同。但 GU 和 DU 在发病机制上有一定差别,因而在治疗策略上略有不同。酸分泌上,多数 DU 分泌超过正常,而 GU 患者大多数处于正常范围,甚至低于正常;胃动力方面,DU 多见于胃排空过快,而在 GU 时多有胃排空延缓;GU 还容易合并胃十二指肠反流,十二指肠内容物反流入胃可引起胃黏膜损伤。因此,对于 DU 应主要选择降低胃内酸度的药物,而对于 GU 应主要侧重于增强黏膜抵抗力的药物。此外,还应根据患者临床表现及内镜下表现适当采取改善胃动力及减少胆汁反流的药物。

一、一般治疗

注意休息,避免过度劳累和精神紧张;避免刺激性饮食,戒烟酒,少饮浓茶、咖啡及进食辛辣、酸甜食物,勿暴饮暴食,防止胃窦过度扩张增加胃泌素分泌。

二、药物治疗

1.抑制胃酸的药物　抑酸治疗是缓解临床症状,促进溃疡愈合的最主要措施,主要有 H_2

受体拮抗剂（H_2 receptor antagonists，H_2RA）和质子泵抑制剂（proton pump inhibitor，PPU）。

（1）组胺 H_2 受体拮抗剂

1）西咪替丁：是第一个大规模应用的组胺 H_2 受体拮抗剂，其结构与组胺类似，含有一个咪唑环，300 mg 的西咪替丁可使空腹和进餐后胃酸分泌减少 95%和 75%，但作用持续时间短，用法每次 400 mg，早晚各一次。用药 4 周可使 80%的十二指肠溃疡愈合。长期使用西咪替丁可出现不良反应，主要有男性乳腺发育和阳痿、精子数量轻度减少及垂体-睾丸功能紊乱。西咪替丁可以抑制肝脏细胞色素 P450 活性，延缓某些药物的清除，如华法林、地西泮、吲哚美辛、普萘洛尔、茶碱等，也有一过性血清氨基转移酶升高的报道。肾脏是西咪替丁代谢的重要部位，肾衰竭的患者清除相应减少，注意减少剂量防止中毒性精神错乱发生。

2）雷尼替丁：是第二个广泛应用的 H_2 受体拮抗剂，和西咪替丁在结构上主要区别是不含咪唑环，而含呋喃环。它的抗分泌效能比西咪替丁强 5～10 倍，且作用时间长，因而用药剂量和频率较西咪替丁少。不良反应也少，不具有抗雄激素作用，不影响肾功能：通过血脑屏障量少，不导致精神错乱；同时对细胞色素 P450 影响小。常用剂量为每次 150 mg，每天 2 次，清晨和睡前服用。

3）法莫替丁：是第三个应用于临床的组胺 H_2 受体拮抗剂，结构上含有噻唑环。法莫替丁抑酸分泌的能力比雷尼替丁强 6～10 倍，比西咪替丁强 30 倍以上。因此用量更少，常用剂量为每次 20 mg，每天 2 次。法莫替丁不抑制细胞色素 P450。口服吸收迅速，约 2 小时血药浓度达高峰，半衰期约 3 小时，80%以原形物从尿中排出。不良反应轻微，包括头痛、头晕、便秘、口干、恶心、呕吐、腹胀等不适。

4）尼扎替丁：是一个新型的组胺 H_2 受体拮抗剂。药代动力学显示半衰期短，1.4～1.5 小时，口服后生物利用度>90%，远远超过雷尼替丁和法莫替丁，大部分以药物原形经肾排出。在美国和欧洲的多中心双盲对比试验研究表明，尼扎替丁短期治疗 DU 的愈合率超过 90%，维持治疗应用 12 个月以上可防止 18%的溃疡复发。不影响肝脏细胞素色 P450，不良反应少，主要不良反应有皮疹、瘙痒、便秘、腹泻、口渴、呕吐、头晕、失眠多梦等。常用剂量 150 mg，每天 2 次。

5）罗沙替丁：是另一个第四代组胺 H_2 受体拮抗剂，1986 年首先在日本上市，到目前为止在德国等 9 个国家上市。其生物利用度在同类药物中最高，为脂溶性药物，在小肠、血浆和肝脏内经酶催化作用后迅速转化成活性代谢物，能抑制基础胃酸和刺激所致胃酸分泌，作用强而持久，还能抑制胃蛋白酶分泌，对血清胃泌素、泌乳素无明显影响：没有抗雄性激素的作用，并且不影响肝脏药物代谢酶。常用剂量 75 mg，每天 2 次。

在用法上，传统用法多根据组胺 H_2 受体拮抗剂的血浆半衰期采用一日多次剂量的服用方法，但近年来研究结果显示，睡前单一剂量给药法在溃疡愈合速度、临床症状缓解及安全性上均与一日多剂量给药法相同。夜间酸分泌在消化性溃疡病尤其是 DU 发病机制中占重要位置，研究结果表明夜间单一剂量给药可以有效地抑制夜间酸分泌，对日间酸分泌影响很小，有利于胃酸正常生理功能的发挥。

（2）质子泵抑制剂：自第一个质子泵抑制剂（PPI）奥美拉唑于 1988 年上市以来，PPI 已成为酸相关性疾病治疗的首选药物、PPI 抑制胃壁细胞泌酸的最终环节，抑酸能力大大超过组胺 H_2 受体拮抗剂等传统抑酸药。同时新一代的 PPI 研发不断创新，因起效更快，抑酸效果更好，药物代谢对 CYP2C19 代谢酶依赖性小等优势在消化性溃疡、胃食管反流病等疾病的治疗上更具优势。

1)第一代 PPI:质子泵是一种 H^+-K^+-ATP 酶,是胃分泌 H^+最终共同途径,存在于胃壁细胞分泌小管的细胞膜,借 ATP 降解供能进行 H^+、K^+交换,特异性将 H^+泵入胃腔,形成胃内高酸状态。PPI 为苯并咪唑类衍生物,能迅速穿过胃壁细胞膜,聚集在强酸性分泌小管中,转化为次磺酰胺类化合物,与 H^+-K^+-ATP 酶的巯基共价结合,形成二硫键,使质子泵失活,从而抑制胃酸分泌。第一代 PPI 主要有奥美拉唑、兰索拉唑和泮托拉唑。

A.奥美拉唑:是第一个用于临床的 PPI,为单烷氧基吡啶化合物,服药 2 小时后血浆浓度达高峰,半衰期约 1 小时。单剂量的生物利用度为 35%,多剂量生物利用度可增至 60%。有研究显示奥美拉唑对 DU 的治疗效果优于组胺 H_2受体拮抗剂,对 DU 的愈合在时间上比组胺 H_2受体拮抗剂快一倍,是一个比较安全的药物,耐受性良好。奥美拉唑常用剂量 20 mg,每天 1 次。大鼠毒性研究表明,长期大剂量奥美拉唑使用高度抑制胃酸分泌,可引起嗜铬样细胞增生和类癌,被认为是血清胃泌素浓度增高所引起。

B.兰索拉唑:在吡啶环 4 位侧链导入氟原子,脂溶性增强,可迅速透过壁细胞膜转化为次磺酸衍生物而发挥作用,生物利用度较奥美拉唑提高 30%,单剂量给药后平均半衰期为 1.3~1.7小时。动物实验表明,对大鼠酸分泌抑制作用比奥美拉唑强 2~3 倍。常用剂量 30 mg,每天 1 次。新的兰索拉唑口崩片(商品名普托平)生物利用度和兰索拉唑胶囊相似,服用方便,可快速在口腔中分解,易于吞咽,可随患者唾液一起咽下,适用于吞咽困难和老年患者,服用方便,可提高患者依从性。

C.泮托拉唑:为合成的二烷氧基吡啶化合物,在吡啶环 4 位上去甲基化与磺酸盐结合,在壁细胞小管中转化为环状次磺酰胺。泮托拉唑与质子泵结合具有更高的选择性,在分子水平上比奥美拉唑、兰索拉唑更准确,生物利用度较奥美拉唑提高 7 倍。血浆半衰期约 1.2 小时。常用剂量 40 mg,每天 1 次。

第一代 PPI 主要通过细胞色素 P450 的同工酶 CYP2C19 和 CYP3A4 代谢。CYP2C19 基因在人群中存在多态性,分为两种表型:快代谢型(extensive metabolisers,EM)和慢代谢型(poor metabolisers,PM)。亚洲人群中 12%~22%属 PM 型,而白种人仅 3%属 PM 型。PM 患者 CYP2C19 清除率低,延迟对奥美拉唑、兰索拉唑和泮托拉唑的清除,所以在血浆中药物浓度高。PPI 血药浓度的差异可能导致不同患者间抑酸效果的巨大差异,因此第一代 PPI 在药代动力学和药效学上存在明显的个体差异及药物相互作用。

2)新一代 PPI:在不同程度上克服了同类产品的某些缺陷,具有临床抑酸效果好、抑酸起效快,昼夜可维持较高的抑酸水平,与其他药物之间相互作用小及不良反应少等优势而被广泛运用,主要包括雷贝拉唑、埃索美拉唑等。

A.雷贝拉唑:是一个部分可逆的 H^+-K^+-ATP 酶抑制剂,可作用于 H^+-K^+-ATP 酶的 4 个部位,由于结合靶点多,较其他药物作用更快、更持久、抑酸效果更强。解离常数(pKa=5)较第一代 PPI(pKa=4)大,活化的 pH 范围明显增大,因此在壁细胞中可以更快聚集、起效及解除临床症状。雷贝拉唑在肝脏的代谢 85%通过非酶代谢途径代谢,只有极少部分通过 CYP2C19 代谢,因此受 CYP2C19 多态性较小,无论在 EM 和 PM 人群中,胃内 pH 达到>4.0 时无明显差别。

B.埃索美拉唑:是奥美拉唑单一的 S 型异构体,肝脏首过效应低,更多的通过 CYP3A4 代谢,对 CYP2C19 依赖性小,代谢速率慢,血浆中活性药物浓度较高而持久。单次口服血药浓度达峰时间为1~2小时,老年人、肾功能不全和轻中度肝功能不全的患者血浆浓度-时间曲线下面积(AUC)与正常人相似,不需要调整剂量。该药在小肠内吸收,口服吸收一致,个体差异小,对疗效预测性好。常用剂量20 mg,每天1次。

C.替那拉唑:分子结构为咪唑吡啶类,在酸的作用下转化为氨苯磺胺或次磺酸,抑制胃酸分泌,其血浆半衰期为7小时,抑酸作用强、持续时间长,受服药时间和饮食的影响小。国外临床研究报道,对Hp阴性的健康男性,分别予以替那拉唑40 mg每天1次和埃索美拉唑40 mg每天1次,连续7天,间隔4周的洗脱期,结果显示替那拉唑组血浆AUC和半衰期明显高于埃索美拉唑组,抑酸时间长、夜间酸突破短是其显著优势。

D.钾竞争性的酸阻滞药(potassium-competitive acid blockers,P-CABs):是具有代表性的新一代PPI,该药可通过竞争性结合 H^+ 而抑制 H^+-K^+-ATP酶,其作用机制不同于上述PPI,因此可称为酸泵阻滞药。P-CABs具有亲脂性、弱碱性、解离常数高和低pH时稳定的特点,在酸性环境下,立刻离子化,通过离子型结合并抑制 H^+-K^+-ATP酶,能迅速升高胃内pH,口服后能吸收迅速。临床和动物试验表明,P-CAB比PPI和 H_2 受体阻滞药起效更快,提升pH更快。

新一代PPI雷贝拉唑和埃索美拉唑起效更快,抑酸效果更好、更彻底,持续抑酸,夜间酸突破短,药物代谢对CYP2C19酶依赖性小,不受基因多态性影响。替那拉唑、P-CAB等新一代PPI正处于积极研发中,其临床应用前景更值得期待。

2.胃黏膜保护药　胃黏膜保护剂的作用主要是增强黏膜抵抗力,增加胃黏液分泌,中和胃酸及胆汁,改善胃黏膜血流,促进前列腺素、表皮生长因子等保护因子生成。

(1)硫糖铝:是硫酸化二糖的氢氧化铝盐,可覆盖在胃十二指肠溃疡表面,阻止胃酸、胃蛋白酶侵袭溃疡面,有利于黏膜上皮细胞再生,防止氢离子反弥散,促进溃疡愈合。常用剂量1.0 g,每天3次。

(2)胶体铋:除了类似硫糖铝的作用机制外,还具有较强的杀灭Hp作用。短期服用可导致舌苔及大便发黑,慢性肾功能不全者慎用。前列腺素类如米索前列醇可抑制胃酸分泌,增加胃十二指肠黏膜黏液,碳酸氢盐分泌,增加黏膜血流。不良反应主要有腹泻和增加子宫收缩,孕妇应慎用。

(3)替普瑞酮:是萜烯的衍生物,其药理作用主要有:增加黏膜和黏液中糖蛋白含量,维持黏液的正常结构和保护作用;增加疏水层磷脂含量,减少 H^+-逆弥散:增加局部内源性前列腺素尤其是 PGE_2 合成,改善应激状态下胃黏膜血流。通过上述药理作用促进胃黏液分泌合成,促进黏膜表面上皮细胞再生,从而减轻胃黏膜受损。常用剂量50 mg,每天3次。

(4)铝碳酸镁:是一个抗酸抗胆汁的胃黏膜保护剂,直接作用于病变部位,通过沉淀和吸附作用中和胃酸和胆汁,吸附溶血卵磷脂,抑制胃蛋白酶,减少这些物质对胃黏膜的损伤和破坏;还可刺激内源性前列腺素 E_2 的合成。常用剂量500~1000 mg,每天3~4次。

(5)其他:其他常用的胃黏膜保护药有麦滋林、瑞巴派特、磷酸铝凝胶等,保护胃黏膜的作用大致相似,主要是通过中和胃酸及胆汁,增加上皮层黏液-碳酸氢盐合成及前列腺素的分泌,抑制氧自由基产生等途径发挥胃黏膜保护作用。

3.增加胃动力药　部分GU患者伴有胃动力不足,胃排空延缓。增加胃动力可促进胃排空,减少胃窦扩张及改善临床症状。常用药物有甲氧氯普胺、多潘立酮及莫沙必利等。

三、根除 Hp 治疗

1.Hp 耐药和方案的选择　在我国 Hp 感染率总体上仍较高,成人中感染率达 40%~60%,1999 年北京一项流行病学调查发现,在 2999 例消化性溃疡患者中 Hp 的感染率为 54.9%。对消化性溃疡合并 Hp 阳性者,无论是初发或复发,活动或静止,有无并发症,都应行抗 Hp 感染的治疗。目前尚无单一药物能有效根除 Hp 感染,必须联合用药。根除治疗应选用 Hp 根除率高的治疗方案,否则根除失败后 Hp 产生耐药性将对以后的治疗带来困难。目前推荐的用于根除治疗的 6 种抗菌药物中,甲硝唑耐药率达 60%~70%,克拉霉素达 20%~30%,左氧氟沙星达 30%~38%,阿莫西林、呋喃唑酮和四环素的耐药率仍较低(1%~5%)。

Hp 根除率依赖以下几个因素:治疗方案、抗生素的耐药率、患者依从性、疗程、药物代谢酶基因多态性。根除治疗的时间在不同的国家和地区也存在差别:欧洲普遍采用 1 周的三联疗法;美国采用三联疗法,疗程 10~14 天。随着 Hp 耐药率的上升,标准三联疗法(PPI+克拉霉素+阿莫西林或 PPI+克拉霉素+甲硝唑)根除率已低于或远低于 80%,而将三联疗法疗程从 7 天延长至 10 天或 14 天,根除率仅能提高约 5%。近年来国际上又推荐采用一些根除方案,包括序贯疗法(前 5 天 PPI+阿莫西林,后 5 天 PPI+克拉霉素+甲硝唑,共 10 天)、伴同疗法(同时服用 PPI+克拉霉素+阿莫西林+甲硝唑)和左氧氟沙星三联疗法(PPI+左氧氟沙星+阿莫西林)。序贯疗法与标准三联疗法相比,在我国多中心随机对照研究并未显示优势;伴同疗法在我国尚缺乏对比资料;左氧氟沙星三联疗法在我国多中心随机对照研究中也未显示优势,可能与我国氟喹诺酮类药物耐药率高有关。

在 Hp 高耐药率背景下,铋剂四联方案再次受到重视。经典的铋剂四联方案(铋剂+PPI+四环素+甲硝唑)的疗效再次得到确认。在最新的 Maastricht-4 共识中,在克拉霉素高耐药率(>15%)地区,首先推荐铋剂四联方案,如无铋剂,推荐序贯疗法或伴同疗法。我国可普遍获得铋剂,因此可充分利用这一优势。铋剂安全性的荟萃分析表明,在根除 Hp 治疗中,含铋剂方案与不含铋剂方案的不良反应相比,仅粪便黑色有差异,短期(1~2 周)服用铋剂有相对高的安全性。

根除 Hp 抗菌药中,阿莫西林、呋喃唑酮和四环素的耐药率仍很低,治疗失败后不容易产生耐药性,可重复使用;而克拉霉素、甲硝唑和左氧氟沙星耐药率高,治疗失败后易产生耐药性,原则上不可重复使用。在选择抗菌药物时应充分考虑药物的耐药性,结合地区的耐药特点,尽可能选用耐药率低的抗菌药物联合治疗。铋剂、PPI 与抗菌药物联合应用可在较大程度上克服 Hp 对甲硝唑、克拉霉素的耐药性,但是否可克服氟喹诺酮类药物耐药性尚不清楚。鉴于铋剂四联疗法延长疗程可在一定程度上提高疗效,目前推荐的疗程为 10 天或 14 天。

在临床实施根除 Hp 治疗中,还需要考虑:①强调个体化治疗:方案、疗程和药物的选择需考虑既往抗菌药物应用史、吸烟、药物过敏史、潜在不良反应、根除适应证及伴随疾病、年龄等因素,制定个体化根除方案;②告知根除方案潜在不良反应和服药依从性的重要性;③根除率受宿主 CYP2C19 基因多态性影响,尽可能选用作用稳定、疗效确切、受 CYP2C19 基因多态性影响较小的 PPI,提高根除率;④根除治疗前停服 PPI 不少于 2 周,停服抗菌药物、铋剂不少于 4 周,如果是补救治疗,建议间隔 2~3 个月。

如果经过两次连续根除治疗失败,疗程均为 10 天或 14 天,失败后再次治疗失败的可能性很大。建议再次评估根除治疗的风险/获益比。胃 MALT 淋巴瘤、有并发症史的 PUD、胃癌风险的胃炎或有胃癌家族史者,根除 Hp 获益较大。欧洲指南推荐结合细菌培养、药敏试验来选择根除方案。对于连续 2 次 Hp 根除治疗失败者,推荐左氧氟沙星+利福布汀+PPI+阿莫西林作为三线根除方案,根除率可达 63%~94%。

2.根除 Hp 治疗结束后的维持治疗 根除 Hp 治疗结束后是否需要后续维持治疗,目前意见尚不统一。传统意见认为根除 Hp 治疗结束后,对于 DU 需正规服用 PPI 或 H_2RA 4~6 周,对于 GU 则需 6~8 周。主张维持治疗理由是维持治疗可提高溃疡愈合质量,有助于减少溃疡复发率。20 世纪 90 年代初,Tarnawski 提出溃疡愈合质量的概念,他发现大体上"愈合"的实验性胃溃疡再上皮化的黏膜存在显著组织学和超微结构异常,包括黏膜高度减低、胃腺体扩张、腺体细胞分化差或变性、结缔组织增加和微血管网紊乱,这些异常可能影响黏膜防御机制,是溃疡复发的基础。溃疡愈合质量与一年随访复发率有关:高质量愈合年复发率 4.5%,而低质量年复发率可高达 75%。溃疡愈合涉及炎症、细胞增生、再上皮化、肉芽组织形成、血管生成和各种细胞与基质的相互作用,以及组织重塑等复杂的病理生理过程,同时也受生长因子和转录因子的调控。国内学者发现,PPI 联合黏膜保护剂能改善溃疡愈合质量。

溃疡完全愈合不仅需要黏膜缺损的修复,更需要黏膜下组织结构的修复重建及具有完整的黏膜防御能力。另一种观点认为,根除 Hp 治疗结束后不必再继续治疗。国内多数学者认为根除 Hp 治疗结束后,应再进行一段时间的维持治疗。常用于维持治疗的药物是组胺 H_2 受体拮抗剂,用药剂量通常是常规剂量的一半:西咪替丁 400 mg,睡前 1 次;雷尼替丁 150 mg,睡前 1 次。已证明,这种剂量的维持治疗可有效预防溃疡复发,动物实验也证明长期用药具有较好的安全性。由于 PPI 的广泛使用,也有 PPI 用于维持治疗的报道,长期使用 PPI 可能导致骨质疏松、艰难梭状芽孢杆菌感染、小肠细菌过度生长、社区获得性肺炎等并发症,长期用药的安全性有待商榷。

四、NSAID 溃疡的治疗和预防

PPI 是防治 NSAID 溃疡的首选药物,内镜和流行病学研究均发现,PPI 能明显降低服用阿司匹林所致消化道损伤的发生率。随机对照临床试验中,PPI 可使双联抗血小板治疗患者消化道出血减少 87%,H_2RA 仅能预防 NSAID 相关 DU 的发生,而不能预防 NSAID 相关 GU 的发生。

而对服用 NSAID 出现的溃疡,若病情许可应立即停用 NSAID 或减少 NSAID 用量;如果因病情需要长期服用 NSAID 者,应选择黏膜损伤小的特异性 COX-2 抑制剂,同时予以 PPI 治疗,减少胃肠道反应,提高患者耐受性和安全性。对有心血管病高危患者不建议使用 COX-2抑制剂,胃黏膜保护剂可增加前列腺素合成,清除并抑制氧自由基,对 NSAID 溃疡有一定治疗作用。然而近期一项随机对照研究发现,埃索美拉唑 40 mg、20 mg 和雷尼替丁 150 mg在治愈 NSAID 导致的 GU 方面无差别;也没有证据证明高剂量 PPI 在治疗 NSAID 相关的 GU 方面优于标准剂量的 PPI。一项随机对照研究表明,在预防 NSAID 导致的 DU 方面,PPI 优于标准剂量的 H_2RA 和米索前列醇。

PPI 是防治 NSAID 溃疡的首选药物,通过高效抑制胃酸分泌,显著改善患者胃肠道临床症状,提高胃黏膜对 NSAID 的耐受性。预防治疗 NSAID 溃疡应在个体化基础上选择用药。Hp 感染和 NSAID 已被公认为是引起消化性溃疡的两个最重要并且相互独立的致病因素,国外学者认为,NSAID 治疗前根除 Hp 可减少溃疡的发生,而单纯根除 Hp 不能预防 NSAID 溃疡再出血。长期服用 NSAID 患者是否应常规预防溃疡治疗目前意见尚未统一,对于已发生过溃疡并出血、既往有溃疡病史、高龄,同时应用抗凝药物或糖皮质激素类药物的患者,应常规予 PPI 预防治疗。

最近更新的亚太幽门螺杆菌感染共识指南指出,初次应用 NSAID 者根除 Hp 可减少 PUD 和上消化道出血的风险,但在既往有溃疡病或溃疡并发症且需要长期应用 NSAID 者,单纯根除 Hp 不足以防止溃疡复发和(或)出血。建议对溃疡和溃疡并发症高危患者在开始长期服用阿司匹林之前检测和根除 Hp,减少出血和复发的风险。美国心脏病学会曾推荐应用氯吡格雷代替阿司匹林预防血栓形成,减少心脑血管意外发生,理由是氯吡格雷引起胃肠道不良反应小。但后续随机对照研究表明,PPI 联合阿司匹林比单独使用氯吡格雷能更好地降低溃疡并出血发生率。该学会也推荐在接受双重抗血小板(氯吡格雷+阿司匹林)治疗时可预防性使用 PPI。体外实验表明,一些 PPI 通过竞争性抑制 CYP2C19 影响氯吡格雷发挥抗血小板活性。国外有两项研究发现,PPI 联合氯吡格雷使心肌梗死风险大幅度增加。

五、特发性溃疡的治疗

临床上 Hp 阴性、NSAID 阴性的溃疡也占有一定比例,称为特发性溃疡。对于这一部分患者需分析 Hp 检测的有效性和详细询问用药史。检测 Hp 感染时需排除假阴性结果的可能性。详细询问 NSAID 的用药情况,有时患者自行购买的药物或中草药中可能含有 NSAID 成分,在不知不觉的情况下服用最终导致溃疡发生。仅有少数溃疡属于真正意义的特发性溃疡,有研究表明,这类溃疡的发生与胃黏膜防御机制削弱尤其是胃黏液分泌和结构的改变,以及宿主遗传背景有关,这类患者溃疡出血率、病死率高于 Hp 阳性的溃疡,往往需要高剂量的 PPI 治疗和维持治疗。

六、溃疡复发的预防治疗

吸烟、胃酸高分泌、Hp 感染、NSAID 药物等是导致溃疡复发的重要因素,应尽可能消除上述危险因素。根除 Hp 感染、溃疡的抑酸维持治疗是预防溃疡复发的重要措施,能有效减少溃疡复发及并发症。溃疡复发而 Hp 感染阴性的溃疡者、根除 Hp 感染后溃疡复发者、长期服用 NSAID 者、高龄伴有严重疾病或并发症者都需药物维持治疗。维持治疗有:①正规维持:每天两次或睡前一次服用 H_2RA 或 PPI,每周 2~3 次,多数主张至少维持 1~2 年;②间隙全剂量:患者出现严重临床症状或胃镜证明溃疡复发时可予 4~8 周全剂量治疗,这种方法简便易行,易为多数患者接受;③按需治疗:临床症状复发时给予短程治疗,临床症状消失后可停药,目的是控制临床症状。

七、外科治疗

由于内科治疗的进展,目前外科手术主要限于少数有并发症者:①大量或反复出血内科治疗无效;②急性穿孔;③器质性或瘢痕性幽门梗阻;④胃溃疡疑有癌变者;⑤正规内科治疗无效的顽固性溃疡。

第四章　功能性胃肠病

功能性胃十二指肠病临床上十分常见，普通人群中大概有20%的慢性消化系统症状可归因于胃十二指肠功能紊乱，且绝大部分都找不到器质性疾病的证据，即为日常所说的功能性胃十二指肠疾病。确定的功能性胃十二指肠病病因及病理生理机制至今尚未完全阐明，目前缺乏有效的客观诊断手段，临床上主要以症状诊断结合相关检查排除常见器质性疾病来确定患者是否为功能性胃十二指肠病，而治疗方法也存在明显的个体异质性，强调个体化治疗原则。

随着现代医学科学技术的蓬勃发展，功能性胃十二指肠病的研究日趋深入，罗马标准也不断更新和提升。2000年罗马Ⅱ标准将功能性胃十二指肠病分为功能性消化不良、吞气症和功能性呕吐；而功能性消化不良包括溃疡样、运动障碍样和非特异性消化不良。2006年罗马Ⅲ将功能性胃十二指肠病分为4种类型：功能性消化不良、嗳气症、恶心和呕吐症和反刍综合征；功能性消化不良根据餐后饱胀不适、早饱、中上腹痛和上腹烧灼感等4个症状分为2个亚型：餐后不适综合征和上腹痛综合征。

2016年罗马Ⅳ标准对功能性胃十二指肠病分类沿用了罗马Ⅲ标准，但在功能性消化不良2个亚型诊断标准中，症状的频率和严重程度有改变；罗马Ⅲ共识认为吞气是嗳气症的发病机制，而罗马Ⅳ将胃上嗳气和胃嗳气明确区分开来；恶心和呕吐症中新增大麻素剧吐综合征的诊断标准。新的罗马Ⅳ在功能性胃十二指肠病的发病机制，诊断方法及治疗方面都有更新，修改及补充。

肠道肛门功能性疾病包括功能性肠病(functional bowel disorders，FBDs)、肛门直肠疾病。

FBDs是指症状源于中、下消化道的一组慢性胃肠道疾病，主要临床表现为腹痛、胀气、腹部膨胀、排便习惯异常(包括便秘、腹泻或便秘腹泻交替)、粪便性状异常(粪便稀糊、水样、干结)等。FBDs分为：肠易激综合征(irritable bowel syndrome，IBS)；功能性便秘(functional constipation，FC)；功能性腹泻(functional diarrhea，FDr)；功能性腹胀/腹部膨胀(functional abdominal bloating/distension，FAB/D)；非特异性功能性肠病(unspecified FBD，U-FBD)。虽然FBDs被区分为不同的疾病，但彼此间仍有明显的重叠现象，随着时间推移，患者经常从一种类型转变为另一类型，故在无法鉴别的时候临床医师常常不进行疾病的具体诊断，而称之为FBDs，对以对症治疗为主措施没有影响。

肛门直肠疾病包括大便失禁、功能性肛门直肠疼痛、功能性排便障碍(functional disordersof defecation，FDD)。FDD的诊断需要结合异常的诊断性检查结果，而大便失禁、功能性肛门直肠疼痛是根据特异性症状来定义。需要指出的是罗马Ⅳ标准将“功能性肛门直肠疾病”中的“功能性”删除了，特别是大便失禁的患者，很难区分“器质性”和“功能性”，不少患者发现肛门直肠结构和(或)功能的异常，但难以用结构异常或功能异常来解释其症状，留待今后研究证实。

第一节 功能性消化不良

消化不良是临床十分常见的一组上腹(胃十二指肠)症状,包括器质性和功能性两大类。根据中国功能性消化不良专家共识意见(2015),消化不良指位于上腹部的一个或一组症状,主要包括上腹部疼痛、上腹部烧灼感、餐后饱胀感及早饱,也包括上腹胀气、嗳气、恶心和呕吐等症状。当慢性消化不良症状不能用器质性、系统性或代谢性疾病等来解释其症状产生的原因时,即为功能性消化不良(functional dyspepsia,FD)。根据罗马Ⅳ标准,功能性消化不良包括两种亚型:①餐后不适综合征(postprandial distress syndrome,PDS);②上腹痛综合征(epigastric pain syndrome,EPS),而 PDS 与 EPS 可重叠出现。

一、流行病学

流行病学调查显示,消化不良广泛存在,但目前基于罗马Ⅳ标准的流行病学调查较少,且东西方稍有差异。既往基于罗马Ⅲ标准的研究显示欧美国家消化不良的患病率为 17%~20%,其中 FD 患病率为 11%~16%;而亚洲 FD 总患病率为 8%~23%,在中国 FD 患病率则为 10%~30%,占消化科门诊患者的 20%~40%;2018 年基于罗马Ⅳ标准的诊断调查显示欧美 FD 患病率为 9%,亚洲目前尚无新的流行病学研究。消化不良症状可发生于任何年龄组,西方国家以 18~34 岁年龄组多发,而东方国家则在 50~59 岁年龄阶段人群患病率较高,女性较男性更易患病,比值为 1.24∶1~1.50∶1。

与消化不良发生相关的危险因素众多,目前已知的危险因素有年龄增长、吸烟、城市化程度、特应性疾病、自身免疫性疾病、Hp 感染、非甾体抗炎药(NSAID)的使用、离婚、过敏史、高脂高辣椒素饮食、焦虑抑郁等。

二、病因与发病机制

1.病因 FD 的病因尚不明确,目前认为多种因素参与其中。

(1)遗传及基因多态性:目前发现多种基因的多态性与 FD 相关,例如 G 蛋白 p3 亚单位(GNB3)基因的多态性可增加 FD 发病风险;CD14T 等位基因突变在 FD 中更为普遍,CD14 纯合子 TT 基因型(rs2569190,介导脂多糖反应)与较低的上腹部疼痛评分相关,杂合子 CT 基因型与较高的上腹部烧灼及恶心评分相关;巨噬细胞迁移抑制因子的杂合子 GC 基因型在消化不良患者中较常见,纯合子 CC 基因型和辣椒素受体 1 基因(TRPV1)的 C 等位基因在健康对照人群中较普遍;一氧化氮合酶(NOS)基因也与 FD 有关。尽管 FD 基因多态性研究较多,但各基因与 FD 之间的相关性尚未在不同特征的大规模人群中得到验证,其引起 FD 症状的具体机制也未阐明,相关证据等级不高。

(2)饮食、生活方式等多种因素:有学者认为某些特定饮食可能与 FD 症状相关,如与腹胀症状有关的食物可能包括牛奶、豆类、洋葱、香蕉、碳酸饮料,而与胃灼热症状相关的食物包括咖啡、奶酪、洋葱、胡椒、牛奶、巧克力等。研究发现饮食不规律、进食速度过快、不吃正餐、额外加餐等不良生活习惯与 FD 的症状也相关。但是,以上结论目前仍缺乏高质量的研究证据支持。而且,不同国家、地区和人群的饮食习惯、生活方式差异巨大,与 FD 发病之间的确切关系及相关机制难以准确验证。

(3)社会心理因素:功能性消化不良是一种与心理社会因素异常有关的疾病,这些异常主要来源于神经官能症、自主神经功能紊乱和焦虑、躯体疾病、不良生活应激事件、异常个性特征和应对方式等,其中最常见的为焦虑、抑郁。研究表明与健康人群相比,FD 患者生活质量降低,其社会功能、情感职能、精神健康维度和精神心理健康总评分显著降低。FD 与精神心理异常谁因、谁果,仍需考量。一方面,胃肠道可能引起中枢神经系统的症状,另一方面,大脑也可能是胃肠道症状的主要驱动者。澳大利亚一项持续 12 年的功能性胃肠病(functional gastrointestinal disorders,FGIDs)问卷调查显示,在基线期无 FGIDs,但具有较高焦虑水平的受访者,随访发现焦虑是新发 FGIDs 的独立预测因子;而在基线期无焦虑和抑郁,但有 FGIDs 的受访者,随访时有明显的焦虑及抑郁倾向。以上结果提示 FGIDs 中双向脑-肠通路的存在。也有研究证实了基线期的焦虑可以使 FD 患病风险增加 7.6 倍,并且主要与 PDS 症状相关。国内学者对北京、成都和广州 6 家三级综合医院的 305 例 FD 患者进行调查,发现 FD 患者中存在抑郁和焦虑症状的比例分别达到 13.8%和 19.7%,有 9.8%的 FD 患者同时存在焦虑和抑郁症状。

(4)感染后消化不良:有研究显示,急性细菌性、病毒性、寄生虫性胃肠炎发生后,FD 患病风险增加 2.5 倍,患 FD 和 IBS 重叠综合征的风险同样增加。感染程度更重或者吸烟的患者,有更高的风险。日本研究者发现感染后消化不良患者十二指肠嗜酸性粒细胞增多,并且更易发生胃容受性受损及早饱症状,提示十二指肠嗜酸性粒细胞的浸润可能发生在肠道感染后,并且与近端胃功能障碍的发生相关。有人提出假说,如果感染局限于近端肠道,患者更容易出现 FD 症状,但当涉及远端肠道或结肠时,可能会出现 IBS 症状。如果近端和远端肠道同时受累,IBS 和 FD 的重叠综合征更有可能发生,当然这种假说需要更多的数据来证实。关于 Hp 感染在 FD 中的作用一直存在争议,根据京都 Hp 胃炎全球共识,目前公认 Hp 胃炎是消化不良的原因之一,建议对 Hp 阳性的胃炎患者行根除治疗,如消化不良症状得以长期缓解,可以认为症状为 Hp 胃炎引起,有别于 FD。

2.发病机制

(1)胃排空障碍及延迟:胃排空的直接动力是胃和十二指肠的压力差。大部分 FD 患者胃排空速度正常,而胃排空延迟发生率差异较大(10%~40%),研究最多的为固体食物排空延迟,尤其在伴严重恶心、呕吐的患者及女性患者中发生率较高,固体胃排空延迟可能导致餐后饱胀感。也有研究显示 FD 患者腹胀症状与胃液体排空延迟相关。部分功能性消化不良患者的胃排空减慢与胃窦运动能力减退相关,但其与症状直接的关系并不确定。少数 FD 患者(不足 5%)存在胃排空加快。FD 患者胃排空障碍的机制尚不明确,但正常胃排空受食物、精神心理、体内环境等多种因素影响,其主要调控机制包括中枢神经系统及胃肠神经通路、Cajal 细胞网络、胃内局部神经反射及幽门的调控,其中任何一环出现问题,均可能导致胃排空异常。

(2)胃容受性受损:胃容受性舒张是指进食刺激口腔、咽部、食管等处的感受器,反射性引起近端胃舒张以容纳食物,是由进食诱发的迷走-迷走反射调控,并由胃壁氮能神经的活动介导。有研究显示胃容受性受损发生在大概 50%的 FD 患者中,并且与早饱、腹胀、体重下降等消化不良症状相关,且焦虑在 PDS 患者发生胃容受性受损的过程中可能起到一定作用。胃容受性受损可导致胃内食物分布异常,食物被重新分布至远端胃,这可能是部分 FD 患者胃排空加速的原因。

(3)胃和十二指肠的高敏感:胃十二指肠高敏感性在 FD 症状发生和发展中有重要作

用,其中包括对机械刺激及化学刺激的高敏感。胃对机械刺激的高敏感性可导致腹痛、嗳气、体重减轻等,有37.4%的FD患者存在胃对机械刺激的感觉高敏,其发生率在各亚型中无明显差异,存在感觉高敏的患者往往有较高的症状评分。有研究观察到FD患者餐后对胃扩张的高敏感与进食相关症状的严重程度相关。FD患者对化学刺激如腔内酸度也表现出高敏状态,如向胃中直接注入0.1 mol/L的盐酸,FD患者出现消化不良症状的比例和严重程度显著增高。有研究表明,在健康人中持续行十二指肠酸灌注可诱导腹胀、胃灼热、恶心等症状的产生及加重,而FD患者可能有更高的腔内内源性的酸暴露,十二指肠酸化可诱导近端胃松弛,增加胃对扩张的敏感性。

(4)十二指肠低度炎症:瑞典的一项研究显示在FD患者中,十二指肠嗜酸性粒细胞明显增加,伴随嗜酸性粒细胞脱颗粒增多,且此现象也被其他研究证实。人们在部分患有FD与IBS重叠患者的十二指肠内发现了增多的肥大细胞及其脱颗粒情况,而嗜酸性粒细胞本身也可激活肥大细胞。肥大细胞脱颗粒释放的组胺、5-羟色胺、前列腺素及嗜酸性粒细胞脱颗粒释放的碱性蛋白、过氧化物酶、神经毒素等可共同刺激肠神经系统,诱导平滑肌收缩,最终导致腹痛、腹胀、早饱等症状。吸烟可增加该现象在人群中的发生风险。引起十二指肠嗜酸性粒细胞及肥大细胞浸润的原因尚不清楚,对食草类动物的暴露可能导致十二指肠的嗜酸性粒细胞炎症。食物的过敏或不耐受,尤其是进食小麦等食物,也可能导致十二指肠肥大细胞的增多,但尚需进一步证实。也有研究显示,FD患者黏膜屏障功能受损与十二指肠低度嗜酸性粒细胞浸润和紧密连接蛋白表达异常相关。

(5)脑-肠轴异常:近年来,脑-肠轴异常在功能性胃肠病发病中的作用越来越受到重视。胃肠道运动,感觉和分泌活动的有效调节需与中枢神经系统,自主神经系统(交感和副交感神经)和肠神经系统的交互活动相协调,5-羟色胺能神经和肾上腺素能神经在其中发挥重要角色。各种脑肠肽也同样涉足了FD的病理生理变化,如:促肾上腺皮质激素释放激素分泌增加可致胃高敏状态;P物质参与了胃肠感觉的调节;5-羟色胺、肥大细胞参与了应激对胃肠动力的影响;一氧化氮(NO)在消化道抑制了胃平滑肌的收缩。FD患者生长抑素水平升高,胃排空延迟者胃动素水平下降等。

神经影像学的进展有助于理解脑-肠互动的双向作用,FD的神经影像学研究发现初级和次级躯体感觉中枢、前扣带回的认知/情感区域、前额叶的有关记忆的区域如海马体及杏仁体均在影像上显示异常。重复的内脏感觉信号(肠-脑)及中枢对于疼痛及肠道功能的异常调节(脑-肠)可能与FD发生有关,并且这些通路的激活途径不同,中枢心理因素(如焦虑、抑郁)、肠道环境因素(如致病菌的感染、肠道微生物的改变、食物过敏、炎症等)均可导致脑-肠轴异常。

三、临床表现

FD患者无特异性临床表现,症状反复发作且病程长短不一。

1.餐后饱胀、早饱　餐后饱胀和早饱是FD患者最常见症状,60%以上FD患者可有此类症状。餐后饱胀即患者进餐后感觉食物较长时间停留在胃内,早饱即患者进食较少的餐量就感到胃饱胀不适。这两种症状与进食相关,常影响患者的饮食。

2.中上腹痛、烧灼感　20%~40% FD患者有中上腹疼痛和烧灼感症状。中上腹痛或上腹部烧灼感与进食关系并不明显,可发生在餐后,也可发生在空腹时,甚至进食后可能改善症状。主要部位为胸骨下端到脐之间，两侧锁骨中线以内，腹痛主观感觉强烈，患者常认为有组织损伤，影响工作和生活，一般无放射痛，持续时间长短不定，排气排便一般不能缓解。上腹部烧灼感需与胃灼热相鉴别。

餐后饱胀、早饱和中上腹痛、烧灼感症状可共存，重叠率为16%~20%。

3.其他胃肠道症状　FD患者其他胃肠道症状包括上腹胀气、嗳气、恶心和呕吐等。上腹胀气注意与客观观察到的上腹膨胀相区别；嗳气常与餐后饱胀、早饱和上腹胀气重叠存在；呕吐同时伴腹肌和胸肌收缩，注意与反流症状相区别。

FD与其他功能性胃肠病的重叠很常见。FD与肠易激综合征（IBS）的重叠率为25%~55%，与胃食管反流病（GERD）重叠率约为50%。

4.胃肠外症状　胃肠道外的症状主要包括焦虑、抑郁、睡眠障碍、注意力不集中等精神心理异常。部分患者可有四肢关节痛、头痛、胸痛、头晕、气促、心悸等躯体化症状。

5.体征　FD患者多无明显的阳性体征，部分中上腹痛患者可能有腹部轻压痛。

四、辅助检查

1.常规检查　诊断FD需首先排除器质性疾病引起的相关症状。在寄生虫感染流行区域，建议行相应粪或血清的寄生虫病原学检测；多饮、多食、出汗、消瘦者等可行甲状腺功能检查以排除甲状腺功能亢进；胆胰疾病等均可出现消化不良症状，需通过包括血常规、血生物化学、粪便隐血、腹部超声或CT等检查加以排除；此外部分患者还需根据具体情况行结肠镜、上腹部CT或MRI检查排除恶性肿瘤如肝癌、胰腺癌等。

2.上消化道内镜检查　上消化道内镜检查（包括胃十二指肠活检）在诊断FD患者中起重要作用，我国上消化道内镜检查普及率高，价格相对便宜，已经成为上消化道疾病患者的重要诊断步骤。中国上消化道肿瘤的发生率也较欧美国家高，尤其是食管癌和胃癌，这些患者往往以消化不良症状为主要表现，及时行上消化道内镜检查可以减少上消化道肿瘤的漏诊。2015年中国FD共识中将上消化道内镜作为初诊FD患者需行的检查之一，而无须像欧美国家一样待经验性治疗无效后再选择上消化道内镜进行评估。

3.Hp的检测　Hp在上消化道系统疾病包括慢性胃炎、消化性溃疡和胃癌等发病中有重要作用，其在FD中的作用也早已受到关注。感染地区，部分地区Hp的感染率可高达70%，有Meta分析提示中国地区FD患者在根除Hp后其消化不良症状可改善的OR值为3.61，因此检测Hp成为经验性治疗无效的FD患者的重要评估手段。临床上常用检测幽门螺杆菌的方法有^{13}C、^{14}C尿素呼气试验和快速尿素酶试验法，尿素呼气试验无创、简便；而快速尿素酶试验法需行胃镜下活检。

4.胃感觉运动功能检测　胃排空延迟与胃容受性下降是FD的重要发病机制，因此胃感觉运动功能检测主要为胃排空试验和胃容受性检测。

临床上常用的检测胃排空的方法包括核素法和氢呼气法。放射性核素显像符合人体生理状况，准确性和特异性高，是测定胃排空的“金标准”，但患者要接受小剂量的射线照射，且需要一定的检查设备，价格较昂贵。氢呼气法操作较简便，安全性高，但结果准确性稍逊于核素法。检测胃容受性的方法之一为电子恒压法，结果较准确，但具有侵入性，检查带来的不适甚至痛苦难以被患者接受；另一种方法为负荷试验，包括饮水及营养液体试餐，其简便易行，无侵入性，但操作方法无统一标准，影响因素众多，故准确性较差。

由于胃排空及胃容受性的检测操作较为复杂,对实验室技术要求高,难以在临床上常规开展,所以不推荐其为临床常规检查项目。但当 FD 与胃轻瘫鉴别困难时,可考虑行上述检测,帮助明确诊断。

五、诊断与鉴别诊断

1.诊断标准　根据罗马Ⅳ标准功能性消化不良的诊断标准见表 4-1。

餐后不适综合征(PDS)的诊断必须至少包括餐后饱胀不适或早饱不适感其中 1 项或 2 项,且至少每周出现 3 天。上腹痛综合征(EPS)的诊断须至少包括中上腹痛、中上腹烧灼不适其中 1 项或 2 项,且至少每周出现 1 天。PDS 及 EPS 诊断均首先应满足 FD 的诊断标准,且诊断前症状至少出现 6 个月,近 3 个月符合以上诊断标准。

对消化不良患者的评估包括症状频率和严重程度,心理状态,有无报警症状等。需要注意的是 FD 为排他性诊断,需排除各种器质性疾病所引起的消化不良症状,因此对消化不良的患者应进行详细的病史询问和全面体格检查,如有报警症状的患者应进行内镜检查及相关实验室检查、影像学检查,以排除器质性和代谢性疾病。报警症状包括年龄>40 岁、消瘦、黑便、贫血、进行性吞咽困难、持续性呕吐和上消化道肿瘤家族史等。亚洲地区对早期胃镜检查在消化不良患者中作用的 Meta 分析提示.报警症状和年龄对预测消化不良患者肿瘤的作用有限,所以推荐及时进行内镜检查。

表 4-1　罗马Ⅳ功能性消化不良的诊断标准*

1.包括以下 1 项或多项
a.餐后饱胀不适
b.早饱不适感
c.中上腹痛
d.中上腹烧灼不适
2.无可以解释上述症状的结构性疾病的证据(包括胃镜检查)

*诊断前症状出现至少 6 个月,近 3 个月符合以上诊断标准。诊断 PDS 和(或)EPS 必须符合以上标准。

无报警症状的未经检查的消化不良患者多数为 FD,因此对这类患者可根据症状进行经验性治疗,如治疗有效,则考虑为功能性消化不良诊断;如治疗后症状无缓解,应进行相应检查,排除器质性疾病。此外,对经验性治疗无效并拟诊为 FD 患者推荐 Hp 的检测和治疗方案,根除 Hp 后症状缓解的患者属于继发性消化不良。

2.鉴别诊断

(1)FD 与继发性消化不良的鉴别:继发性消化不良指患者有明确的器质性或代谢性疾病引起的消化不良症状,这些疾病通过传统的诊断方法可以确定,随着原发病的改善或控制,消化不良症状也会随之好转或消失。包括食管、胃和十二指肠的各种器质性疾病如消化性溃疡、胃癌等,各种肝胆胰的疾病,由全身或其他系统性疾病引起的消化道症状如糖尿病、肾病、风湿免疫类疾病和神经精神类疾病,药物如 NSAID 引起的症状等。由于可引起消化道症状疾病繁多,全面的辅助检查,对于 FD 的诊断显得尤为重要。通过传统诊断方法不能明确可解释消化不良症状原因的患者,被归为 FD。

(2)重叠症状与鉴别诊断:区分 FD 与 GERD 并不容易,因为食管症状通常与胃十二指肠症状共存。国内有研究证实病理性酸反流可发生在超过25%的 FD 患者中,并且在有上腹部烧灼感的患者中更常见。胃灼热指胸骨后烧灼感,目前胃灼热不再被认为是胃十二指肠症状,也不完全发生在餐后。另外有证据表明胃灼热对 GERD 有中度特异性。此外,GERD 症状与 FD 症状常同时存在,可能提示着两者有类似的病理生理学机制。最近有研究观察到 GERD 中经常发生的短暂性食管下括约肌松弛(TLESRs)与胃容受性有密切关系,提示着机械感受器的激活与 TLESRs 的发生有关。在临床实践中,如果患者胃灼热和进食相关的消化不良症状并存,而内镜检查结果阴性,足量抑酸治疗后,所有症状缓解,那应该考虑诊断 GERD。但是如果消化不良症状仍持续存在,在排除其他问题后应诊断 FD。

IBS 常与消化不良症状重叠,其重叠率在 30%~60%,且这种重叠在消化不良症状较重的患者中更易发生,比起 EPS,IBS 与 FD 的重叠在 PDS 中,尤其是存在餐后饱胀感症状的患者中更易发生。且有研究显示,与普通人群相比,FD 患者未来 IBS 的患病风险增加 8 倍。两者的病理生理学机制较为类似,包括焦虑、胃肠动力的改变、内脏高敏性等。低度炎症、黏膜免疫系统的激活及黏膜通透性改变在两种疾病中均有提及。可见的腹部膨隆经常提示肠道疾病,上腹痛和胀气常由饮食诱发,罗马Ⅳ标准建议,如果这些症状可在排气或排便后基本缓解,应考虑下消化道来源而不属于消化不良症状,但因缺乏足够证据,未纳入诊断标准。

胃轻瘫与 FD 的鉴别则更为困难,胃轻瘫的特点是餐后饱胀感、早饱、腹痛、恶心和呕吐,所有症状都可在 FD 患者中出现。最具有区别的一点是胃排空延迟,然而胃排空延迟与胃轻瘫症状之间的关系很弱,胃排空时间的检测方法稳定性较差,并且促动力药在胃轻瘫治疗的疗效很局限。更复杂的是 20%~25%的 FD 患者也有胃排空延迟的情况。胃轻瘫和 FD 没有严格的区分方法,但有观点认为胃轻瘫更有可能出现反复发作的呕吐。更严格的界定胃排空异常可能对胃轻瘫的诊断有所帮助。

六、治疗

FD 发病的病理生理机制与多种因素有关,目前尚无标准治疗方案。根据罗马Ⅳ标准及中国功能性消化不良专家共识意见(2015),其治疗主要包括药物治疗、非药物治疗两个方面。

1.改变生活方式　对于 FD 患者首要的是安慰、教育指导及沟通,但其有效性尚未得到研究证实。常推荐 FD 患者的饮食及生活习惯调整包括少量多餐、避免高脂饮食、避免 NSAID、咖啡、酒精、吸烟等。

2.药物治疗

(1)根除 Hp 感染:国内外许多大样本高质量的研究发现根除 Hp 可使部分 FD 患者的症状得到改善。在新加坡进行的一项随机对照试验表明,比起西方国家患者,亚洲的 FD 患者可能从根除 Hp 治疗中获益更多。并且上腹部烧灼感及胃灼热症状在根除治疗后获得更大程度的改善,提示 EPS 患者在 Hp 根除治疗中获益更多。2015 年中国 FD 共识也推荐根除 Hp 治疗,认为对于 Hp 感染的 FD 患者,根除 Hp 能使部分患者受益。根除 Hp 除能改善 FD 的症状外,还能减少发生消化性溃疡、胃癌和胃淋巴瘤的风险。

(2)抑酸药物:目前各国共识意见均认为抑酸剂可作为 FD 治疗中的常用药物,主要包括质子泵抑制剂(proton pump inhibitor,PPI)及 H_2受体阻滞剂(H_2RA)。常用的 PPI 包括奥美拉唑、兰索拉唑、泮托拉唑、埃索美拉唑及雷贝拉唑;常用的 H_2RA 包括西咪替丁、法莫替丁和雷尼替丁。PPI 与 H_2RA 的疗效部分与抑酸机制有关,部分与抑酸外的机制有关,如 PPI 被证实可以显著下调嗜酸性粒细胞趋化因子的基因表达,抑制嗜酸性粒细胞趋化因子的释放,在 FD 患者则可能改善十二指肠嗜酸性粒细胞过多的情况。2015 年中国 FD 共识中对抑酸药物的使用做了说明,推荐 H_2RA 和 PPI 的治疗疗程一般为 4~8 周,如症状改善不理想,应考虑调整治疗药物。在控制 FD 症状方面,大剂量 PPI 治疗并不优于标准剂量。PPI 治疗对表现为 EPS 亚型的 FD 患者有显著疗效,而对动力障碍为主的 FD 患者疗效不佳,因此对 PDS 患者不推荐首选 PPI 制剂。其不良反应可包括便秘、腹泻、恶心、肝酶升高、总胆红素升高、头痛、失眠、皮肤、皮疹等。

(3)促动力药:由于相当部分 FD 患者存在胃排空延迟和胃容受性舒张功能下降,因此促动力药物是 FD 治疗中的重要药物,主要包括多巴胺 D_2受体阻滞剂、5-HT 受体激动剂等。2015 年中国 FD 共识对促动力药物的地位依然给予肯定,促胃肠动力药可作为 FD 特别是 PDS 的首选经验性治疗,促动力药物治疗疗程一般为 2~8 周,有助于缓解 FD 患者上腹胀、早饱等进餐相关的上腹部症状。多潘立酮是一种多巴胺 D_2受体阻滞剂,主要作用于周围神经系统,但在 FD 中的有效性数据非常有限,推荐剂量为每天 3 次,每次 10 mg;伊托必利也是一种多巴胺 D_2受体阻滞剂,其既可阻断多巴胺 D_2受体,又可抑制乙酰胆碱酯酶活性,其在大部分研究中对缓解 FD 症状的效果优于安慰剂组,推荐剂量为每天 3 次,每次 50 mg;莫沙必利为一种 5-HT 受体激动剂,因其心血管不良反应小,可用于 FD 治疗,推荐剂量为每天 3 次,每次 5 mg;甲氧氯普胺为多巴胺 D_2受体阻滞剂,同时有轻度的 5-HT 激动作用,但因有严重的中枢神经系统不良反应,表现为困倦、躁动、易激动、抑郁、肌张力障碍和迟发性不自主运动等,其不再被推荐在 FD 中使用;其他在不同国家可以使用的促动力剂包括氯波必利、西尼必利等。在国内应用较多的促动力药物主要是多潘立酮、莫沙必利和伊托必利。消化道出血、机械性肠梗阻、穿孔、心肝肾功能不全者慎用。

(4)胃底舒张药物:胃容受性功能受损是 FD 症状产生的一个重要病理生理机制,其被作为新的治疗靶点,可通过激活 5-HTIA 受体、抑制胆碱能神经松弛近端胃而改善。5-HTIA 激动剂坦度螺酮及丁螺环酮的临床研究显示其对 FD 的疗效优于安慰剂。丁螺环酮每天 3 次,每次 10 mg 的治疗对 PDS 症状,尤其是早饱的改善效果明显。也有研究证实坦度螺酮可以改善上腹痛不适感。其他松弛胃底的药物包括治疗偏头痛的曲坦类药物如舒马曲坦和复方草药制剂 STW-5(机制未明,由 9 种中草药成分组成:黄屈花、当归根、水飞蓟、香芹籽、甘草根、白屈菜、甘菊花、蜜蜂花叶及薄荷叶)。阿考替胺是一种胆碱酯酶抑制剂,可同时加快胃排空速度及增加胃的容受性,其在日本批准用于 FD 治疗,值得注意的是,该药物对 PDS 有效而对 EPS 无效。

(5)中枢作用药物:FD 患者常伴有焦虑、抑郁等精神心理障碍,精神药物特别是抗抑郁药,也常被用于功能性胃肠病治疗。有研究表明,精神药物治疗 FD 能明显改善症状,但研究多为小样本,质量差。其机制目前尚不清楚,但普遍认为其除了抗抑郁、焦虑作用外,中枢作用药物还可通过提高内脏感觉阈值、调节中枢的痛觉传导通路、调节激素水平等改善 FD 症状。目前为止最大规模的研究来自北美,结果提示与安慰剂相比,小剂量三环类药物阿米替林治疗 FD 有效,而足量的 5-HT 再摄取抑制剂艾司西酞普兰则无效,三环类药物仅对上腹痛症状有效,而对 PDS 症状无效。米氮平是一种可以对多种神经递质受体产生作用的抗抑郁药物，研究发现其对于伴有体重下降的 FD 患者有明显效果，除了可以增加体重外，也可以改善早饱、恶心等症状。对于 FD 患者是否给予抗焦虑抑郁治疗应有针对性地选择。如患者的焦虑抑郁症状比较明显，应建议患者咨询精神心理科医师，进行更专业的治疗。

(6)以肠道菌群为靶点的药物：益生菌被广泛用在功能性胃肠病的辅助治疗中，日本对 FD 患者的研究发现，与安慰剂相比，使用格氏乳杆菌(lactoba-cillus gasseri OLL2716)治疗组症状改善，另一项日本研究发现，有上消化道症状的成人饮用含有双歧杆菌的牛奶(bifidobacterium bifidum YIT10347)虽然不能加快胃排空，但可改善各种餐后不适症状及上腹痛症状。中国香港一项研究表明与安慰剂组相比，每天 3 次，每次 400 mg，持续 8 周的利福昔明治疗可使 FD 患者症状得到缓解，其中嗳气、腹胀和餐后饱胀感缓解最明显。利福昔明主要被认为通过发挥抗感染作用，来缓解 FD 症状。

(7)消化酶可作为 FD 的辅助治疗：消化酶制剂有助于食物的消化吸收。国内一项随机双盲、双模拟、阳性药物平行对照的多中心研究入组了 203 例消化不良患者，分组给予复方消化酶片剂和复方消化酶胶囊治疗，两组的总有效率分别为 80.2% 和 79.4%，由此认为复方消化酶制剂能有效缓解 FD 患者的症状，但仍需要更多的高质量临床研究来证实消化酶对于 FD 症状的缓解作用。

(8)中草药治疗：加味六君子汤是一种深受欢迎的日本传统药物，有研究表明治疗第 8 周时，治疗组患者整体的症状改善率高于安慰剂组，但无统计学意义。复方制剂 STW5 主要由黄屈花新鲜植物提取物组成，可以舒张胃底，有研究证实其对 FD 患者有效。

3.非药物治疗

(1)穴位刺激治疗对 FD 症状有一定疗效：穴位刺激治疗 FD 的高质量研究较少，绝大部分的研究来自我国中医领域。在临床中常选用的 4 种穴位刺激治疗方案分别为经皮穴位电刺激、电针、毫针针刺和穴位埋线。随机对照试验显示，与安慰剂组相比，针刺组消化不良症状有明显改善。也有研究证实，与普通针刺相比，经皮电针刺激在难治性消化不良中更为有效。穴位通常选择以足阳明经脉和任脉为主，能改善 FD 患者上腹痛、反酸、嗳气、腹胀、食欲缺乏等症状。但也有部分研究证实经典穴位刺激和非确定穴位(经典穴位旁 10~20 mm 处)刺激，均可改善消化不良症状，提示穴位刺激治疗虽然能改善 FD 患者的症状，但是也不能排除安慰剂效应。目前针灸、电针刺激影响胃肠动力，改善 FD 症状的机制尚不明确，但研究发现电针足三里可通过调节肠神经细胞和肠神经胶质细胞、对 ICC 表型及 ICC-ENS 产生影响、从而改善胃肠动力。

(2)精神心理治疗对伴有焦虑抑郁的 FD 有效：精神心理治疗可明显改善患者焦虑、抑郁状态，并可使患者生活质量得到一定程度改善。关于心理治疗的疗效，目前研究不多，国内有研究显示，认知行为治疗联合常规药物治疗对 FD 症状改善的总体有效率相比单用药物治疗高(可达 89%)，且复发率更低。有研究显示睡眠治疗和认知一行为治疗对 FD 患者有效，但因样本少和治疗组匹配差，结果难以令人信服。心理治疗可作为症状严重、药物治疗无效的 FD 患者的补救治疗。

七、预后与预防

FD 是一种良性疾病，其症状虽可反复发作，影响患者生活质量，但并不会危及患者生命，经过科学合理治疗后可达到缓解。加强对生活方式的引导，改变不良饮食习惯，避免过冷过热、过饥过饱,平时注意情绪管理,避免产生紧张、焦虑、抑郁等负面情绪,积极进行健康教育和心理干预,及时调整心情,戒烟戒酒等均可对 FD 发生起到预防作用。

第二节　功能性胃十二指肠病

一、反刍综合征

反刍多见于一些具有多个区域和多腔室胃的动物(如羊、牛等)。具有多腔胃室的动物,存留于近端胃腔的食物通过协调的逆蠕动,以及伴随的 LES 松弛被推送回口腔内,随后反刍的食物可被再咀嚼和吞咽。该过程可通过减少食物微粒及增加酸暴露面积的机制,有利于消化。在人类,反刍综合征指将刚咽下的食物反复、不费力地反入口腔,再咀嚼,再咽下或吐出。目前,成人反刍综合征并未被临床充分重视,国内报道不多。该疾病往往被误诊为胃轻瘫、胃食管反流病(GERD)或归为不能解释原因的“呕吐”。

1.发病机制　反刍综合征具体病因不明。部分患者反刍症状发作前有明确的负性生活事件,推测其可能与心理障碍有关;国外报道反刍与暴食症密切相关;此外,我国研究发现成人反刍综合征患者和健康对照组在常暴饮暴食、常挑食、常食辛辣、常食干硬及常吃水果等方面的差异有统计学意义,并发现体重是反刍综合征的独立危险因素。

近年来随着食管阻抗和高分辨率食管测压(HRME)方法的应用,反刍综合征的病理生理机制研究越来越深入,主要包括以下方面。

(1)LES 松弛与腹腔内压力同步升高。阻抗联合 HRM 监测的研究显示,89%的反刍事件在液体向食管-口腔推送前或同步出现了胃内压升高,这提示胃内压增高可能是反刍的动力。

(2)正常餐后胃内压力升高超过 LES 屏障的压力。76%的成人反刍患者表现为腹-胃缩紧(R 波)产生的压力超过 LES 屏障压,而 11%的患者一过性食管下括约肌松弛(TLESR)增多。

2.诊断与鉴别诊断

(1)罗马Ⅳ反刍综合征的诊断标准:诊断前症状出现至少 6 个月,近 3 个月符合以上诊断标准。

1)必须包括以下所有条件:①持续或反复地将刚咽下的食物反入口腔中,继之吐出或再咀嚼后咽下;②反刍之前无干呕。

2)支持条件:①毫不费力的反刍之前通常无恶心;②反出物含有可辨认的食物,无异味;③反出物变酸味后发作趋于停止。

(2)诊断方法:有选择性地应用食管阻抗联合食管测压或胃窦。十二指肠压力测定有助于诊断。如检查发现延伸至近端食管的反流事件,且此事件与腹内压增高(>30 mmHg)密切相关,则支持反刍综合征的诊断。

(3)鉴别诊断

1)GERD:反刍与胃食管反流症状类似,以下几点有助于鉴别:①在 GERD 中反流物的成分主要是胃酸、胃蛋白酶和十二指肠液等液性物质,很少有固体食物的反流;②GERD 的反流可在任何时间发生,而反刍则仅发生于餐后;③GERD 在躺下或弯腰时更易发生,直立位不易发生，而反刍直立位也可发生；④GERD 在反流时无咀嚼现象；⑤GERD 患者在内镜或钡餐检查时可发现食管炎，24 小时食管 pH 监测 pH<4 的时间超过正常，反刍者则不是这样。

2）食管贲门失弛症：食管贲门失弛症在进餐时或在餐后可发生潴留食物的反流，但反流的食物内混有宿食，可伴有臭味；而反刍者反流的食物为刚摄入的食物；食管贲门失弛症患者在内镜检查或钡餐检查时可发现食管扩张，食管测压有 LES 基础压力增高，反刍者则无此表现。

3）神经性畏食症：神经性畏食症更常见于女性，为享受美味或满足食欲，往往在进餐时大量摄入食物，但为了保持体型，餐后又设法将食物吐出。与反刍不同的是，这些患者不会把吐出的食物再咀嚼和咽下。

4）呕吐：以下几点有助于鉴别。①呕吐较为费力，而反刍不费力；②呕吐物常有酸味或苦味，反刍食物则没有；③呕吐可在餐后较长时间内发生，反刍则在餐后马上发生；④呕吐时不会再咀嚼；⑤内镜检查、消化道钡餐造影检查和胃肠动力检查有助于区分呕吐和反刍。

3.治疗 反刍综合征的治疗研究还不充分，目前针对该病的主要疗法包括改善生活方式、药物、行为治疗和外科手术。

（1）改善生活方式：虽然尚无充分证据说明生活方式的改善可以明显缓解反刍综合征的症状，但是临床仍建议对该疾病首先应改变不良生活方式。

（2）药物治疗

1）质子泵抑制剂：能缓解胃灼热症状，保护食管黏膜免受反刍物损伤。但同时这类药物也能延长反刍时间，这主要是因为此类药物可减弱胃内食物酸化过程，而酸化过程也是反刍逐渐终止的过程。

2）巴氯芬（GABA 激动剂）：可减少 tLESR，尤其是对于 LES 压力升高的患者，可缓解近 50%反流事件；多数促动力药可引起 LES 压力轻度升高，可能有助于减少反刍症状的发生；另外，有研究发现左舒必利也可用于本病治疗。

（3）行为治疗：反刍综合征治疗的关键是行为改变。有研究采用膈肌呼吸方法（患者一只手放在胸部，另外一只手放在腹部，放在腹壁上的手伴随呼吸而移动）治疗本病，有效率约为 43%。

（4）外科手术：有小样本研究显示，对于行为治疗无效的患者，Nissen 胃底折叠术能够改善反刍症状。但有创治疗对本病的治疗效果尚待进一步评估。

二、恶心和呕吐

恶心和呕吐是临床常见症状，其中恶心是用来描述上腹部或咽喉部体验到要呕吐的迫切不适感，是一种主观症状。而呕吐则是用来形容腹部和胸壁肌肉协同收缩导致胃肠道内容物经口快速有力排出这一症状。在罗马Ⅳ标准中，恶心和呕吐症已经由原来的慢性特发性恶心、功能性呕吐及周期性呕吐综合征 3 种分型修订为慢性恶心呕吐综合征（chronic nausea vomiting syndrome，CNVS）、周期性呕吐综合征及大麻素剧吐综合征 3 种分型。

三、慢性恶心呕吐综合征

罗马Ⅲ标准中，功能性呕吐由于术语容易被混淆和带有轻蔑的意思，在临床实践中少有诊断，在文献中也往往被忽略，因此缺乏强有力的科学证据。因此，罗马Ⅳ委员会对恶心和呕吐症的诊断标准做了一些修改。由于缺乏描述不同诊断方法的数据，而且恶心的处理与临床观察到恶心与呕吐症状密切相关，因此将之前各自独立的分类合并为慢性恶心呕吐综合征。

1.发病机制　恶心和呕吐虽然很常见，但其病因尚不清楚。本病发病机制是否与周期性呕吐综合征存在显著差异也不明确。在糖尿病或特发性胃轻瘫患者中有1/3～1/2符合罗马Ⅲ所描述的慢性特发性恶心综合征，有近40%的患者符合功能性呕吐的诊断标准，这提示自主神经功能失调可能是病因之一；我国有研究发现，功能性呕吐以青年女性为主，发病主要与情绪改变、环境应激有关，且多合并精神心理状态及人格特征异常，这提示心理社会因素对本病有重要作用。

病理生理机制方面，我国研究指出，本病患者存在餐后胃肌电活动紊乱、排空延迟、容受性障碍和感觉高敏；且进一步通过功能核磁研究发现，本病患者静息态下边缘系统多个脑区活动异常，这提示本病的发病可能是脑-肠互动异常的结果。

2.诊断与鉴别诊断

（1）诊断标准：罗马Ⅳ中对于慢性恶心呕吐综合征的诊断标准如下：必须满足以下所有条件，并且诊断前症状出现至少6个月，近3个月符合以下标准。

1）令人不适的恶心（以致影响日常活动），出现至少每周1天和（或）呕吐发作每周1次或多次。

2）不包括自行诱发的呕吐、进食障碍、反食或反刍。

3）常规检查（包括胃镜检查）未发现可解释上述症状的器质性、系统性或代谢性疾病的证据。

（2）鉴别诊断

1）功能性疾病鉴别：本病的诊断首先应证实临床表现与罗马Ⅳ诊断标准一致，主要是通过症状发作的时间特点将周期性呕吐综合征与慢性恶心呕吐综合征相区分（周期性呕吐综合征具体诊断详见下节）。而大麻素剧吐综合征则存在大麻应用史及热水泡澡或淋浴可缓解症状等明显鉴别点。

2）器质性疾病鉴别：①生化检查在电解质和酸碱平衡紊乱时是必要的，高钙血症、甲状腺功能低下及Addison病时也需要进行生化检查；②需要评估患者有无胃十二指肠疾病和小肠梗阻时，胃镜、小肠造影或CT/MR小肠成像则显得至关重要；③当上述检查正常时，临床医师需要根据患者症状选择进行食管pH监测、胃排空或胃窦-十二指肠压力测定来辅助诊断；④其他情况如暴食症、急性间歇性卟啉病合并中枢神经系统症状和脂肪酸氧化障碍等罕见情况也会出现呕吐症状，需要注意鉴别。

3.治疗　目前常用的抗呕吐药物包括：组胺H_2受体阻滞剂（如异丙嗪）、毒蕈碱M受体阻滞剂（如东莨菪碱）、多巴胺D_2受体阻滞剂（如普鲁氯嗪）、5-羟色胺（5-HT_3）受体阻滞剂（如昂丹司琼）、神经激肽NK1受体阻滞剂（如阿瑞匹坦）和大麻素（屈大麻酚）。其中5-HT_3受体阻滞剂因其很强的控制呕吐作用而对单纯恶心病例效果欠佳。同时有报道，临床上常用的抗抑郁药物米氮平也可以治疗恶心。

胃电刺激临床上已经应用来治疗胃轻瘫，可以减轻患者上消化道症状，改善生活质量。但以上方法是否适用于本病，尚待进一步研究。此外，个别文献认为认知和社会技能训练具有一定的治疗作用。

中医学从辨证论治的角度也对本病的治疗进行了一些探索，但尚缺乏高质量临床研究的证据。

四、周期性呕吐综合征

呕吐，不同于反流或反刍，是指腹部和胸壁肌肉收缩使胃或肠道内容物经口有力排出。周期性呕吐综合征(cyclic vomiting syndrome，CVS)是功能性胃十二指肠疾病中的一种，其特征是以固定模式反复发作、剧烈的呕吐，发作间期可恢复健康状态，间隔期可持续数周至数月。其病程包括4个阶段：①呕吐前驱期，表现为苍白、出汗、恶心；②剧烈呕吐，每天发作次数可多达30次，常伴随上腹或全腹疼痛和(或)腹泻；③恢复期，恶心和呕吐症状逐渐缓解；④无呕吐症状的发作间期。虽然发作间期患者可恢复健康状态，但约半数成人CVS主诉在发作间期有恶心或消化不良的症状，这提示部分患者在发作间期并非全无症状。在发病年龄上CVS儿童及成人均可发病，但临床表现并不一致，有研究显示成人发作持续时间更长，发作频率更高。该病在我国社区人群的流行病学资料尚缺乏。

1.发病机制　CVS是脑-肠互动异常导致的疾病，病因未明，可能涉及多因素。我国研究发现，军人CVS的发病可能与精神、心理、吸烟、年龄、和受教育程度密切相关。该病具体的病理生理机制尚不明确，目前讨论较多的内容主要包括生理因素及心理障碍、偏头痛、遗传因素及食物过敏等。

(1)生理因素及心理障碍：相关生理因素的特征尚未清楚。研究表明，本病症状发作间期，50%~80%的CVS患者胃排空过速(仅极少部分CVS患者胃排空延迟)。

CVS患者多存在自主神经功能障碍(包括复杂区域性疼痛综合征和立位心动过速综合征等)；部分患者自主神经功能检查结果异常：可检测到直立位脉搏和血压的变化、副交感神经对深吸气的反应受损及与交感神经异常有关的皮肤改变。此外，研究发现，部分CVS患者存在心理障碍：84%的CVS患者存在焦虑症，78%的患者存在轻中度抑郁。

(2)偏头痛：偏头痛与儿童CVS相关，研究显示24%~70%的成人患者也有偏头痛或偏头痛家族史。CVS可与偏头痛发作具有类似的特征(包括情景性发作、间歇期无症状、固定发作模式，伴随苍白、敏感和乏力等)，但两者是合并存在还是具有某种因果关系还不明确。

(3)遗传因素及线粒体病：TUBBS基因编码的β-微管蛋白3突变可导致CVS在内的多种疾病。目前研究显示约半数儿童CVS可能来自母体遗传，这可能与线粒体DNA变异相关：儿童CVS患者具有16519T和3010A线粒体DNA多态性；合并神经肌肉疾病和生长迟缓的CVS患者有核苷10970-14118线粒体DNA的缺失；某些线粒体病(如中链酰基辅酶A脱氢酶缺乏、线粒体脑病、乳酸血症和卒中样综合征)可表现为类似于CVS的间断性呕吐。以上这些都提示线粒体异常可能是本病的病因之一。

(4)食物过敏：部分患者存在食物过敏(如牛奶、大豆、蛋类食物等)，或对巧克力或奶酪等食物不耐受，这提示食物过敏因素可能是本病发生的病因之一。

2.诊断与鉴别诊断

(1)罗马Ⅳ标准中，周期性呕吐综合征的诊断标准

1)成人周期性呕吐综合征的诊断标准：①有固定模式的发作性呕吐，呈急性发作，持续时间少于1周；②最近1年内间断发作3次，近6个月至少发作3次、间隔至少1周；③发作间隔期无呕吐，但可以存在其他轻微症状。

诊断前症状出现至少 6 个月,近 3 个月符合以上诊断标准。

有偏头痛史或偏头痛家族史可作为本病支持点。

2)儿童周期性呕吐综合征的诊断标准:①6 个月内有 2 次或 2 次以上剧烈的、持续恶心和阵发性呕吐,持续数小时至数天;②每位患者有固定的发作模式;③发作间隔期数周至数月,发作间期患者可恢复至基本健康状态;④经评估,症状不能归咎于其他疾病情况。

(2)检查方法:根据患者具体临床表现选择检查方式。这些检查方式包括排除器质性疾病的各种检查及胃肠道功能检查。

以下检查可以用来排除潜在的器质性疾病:胃镜、小肠造影或 CT/MR 小肠成像可用于除外有无胃十二指肠病和小肠梗阻等器质性疾病;生化检查能除外电解质和酸碱平衡紊乱、高钙血症、甲状腺功能低下和 Addison 病等内分泌及代谢疾病。

如果上述检查正常,必要时可进一步行胃肠道功能检查,如胃排空功能评估,可行胃窦、十二指肠压力测定;或考虑食管 pH 检测除外非典型 GERD 等疾病。

某些特殊情况可出现 CVS,完善尿氨基乙酰丙酸和胆色素原检查筛查急性间歇性卟啉病。血氨浓度、血浆氨基酸和尿有机酸定量等均有助于协助诊断。

(3)鉴别诊断:周期性呕吐综合征需要鉴别的疾病范围广泛。各种导致反复剧烈呕吐的疾病都需要和本病鉴别。除胃肠道疾病以外,中枢神经系统疾病、内分泌及代谢性疾病均可能出现类似症状,根据病史、伴随症状等进行针对性检查,必要时行胃肠道功能检查有助于鉴别。

需要注意的是,某些特殊疾病可出现 CVS 样临床表现,须进行针对性检查:如完善尿氨基乙酰丙酸和胆色素原检查筛查急性间歇性卟啉病;此外,血氨浓度、血浆氨基酸和尿有机酸定量等也均有助于鉴别诊断。

3.治疗　周期性呕吐综合征的治疗主要以药物治疗为主,根据疾病不同时期给予不同治疗方案,包括发作前驱期、呕吐期对症治疗及发作间期的预防再发作治疗。

(1)对症治疗:包括支持治疗和对症药物治疗。支持治疗包括静脉输注 10%葡萄糖及补钾(对部分患者有效);对症药物治疗主要包括抗呕吐药物,如普鲁氯嗪、甲氧氯普胺和氟哌啶醇,以 5-HT_3拮抗剂疗效更优。近年来研究发现,儿童急性 CVS 选用 NK1 拮抗剂阿瑞匹坦能减少年住院次数、呕吐持续时间和严重程度。

除抗呕吐药物以外,患者急性发作时可静脉应用苯二氮䓬类镇静药物(如劳拉西泮);阿片制剂可用于发作期并伴有疼痛的患者;也有研究发现,应用抗偏头痛药物(如 5-TH 1B,1D 受体激动剂舒马曲坦)治疗呕吐,对于有偏头痛病史及家族史的儿童 CVS 疗效更佳;我国研究发现丙戊酸钠也可用于治疗儿童周期性呕吐。

(2)预防用药:预防性治疗的适应证包括发病频率>1 次/月或病情严重(出现如脱水或电解质失衡及急诊就诊或住院的频率较高)。

三环类抗抑郁药物,如阿米替林,能减少 CVS 发作的频率和持续时间,有研究显示其具有预防 CVS 发作的效果(成人有效应答率为 76%,儿童为 68%),但对于具有并发症或部分症状严重的患者预防效果较差。

对于三环类药物预防无效的部分患者可考虑选用抗惊厥药物,如苯巴比妥、苯妥英钠、卡马西平、托吡酯和丙戊酸钠等。有数据显示此类药物可减少呕吐发作次数。

其他预防药物,包括 β 受体阻滞剂(如普萘洛尔)、赛庚啶和线粒体稳定剂(如左旋卡尼汀、辅酶 Q_{10})。有研究称辅酶 Q_{10} 和三环类抗抑郁药预防效果相当且不良反应更少。我国部分研究显示上述药物联合应用于儿童患者效果更佳。

第三节　肠易激综合征

肠易激综合征(irritable bowel syndrome,IBS)是一种常见的功能性肠病,其临床特征为反复发作的腹痛或腹部不适,伴有排便习惯改变或排便性状改变,常规检查缺乏可解释症状的形态学和生化指标的异常。根据排便习惯改变的主要表现将 IBS 分为 4 个主要亚型:便秘型(IBS with predominant constipation,IBS-C)、腹泻型(IBS with predominant diarrhea,IBS-D)、混合型(IBS with mixed bowel habits,IBS-M)和未定型(IBS unclassified,IBS-U)。尽管 IBS 是功能性的疾病,但对生活质量影响的严重程度并不比器质性疾病低,患者往往反复就医和用药,耗费了大量的医疗资源,是消化科医师重点关注的疾病。

一、流行病学

IBS 的患病率和发病率存在较大的差异,与种族、社会、环境和文化的不同有关,也与诊断标准、调查人群和调查手段的不同有关。研究显示,IBS 的人群总体患病率为 11.2%,发病率为 1.35%~1.50%。总体而言,欧美人群 IBS 患病率为 10%~22%,而中国人群 IBS 患病率为 1.0%~16.0%,总体患病率为 6.5%,消化专科门诊就诊的 IBS 患病率为 10%~30%。

IBS 症状可发生于任何年龄组,各年龄组患病率有所不同,以年龄 20~50 岁多发。西方国家女性较男性 IBS 患病率更高,为(2.0~2.5)∶1,但亚洲的一些研究显示男性 IBS 患病率较女性稍高或男女无差异,我国人群 IBS 患病率女性略高于男性,但就诊患者女性明显高于男性,东西方国家的差异可能与种族或文化相关。国内研究显示 IBS-D 最多见,国外研究也显示 IBS-D 和 IBS-M 较 IBS-C 更常见;其中女性患者中排便困难和大便干结多见,而男性以腹泻和稀便为主。

二、临床表现

IBS 起病隐匿,常反复发作,病程至少 6 个月,可长达数年至数十年,其临床特征是慢性、反复发作的腹痛或者腹部不适,同时伴有排便频率和(或)粪便性状的改变。

1.腹痛和腹胀、腹部不适　腹痛是 IBS 最突出的症状,最常发生在进食后和排便前,多数在排便或排气后明显缓解或减轻。疼痛的部位可以是局限性,也可能范围较广且定位模糊,西方以左下腹多见,我国及亚洲患者以脐周及上腹更为多见。疼痛性质以钝痛和胀痛最多,也可呈绞痛、锐痛、刀割样痛,一般无放射痛,偶可牵涉至腰背部、季肋部或会阴部。腹痛的程度多为轻中度,大多可以耐受,极少因剧痛而影响工作和生活。腹痛多为阵发性,持续数分钟至数十分钟,少数可持续数小时,罕见有持续几天者,需要注意的是无睡眠中痛醒者。

由于语言文化的差异,西方普遍认为对腹部不适的理解模糊不清或无相应描述,因而为使国际上各地区定义更加一致,罗马Ⅳ标准将"腹部不适"从 IBS 的诊断中去除。但在中国及亚洲地区,对腹部不适有较为明确的理解,即难以用腹痛来形容的不适感,并且腹部不适症状在 IBS 患者中比例很高,近半 IBS 患者仅有腹部不适而无明显腹痛症状。此外,腹胀也是中国人群 IBS 常见的症状(52.8%),主要是胀气,即腹部气体膨胀的不适感,是主观性腹胀,也有患者的腹胀有客观的体征,称为腹部膨胀。因为腹胀、腹部不适在我国 IBS 的患者占比非常高,中国专家们讨论后建议腹部不适、腹胀可以作为 IBS 的临床诊断,但为保持与国际统一在科学研究中仍采取罗马Ⅳ诊断标准。

2.排便习惯与大便性状改变　大便改变表现为性状和(或)次数异常,患者可有腹泻、便秘,或腹泻便秘交替,有些伴有排便过程不适(费力、急迫感、排便不尽感)。

(1)腹泻:每天大便数次增加,多为 3~5 次,极少数可达 10 余次,多在晨起或餐后发生,腹泻不会发生在夜间,无大便失禁。粪便多呈稀糊状,部分患者可为水样,可有黏液但无脓血便,也有患者出现最初排出的粪便为成形软便,随后为溏便或黏液便,最后为稀水样便。便前常伴有腹部绞痛或有排便窘迫感,排便后这些症状消失或缓解。腹泻可持续数十年,但极少因腹泻而致营养不良、脱水、水电解质和酸碱平衡失调,也不影响患者的生长发育。腹泻常在精神紧张、情绪变化、劳累、受凉、不当饮食时发生。肠道推进性运动过快和分泌亢进可能是 IBS 腹泻的机制。

(2)便秘:每周仅排便 1~2 次,严重者甚至 1~2 周排便 1 次,粪便呈羊粪状或栗子状,干硬。多数便秘患者伴有腹痛或腹部不适,排便后腹部症状可有不同程度缓解。便秘呈缓慢渐进性,排便频率逐渐变小,患者对各种泻剂的敏感性也逐渐迟钝,甚至完全无效,需要灌肠方可排便。便秘发生的机制可能为肠内容物推进缓慢,非推进性、分节收缩增加,水分被过度吸收,排便阈值增高等有关。

(3)便秘与腹泻交替:部分患者表现为便秘与腹泻交替,一段时间为便秘,一段时间出现腹泻。便秘与腹泻交替的频率及病程因人而异,差别较大。也有经过一段时间的便秘腹泻交替后转变成持续便秘或持续腹泻者。引起便秘与腹泻交替的原因可能是消化道功能紊乱不稳定,或受不同的诱因作用所致,也有小部分是医源性的,腹泻患者不适当地使用止泻剂导致便秘,而便秘患者应用导泻剂不当又可引起腹泻。

(4)排便过程不适:便秘患者往往伴有排便困难、排便费力、肛门阻塞感,而腹泻患者便前多有排便窘迫感。部分 IBS 患者还可能有排便不尽感、直肠坠胀感。

3.其他胃肠症状　IBS 常与功能性消化不良、胃食管反流病等上消化道疾病重叠,表现为上腹痛、上腹灼热、早饱、餐后饱胀、嗳气、恶心等胃十二指肠症状,以及胃灼热、反流、吞咽梗阻感或异物感等食管症状。研究显示,IBS 患者中有 31.5%同时符合功能性消化不良的诊断,而 24.8%的功能性消化不良患者同时符合 IBS 的诊断,但是根据研究发现有不少 IBS 患者因为其主诉上消化道症状而被认为是胃部疾病进行胃镜检查,所以提醒医师注意对于主诉为上消化道症状的患者一定要了解其是否有腹泻、便秘,以免诊断错误。约 37.5%的 IBS 患者合并胃食管反流症状,且有症状重叠的 IBS 患者其肠道症状更严重。

4.胃肠外症状　相当多 IBS 患者伴有焦虑、抑郁、疑病、睡眠障碍等精神心理异常,表现为躯体化症状,部分患者并存纤维性肌痛、慢性盆腔痛和慢性疲劳综合征等。部分 IBS 患者可能伴有如头痛、胸闷、胸痛、心悸、气促、手心潮热等症状,但程度一般较轻。也可伴有如尿频、尿急、夜尿、排尿不尽感、性欲减低、性交痛等泌尿生殖系统症状。胃肠外症状可能与伴有的神经精神异常有关。

5.体征　多无明显的阳性体征,部分患者可能有腹部轻压痛,但绝无反跳痛及肌紧张。

部分患者可触及腊肠样肠管。部分患者肛门直肠指诊时存在肛门痉挛、直肠触痛，但肠黏膜光滑，指套无血迹。听诊无特殊发现，腹痛、腹泻时可闻及肠鸣音亢进。

三、辅助检查

1.结肠镜检查　对于有报警症状和体征的患者需要进行结肠镜检查，排除器质性疾病。对于 40 岁以下，有典型 IBS 症状及无报警症状的患者不推荐常规检查结肠镜。腹部超声、腹部或盆腔 CT、全消化道钡剂造影有助于排除腹部器质性疾病。

2.实验室检查　对初诊或不能排除器质性疾病者，需完善血、尿、粪三大常规和血生化检查，如白细胞计数升高，粪和尿检查发现脓细胞、红细胞，粪中含大量脂肪或发现寄生虫卵等均提示为器质性疾病。血沉增快也提示器质性疾病。

C-反应蛋白和钙卫蛋白有助于鉴别 IBS 与 IBD。伴有多饮、多食、出汗、消瘦者等可行甲状腺功能检查以排除甲状腺疾病。对经验性治疗无效的 IBS-D 和 IBS-M 患者应行血清抗肌内膜抗体和谷氨酰胺转移酶抗体水平定性检测，以排除乳糜泻。粪便细菌、寄生虫及虫卵分析对以腹泻为主要症状的患者有一定意义，特别是在感染性腹泻发病较高的发展中国家。

呼吸氢试验对 SIBO 诊断有一定作用，还可以了解肠道对单糖的耐受情况（如乳糖不耐受、果糖不耐受）、了解肠道传输时间，但不作为 IBS 诊断的常规检查。此外，肌电图、胃肠传输时间、胃肠和肛管测压等功能检查对于深入了解其病理生理变化及运动异常的类型有一定的作用。

四、诊断与鉴别诊断

1.排除器质性疾病　对于有报警症状和体征的患者应慎重排除器质性疾病：①发热、体重下降>3kg、便血或黑便、贫血、腹部包块，夜间腹泻、腹痛，以及其他不能用功能性疾病解释的症状和体征者；②新近出现持续的大便习惯（频率、性状）改变或发作形式发生改变或症状逐步加重者；③有结直肠癌、乳糜泻及 IBD 家族史者；④年龄≥40 岁者；⑤短期经验性治疗无效。

2.诊断标准　IBS 的诊断是基于临床症状的，因此详细地询问病史和细致的系统体格检查在 IBS 的诊断和鉴别诊断中至关重要。

（1）诊断标准：目前采用国际公认的罗马Ⅳ标准（表 4-2）。此外，支持诊断的常见症状有：①排便频率异常，每周排便少于 3 次，或每天排便多于 3 次；②粪便性状异常，干球粪或硬粪，或糊状粪/稀水粪；③排便费力；④排便急迫感、排便不尽、排黏液及腹胀。

表 4-2　IBS 的罗马Ⅳ诊断标准＊

反复发作的腹痛，近 3 个月内平均发作至少 1 天/周，伴有以下 2 项或 2 项以上：
1.与排便相关
2.伴有排便频率的改变
3.伴有粪便性状（外观）改变

＊诊断前症状出现至少 6 个月，近 3 个月符合以上诊断标准。

（2）IBS 分型：根据患者粪便性状的不同，罗马Ⅳ诊断标准进一步将 IBS 分为四种亚型，分别为 IBS 便秘型、IBS 腹泻型、BS 混合型、IBS 未定型（表 4-3）。

表 4-3　IBS 的罗马Ⅳ亚型分类标准

1.便秘型 IBS（IBS-C）粪便性状 1 型或 2 型>25%，且 6 型或 7 型<25%
2.腹泻型 IBS（IBS-D）粪便性状 6 型或 7 型>25%，且 1 型或 2 型<25%
3.混合型 IBS（IBS-M）粪便性状 1 型或 2 型>25%，且 6 型或 7 型>25%
4.未定型 IBS（IBS-U）排便习惯无法准确归入以上 3 型中的任何一型

粪便性状分型采用 Bristol 粪便性状量表：1 型为分散的干球粪，如坚果，很难排出；2 型为腊肠状，多块的；3 型为腊肠样，表面有裂缝；4 型为腊肠样或蛇状，光滑而柔软；5 型为柔软团块，边缘清楚（容易排出）；6 型为软片状，边缘毛糙，或糊状粪；7 型为水样粪，无固形成分。其中，1～2 型为便秘，6～7 型为腹泻，不少亚洲患者认为 3 型也属便秘范畴。

3.鉴别诊断　根据患者的典型症状，在没有“报警症状”的前提下根据罗马Ⅳ标准做出 IBS 的诊断。需要 IBS 进行鉴别的疾病主要是引起腹痛、腹泻和便秘等排便习惯改变的其他功能性肠病，以及胃肠道或全身性器质性疾病。

（1）引起腹胀、腹泻和便秘等排便习惯改变的其他功能性肠病：IBS 需与功能性便秘（FC）和功能性腹泻（FDr）相鉴别，其中功能性便秘以排便困难、排便次数少或排便不尽感为主要表现，而功能性腹泻以反复排稀便或者水样便为主要表现，FC 和 FDr 一般没有或较少伴有腹痛和（或）腹部不适症状，即使有轻微腹部症状，但不是主诉症状。

需要指出的是 IBS 患者常伴有腹胀症状，尤其是在中国 IBS 患者中较常见（52.8%），故需与功能性腹胀/腹部膨胀（FAB/D）相鉴别，后者以反复发作的腹部胀气和（或）膨胀为主要表现，且没有或很少发生便秘或腹泻等排便习惯异常和腹痛症状，但这些症状的发生频率和严重程度不是该患者的关键描述。

临床会遇到难以将功能性肠病的各类疾病、分型区分开来的情况，而且同一患者在不同时期会有不同的表现，各种情况相互重叠、相互转化。

（2）引起腹痛、腹泻和便秘等排便习惯改变的胃肠道或全身性器质性疾病

1）腹痛的鉴别诊断：对腹痛位于上腹部或右上腹，餐后疼痛明显者，应与胆系和胰腺疾病相鉴别。B 超检查、粪脂定性或定量及胰外分泌检查，必要时行逆行胰胆管造影检查有助于诊断。对腹痛位于下腹部，伴有或不伴有排尿异常或月经异常者，应与泌尿系统疾病及妇科疾病鉴别。腹痛位于脐周者，需与肠道蛔虫症鉴别。腹痛位于剑突下者，应与消化性溃疡、慢性胃炎鉴别，内镜检查是最可靠的方法。

2）腹泻的鉴别诊断：以腹泻为主者，主要应与感染性腹泻和吸收不良综合征鉴别，另外乳糜泻、结直肠肿瘤、甲状腺功能亢进也常见。如粪常规检查见大量白细胞、红细胞、脓细胞、大量黏液，提示感染性腹泻，应进一步做细菌学及寄生虫学检查，明确感染原。与吸收不良的鉴别需作有关吸收不良的试验和粪脂检查。IBS 与乳糖不耐受症的鉴别较困难，乳糖吸收试验及氢呼气试验阳性是乳糖不耐受症诊断的可靠标准。如因条件限制不能做这两项检查，可试行无乳糖饮食治疗，如腹泻很快缓解，则有利于诊断。对伴有多饮、多食、出汗、消瘦者等可行甲状腺功能检查以排除甲状腺功能亢进引起的腹泻。

3)便秘的鉴别诊断:以便秘为主者,应与药物不良反应所致的便秘、结直肠器质性疾病所致便秘鉴别。详细询问病史,充分了解药物作用及不良反应,停药后便秘改善有助于药物所致便秘的诊断。结直肠器质性疾病所致的便秘主要见于肿瘤和各种炎症所致的肠腔狭窄,除各自的临床特点外,结肠镜检查是确诊的主要手段。肛门直肠和盆底结构功能异常引起的便秘以排便费力、肛门直肠堵塞感、排便不尽感等症状明显,多需要手法辅助排便,通常需借助肛门直肠功能检测和胃肠传输时间测定鉴别。肛门直肠指诊可出现模拟排便时肛门括约肌不松弛或持续收缩,缩肛能力减弱;肛门直肠测压可出现模拟排便时肛门括约肌或盆底肌不协调性收缩,直肠推进力不足和(或)直肠感觉阈值提高等。

五、治疗

IBS 的治疗主要是遵循个体化对症处理原则,治疗目标是消除患者顾虑,减轻或缓解症状,减少发作的频率及程度,提高生活质量。由于 IBS 的病因和发病机制复杂,目前尚无一种方法或药物有肯定的疗效,针对每个 IBS 患者,均需要个体化细致分析病因、病理生理改变、分型、心理因素、诱发因素等。

1.一般治疗　首先应该建立良好的医患关系,安慰和建立良好的医患关系是有效、经济的治疗方法,也是所有治疗方法得以有效实施的基础。IBS 患者多有反复发生的症状,存在羞愧、害怕和无助感,感觉不被医师、家庭和朋友所理解,因此在对 IBS 患者问诊时应详细耐心,与患者建立良好的联盟,共同对付疾病。了解患者害怕什么,并用患者能够理解的语言,向患者进行充分的解释,回答患者关心的问题,使患者真正了解和认知 IBS 的发病因素、病程特点,对患者进行支持,给患者以希望。嘱患者调整生活方式,鼓励患者加强锻炼,按规律的排便习惯。嘱患者记录 2 周内的生活方式,包括症状、排便、饮食及用药等,确定哪些是症状的诱因,从而采取相应的调整。

2.饮食治疗　饮食疗法的原则是以患者自己的体验为依据,避免或减少诱发 IBS 症状的食品,如对消化道的不良刺激、引起的过敏或不耐受、消化道内易产气的食物等。目前尚无特定的食谱及摄食规律适合于所有的患者。从已有的研究表明可能与以下饮食有关:过度饮食、辛辣食物、高脂/油腻食物、奶制品、碳水化合物、咖啡因、酒精及高蛋白食物等。

膳食纤维的摄入可能对某些 IBS 患者有益,尤其是便秘型 IBS 患者,可改善 IBS 患者的肠道功能,但不可溶的纤维素能导致腹胀和腹部不适的症状,从而加重 IBS 患者的症状,而可溶性纤维素如车前草能改善 IBS 患者的症状。同时,某些形式的纤维,特别是麸皮,可能会加重 IBS 患者腹胀、排气增多和腹泻的症状。因此,对于纤维素摄入尚存在争议,对于便秘患者可增加纤维素,但对于腹痛、腹胀等症状为主的患者需要减少纤维素的摄入。

无麸质饮食和低 FODMAP 饮食近年来被作为重要的或辅助治疗 IBS 的措施。研究显示无麸质饮食可以显著改善部分 IBS-D 患者症状,减少了排便次数,同时降低了小肠通透性,对于这部分患者持续无麸质饮食明显降低 IBS 症状的复发率(40% vs. 68%,$P<0.05$)。近年来,研究显示限制 FODMAP(可酵解的低聚糖、双糖、单糖及多元醇)饮食对部分亚型 IBS 患者有效,主要通过减少体内发酵而显著改善症状,多项回顾性和前瞻性对照试验显示接受低 FODMAP 饮食疗法的 IBS 患者,在提高生活质量和总体胃肠道症状方面获益,且不同亚型 IBS 患者在低 FODMAP 饮食时均可获得更满意的粪便性状,但只有 IBS-D 亚型患者在排便次数方面有改善。

3.药物治疗

(1)便秘症状的药物治疗(表4-4)

表4-4　IBS便秘症状的药物治疗

药物类型	作用机制	代表药物(成人剂量)
缓泻剂	可吸附水分,增加粪便含水量和大便容量	欧车前(3.5 g,每天1~3次)
		甲基纤维素(500 mg,每天1~3次)
		多羧钙(1.25 g,每天1~3次)
容积性泻剂	不被肠道吸收,通过提高渗透性增加肠道内水分	聚乙-二醇(10 g,每天1~2次)
		乳果糖(10 g,每天1~3次)
渗透性泻剂	刺激肠道分泌和蠕动	比沙可啶(5~10 mg,每天1次)
刺激性泻剂		番泻叶(15 mg,每天1次)
润滑性泻剂	局部滑润并软化粪便	液状石蜡(5~10 mL,每天1~3次)
		多库酯(100 mg,每天1~3次)
促动力剂		
5-HT_4激动剂	与肠肌间神经丛5-HT_4受体结合后,能增加胆碱能神经递质的释放,促进肠道推进运动	普芦卡必利(1~2 mg,每天1次)
促分泌剂		
CIC-2激活剂	选择性激活肠上皮2型氯离子通道,通过增加氯离子分泌,进而驱动水分泌	鲁比前列酮(24 μg,每天2次,与餐同服)
GC-C激动剂	作用于肠上皮细胞鸟苷酸环化酶C受体,提高胞内cGMP的浓度,激活CFTR氯离子通道	利那洛肽(290 μg,每天1次) plecanatide(Ⅱ期临床试验)
胆汁酸调节剂		
胆汁酸补充剂	促进结肠分泌和加快结肠传输	鹅脱氧胆酸(CDCA)
回肠胆汁酸转运体抑制剂	抑制回肠胆汁酸重吸收,增加结肠胆汁酸浓度,进而促进肠道分泌和排便	elobixibat(Ⅰ期临床试验)

1)缓泻剂:一般主张使用作用温和的缓泻药以减少不良反应和药物依赖性,常用高渗性泻剂或容积性泻剂。高渗性泻剂常用的为聚乙二醇(PEG)、乳果糖,容积性泻剂主要有欧车前子、甲基纤维素和多羧钙,这些药物不被肠道吸收,可吸附水分或通过高渗透性增加肠道内水分,使大便容量增加,促进肠运动。对腹胀明显者,应慎用高渗性泻药(如山梨醇、乳果糖等),因为此类药物不被吸收,在结肠部分细菌分解产生气体而加重腹胀。可酌情选用润滑性泻剂如蓖麻油、液状石蜡、甘油等,盐类泻剂如硫酸镁,容积性泻剂如纤维素。应尽可能

避免长期应用刺激性泻剂(如酚酞类及大黄、番泻叶等蒽醌类),因为这类泻剂有较强的刺激肠运动的作用,易引起或加重便前腹痛,且长期使用会导致结肠黑变病。

2)促动力剂:普芦卡必利是选择性 5-HT_4受体激动剂,对慢传输型便秘患者有治疗作用,具有选择性强、不良反应少及对肠道的促动力作用强的特点。普芦卡必利(每天 2 mg,口服)可以改善慢性便秘的症状,包括排便频率,粪便的连续性和排便费力。最常见的不良反应是头痛、恶心和腹泻,但通常是短暂的,往往发生在开始治疗的 24 小时内。

3)促分泌剂:促分泌药物是通过位于管腔内肠上皮细胞顶端表面的氯离子通道来发挥作用的。

鲁比前列酮是前列腺素的衍生物,其主要机制是选择性激活肠上皮 2 型氯离子通道(ClC-2),通过增加氯离子分泌,进而驱动水钠的细胞旁被动转运。同时,鲁比前列酮也可能直接作用于平滑肌前列腺素 E1 受体,对消化道动力有一定的促进作用。研究显示,鲁比前列酮(24 μg 每天 2 次口服)治疗 12 周,改善 IBS-C 患者便秘症状,整体有效率明显优于安慰剂(17.9% vs. 10.1%,$P<0.05$)。由于临床研究数据绝大多数来自于女性,目前鲁比前列酮已经被批准用来治疗成年女性的 IBS-C,其主要的不良反应为恶心、腹泻和腹痛,禁用于胃肠道梗阻和妊娠患者。

利那洛肽是含有 14 个氨基酸的短肽,作用于肠上皮细胞鸟苷酸环化酶 C(GC-C)受体,提高胞内 cGMP 的浓度,激活肠上皮细胞顶膜上氯离子通道 CFTR 而促进氯离子分泌。利那洛肽还可以提高结肠疼痛的阈值,促进完全自发肠道蠕动。为期 12 周的随机对照临床试验中,利那洛肽(290 μg 每天 1 次口服)治疗慢性便秘患者在增加排便频率和改善粪便的连续性,减轻排便费力感和整体便秘症状方面优于安慰剂(33.7% vs. 13.9%,$P<0.05$)。目前利那洛肽被批准用于治疗成年 IBS-C 患者,腹泻是最常见的不良事件。另一种 GC-C 激动剂——plecanatide,三期临床试验结果显示可以改善 IBS-C 患者腹痛和排便习惯。

4)胆汁酸调节剂:增加肠道内胆汁酸含量可能有效改善 IBS-C 患者症状。胆汁酸补充剂鹅脱氧胆酸(CDCA)是一种初级胆汁酸,当剂量达到 750~1000 mg/d 时会显著促进结肠分泌和加快结肠传输,改善粪便性状、增加排便频率。回肠胆汁酸转运体抑制剂(如 elobixibat)则可抑制回肠胆汁酸重吸收,增加结肠胆汁酸浓度,进而促进肠道分泌和排便,目前处于Ⅲ临床试验,有望用于 IBS-C 患者治疗。

(2)腹泻症状的药物治疗(表 4-5)

表 4-5 IBS 腹泻症状的药物治疗

药物类型	作用机制	代表药物(成人剂量)
吸附性止泻剂	主要吸附水分及致病菌	八面体蒙脱石(3 g,每天 3 次)
μ 阿片受体激动剂	可以减缓结肠传输,增加水和离子的吸收	洛哌丁胺(4mg,每天 1~2 次)
		艾沙度林(100 mg,每天 1 次)
5-HT_3受体阻滞剂	可使结肠松弛,减慢小肠转运,提高内脏感觉阈值	阿洛司琼(0.5 mg,每天 2 次)
抗生素	肠道不可吸收的广谱抗生素	利福昔明(550 mg,每天 3 次)

（续表）

药物类型	作用机制	代表药物（成人剂量）
其他		
胆汁酸螯合剂	减少胆汁酸对肠道分泌和运动的促进作用	考来维仑（1.875 mg，每天2次）
活性炭吸附剂	通过吸附作用减少肠道内外源性物质对肠道的刺激作用，降低内脏高敏感性和肠道通透性	AST420（临床试验）
氯通道抑制剂	抑制肠上皮细胞cAMP和钙激活氯离子通道，抑制肠道分泌	crofelemer（临床试验）

1）止泻剂：对腹泻症状较轻者，可选用吸附剂止泻，如八面体蒙脱石，可以吸附水分及致病菌，提高消化道黏膜保护力，促进黏膜修复，同时它还可以调整和恢复结肠运动功能，降低结肠的敏感性。对腹泻症状较重者，可选用减慢肠运动的止泻剂，如μ-阿片受体激动剂。洛哌丁胺是外周μ-阿片受体激动剂，可以减缓结肠传输，增加水和离子的吸收。研究显示洛哌丁胺可改善粪便性状，减少了排便频率，但对腹痛症状缓解不明显。过量服用易引起便秘，应注意剂量个体化。艾沙度林是混合型μ-阿片受体激动剂/δ阿片受体阻滞剂，对肠道蠕动的抑制作用较洛哌丁胺弱。艾沙度林（100 mg每天1次口服）治疗12周，IBS-C患者的总体症状改善率明显高于安慰剂（27.5% vs. 16.2%，$P<0.05$），美国FDA已批准艾沙度林用于IBS-D的治疗。

2）5-HT3拮抗剂：阿洛司琼是一种高度选择性$5-HT_3$受体阻滞剂，可以使结肠松弛，提高内脏感觉阈值，减慢小肠转运。阿洛司琼治疗女性IBS-D患者时可以有效缓解腹痛、减少排便次数和减轻直肠紧迫感。但是因其能导致便秘、缺血性肠炎等较严重的不良反应限制了临床应用，美国FDA仅批准阿洛司琼可以应用最低的初始剂量（0.5 mg每天2次口服）来治疗患有严重IBS-D的女性患者。另外的研究还发现$5-HT_3$受体阻滞剂雷莫司琼和昂丹司琼对IBS-D有效。

3）利福昔明：利福昔明是一种不可吸收的广谱抗生素，美国FDA批准利福昔明用于治疗非便秘型IBS。多中心临床试验提示短期内使用能改善IBS患者的粪便硬度、腹胀、腹痛及整体症状。荟萃分析显示，利福昔明（550 mg每天3次口服）改善IBS整体症状方面明显优于安慰剂（治疗获益率=9.8%；NNT=10.2），且不良事件与安慰剂无明显差异。此外，对于利福昔明治疗后复发的IBS-D患者，利福昔明再使用同样有效，明显优于安慰剂（32.6% vs. 25.0%，$P<0.05$）。

4）其他：胆汁酸螯合剂（如考来维仑）通过降低肠道内胆汁酸浓度，减少胆汁酸对肠道分泌和运动的促进作用，改善IBS-D患者腹泻症状，目前仅有少量临床研究支持。此外，活性炭吸附剂（如AST420）为口服肠道内吸附剂，吸附肠道内毒物，减少肠道内外源性物质对肠道的刺激作用，降低内脏高敏感性和肠道通透性，使非便秘型IBS患者腹痛或腹部不适的时间减少,粪便性状改善,同时未发现显著不良反应。氯离子分泌抑制剂(如 crofelemer)是一种从植物中提取的前花青素寡聚物,可以抑制肠上皮细胞 cAMP 和钙激活氯离子通道,抑制肠道分泌。临床研究显示,较大剂量 crofelemer(500 mg,每天 2 次)能够延长女性 IBS-D 患者腹部不适或腹痛的缓解天数,其有效性和安全性还需大样本临床试验评估。

(3)腹痛症状的药物治疗(表 4-6)

表 4-6　IBS 腹痛症状的药物治疗

药物类型	作用机制	代表药物(成人剂量)
解痉剂		
抗胆碱药	抑制平滑肌收缩	东莨菪碱(0.2 mg,每天 3~4 次)
钙离子拮抗剂	选择性消化道钙拮抗,抑制平滑肌收缩	匹维溴铵(50 mg;每天 3 次)
		奥替溴铵(40 mg,每天 3 次)
平滑肌松弛剂	直接作用于胃肠道平滑肌,松弛平滑肌	美贝维林(135 mg,每天 3 次)
		阿尔维林(60 mg,每天 3 次)
胃肠动力调节剂	对胃肠道平滑肌具有双向调节作用	曲美布汀(0.1~0.2 g,每天 3 次)
抗抑郁药		
TCAs	抗抑郁作用,降低内脏敏感性	阿米替林(10~150 mg,睡前)
		地昔帕明(10~150 mg,睡前)
SSRIs	选择性抑制 5-HT 再摄取	帕罗西汀(20~50 mg,每天 1 次)
	抗抑郁作用,降低内脏敏感性	西酞普兰(20 mg,每天 1 次)
		氟西汀(10~40 mg,每天 1 次)
其他		
NK2 受体阻滞剂	选择性抑制神经激肽 NK2 受体	ibodutant(Ⅱ期临床试验)
CRF1 受体阻滞剂	缓解内脏高敏感和结肠动力障碍	pexacerfont(Ⅱ期临床试验)

1)解痉剂:包括抗胆碱能药或平滑肌松弛剂,可以抑制消化道收缩。纳入 12 种不同解痉剂的荟萃分析显示,解痉剂对于 IBS 腹痛治疗有效(治疗获益率=19.8%;NNT=5.1)。消化道选择性钙离子拮抗剂,如匹维溴铵和奥替溴铵,可以减少 IBS 患者平滑肌峰电位频率,解除平滑肌痉挛,抑制餐后结肠运动反应,减轻无益的肠道痉挛性收缩、增强肠道通过时间和生理性蠕动,对许多药物引起的胃肠平滑肌收缩也有抑制作用。解痉剂还可减轻 IBS 患者的腹痛症状,对腹泻和便秘也有一定疗效。其他解痉剂如抗胆碱药(如东莨菪碱),平滑肌抑制剂(如美贝维林和阿尔维林)及外周阿片受体激动剂(曲美布汀)等对缓解 IBS 腹痛均有一定的作用。解痉剂虽然可以短期内缓解 IBS 患者腹痛的症状,但长期效果尚不明确。

2)抗抑郁药:抗抑郁药可以降低内脏敏感性,从而缓解腹痛,同时处理 TBS 患者并存的心理障碍,常用的药物包括三环类抗抑郁药(TCAs)和选择性 5-HT 再摄取抑制剂(SSRIs)。抗抑郁药治疗 IBS 剂量应比抗抑郁症治疗量小,可以缓解 IBS 总体症状和腹痛症状,即使对于没有明显伴随精神和心理障碍表现的患者也有效。总的来说,TCAs 对于控制 IBS 症状有效(与安慰剂比较 RR 值 0.66,95%CI:0.57~0.76),特别是 IBS-D 患者,能够有效缓解 IBS 总体症状、减轻腹痛。目前仅有有限的资料对 SSRIs 治疗 IBS 的有效性进行研究,结论存在争议,有待进一步大样本研究来评估。

3)其他:近来研究显示,选择性神经激肽 NK2 受体阻滞剂(如 ibodutant)可以改善女性 IBS 患者整体症状和腹部疼痛不适,呈现剂量依赖性,ibodutant 10 mg 治疗组效果显著优于安慰剂,且安全性和耐受性较好。此外,针对不同靶点的新药,如肥大细胞稳定剂/H1 受体阻滞剂(如酮替芬和色甘酸钠)、CR-F1 受体阻滞剂(如 pexacerfont)及色氨酸羟化酶抑制剂等,也有临床研究显示对部分 IBS 治疗有效,但尚需更多地临床数据支持。

4.菌群调节治疗　益生菌可能对 IBS 患者有益,其机制可能包括调节肠道细菌群落、调节黏膜免疫功能、恢复黏膜屏障功能等。研究表明,常用的益生菌如双歧杆菌和乳酸杆菌可以减少 IBS 患者腹痛、腹胀、排便不尽感等,且没有明显不良反应,对腹泻患者的效果得到认可,对便秘的作用需要进一步研究证实。纳入了 43 个随机临床试验的荟萃分析显示益生菌治疗 IBS 有效,且 IBS 症状持续的 RR 值为 0.79(95%*CI*:0.70~0.89)。由于研究设计不同,使用益生菌菌种和剂量剂型及持续时间的差异,导致现有的研究结果差异较大,针对 IBS 不同亚型应该选取的益生菌种类、剂量和用药时间尚不明确。总体上讲,多菌种多菌株优于单一菌株,具有足够数量的活菌也是保证益生菌治疗效果的关键。此外,粪菌移植(fecal microbial transplantation,FMT)治疗 IBS 已经有病例报告和小样本非对照的病例研究。初步报道表明这种治疗很有前景,但是 FMT 的疗效和安全性仍需要大样本的随机对照试验来进一步证实。

六、预后与预防

IBS 病程长,反复发作,但预后一般较好。一项系统性回顾研究发现,12%~18%的患者在 2 年的中位随访期内症状消失,而 32%~68%的 IBS 患者在长达 12 年的随访期内症状无改善甚至加重。预后不好的危险因素包括严重心理障碍、病程长和有既往手术史等。

第五章 肝脏疾病

第一节 病毒性肝炎

病毒性肝炎主要有5种,分别为甲型、乙型、丙型、丁型、戊型病毒性肝炎。甲型、戊型肝炎多为急性起病,预后良好,乙型、丙型和丁型肝炎预后较差,部分患者可发展为慢性肝炎、肝硬化,甚至演变为原发性肝癌。

一、甲型肝炎

甲型肝炎是甲型肝炎病毒(HAV)引起的急性肝脏炎症,由患者的潜伏期或急性期粪便、血液中的HAV污染水源、食物及生活密切接触经口进入胃肠道而传播,可暴发或散发流行,病程急骤,预后良好。

1.病原学　甲型肝炎病毒直径27~32 nm,无包膜,球形,有空心和实心两种颗粒。60℃ 1小时不能灭活,100℃5分钟可全部灭活。可以感染人的血清型只有一个,因此只有一个检查抗体系统,临床研究表明免疫血清球蛋白可保护HAV感染者。

2.流行病学　甲型肝炎的流行与社会、经济和卫生因素密切相关。甲型肝炎呈全球性分布,分为高度、中度和低度地方性流行地区。由于HAV主要经粪-口途径传播,甲型肝炎现已成为发展中国家严重的公共卫生隐患。

(1)传染源:甲型肝炎患者和隐性感染者是疾病的主要传染源。甲型肝炎患者起病前2周和起病后1周粪便中排出的HAV数量增多。隐性感染者是很重要的传染源。

(2)传播途径:HAV主要经粪-口途径传播,粪便污染饮用水源、食物、蔬菜、玩具等可导致流行。水源或食物污染可导致暴发性流行。1988年上海31万人的暴发流行是我国历史上最大的一次流行,流行病学调查证实与食用毛蚶密切相关。此外,HAV可通过人-猿接触传播,饲养员接触HAV感染猴后可致HAV感染。

(3)易感人群:抗HAV阴性者对HAV普遍易感。我国80%以上成年人抗HAV-IgG阳性,可通过胎盘将抗HAV-IgG带给胎儿,6个月以下的婴儿均有HAV抗体,6个月后逐渐消失,成为易感者。发病者集中在幼儿和儿童。

3.病理学及发病机制

(1)病理表现:甲型肝炎主要表现为肝细胞点状坏死、变性和炎症渗出,少数有较明显淤胆,偶见大块性和亚大块性坏死。

(2)发病机制:关于甲型肝炎发病机制的研究较少,病因尚未完全阐明。在病毒侵入消化道黏膜后,有一短暂病毒血症阶段。既往认为HAV对肝细胞有直接损害作用,目前研究证实,感染早期HAV大量增生,肝细胞仅轻微破坏,随后细胞免疫起重要作用。较强的HAV抗原性易激活患者血清 $CD8^{+}T$ 淋巴细胞,致敏淋巴细胞对HAV感染的肝细胞产生细胞毒性,导致肝细胞变性、坏死。感染后期,HAV抗体产生后通过免疫复合物使肝细胞破坏。

4.临床特征

(1)潜伏期:2~6周,平均4周。

(2)临床表现:急性甲型肝炎临床表现阶段性较为明显,可分为3期。典型病例的临床表现如下:

1)黄疸前期:起病急,有畏寒、发热、全身乏力、食欲减退、厌油、恶心、呕吐、腹痛、腹泻,尿色逐渐加深,至本期末呈浓茶色。少数病例以发热、头痛、上呼吸道症状等为主要表现。本期持续1~21天,平均5~7天。

2)黄疸期:自觉症状有所好转,发热减退,但尿色继续加深,巩膜、皮肤黄染,约在2周内达高峰。大便颜色变浅、皮肤瘙痒、心率缓慢等梗阻性黄疸表现。肝大至肋下1~3 cm,有充实感,有压痛及叩击痛。部分病例有轻度脾大。本期持续2~6周。

3)恢复期:黄疸逐渐消退,临床症状减轻以至消失,肝脾回缩,肝生化指标逐渐恢复正常。本期持续2周到4个月,平均1个月。

(3)特殊表现

1)急性重型肝炎:甲型肝炎引起急性重型肝炎较少见,1988—1989年上海发生甲型肝炎暴发流行累及人数达31万人,甲型急性重型肝炎比例为0.15‰。在慢性乙型肝炎基础上并发甲型急性重型肝炎危险性较高。甲型急性重型肝炎并发肝性脑病和肝肾综合征是死亡的主要原因。

2)淤胆型肝炎:少数甲型肝炎可发展为淤胆型肝炎,使病程延长,一般为自限性。

3)复发性甲型肝炎:有少数甲型肝炎患者在恢复后出现复发的症状和体征,伴肝功能异常和抗HAV-IgM消失后再度上升。这种复发性甲型肝炎常发生于甲型肝炎恢复后1~4个月,但病程自限,预后良好。

4)重叠感染:甲型肝炎可重叠其他嗜肝病毒感染,我国报道甲、乙型肝炎病毒重叠感染高达12%~15%,也有甲、乙、丙型肝炎病毒重叠感染。

5)合并妊娠:一般不影响甲型肝炎的病情和病程,也不增加产科并发症和婴儿畸形的发生率,甲型肝炎一般不通过母婴传播。

5.实验室检查

(1)粪便检测:RNA分子杂交及PCR法检测HAV RNA,后者更为灵敏,RT-PCR法将HAV RNA转为cDNA,再进行PCR检测:固相放射免疫法(SPRIA)检测甲型病毒抗原(HAAg),起病前2周粪中可检测到,发病后1周阳性率45%,第2周仅12%。该方法可用于识别急性期或无症状感染患者,用于HAV感染患者粪便排病毒规律及传染期的观察。

(2)血清抗体检测

1)抗HAV-IgM:是临床最可靠的常规检测手段,常用酶联免疫吸附试验(ELISA),血清中抗HAV-IgM出现于HAV感染的早期(发病后数天),滴度很快升至峰值,持续2~4周,并在短期内降至较低水平,通常在3~6个月消失(少数可超过1年)。因此,抗HAV IgM是甲型肝炎早期诊断最简便可靠的血清学标志,也是流行病学中区分新近感染(包括临床和无症状的亚临床感染)与既往感染甲型肝炎病毒的有力证据。

2)抗HAV-IgG:抗HAV-IgG在急性期后期和恢复早期出现,于2~3个月达高峰,然后缓慢下降,持续多年或终身。能区分是新近还是既往感染,主要用于了解人群中既往感染情况及人群中的免疫水平,对流行病学调查更有意义。

(3)常规生化指标检测:外周血白细胞总数正常或偏低,淋巴细胞相对增多,偶见异型淋巴细胞。黄疸前期尿胆原及尿胆红素阳性反应,可作为早期诊断的重要依据。丙氨酸氨基转移酶(ALT)于黄疸前期早期开始升高,血清总胆红素(TBil)在黄疸前期开始升高。ALT高峰在血清TBil高峰之前,一般在黄疸消退后数周恢复正常。

急性黄疸型血清球蛋白常轻度升高,随病情变化逐渐恢复正常。急性无黄疸型和亚临床型患者肝生化指标改变仅以ALT轻、中度升高为特点。急性淤胆型者TBil显著升高而ALT仅轻度升高,同时伴血清碱性磷酸酶(ALP)及谷氨酰转肽酶(GGT)明显升高。

6.诊断与鉴别诊断

(1)诊断标准:主要依据流行病学史、接触史、临床特点及实验室检查,主要是抗HAV-IgM阳性及氨基转移酶升高。“热退黄疸现,临床症状有所减”是本病早期特征。黄疸前期患者尿色加深是考虑该病的重要线索。若为慢性肝炎患者,通常不考虑该病。

(2)鉴别诊断:黄疸前期需与上呼吸道感染、肠道感染和关节炎等疾病鉴别。急性期需与其他型病毒性肝炎及阻塞性黄疸鉴别。

7.治疗及预后　甲型肝炎为自限性疾病,无须特殊治疗。该病预后良好,通常在2~4个月恢复,少数病程可延长或有反复,但最终可痊愈,该病不会转为慢性肝炎,病死率极低。

8.预防　早期发现,早期隔离,自发病日开始,隔离3周。幼儿园等机构除患儿隔离外,接触者医学观察45天。强调改善居住和卫生条件,提高群众卫生意识。餐前便后勤洗手,加强水源、饮食和粪便的管理。密切接触者,可予免疫球蛋白(人血丙种球蛋白)被动免疫,0.02~0.05 mL/kg,尽早注射,治疗时间应≥2周。灭活和减毒疫苗已研制成功,接种者可产生有效的抗体反应,在国内已生产和推广。在高发地区接种疫苗,可形成免疫屏障,明显降低发生率。目前对学龄前儿童普遍接种,对高危人群也接种疫苗,是我国控制甲型肝炎流行的主要手段。

二、乙型肝炎

常致慢性感染,最终形成肝硬化和肝癌,是严重危害我国人民健康的重要传染病。

1.病原学　乙型肝炎病毒(HBV)是脱氧核糖核酸病毒,属嗜肝DNA病毒。完整的病毒颗粒(Dane颗粒)在1970年由Dane在电镜下发现,直径约42 nm。分为包膜(HBsAg)及核心,后者由核衣壳(HBcAg)及其所含的病毒DNA基因组、DNA聚合酶、HBeAg等组成。HBV基因组结构独特,是一个仅约3.2kb的部分双链环形DNA。较长的一链因与病毒mRNA互补,按惯例将其定为负性,较短的一链则定为正极性。负链核苷酸序列至少有4个开放阅读框架(open reading frame,ORF),即C、P、S和X基因,分别编码核壳、聚合酶、包膜蛋白、X蛋白及调节病毒蛋白的转录水平。采用HBV DNA转染肝癌细胞株在体外能分泌HBV颗粒及各种抗原,供实验室研究,HBV转基因小鼠也可作为一个整体模型对HBV进行研究。

2.流行病学 HBV感染是严重的公共卫生问题。虽然HBV感染呈世界性分布,但不同地区的HBV流行率差异较大。2006年,我国乙型肝炎血清流行病学调查结果显示,1~59岁人群乙型肝炎表面抗原携带率为7.18%。虽然我国属HBV高地方性流行地区,但各地人群HBsAg流行率分布并不一致。

(1)传染源:急性、慢性乙型肝炎患者和病毒携带者,特别是无症状携带者是乙型肝炎的主要传染源,通过血液和体液排出病毒,其传染性贯穿于整个病程。

(2)传播途径:HBV主要经血、血制品、母婴、破损的皮肤和黏膜及性传播。围生(产)期传播是母婴传播的主要方式，多在分娩时接触HBV阳性母亲的血液和体液传播。经皮肤黏膜传播主要发生于使用未经严格消毒的医疗器械、注射器、有创性诊疗操作、手术及静脉内滥用毒品等。其他如修足、文身、扎耳环孔、医务人员工作中的意外暴露、共用剃须刀和牙刷等也可传播。与HBV阳性者性接触，特别是有多个性伴侣者，其感染HBV的危险性增高。由于严格实施对献血员进行HBsAg筛查，经输血或血液制品引起的HBV感染已较少发生。

HBV不经呼吸道和消化道传播，因此，日常学习、工作或生活接触，如同一办公室工作(包括共用计算机等办公用品)、握手、拥抱、同住一宿舍、同一餐厅用餐和共用厕所等无血液暴露的接触，一般不会传染HBV。经吸血昆虫(蚊、臭虫等)传播未被证实。

(3)易感者：人群普遍易感。随着年龄增长，通过隐性感染获得免疫的比例逐渐增加，故HBV感染多发生于婴幼儿及青少年。到成年以后，除少数易感者以外，已感染HBV的人多已成为慢性或潜伏性感染者。到中年后，无症状HBsAg携带者随着HBV感染的逐步消失而减少。

3.病理及发病机制

(1)病理变化：急性乙型肝炎病理表现为肝小叶内坏死、变性和炎症反应。病变严重时，在中央静脉与门静脉之间形成融合性带状坏死，提示预后不良或转化为慢性活动性肝炎。急性肝炎一般无毛玻璃样细胞，免疫组织化学常无HBcAg和HBsAg。

(2)发病机制：乙型肝炎发病机制极为复杂，迄今尚未完全阐明。目前主要认为，HBV侵入人体后，未被单核-吞噬细胞系统清除的病毒到达肝脏，病毒包膜与肝细胞膜融合，导致病毒侵入肝细胞后开始复制过程。一般认为HBV不直接损害肝细胞，而是通过宿主免疫应答引起肝细胞的损伤和破坏，导致相应的临床表现。由于宿主不同的免疫反应(包括个体的遗传和代谢差异)，HBV感染的临床表现和转归也各有不同。

4.临床特征

(1)潜伏期：1~6个月，平均2个月左右。

(2)临床表现：分为急性黄疸型、急性无黄疸型和急性淤胆型肝炎，临床表现与甲型肝炎相似，多呈自限性(占90%~95%)，常在半年内痊愈。

5.实验室检查

(1)肝生化功能检查：可反映肝脏损害的严重程度，ALT、AST升高，急性期增高幅度低于甲型肝炎水平。病原学诊断要依靠HBV抗原抗体和病毒核酸的检测。

(2)HBV血清标志物的检测

1)HBsAg：在HBV感染者中出现最早，1~2周、最迟11~12周可被检出，滴度最高，是乙型肝炎早期诊断的重要标志。典型急性乙型肝炎，潜伏期先出现HBsAg，经2~6周才出现肝炎临床症状、体征及肝功能异常，在血中可持续1~2个月，于恢复期消失，若持续6个月以上，常发展为慢性肝炎。除见于急慢性乙型肝炎外，尚可在HBsAg携带者、肝炎后肝硬化和肝细胞癌患者中检测到。HBsAg阳性表示存在HBV感染，但HBsAg阴性不能排除HBV感染。

2)抗HBsAg：是一种保护性抗体，能清除病毒，防止HBV感染，在急性乙型肝炎中最晚出现(发病后3个月)，提示疾病恢复。在暴发型肝炎中抗HBsAg常呈高滴度，并与HBsAg形成免疫复合物，是致肝细胞块状坏死的原因之一。接种乙型肝炎疫苗后，可出现抗HBsAg，可作为评价乙型肝炎疫苗是否接种成功的重要标志。值得一提的是，HBsAg和抗HBsAg 同时阳性,提示形成免疫复合物、HBV 多种亚型感染的结果或机体免疫紊乱所致。

3)HBeAg:伴随 HBsAg 后出现,若 HBeAg 持续阳性表明 HBV 活动性复制,提示传染性大,容易发展为慢性肝炎,可作为抗病毒药物疗效考核指标之一。

4)抗 HBe:急性乙型肝炎时,抗 HBe 示病情恢复,病毒复制减少或终止;抗 HBe 持续阳性提示 HBV 复制处于低水平,HBV DNA 可能已和宿主 DNA 整合,并长期潜伏;或因出现前 C 区突变,HBeAg 不能表达。HBeAg 与抗 HBe 的转换有时是由于前 C 区突变所致,而并非完全是感染减轻。

5)HBcAg:一般不能在血清中检测到,多数存在于 Dane 颗粒内,少数游离者也被高滴度抗 HBc 形成免疫复合物,需用去垢剂处理使 HBcAg 暴露后再检测。它是乙型肝炎传染性和病毒复制的标志,是肝细胞损害的靶抗原,与病情活动有关。

6)抗 HBc:抗 HBc 总抗体在 HBV 感染后早期出现,呈高滴度,可持续 5 年甚至更长。滴度在 1∶100 以上,结合肝功能可作为乙型肝炎诊断的依据,对 HBsAg 阴性的急性乙型肝炎,抗 HBc 高滴度有诊断意义;由于抗体存续时间长,常用于流行病学调查,是疫苗安全性观察指标。抗 HBc-IgM 阳性提示 HBV 活动性复制,是诊断急性乙型肝炎的主要依据,慢性乙型肝炎活动期呈阳性,缓解期可消失。抗 HBc-IgG 可持续存在,暴发型肝炎时抗体呈高滴度。

(3)HBV DNA 检测:国际上推荐 Roche COBAS Taqman 法检测,其最低检测值为 50IU/mL(约等于 300 拷贝/mL)。我国常用实时荧光定量 PCR 法,最低检测值为 1000 拷贝/mL,灵敏性和准确率较低。

(4)HBV 基因分型及耐药变异检测:HBV 基因分型和耐药变异的检测方法有:特异性引物 PCR 法、限制性片段长度多态性分析法、线性探针反向杂交法和基因测序等。

6.诊断与鉴别诊断

(1)诊断标准:追问病史,可有输血史或血制品、其他药物注射史;急性肝炎的临床表现:肝生化指标,特别是 ALT 和 AST 升高,伴或不伴胆红素升高;急性期 HBsAg 阳性,可伴有短暂 HBeAg、HBV DNA 阳性;抗 HBc IgM 高滴度阳性,抗 HBc IgG 低滴度阳性;恢复期 HBsAg 和抗 HBc-IgM 低滴度下降,最后转为阴性,若患者发病前 6 个月以内证实乙型肝炎血清标志物阴性,则更支持急性乙型肝炎的诊断。

(2)鉴别诊断:需与其他病因的病毒性肝炎、药物或中毒性肝炎区别,主要依据流行病史、服药史和血清学标志物鉴别。

7.治疗　急性乙型肝炎多能自愈,无须特殊药物治疗。患者只需适当休息、平衡饮食,只有在必要时,根据临床症状对症支持治疗。

8.预防

(1)管理传染源:除抗 HBs 阳性且 HBV DNA 阴性者,其余血清 HBV 标志物阳性者不能献血,避免从事餐饮及幼托工作。

(2)切断传播途径:防止血液及体液传播,保护易感人群。

(3)接种乙型肝炎疫苗:是预防 HBV 感染的最有效方法。乙型肝炎疫苗的接种对象主要是新生儿,其次为婴幼儿,15 岁以下未免疫人群和高危人群(如医务人员、经常接触血液的人员、托幼机构工作人员等),其中新生儿在出生 12 小时内注射乙型肝炎免疫球蛋白(HBIG)和乙型肝炎疫苗后,可接受 HBsAg 阳性母亲的哺乳。乙型肝炎疫苗免疫在接种前不筛查 HBV 感染标志物是安全的。乙型肝炎疫苗全程需接种 3 针,按照 0 个月、1 个月、6

个月程序，即接种第 1 针疫苗间隔 1 个月及 6 个月注射第 2 和第 3 针疫苗。新生儿接种乙型肝炎疫苗要求在出生后 24 小时内接种，越早越好。接种部位新生儿为臀前部外侧肌肉内，儿童和成人在上臂三角肌中部肌内注射。

接种乙型肝炎疫苗后有抗体应答者的保护效果一般至少可持续 12 年，因此一般人群不需要进行抗-HBs 监测或一般人群不需行抗-HBs 监测或加强免疫。但对高危人群可进行抗-HBs 监测，如抗-HBs<10 mIU/mL 可予加强免疫。

对乙型肝炎疫苗无应答者，应增加疫苗的接种剂量（如 60 μg）和针次，对 3 针免疫程序无应答者可再接种 3 针或 1 针 60 μg 重组酵母乙型肝炎疫苗，并于第 2 次接种 3 针或 1 针 60 μg 乙型肝炎疫苗后 1~2 个月检测血清中抗-HBs，如仍无应答，可再接种 1 针 60 μg 重组酵母乙型肝炎疫苗。

意外暴露的人群中，若已接种过乙型肝炎疫苗，且已知抗-HBs>10IU/L 者，可不进行特殊处理。如未接种过乙型肝炎疫苗，或虽接种过乙型肝炎疫苗，但抗-HBs<10 mIU/L 或抗-HBs 水平不详，应立即注射 HBIG 200~400IU，并同时在不同部位接种 1 针乙型肝炎疫苗（20 μg），于 1 个月和 6 个月后分别接种第 2 和第 3 针乙型肝炎疫苗（各 20 μg）。

三、丙型肝炎

1.病原学　丙型肝炎病毒（HCV）是包膜呈球形的 RNA 病毒，免疫电镜下其直径为 55~65 nm。HCV 属黄病毒家族成员，均含有单股正链 RNA 基因组。其复制方式与黄病毒家族病毒相似，以正链 RNA 基因组作为病毒复制的模板，复制成负链 RNA，再转录成多个正链 RNA。对世界各地 HCV 分离株的部分或全序列分析，发现各分离株的基因组序列存在差异，有明显异质性。

2.流行病学

（1）传染源：丙型肝炎的主要传染源是潜伏期患者，急性丙型肝炎、亚临床型和慢性丙型肝炎患者和无症状携带者。

（2）传播途径

1）血液传播：HCV 感染经血或血制品传播。

2）医源性传播：医疗器械、针头、针灸用品均可感染丙型肝炎。拔牙和文眉者也可感染丙型肝炎，这些均与接触传染性血液有关。

3）性接触传播：研究报道，无输血史的丙型肝炎患者中，有性接触或家庭内肝炎接触史者颇为多见，丙型肝炎发病与接触新的性伙伴明显相关。有资料表明，在精液及阴道分泌液中均有 HCV 存在，这说明存在 HCV 性传播的可能。

4）母婴传播：近年来对 HCV 存在母婴传播已有较明确的认识。HCV RNA 阳性母亲将 HCV 传播给新生儿的危险性为 5%~10%。合并 HIV 感染时，传播的危险性增至 20%。HCV 载量高低与母婴传播的危险性大小直接相关。

5）日常生活接触传播：一般日常生活或工作接触不会传播 HCV。接吻、拥抱、喷嚏、咳嗽、食物、饮水、共用餐具和水杯等，由于无皮肤破损及血液暴露，一般不会传播 HCV。

（3）高危人群：主要是受血者、血透患者、静脉药瘾者、HIV 感染者和 HCV 阳性孕妇所生的婴儿，密切接触传染性血液的医护人员、检验人员和丙型肝炎患者家属的发病率相对较高。

3.病理及发病机制

(1)病理变化:急性丙型肝炎镜下可见灶性坏死、气球样变和嗜酸性小体。严重者可见桥接样坏死和肝细胞再生,门管区炎性细胞增加、淋巴细胞聚集和胆管损伤等,但程度明显低于慢性丙型肝炎。

(2)发病机制:HCV 致肝细胞损伤的机制主要有:HCV 直接杀伤作用;宿主免疫因素;自身免疫;细胞凋亡。HCV 感染者半数以上可转为慢性。

4.临床特征

(1)潜伏期:病毒感染后的潜伏期为 21~84 天,平均 50 天左右。

(2)临床表现:急性 HCV 感染初期多数为无明显临床症状和体征,部分患者可出现 ALT 轻度升高或黄疸,极少数可发生急性重型肝炎。在急性感染中,80%~85%不能清除病毒,而进入慢性持续性感染,其中 25%~35%患者缓慢发展并进入终末期肝病,在 30~40 年后 1%~2.5%可发展为肝细胞癌(HCC)患者。无论在急性或慢性感染者中均有部分患者可自行恢复,特别是儿童和妇女。

急性丙型肝炎多数为无黄疸性肝炎。起病较缓慢,常无发热,仅轻度消化道症状,伴 ALT 异常;少数为黄疸性肝炎;发热者占 7%。黄疸呈轻度或中度;急性丙型肝炎中约有 15%为急性自限性肝炎,在急性期 ALT 升高;HCV RNA 阳性和抗 HCV 阳性;经 1~3 个月黄疸消退,ALT 恢复正常;常在 ALT 恢复前 HCV RNA 转阴,病毒持续阴性,抗 HCV 滴度也逐渐降低,仅少数病例临床症状明显。

5.实验室检查　除常规肝生化指标,常用于 HCV 的特异诊断有抗 HCV 和 HCV RNA 及 HCV 基因型。目前常用的第二代、第三代重组免疫印迹试验与 HCV RNA 的符合率较高。国内多采用 HCV 荧光 RT-PCR 试剂盒检测 HCV RNA 定量,有助于评估 HCV 复制水平和评价抗病毒治疗疗效。基因分型用于预测临床治疗的效果及最佳治疗时限。

6.诊断与鉴别诊断　依据病史、临床表现、常规实验室检查及特异性血清病原学确诊。主要与肝外梗阻性黄疸、溶血性黄疸等其他原因引起的黄疸及药物性肝炎、急性结石性胆管炎等其他原因引起的肝炎鉴别。

对急、慢性 HCV 感染的鉴别依靠临床表现及抗-HCV 和 HCV RNA 的变化。急性感染,HCV RNA 先于抗-HCV 出现,通常在感染后的第 2 周出现,抗 HCV 通常在 8~12 周后出现。

7.治疗　急性丙型肝炎中有 60%~85%者会转为慢性,比率远高于急性乙型肝炎,早期抗病毒治疗,可有效阻断其慢性发展。临床发病后 1 个月内,血清 ALT 持续升高、HCV RNA 阳性的急性丙型肝炎患者应及早给予 IFN-α 联合利巴韦林抗病毒治疗。

8.预防　严格筛选献血者,推行安全注射和安全有创操作是目前最有效的预防措施。目前还缺乏有效的预防性疫苗。暴露后预防也缺乏有效的措施。

四、丁型肝炎

1.病原学　丁型肝炎病毒(HDV)属 RNA 病毒,颗粒呈球形,其外壳是嗜肝 DNA 病毒表面抗原,即人类 HBsAg,内部有 HDAg 和 HDV 基因组。HDV 是缺陷性病毒,其复制需要 HBV、土拨鼠肝炎病毒(WHV)等嗜肝 DNA 的辅佐,为 HDV 提供外膜蛋白。

2.流行病学

(1)传染源:主要是急、慢性丁型肝炎患者和 HDV 携带者。

(2)传播途径:HDV 的传播方式与 HBV 相同,输血和血制品是传播 HDV 的最重要途径之一,也可经性、母婴传播。HDV 感染一般与 HBV 感染同时发生或继发于 HBV 感染。我国 HDV 传播以生活密切接触为主。

(3)易感人群:与 HBV 感染的易感人群相同。若感染人群已受到 HBV 感染,则有利于 HDV 复制,易感性更强。

3.病理及发病机制

(1)病理表现:HDV 感染的病理表现与 HBV 基本相似,HDV 以肝细胞嗜酸性变及微泡状脂肪变性,伴肝细胞水肿、炎性细胞浸润及门管区炎症反应为特征。重型肝炎时,可见大块肝细胞坏死,残留肝细胞微泡状脂肪变性、假胆管样肝细胞再生及门管区炎症加重。

(2)发病机制:病情较重的 HDV 感染病理表现说明 HDV 具有直接致细胞病变作用;同时 HDV 复制的免疫应答在肝脏损伤机制中可能起重要作用,因此可能存在免疫介导的肝脏损伤。

4.临床特征

(1)同时感染:HDV 和 HBV 同时感染可导致急性丁型肝炎,但也可在 HBV 感染基础上重叠 HDV 感染。潜伏期 6~12 周;病程可先后发生 2 次肝功能损害,期间间隔 2~4 周,血清 TBil、ALT、AST 升高。整个病程较短,随 HBV 感染的终止,HDV 也随之终止,预后良好,极少向重型肝炎发展。

(2)重叠感染:HDV 和 HBV 重叠感染的潜伏期 3~4 周。无症状的慢性 HBV/HBsAg 携带者重叠 HDV 感染的临床表现与急性肝炎发作类似,有时病情较重,ALT、AST 常持续升高数月,或血清 TBil 及氨基转移酶呈双峰曲线升高,易发展成慢性肝炎,甚至肝硬化。当血清中出现 HDAg 时,HBsAg 滴度可能下降;因绝大多数患者发展为慢性感染,血清中一般可持续检测到 HDAg 和 HDV RNA;高滴度抗-HDV IgM 和 IgG 可长期持续存在。同时近年研究发现,丁型肝炎与原发性肝癌可能存在相关性。

5.实验室检查

(1)抗 HDV:常规检测丁型肝炎用免疫酶法或放射免疫法,敏感性和特异性较高。

(2)HDAg:放射免疫法检测血清 HDAg,有助于早期诊断。

(3)HDV RNA cDNA 探针斑点杂交法可检测血清 HDV RNA,RT-PCR 检测 HDV RNA 的敏感性较高。

6.诊断　根据病史,HBV、HDV 血清标志物及肝生化指标综合分析。必要时可行肝穿刺活检术,并检测肝组织内病毒抗原。

7.治疗　HDV 与 HBV 感染所致的急性肝炎多为自限性,无须特殊治疗。

8.预防　HDV 感染必须有 HBV 辅助,预防乙型肝炎的措施也可预防丁型肝炎,包括对献血员及血制品进行 HBsAg 筛查,减少 HBV 感染的机会;广泛接种 HBV 疫苗,既可预防 HBV 感染,又可预防 HBV/HDV 联合感染;对 HBV 患者和 HBsAg 携带者进行健康教育,以减少 HDV 重叠感染的机会。

五、戊型肝炎

1.病原学　戊型肝炎病毒(HEV)是二十面对称体圆球形颗粒,直径 27~38 nm,无包膜,基因组为线状单正链 RNA。目前认为,HEV 存在 4 个基因型,1、2 型主要在亚洲发展中国家，毒力较强，多为水源性传播，易感人群主要是年轻人。

2.流行病学

(1)传染源：潜伏期末及急性期初的戊型肝炎患者传染性最强，其粪便中的病毒量较多。动物是否作为传染源尚待进一步研究，但流行病学研究显示，接触猪的人群，HEV 流行率较高。

(2)传播途径：粪-口途径为主，多数戊肝流行与饮用被人粪便污染的水(水型流行)有关。1986—1988 年我国新疆流行的戊型肝炎是迄今为止世界上最大的一次水源性暴发流行，累及患者数高达 12 万人，持续流行将近 2 年。也可经食物传播，经日常卫生接触传播也有报道，但较甲型肝炎少见。发达国家的病例多为输入性传播。HEV 经血和母婴传播较为罕见。

(3)易感人群：普遍易感，青壮年发病率较高，儿童、老人发病率较低。感染后可获得一定免疫力，但不太持久，幼年感染后至成人后仍可再次感染。

3.病理及发病机制　戊型肝炎肝组织学特点是门管区炎症，库普弗细胞增生，肝细胞气球样变性，形成双核，胞质及毛细胆管胆汁淤积，几乎 50%以上的患者表现为明显淤胆。该病毒由肠道侵入肝脏后进行复制，细胞免疫介导的肝细胞损伤是主要原因，但其具体发病机制尚不清楚。

4.临床特点

(1)潜伏期：本病潜伏期 15~75 天，平均 40 天。

(2)临床表现：戊型肝炎的临床表现与甲型肝炎极为相似，可表现为亚临床型、急性黄疸型、急性无黄疸型、淤胆型和重型。

1)急性黄疸型：临床多见，达 85%以上，远高于甲型肝炎。黄疸前期：绝大多数患者起病急，约半数患者有发热、畏寒、咳嗽等上呼吸道感染症状，1/3 患者伴有关节痛，继而出现恶心、呕吐、厌油、腹泻、腹胀等消化道不适症状，尿色逐渐加深，此期一般持续数天至 2 周，平均 10 天。黄疸期：尿色呈进行性加深，巩膜黄染、皮肤黄疸，胆汁淤积症状较明显，粪便呈灰白色、皮肤瘙痒较多见，80%患者有不同程度的肝大，伴有压痛及叩击痛，约 10%患者可见脾大。此期一般持续 10~30 天，老年患者可达 2 个月以上；恢复期：自觉症状逐渐改善，黄疸逐渐消退，此期一般持续 2~4 周。

2)急性无黄疸型：临床表现除不出现黄疸外，其余与急性黄疸型相似，但临床症状轻微，部分患者无任何临床症状，呈亚临床型感染。

3)淤胆型：淤胆型戊型肝炎较常见，发病率高于甲型肝炎，临床表现与甲型肝炎基本相似。

4)重型：重型戊型肝炎约占 5%，较甲型肝炎多见，发病初期常类似急性黄疸性肝炎，但病情迅速发展，表现出急性重型肝炎和亚急性重型肝炎的临床过程，病情严重，预后较差。使戊型肝炎发生重型转变的危险因素主要为合并 HBV 感染、妊娠及老年患者。

5.实验室检查

(1)抗 HEV IgM 和抗 HEV IgG：抗 HEV IgM 在发病早期(3 个月内)由阳性转为阴性是近期感染 HEV 的标志，抗 HEV IgG 在发病早期也可出现，也可作为感染急性戊型肝炎的标志。若急性期抗 HEV IgG 滴度较高，随病程发展呈动态变化，则可诊断急性 HEV 感染。

(2)HEV RNA：在发病早期，通过 RT-PCR 采集血液或粪便标本检测到 HEV RNA 可明确诊断。

6.诊断与鉴别　诊断HEV主要经粪-口途径传播,多有饮用生水史、生食史、接触戊型肝炎患者史或戊型肝炎流行地区旅游史。抗HEV IgM、抗HEV IgG可作为感染急性戊型肝炎的标志,但抗HEV IgM常有假阳性,值得临床医师重视。血液或粪便标本检测到HEV RNA可明确诊断。

戊型肝炎临床表现与甲型肝炎极为相似,主要依据血清免疫学诊断结果予以鉴别。同时应与其他能引起血清ALT、胆红素升高的疾病鉴别,如中毒性肝炎(药物或毒物)、传染性单核细胞增多症、钩端螺旋体病、胆石症等。临床上需详细询问流行病学史(如用药史、不良饮食习惯、疫区居住、旅游等),特异性病原学诊断、B超检查等有助于鉴别诊断。

7.治疗　本病治疗原则与甲型肝炎类似,无特殊治疗方案。急性期予对症支持。戊型肝炎孕妇虽不用终止妊娠,但易发生重型肝炎,应密切观察病情变化,及时发现,及时对症治疗,以免病情加重。

8.预防　本病预防重在切断传播途径,注意环境、食品及个人卫生。目前尚无商业化的戊型肝炎疫苗。

第二节　药物性肝损伤

药物性肝损伤(drug induced liver injury,DILI)是指药物在治疗过程中,由于药物或及其代谢产物、个体特异性反应或耐受性降低引起的肝脏损害。在已上市应用的化学性或生物性药物中,有1100种以上的药物具有潜在的肝毒性,很多药物的赋形剂、中草药及保健药也有导致肝损伤的可能。重视药物性肝损伤诊治,不仅关系用药后患者生命安全问题,也是与临床医师的职业风险问题息息相关。

一、流行病学

由药物引起的肝病占非病毒性肝病中的20%~50%,占暴发性肝衰竭的15%~30%。法国一项调查研究显示,在法国3年内DILI的年发生率约为14/10万,其中患者住院率为12%,病死率达6%。在我国肝病中,DILI的发生率仅次于病毒性肝炎及脂肪性肝病(包括乙醇性及非乙醇性),发病率较高,但由于临床表现不特异或较隐匿,常常不能被发现或不能被确诊。

二、病因学

引起药物性肝损伤的药物种类众多,包括抗肿瘤的化疗药、抗结核药、抗甲状腺功能亢进药、解热镇痛药、免疫抑制剂、降糖降脂药、抗细菌、抗真菌及抗病毒药等。然而在我国药物性肝损伤全国多中心研究显示,中草药所致药物性肝损伤占住院确诊药物性肝损伤的18%~21%,已成为一个不容忽视的问题。另外,一些“保健品”及减肥药也经常引起DILI,需引起高度关注。

三、病理生理学

肝脏位于消化道和全身循环之间,是营养吸收的主要器官,且能减少人体与毒素及外来化学物质的接触。因此,肝脏自身可能会接受大量的外源性物质和(或)它们的代谢产物的聚集。肝脏含有最丰富的药酶系统，药物在肝内的生物转化主要是在药物代谢酶系统（简称药酶系统）催化下进行。药酶存在于微粒体内，含有多种成分，又称微粒体混合功能氧化酶（mixed function oxidase，MFO）系统。细胞色素P450（cytochrome P450，CYP450）是MFO最重要的功能成分，能与氧结合，催化底物的单氧加合作用。

药物代谢分为以下几个阶段：第1相反应为非极性（脂溶性）药物通过氧化、还原和水解等反应，生成极性基团。Ⅰ相代谢酶CYP450的氧化反应极为活跃，几乎能代谢所有脂溶性药物，但同时也会产生有毒性的活性代谢中间产物。由于肝脏的CYP450活性为其他脏器的数十倍，故药物有害反应易导致肝脏损害。Ⅱ相反应为上述生成物与内源性高极性化合物结合，生成水溶性高、易于排泄的代谢产物，主要包括葡萄糖醛酸化、硫酸化、乙酰化和谷胱甘肽共轭形式，随后将化合物排出体外。第Ⅲ相为药物或代谢产物经由肝脏细胞转运蛋白促使排至胆汁或全身血液循环中。转运蛋白和酶的活性受内源性因素，如昼夜规律、激素、细胞因子、疾病状态、遗传因素、性别、种族、年龄、营养状况及外源性药物或化学品的影响。胆汁是肝脏代谢产物的主要排泄途径。化合物排泄至胆汁后，将经历肝肠循环，在小肠重吸收，并重新进入门静脉循环。药物在肝脏代谢中，主要通过两种机制来造成肝损伤：

1.药物及其中间代谢产物对肝脏的直接毒性作用　药物经CYP代谢产生的亲电子基、自由基等活性代谢产物，通常与谷胱甘肽（GSH）结合而解毒，并不产生肝损伤。但过量服药或遗传性药物代谢异常时，亲电子基、自由基等活性代谢产物大量生成，耗竭了肝内的GSH，并且通过与细胞膜磷脂质的不饱和脂肪酸结合发生脂质过氧化反应，造成膜的损害、钙-ATP的自稳性受到破坏，使线粒体损伤、肝细胞坏死；亲电子基团还可通过与肝细胞蛋白半胱氨酸残基的羟基、赖氨酸残基的氨基等亲核基团共价结合，致肌动蛋白凝聚而细胞骨架破坏，使细胞膜失去其化学及生理特性而产生细胞坏死。药物及其代谢产物也可干扰细胞代谢的某个环节，影响蛋白的合成或胆汁酸的正常分泌，使肝细胞损伤和（或）胆汁淤积。这类药物性肝损伤是剂量依赖性的、可以预测的，并在动物身上可以复制出来。

2.机体对药物的特异质反应　绝大多数药物引起的肝损伤与药物过量无关，这种特异质反应机制不明，可能与免疫过敏等机制有关。特异质反应包括过敏性（免疫特异质）及代谢性（代谢特异质）。前者主要是由于药物或其活性代谢产物作为半抗原，与内源性蛋白质结合形成具有免疫原的自身抗体，可诱导肝细胞死亡或破坏；这种免疫原还可以被$CD4^+T$细胞识别，诱导产生一些细胞因子，进一步激活$CD8^+T$细胞，引起Fas或穿孔素介导的肝细胞凋亡、细胞损伤。后者主要与个体药物代谢酶遗传多态性，出现对药物代谢能力降低，使药物原型和（或）中间代谢产物蓄积，产生对肝细胞的毒性。机体对药物的特异质反应所诱导的DILI与用药剂量和疗程无相关性，此种肝脏损伤仅发生在个别或少数人身上，对大多数人是安全的，是不可预测的，在实验动物模型上也常无法复制出来。

因此，肝脏对药物毒性损害的易感性包括两方面的含义：一是药物对肝损伤的固有特性；二是个体对药物性肝损伤的易感性。前者主要是因为某些药物在肝内聚集、逗留时间延长（如肝肠循环所致）、代谢转化和（或）经胆汁分泌过程中可导致肝损伤，这与药物体内代谢的特性有关，是药物毒理学的主要研究内容。个体对药物性肝损伤的敏感性是由于机体的后天获得性因素和（或）遗传因素所致，识别和减少这些因素将有助于指导药物性肝损伤的防治和临床监测。

四、病理学

药物性肝病的病理表现复杂多样，可表现为所有已知类型的急性和慢性肝损伤，肝内所有细胞均会受到药物的影响，有些药物甚至可能出现多种损伤表现。

1.急性肝损伤　急性肝损伤是药物性肝病中最常见的类型，约占报告病例数的90%以上。根据临床病例特征分为急性肝细胞性、急性胆汁淤积型和混合型急性肝炎。

（1）肝细胞变性、坏死：是药物性肝病的主要表现，主要由毒性中间代谢产物引起。坏死绝大部分发生在肝小叶第三区，是由于该区的药酶浓度最高，而肝窦内血氧含量最低。药物如四氯化碳、对乙酰氨基酚、氟烷主要引起第三区（即小叶中心性）坏死，伴有散在的脂肪变性，但炎症反应少见。药物如阿司匹林、NSAID、噻嗪类利尿药、烟酸、氯贝丁酯、吉非贝齐（降血脂药）、苯唑西林、磺胺类、利福平、酮康唑、氟尿嘧啶、齐多夫定（抗病毒药）、异烟肼、甲基多巴可引起与病毒性肝炎相似的弥漫性肝实质损伤，包括肝细胞由点状坏死到门静脉周围或桥样坏死或多小叶坏死，门静脉及门静脉周围单个核细胞的浸润，而抗癫痫药丙戊酸和静脉用四环素可引起广泛的肝细胞内微脂肪沉积及肝衰竭，与Reye综合征及妊娠脂肪肝所见相同。

（2）肝内胆汁淤积：药物是引起肝内胆汁淤积尤其是急性胆汁淤积的常见原因，称为药物性胆汁淤积。最常导致这类肝损伤的药物是抗感染药、抗糖尿病药、抗感染剂、抗精神病药物、心血管药物、类固醇等药物。临床上明显异常的胆汁淤积和混合型肝损伤可能与胆管损伤及炎症有关，药物代谢产物分泌入毛细胆管，使胆管上皮细胞暴露在这些代谢产物的直接毒性效应或免疫敏感效应之下。但大多数药物诱导的肝内胆汁淤积则可以由肝细胞内胆汁形成的功能性缺陷所致（肝细胞性胆汁淤积），也可由于细胆管或胆管内胆汁分泌或流动的障碍所致（胆管性胆汁淤积）。此外膜流动性降低，细胞骨架和囊泡运输的损伤，紧密连接的缺陷和细胞内信号传导途径的损伤等均可导致胆汁淤积。其中，胆小管转运蛋白多药耐药相关蛋白家族（MRP，包括MRP2、MDR1、MDR3等）和BSEP（ABCB11）在细胆管或胆管内胆汁分泌或流动中作用至关重要。实验研究发现，MRP2缺陷性大鼠不能发生异硫氰酸-α-萘酯（ANIT）诱导的胆汁淤积性疾病，某些药物代谢产物分泌入胆管也可能是由多药耐药相关蛋白2（MRP2）介导。能抑制胆盐分泌蛋白（BSEP）的药物见于利福平、环孢素、格列本脲等。现在已经鉴定出BSEP的几个突变体，其中v444a多态性主要与药物性胆汁淤积相关。此外，虽然舒林酸、波生坦及曲格列酮等药物也能抑制BSEP，但其肝毒性大可能是由于其他机制所致。

（3）混合型：病理以肝实质损害为主伴轻度淤胆，还可有如发热、皮疹、淋巴结肿大、心肌炎、间质性肾炎等肝外表现。此类变化大多是机体对药物过敏，由免疫机制引起，常见药物为苯妥英钠、奎尼丁、别嘌呤醇等。

2.慢性肝损伤　引起慢性肝炎的药物已证实有双醋酚汀（出现肝损后继续使用，可进展到肝硬化）、甲基多巴、呋喃妥因、丹曲林（骨骼松弛药）、异烟肼、丙硫氧嘧啶、磺胺、氟烷，组织学变化与自身免疫性慢性肝炎或慢性病毒性肝炎相同，包括门静脉周围单个核细胞浸润，伴桥样及多小叶坏死。

此外，药物性肝病在病理上还包括下列少见的肝损害：①血管病变：肝窦扩张和肝性紫癜、肝静脉和门静脉阻塞（性激素）；②硬化性胆管炎（肝动脉内灌注细胞毒药物如5-氟脱拉尿苷 FUDR)；③诱发肝肿瘤(性激素、达那唑)。

五、临床表现

根据临床特征可以分为急性和慢性两类。

1.急性药物性肝病　急性肝细胞损害中，急性药物性肝病最为多见，以肝细胞坏死为主时，临床表现酷似急性病毒性肝炎，常有发热、乏力、食欲减退、黄疸和血清转氨酶升高，ALP 和白蛋白受影响较小，高胆红素血症和凝血酶原时间延长与肝损严重度相关。病情较轻者，停药后短期能恢复(数周至数月)，重者发生肝衰竭，出现进行性黄疸、出血倾向和肝性脑病，常发生死亡。

以过敏反应为主时，常有发热、皮疹、黄疸、淋巴结肿大，伴血清转氨酶、胆红素和 ALP 中度升高，药物接触史常较短(4 周以内)。

以胆汁淤积为主时，有发热、黄疸、上腹痛、瘙痒、右上腹压痛及肝大伴血清转氨酶轻度升高、ALP 明显升高，结合胆红素明显升高(34~500 μmol/L)，胆盐、脂蛋白 X、GGT 及胆固醇升高，而抗线粒体抗体阴性。一般于停药后 3 个月到 3 年恢复，少数出现胆管消失伴慢性进展性过程。偶尔胆管损害为不可逆，进展为肝硬化。

2.慢性药物性肝病　慢性药物性肝病可分为慢性肝实质损伤(包括慢性肝炎及肝脂肪变性、肝脂肪沉积等)及慢性胆汁淤积、胆管硬化、血管病变(包括肝静脉血栓、肝小静脉阻塞综合征、紫癜性肝病、特发性门静脉高压)。临床表现可以轻到无症状，进而发生伴肝性脑病的肝衰竭。慢性肝实质损伤生化表现与慢性病毒性肝炎相同，有血清转氨酶、G-GT 的升高，进展型导致肝硬化伴低蛋白血症及凝血功能障碍。药物诱导的自身免疫性肝炎(drug-induced autoimmune hepatitis，DALH)的临床表现与自身免疫性肝炎类似，但药物诱导的自身免疫性肝炎在停用药物和给予免疫抑制剂治疗缓解后没有复发是本病有别于特发性自身免疫性肝炎的临床特征。

六、辅助检查

各种病毒性肝炎血清标志物均为阴性：血清胆红素转氨酶、碱性磷酸酶、总胆汁酸、血清胆固醇等可有不同程度的升高，血浆白蛋白可降低，严重者凝血酶原时间延长、活动度降低，血氨升高，血糖降低，血白细胞总数升高、正常或减少。有过敏反应的患者外周血嗜酸性粒细胞增多，抗 CYP2E1，药物诱导淋巴细胞转化试验阳性率可达 50%以上。

在药物所致的肝脏病变中，急性肝损伤最常见，病程在 6 个月以内。根据用药后血清 ALT 和 ALP 明显升高及它们之间的比值，可将急性肝损伤分为三种类型。①肝细胞损伤：其临床生化的诊断标准是血清 ALT 升高超过正常范围上限的 2 倍，或同期检测的 ALT/ALP 比值≥5；②胆汁淤积性肝损伤：表现为血清 ALP 活性突出性升高，超过正常范围上限的 2 倍，或同期检测的 ALT/ALP 比值≤2；③混合性肝损伤：即血清 ALT 和 ALP 活性同时升高，其中 ALT 升高水平必须超过正常范围上限的 2 倍，同期检测的 ALT/ALP 比值在 2~5。这种 ALT/ALP 比值分析最常用于伴有黄疸的患者，其比值大小在肝损伤过程中可发生变化。然而，肝酶水平升高程度和比值并不能真正反映肝损伤的严重程度，结合急性肝衰竭的当前定义，以及美国 FDA 对上市前药物性肝损伤评估指导意见，将急性药物性肝损伤临床严重程度分类评估如表 5-1 所示。

表 5-1　急性药物性肝损伤严重度分级

分级	严重程度	描述
1	轻度	升高的谷丙转氨酶/碱性磷酸酶（ALT/ALP）浓度达到 DILI 标准，但胆红素浓度<2×ULN
2	中度	升高的谷丙转氨酶/碱性磷酸酶（ALT/ALP）浓度达到 DILI 标准，胆红素浓度≥2×ULN 或出现有临床症状的肝炎
3	重度	升高的谷丙转氨酶/碱性磷酸酶（ALT/ALP）浓度达到 DILI 标准，胆红素浓度≥2×ULN 并且出现下列情况之一：①国际标准化比率≥1.5；②腹腔积液和（或）脑病、病程<26 周，并且缺少肝硬化的证据；③由于 DILI 导致的其他器官衰竭
4	致命或肝移植	死亡或肝移植

七、诊断与鉴别诊断

1.诊断线索　药物性肝损伤没有特异的临床征象或标志，主要依据发病的时间过程特点和临床诊断标准并排除其他因素，因而需要特别注意以下临床诊断线索。

（1）是否具有急性药物性肝损伤血清生化指标改变的时间特点，药物暴露必须出现在肝损伤发生前，才能考虑药物诱发肝损伤。急性药物性肝损伤血清生化指标改变的时间特点包括以下几个方面。

1）可疑药物的给药到发病多数在 5～90 天。但每种药物诱发肝损伤的潜伏期变化较大，可从几天到 12 个月；也可发生在停药后 5 周或长期使用后发生。既往已对该种药物有暴露史或致敏的患者可能在较短的时间内发病（1～2 天）。一年以前服用的药物基本排除是急性肝炎的诱因。

2）停止药物治疗后，相关肝脏生化指标趋于正常化。一般认为，发生急性药物性肝损伤停药后，异常肝脏生化指标下降>50%符合急性药物性肝损伤自然恢复的规律，对诊断非常有意义。但不同类型急性肝损伤的临床和生化恢复的速度不同，胆汁淤积型肝损伤恢复的时间一般较长，严重肝损伤可能不会完全恢复。特别应该注意的是，在严重病例中，停药后肝酶水平下降，但伴有肝功能指标恶化时，提示即将出现肝衰竭而不是病情改善，需要结合临床全面分析，综合判断。

3）偶然再次给予损伤药物引起肝脏异常生化指标的复发。这是评价药物性肝损伤关联性非常强的诊断依据，但应注意故意再用可疑肝毒性药物是有害和非常危险的。特别是在免疫介导反应的情况下，再用药反应可能导致不可逆的肝组织坏死，有时会引起急性重型肝炎。但有些药物继续用药如他汀类，急性药物性肝损伤可以表现出一定的适应，随着用药时间的推移，肝脏生化指标恢复正常。

（2）是否完全排除肝损伤的其他病因：急性药物性肝损伤诊断依赖于排除引起肝脏生化指标异常的其他原因，重要的是很好地采集病史。急性肝炎患者要询问有无肝胆疾病史、乙醇滥用史和流行病学上与病毒感染相符合的情况（吸毒、输血、最近外科手术、流行病地区旅行）。对主要的肝炎病毒应进行血清学分析（HAV、HBV、HCV、HEV，某些情况下巨细胞病毒、EB 病毒和疱疹病毒）。需排除与心功能不全有关的潜在的肝缺血，特别是在老年患者。

需通过超声或其他适当的检查手段排除胆管阻塞。还应排除自身免疫性肝炎或胆管炎、一些酷似急性肝炎过程的细菌感染(如弯曲菌属、沙门菌属、李斯特菌属),年轻患者应排除Wilson 病。

(3)肝损伤是否符合该药已知的不良反应类型:某些具有明显肝毒性药物大多具有特定的急性肝损伤类型和时序特征,在药品说明书中已注明或曾有报道,是诊断急性药物性肝损伤的重要参考依据。然而,具有潜在肝损伤的药物众多,各种药物肝毒性发生率及其所致肝病类型不一,尤其中草药和保健药难以获得有关药物不良反应的参照资料。我国尚缺乏详尽的药物肝毒性资料,对于少见的药物肝毒性详尽讨论,尚需上网检索,获得有关药物肝毒性的报道性信息,依此作为诊断药物性肝损伤的参考依据。

(4)肝活检:有一定作用,尤其是当诊断是不确定的,有助于排除其他原因或证明与特定药物相关的特征性组织学病变。肝活检可以发现小囊泡性脂肪肝、嗜伊红细胞浸润、小叶中央坏死等肝损伤证据。这对于尚未确认为肝毒素药物所致病变特征、在肝脏生化试验不能反映损害程度时和确定病变严重程度,以及最后预后的状况下,肝活检是有帮助的。某些药物反应可出现特异性自身抗体或药物抗体,但其他过敏性测试一般是没有帮助的。

2.资料完整性评价　急性药物性肝损伤并无特异的临床征象或标志,诊断的可信度主要取决于被评价病例的数据完整性及其证据支持力度。临床医生收集肝损伤患者完整的医疗和用药信息非常重要,这有利于促进对药物肝损伤的进一步理解。美国药物性肝损伤网络提出需要进行资料完整性分类,即根据对一系列问题的不同回答(是或否),判断资料完整性的程度,是否还需要其他更详细的信息,从而对所收集的病例做出完整性评价。其中,DILI 发病的时间节点是第一次化验检测符合肝损伤阈值的时间,化验出现与 DILI 直接相关的有临床症状明确病例;每种药物诱发肝损伤的潜伏期变化较大,需要从参照既往文献报道分析判断;药物剂量的定义为每天剂量或累积剂量,同时应具体记录患者在药物性肝损伤经鉴定后是否继续用药,若有的话,持续多长时间;注意记录潜在风险因素的信息,如糖尿病、代谢综合征、性别、种族、体质指数等。

3.临床诊断方法　目前国际国内对急性药物性肝损伤的诊断方法较多,但其基本思路均是在上述临床线索的基础上,评价用药与肝损伤的因果关系,现将常见的诊断方法评价如下。

(1)RUCAM 量化评分系统:1989 年国际医学科学组织委员会(CIOMS)在巴黎召开专门会议,由欧美国家 8 名著名肝脏病学专家就药物导致肝损伤的可能性评价标准达成一致,形成了药物性肝损伤欧洲共识诊断标准。1993 年,Danan 等将国际共识意见的诊断标准进行量化评分,称为 RUCAM(Roussel Uclaf Causality Assessment Method)量化评分系统,提高了可操作性(表 5-2)。在这个评分系统中,从服药至发病时间、病程、危险因素、伴随用药、排除其他病因、药物肝毒性的已知情况和再用药反应七个方面进行量化评分,按照累计分数大小,将药物性肝损伤的关联性评价分为极有可能(>8 分)、很可能(6~8 分)、可能(3~5 分)、不大可能(1~2)和无关(≤0 分)五个等级,以便更准确地评估用药与肝损伤之间的关联性程度。该系统实质上来源于国际共识专家意见,判断过程清晰可见,是目前广泛认同和应用的国际标准。但是,这种量化评分系统比较烦琐,需进一步研究和改善,特别需要寻找针对药物肝毒性更为特异和敏感的标志。

表 5-2 RUCAM 简化评分系统

指标	评分	指标	评分
1.药物治疗与临床症状出现的时间关系		5.除外其他非药物因素	
(1)初次治疗 5~90 天;后续治疗 1~15 天	+2	(1)6 个主要因素:甲型、乙型或丙型病毒性肝炎;胆管阻塞;乙醇性肝病,近期有高血压病或心脏病发作史	
(2)初次治疗<5 天或>90 天;后续治疗>15 天	+1	(2)其他因素:潜在其他疾病;CMV、EBV 或 HSV 感染	
(3)停药时间≤15 天	+1	1)除外以上所有因素	+2
2.病程特点		2)可除外 4~5 个因素	+1
(1)停药后 8 天内 ALT 从峰值下降≥50%	+3	3)可除外 1~3 个因素	-2
(2)停药后 30 天内 ALT 从峰值下降≥50%	+2	4)高度可能为非药物因素	-3
(3)持续用药 ALT 下降水平不确定	0	6.药物肝毒性的已知情况	
3.危险因素		(1)在说明书中已注明	+2
饮酒或妊娠	+1	(2)曾有报道但未在说明书中注明	+1
无饮酒或妊娠	0	(3)无相关报告	0
年龄>55 岁	+1	7.再用药反应	
年龄<55 岁	0	(1)阳性(单纯用药后 ALT 升高>2 倍正常值)	+2
4.伴随用药		(2)可疑阳性(ALT 升高>2 倍正常值,但同时伴有其他因素)	+1
伴随用药与发病时间符合	-1	(3)阴性(ALT 升高<2 倍正常值)	-2
已知伴随用药的肝毒性且与发病时间符合	-2	(4)未再用药	0
有伴随用药导致肝损伤的证据(如再用药反应等)	-3		

(2)专家会诊评价方法:2003 年,美国成立了药物性肝损伤网络(drug-induced liver injury network,DILIN),并专门成立了因果关系判定委员会,制定了一系列特殊设计的临床研究表格。将用药后特殊的信息记录在这些表格中,然后递交给一个 3 人因果关系判定委员会。诊断由 3 位专家独立判定,存在分歧时再安排远程电信会议协调,如果不能达成一致意见,评价专家可增加到 5 人并遵循多数专家的意见。用 5 点量表来评价病例诊断的有效性,这种诊断方法是提炼专家意见的过程,与前述可用于非专业者的 RUCAM 和 CDS 评价性能比较,它的敏感性、特异性、阳性和阴性预测值均明显升高,被认为是诊断药物性肝损伤的"金标准",但难以普遍推广应用。

分析上述国外诊断方法,笔者认为应该制定符合我国临床医生习惯的采用条文式分析诊断方法,提出需要在综合分析上述临床线索和考察资料完整性的基础上,对临床诊断药物相关性肝损伤病例做出下列三种关联性评价。

1)诊断标准:①有与药物性肝损伤发病规律相一致的潜伏期:初次用药后出现肝损伤的潜伏期在5~90天,有特异质反应者潜伏期可<5天,慢代谢药物(如胺碘酮)导致肝损伤的潜伏期可>90天。停药后出现肝细胞损伤的潜伏期≤15天,出现胆汁淤积型肝损伤的潜伏期≤30天;②有停药后异常肝脏生化指标迅速恢复的临床过程:肝细胞损伤型的血清ALT峰值水平在8天内下降>50%(高度提示),或30天内下降≥50%(提示);胆汁淤积型的血清ALP或TB峰值水平在180天内下降≥50%;③必须排除其他病因或疾病所致的肝损伤;④重复用药反应阳性:再次用药后,迅速激发肝损伤,肝酶活性水平升高至正常范围上限的2倍以上。

符合以上诊断标准的①+②+③,或前3项中有2项符合,加上第④项,均可确诊为药物性肝损伤。

2)排除标准:①不符合药物性肝损伤的常见潜伏期。即服药前已出现肝损伤,或停药后发生肝损伤的间期>15天,发生胆汁淤积型或混合型肝损伤>30天(除慢代谢药物外);②停药后肝脏生化异常升高的指标不能迅速恢复。在肝细胞损伤型中,血清ALT峰值水平在30天内下降<50%:在胆汁淤积型中,血清ALP或TB峰值水平在180天内下降<50%;③有导致肝损伤的其他病因或疾病的临床证据。

如果具备第③项,且具备①②两项中的任何1项,则认为药物与肝损伤无相关性,可临床排除药物性肝损伤。

3)疑似病例:主要包括下列两种状况。①用药与肝损伤之间存在合理的时间关系,但同时存在可能导致肝损伤的其他病因或疾病状态;②用药与发生肝损伤的时间关系评价没有达到相关性评价的提示水平,但也没有导致肝损伤的其他病因或疾病的临床证据。对于疑似病例,建议采用国际共识意见的RUCAM评分系统进行量化评估。

(3)药物性肝损伤慢性化:不仅长期使用肝毒性可疑药物治疗可以进展为肝纤维化和肝硬化,而且药物性肝损伤急性发作后停用可疑药物后很长时间内,仍有部分患者肝损伤趋于慢性化。目前共识意见认为,如果停药后随访肝细胞型和混合型超过3个月及胆汁淤积型随访超过6个月仍然有肝损伤证据,则定义为持续肝损伤,如果肝损伤病程超过12个月则定义为慢性药物性肝损伤。

RUCAM评分等常用的因果关系评估方法不适合用于药物相关的慢性肝病的情况。诊断的依据主要是在明确上述慢性肝病证据的基础上,有导致慢性肝病的用药史,同时排除其他慢性肝病病因。

慢性病毒性肝炎等慢性肝病患者也可以发生急性药物性肝损伤。在这种情况下,通常采用标准的因果关系评估程序进行评估,同时需要检测病毒滴度或艾滋病患者的CD4细胞计数等参数进行综合判断。

八、治疗

急性药物性肝损伤迄今仍缺乏特异的治疗。轻者在停药后或经一般对症处理后可很快好转,重者则需住院治疗。对于有明显临床表现或出现中毒症状的患者,宜严密监护病情的发展,并采取以下措施。

1.治疗关键 治疗的关键是停用和防止再使用引起肝损伤的药物,而且也应尽可能避免使用生化结构和(或)药物作用属于同一类的药物(如具有肝毒性的抗结核药,与发生肝损伤属于同一类型的抗生素、非甾体抗炎药或抗肿瘤药等)。

2.误服处理　误服大量肝毒性药物的患者，宜早期洗胃、导泻，并加用吸附剂，以清除胃内残留的药物。可用血液透析、利尿等措施，以促进其排泄和清除。

3.支持疗法　加强支持疗法，维持内环境稳定，维护重要器官功能，促进肝细胞再生。可酌情补充血浆、白蛋白、支链氨基酸等。无肝性脑病时可给予高热量高蛋白饮食，补充维生素，注意维持水电解质和酸碱平衡。

4.特殊解毒剂　目前认为，早期应用N-乙酰半胱氨酸可有效治疗乙酰氨基酚中毒性肝损伤，它可作为谷胱甘肽的前体或通过增加硫酸盐结合解毒已形成的反应性代谢物，并且还具有一定促进肝内微循环的作用。治疗应尽早进行，初次口服（或灌胃）140 mg/kg，以后每4小时口服70 mg/kg，共72小时；或首次静脉滴注150 mg/kg（加于5%葡萄糖液200 mL内静脉滴注15分钟），以后为50 mg/kg（加于5%葡萄糖液500 mL中静脉滴注4小时），最后为100 mg/kg（1000 mL/16 h）。L-肉碱在丙戊酸盐引起的肝损伤中可能有效。

5.应用保护肝细胞药物　保肝药物种类繁多，但多数药物的治疗效果尚需进行循证医学研究评价。

6.复方甘草酸制剂（甘草酸二胺或异甘草酸镁）　具有较强的抗感染、保护肝细胞及改善肝功能的药理作用。适用于有转氨酶升高的肝损伤患者。甘草酸二胺口服，每次150 mg，每天3次；静脉滴注，150 mg加入10%葡萄糖液250 m稀释后缓慢滴注，每天1次。异甘草酸镁0.1~0.2 g，以10%葡萄糖注射液250 mL稀释后静脉滴注，每天1次。

7.还原型谷胱甘肽　可通过转甲基及转丙氨基反应，保护肝脏的合成、解毒灭活激素等功能，具有保护预防药物肝毒性作用。用法为1200~1800 mg还原型谷胱甘肽加入250 mL葡萄糖液中静脉滴注，每天1次。

8.促进黄疸消退药物

（1）熊去氧胆酸：剂量为12~15 mg/kg，一天口服2~3次。

（2）腺苷蛋氨酸：每天使用500~1000 mg加入250 mL葡萄糖液中静脉滴注。

9.糖皮质激素应用问题　对于有明显过敏特异征象（如发热、皮疹、球蛋白升高、嗜酸性粒细胞增多等），在8~12周内没有改善的患者，或肝内胆汁淤积、肉芽肿肝炎和肝紫癜病等者，可谨慎使用糖皮质激素。在肝衰竭的早期，若病情发展迅速且无严重感染、出血等并发症者，也可酌情使用糖皮质激素作为应急对策。但在使用的同时应注意其可能导致的不良反应，不宜大剂量长时间应用。

10.人工肝支持疗法　重症患者出现肝衰竭时，除积极监测和纠正其并发症外，建议采用人工肝支持疗法，人工肝支持疗法适应证为：①以肝衰竭早、中期，凝血酶原活动度20%~40%和血小板计数超过50×10^9/L的患者为宜；②晚期肝衰竭患者也可进行治疗，但并发症多见，应慎重；③未达到肝衰竭诊断标准，但有肝衰竭倾向者，也可考虑早期干预；④晚期肝衰竭肝移植术前等待供体、肝移植术后排斥反应、移植肝无功能期的患者；⑤对于预期有可能发生死亡的高度危险性患者，应考虑紧急肝移植治疗。

九、预后

药物性肝损害的大部分患者预后较好，及时停药后病情可迅速改善，肝细胞损伤型患者常在治疗1~3个月内彻底恢复，部分伴黄疸的肝细胞损伤型患者则可表现为急性或亚急性肝衰竭，病死率超过10%。因此，临床医生需充分认识到药物肝毒性的危险性，及时适当地做出相应的预防、监测和治疗措施。

第三节 自身免疫性肝炎

自身免疫性肝炎(autoimmune hepatitis,AIH)是一种原因不明的慢性进行性肝脏炎症性疾病,具有典型的自身免疫性疾病特征和自身免疫调节紊乱的自身免疫性炎症疾病。AIH多好发于女性,具有遗传易感性,以自身抗体和高γ-球蛋白血症为特征,汇管区大量淋巴细胞和浆细胞浸润和门静脉周围炎是其典型病理组织学特征。

一、流行病学

AIH流行病学资料有限。根据现有调查,该病患病率在不同地域之间存在差异,其在欧美人群中的发病率为1/10万~2/10万,患病率为10/10万~20/10万,目前在亚洲人群中的流行病学资料较少,但有研究提示亚洲人较欧美人群AIH患病率可能更高、预后更差。AIH多见于女性,男女比例为1∶4,在任何年龄均可发病,但主要累及中年女性。

二、病因学

AIH的发病机制尚未完全阐明,但目前已证实,由于遗传易感性及环境诱发因素共同作用引起自身免疫耐受缺失,产生免疫调节功能紊乱,从而导致肝脏炎症性坏死,并最终进展为肝硬化。

1.遗传因素 目前的研究证实,有多种基因与AIH的发病有关,其中一些基因决定了疾病的遗传易感性和抵抗力,另一些则与疾病的进展有关。基因的多态性也表明AIH是一种复杂的遗传性疾病,在这些基因的表达和相互作用下,机体对环境诱发因素(如病毒或药物代谢或肝毒性物质等)产生自身免疫反应并进行调节。更重要的是单独一个等位基因不足以决定AIH的进展,而是多个等位基因的相互之间复杂的作用影响着AIH的遗传易感性、抵抗力和预后。

在北美和欧洲白种人中,1型AIH的易感性主要与HLA-DR3(由DRB1*0301编码)和DR4(由DRB1*0401编码)有关。它们均能编码DRβ链67~72位的LLEQKR(每个字母为编码的氨基酸)氨基酸序列,其中第71位为赖氨酸(K),该赖氨酸是结合和提呈抗原肽,激活$CD4^+$T细胞诱发AIH所必需的。在日本、墨西哥和中国人群中,DRB1等位基因DRB1*0405和DRB1*0404与疾病易感性有关。它们与DRB1*0301和DRB1*0401同样表达LLEQ-R氨基酸系列,但DRβ第71位编码的是精氨酸(R)。精氨酸(K)和赖氨酸(R)都带正电荷,与DRβ链第71位上结合和对齐的免疫源性抗原肽为带负电荷的氨基酸,如天冬氨酸(D)。与此相反,位于DRβ链第71位带负电荷的Ⅱ类分子则无法提呈抗原和诱导AIH的产生。不同地域人群的遗传易感特点有所差异。在拉丁美洲人群中,HLA DQ2和DR52是AIH的易感基因,但HLA-DR5和DQ3为AIH的保护性位点。

在德国、英国和巴西人群中,2型AIH的易感性与HLA-DR7(DRB1*0701编码)有关,而西班牙人群中易感性与DR3(DRB1*0301编码)有关。这一相悖的结论可以解释为,DRB1*0701和DRB1*0301两者均与DQB1*0201连锁及其不平衡,DQB1*0201可统一免疫遗传易感性的决定因素,而DR7则可能与疾病的严重程度和进展相关。

2.环境因素 当人接触病原体、药物和外源性化学物质时,可增加患某种免疫性疾病的风险，这可能是先天的，也可以是诱导的。HLA-DR-DQ 等位基因之间的密切联系与抗原提呈 $CD4^{+}$T 细胞结合和对合抗原有关，这表明 AIH 可被特定抗原诱导产生Ⅱ类 HLA 分子。研究通过分析 AIH 患者肝内 T 细胞的 toll 受体发现，T 细胞只被一部分特定的抗原活化。病毒感染、药物或暴露于外源性物质为 AIH 诱发因素，主要通过分子模仿或提呈自身抗原导致凋亡小体形成。

3.性别 AIH 具有强烈的女性易患因素，女性与男性的比例为 4∶1。因此，女性可能诱导 AIH 发生，但并未证实性别差异在 AIH 发病机制中的作用。X 连锁遗传性免疫功能异常患者具有破坏性的严重症状，但与自身免疫疾病无关。统计研究发现，小儿和成人 AIH 患者男女比例是相同的，且绝经后 AIH 的发病率增加，反驳了雌激素是 AIH 主要的危险因素的说法。与男性不同，女性患者在雌激素和催乳素、生长激素、黄体酮、睾酮等激素的共同影响下会产生更强烈的免疫反应。女性妊娠期间，也可诱导或加重自身免疫疾病。有关研究表明，胎儿微嵌合体能持续存在妊娠后多年，它可能会破坏机体自身的免疫耐受，然而目前还没有任何证据证明它与 AIH 的发病机制有关。总而言之，女性患者固有和适应性免疫反应更加强烈，即 AIH 女性患者的自身抗原能更好地启动免疫反应和降低免疫调节应答。

4.病毒感染 许多证据表明，肝脏病毒感染可能是 AIH 易感人群自身免疫反应的触发因素。关于乙型肝炎病毒、丙型肝炎病毒、人类抗核抗体和抗平滑肌抗体的蛋白质分子模拟已经被辨认，并能解释这些病毒感染患者自身抗体产生的原因。但这些的结果并不意味着 HBV 或 HCV 肝炎患者免疫介导肝细胞破坏的发病机制与 AIH 相关自身抗原免疫机制相同。自身抗体可能是病毒感染的附带反应，用于平衡感染引起的固有免疫反应和适应性免疫反应。由于甲、乙、丙等病毒感染引起肝细胞坏死，抗原提呈细胞摄取凋亡肝细胞，凋亡小泡聚集有细胞器膜的自身抗体可以解释随后发生的Ⅱ类 HLA 分子提呈多种肝细胞自身抗原现象。HLA-DR 或 DQ 等位基因具有提呈抗原功能，此类基因患者的 TCR 不仅能够识别受体，而且能导致免疫调节失调，此时若感染肝炎病毒可能会诱发 AIH 的产生。

5.药物和肝毒性物质 药物和肝毒性物质为 AIH 的诱发因素。目前药物诱发 AIH 的发病机制有两个假说：危险示意学说和 Pichler-学说。危险示意学说指在药物代谢过程中形成药物蛋白复合物，这些复合物在肝细胞损害或应激时可触发“报警信号”导致免疫反应的发生。Pichler-学说提出了“药物和抗原特异性免疫受体的药理相互作用”的方式，即药物可直接结合在 TCRs 和 MHC 分子上，触发 TCR 信号和上调共刺激分子表达。

三、病理学

AIH 的典型病理表现为汇管区大量炎性细胞浸润，并向周围肝实质侵入形成界面性肝炎。AIH 患者肝组织活检可见活动性病变，大量的肝细胞损伤，在汇管区、界面和肝实质深部有密集的淋巴细胞和浆细胞浸润，形成明显的界面性炎症，并与临床症状的严重程度相一致。当病情进展时，桥接坏死常见，可有炎性细胞和塌陷网状支架包绕变形肝细胞形成玫瑰花结样改变。汇管区的炎性细胞浸润，包括淋巴细胞、部分浆细胞、活化的巨噬细胞和少量的嗜酸性粒细胞。肝小叶界面性肝炎表现为淋巴细胞、巨噬细胞和少量浆细胞的浸润。免疫组化分析表明，汇管区的炎性细胞浸润 T 淋巴细胞以 α/β T 细胞受体，$CD4^{+}$T 细胞为主，而 CD8 CTLs 细胞为界面性肝炎中门静脉周围炎的主要炎性细胞。

四、临床表现

多数 AIH 患者起病隐匿，无特异性的临床症状和体征。主要临床表现为乏力、恶心、呕吐、食欲减退、上腹部不适等，少数患者可出现皮疹及不明原因发热。部分患者可呈急性甚至暴发性发作。急性 AIH 的临床表现类似于其他急性肝炎，常表现为疲劳、乏力，可伴黄疸、关节痛或血清学变化。在这些患者中必须早期识别并及时治疗，避免进展为急性肝衰竭。

部分患者无明显临床症状和体征，仅表现为肝功能异常。约 30%患者起病时就已进展至肝硬化阶段，故此类患者（尤其是年老者）可出现腹腔积液、脾大等肝硬化失代偿期的表现。部分患者可能伴发多种自身免疫性疾病，并导致多脏器受损，甲状腺疾病和关节炎是最常伴发的自身免疫性疾病，多见于女性患者。

1.分型　AIH 根据血清学自身抗体和临床表现的不同可分为三型。

1 型：最常见的 AIH 类型。血清免疫球蛋白水平升高，抗核抗体（ANA）和平滑肌抗体（SMA）阳性，肝活检示门静脉区浆细胞浸润是 1 型 AIH 的诊断基础。其他可能出现的自身抗体包括核周型中性粒细胞胞质抗体（pANCA）和去唾液酸糖蛋白受体抗体（抗 ASGPR）。pANCA 可见于 50%~90%的 1 型 AIH 患者中，但在 2 型 AIH 患者中阙如。1 型 AIH 占 AIH 患者的 80.8%，70%的患者为女性，且年龄<40 岁，多数患者对免疫抑制剂的治疗效果好，停药后不易复发。

2 型：较 1 型 AIH 少见，以 1 型抗肝肾微粒体抗体（anti-LKM1）为特征性抗体，其他可出现阳性的自身抗体还包括 anti-ASGPR 及 1 型肝细胞溶质抗原抗体（anti-LC1）。2 型 AIH 主要发生于儿童，患者年龄多<14 岁，主要分布于西欧，预后较 1 型 AIH 差，病情进展快，易形成肝硬化。

3 型：可溶性肝抗原抗体/肝胰抗原抗体（anti-SLA/anti-LP）是此型的特征性抗体，占原因不明的慢性肝炎患者的 18%~33%，且无器官和种属特异性，是目前发病及研究较少的亚型。由于多数阳性患者同时具有 1 型或 2 型 AIH 抗体，国际上对该分型仍存在争议。

2.重叠综合征　临床上慢性肝脏疾病常伴有自身免疫现象，除自身免疫性肝炎外，乙型、丙型肝炎也可出现自身免疫现象，同时 AIH 经常与 PBC（原发性胆汁性肝硬化）、PSC（原发性肝硬化性胆管炎）共同发病，造成诊断上的困难。但临床上由于不适当使用干扰素可能使自身免疫性肝炎病情恶化，而盲目使用免疫抑制剂又可能加重病毒血症，故区分自身免疫性肝炎与病毒性肝炎、PBC、PSC 的重叠表现尤为重要。

（1）AIH/PBC 重叠综合征：PBC 是一种肝内小胆管慢性非化脓性炎症而导致的胆汁淤积性疾病，其主要表现为乏力和瘙痒，部分患者可有右上腹不适，以 ALP、GGT 升高为主，线粒体抗体（AMA）滴度>1∶40 及相应的组织学病理学特点，三者俱备时可做出确诊性诊断。当 AIH 与 PBC 重叠时，可表现为 ANA 及 AMA 阳性，ALT、AST、ALP 及 GGT 均升高，而肝组织活检可既有 AIH 的特征也有 PBC 的特征。

（2）AIH/PSC 重叠综合征：PSC 是一种进展性胆汁淤积性肝病，PSC 主要表现为胆管的进行性纤维增生性炎症，可侵犯整个肝内外胆管系统，引起胆汁淤积、肝纤维化和肝硬化。PSC 的诊断主要依赖独特的胆管影像学改变，表现为肝内外胆管受累，其组织学特征是纤维性闭塞性胆管炎，抗丙酮酸脱氢酶复合物 E_2 亚单位抗体是诊断 PSC 的特异性指标。当 AIH 与 PSC 重叠时，可有 AIH 的自身抗体出现，肝组织活检表现出 AIH 和 PSC 的特征，胆管造影提示 PSC 的特征。

五、辅助检查

1.实验室检查

(1)生化检查:AIH 表现为长期的血清 ALT 和(或)AST 异常,通常血清 γ-球蛋白和免疫球蛋白 IgG 水平升高。部分患者可有胆红素升高,ALP 一般正常或轻度升高,对 ALP 高于正常上限 2 倍者须考虑其他诊断或是否存在重叠综合征。

(2)自身抗体:自身抗体的检测在 AIH 的诊断中具有重要价值。多数抗体单独检测结果不足以支持 AIH 诊断。因此,这些结果的应用需要结合临床证据和其他的实验室检查结果。ANA、SMA 和 anti-LKM1 辅助诊断 AIH 意义极其重要,对疑似病例应首先进行这三种抗体检测。当这些抗体阴性时,可进一步检测 anti-SLA/anti-LP、anti-LC1、pANCA 和 anti-ASGRP 等以排除 AIH。

1)ANA:是 AIH 中最常见的自身抗体(阳性率 75%),ANA 泛指抗各种核成分的抗体,是一种广泛存在的自身抗体,出现于 1 型自身免疫性肝炎。ANA 的性质主要是 IgG,也有 IgM 和 IgA,甚至 IgD 和 IgE。ANA 可以与不同来源的细胞核起反应,无器官特异性和种属特异性。但这些抗体对肝病诊断特异性及预后价值不大。但 20%~30%的 1 型 AIH 患者二者抗体阴性。典型 1 型 AIH 的 ANA 阳性滴度明显升高(成人≥1∶80,儿童≥1∶40)。但诸多疾病,如 SLE、SS、RA、桥本甲状腺炎及药物等均可有 ANA 阳性。ANA 至今仍是诊断 AIH 敏感性最高的标志性抗体,应用免疫荧光染色法检测显示主要以核膜型或胞质型为主。在 AIH 中 ANA 滴度一般较高,通常超过 1∶160(indirect immunofluorescence method,IIF,间接免疫荧光法),但其滴度与病程、预后、病情进展、疾病活动度,以及是否需要进行肝移植没有相关性。ANA 亚型对 1 型 AIH 的诊断价值有限,在慢性肝炎(chronic viral hepatitis,CVH)、其他自身免疫性疾病(autoimmune diseases,AID)甚至健康老年人群中也可有一定的阳性表现。

2)SMA:在 AIH 阳性率高达 90%,并常与 ANA 同时出现,SMA 针对的是胞质骨架蛋白,如肌动蛋白、肌钙蛋白、原肌球蛋白、肌动蛋白的聚合体形式(F-肌动蛋白),自身免疫性肝炎可出现高滴度的 SMA。在自身免疫性肝炎中,抗平滑肌抗体的主要靶抗原为 F-肌动蛋白,与肝细胞质膜有密切关系是 Ⅰ 型 AIH 的特异性指标。也可见于多种肝脏疾病或风湿性疾病等。高效价的 SMA 与 ANA 同时出现(即呈阳性)是诊断 Ⅰ 型 AIH 最重要的参考指标,其阳性率高达 92.2%,此类抗体灵敏度较高,但特异性差。单一的自身抗体检测不能诊断 AIH,需结合其他临床指标才能诊断。SMA 也无器官和种属特异性,在 CHC、传染性单核细胞增多症和其他病因导致的肝病及感染性和 RA 中,这些患者血清中可呈阳性表现。AIH 患者在使用免疫抑制剂治疗病情缓解后,血清 ANA 或 SMA 滴度也常随之降低,甚至消失。但抗体水平与疾病的预后无关。

3)anti-LKM1:为 2 型 AIH 特异性抗体,敏感性为 90%,在 AIH 中检出率较低(约 10%)。2 型 AIH 较少见,在欧洲约占 AIH 的 20%,在美国约占 AIH 的 4%,主要以抗 LKM1 阳性为特征。该型主见于女性和儿童,也见于成人,约占 20%。目前只有该型自身靶抗原已被确定,多认为细胞色素单氧化酶 P450 2D6(CYP2D6)是 AIH 的特异性自身靶抗原,体外研究也表明抗 LKM1 可抑制该酶活性,用 P45011D6 作抗原可诱导建立 AIH 动物模型。新近有报道针对 CYP2D6(245~254)靶点的 $CD8^+T$ 细胞免疫反应可能是 2 型 AIH 的免疫反应方式。

4)LC1:是 2 型 AIH 中还常存在的另外一种自身抗体,属器官特异性而非种属特异性自身抗体,在 2 型 AIH 患者阳性率约为 30%,可与抗 LKM1 同时存在,也可作为唯一的自身抗体出现。临床抗 LC1 多见于年龄<20 岁的年轻 AIH 患者,年龄>40 岁的 AIH 患者少见。该抗体滴度与 2 型 AIH 的疾病活动性具有相关性,对疾病的早期治疗有很大帮助,为 AIH 疾病活动标志及预后指标。抗 LC1 阳性患者一般病变相对较重。抗 LC1 浓度常与 AST 水平相平行,是判断疾病活动度的一个敏感指标。

5)抗 SLA/LP:识别的自身抗原 SLA 是肝细胞质内一种可溶性的、相对分子量为 50kDa 的蛋白分子,可能是一种转运核蛋白复合物。抗 SLA/LP 对 AIH 具有很强的特异性,其检测有助于 AIH 患者的诊断及治疗,但其阳性率仅 10%~30%。此抗体阳性 AIH 患者肝脏病变常较为严重且进展快,停药更易复发。

2.肝组织活检　AIH 组织学诊断典型的 AIH 病理改变主要表现为门静脉界面性炎症(又称碎屑样坏死),汇管和汇管周围区可见淋巴浆细胞显著浸润,并侵及肝小叶的实质,炎性细胞围绕于坏死肝细胞,最终导致肝纤维化和肝硬化。

六、诊断与鉴别诊断

1.诊断　AIH 临床表现多变,任何肝功能异常者均应考虑存在本病的可能。AIH 的诊断无特异性指标,患者以往病史、乙醇摄入史、药物服用史及肝炎暴露史的全面回顾对于 AIH 的诊断至关重要,此外还应进一步除外病毒性和代谢性肝病,在排除其他可能导致肝损的病因后,确诊主要是基于生化、免疫及组织学的特征性表现。对于不典型病例可以依据 IAIHG 于 1999 年修订的 AIH 诊断积分系统进行诊断。该系统过于复杂,难以在临床实践中全面推广,2008 年 IAIHG 提出了 AIH 简化诊断积分系统(表 5-3),对于无法进行肝活检的患者,根据其高滴度的自身免疫性抗体及 IgG 水平可以给出可疑 AIH 的诊断。简化评分系统与较早的评分系统相比,高 ALP 及检测到 AMA 无须作为减分的标准。简化评分系统更有效地反映了 AIH 的临床表现。

表 5-3　AIH 简化诊断积分系统

变量	标准	分数
ANA 或 SMA	≥1:40	1
ANA 或 SMA	≥1:80	2
或 LKM	≥1:40	1
或 SLA	阳性	2
IgG	>正常值上限	1
	>1.1 倍于正常值上限	2
肝组织病理	符合 AIH	2
	典型 AIH 表现	≥6:可疑 AIH
排外病毒性肝炎	是	≥7:AIH

注:* 自身抗体部分多项同时出现时最多得 2 分;肝组织学部分:“典型”AIH 为:①界面性肝炎、汇管区和小叶内淋巴浆细胞浸润;②肝细胞穿入现象(emperipolesis):炎症活动时可观察到某一肝细胞活跃地渗透到另一个大的肝细胞中,其价值尚不明了;③肝细胞玫瑰花结样改变。“符合”AIH 指存在淋巴细胞浸润的慢性肝炎表现,但缺乏典型 AIH 的三项特征

2.鉴别诊断

(1)病毒性肝炎:患者临床症状及组织学变化及血生化表现与AIH类似,常出现高球蛋白血症,同时常在血清中监测出ANA、SMA、anti-LKM1、anti-SLA/anti-LP等自身抗体,尤其是丙型病毒性肝炎。这类患者临床、血清学、组织学不能与AIH鉴别,此时病毒核酸监测有重要的鉴别价值。

(2)原发性胆汁性肝硬化:原发性胆汁性肝硬化(PBC)与AIH鉴别主要依据生化、组织学、免疫学特点。PBC患者ALP或GGT显著升高,是正常的4~5倍或更高,ALT、AST轻度升高,肝内胆汁淤积,胆红素升高,以结合胆红素为主,高胆固醇血症(80%的患者),IgM增高,ANA阳性,肝脏病理检查胆管破坏、减少。但当PBC患者AMA阴性,胆汁淤积不显著,病变早期胆管损伤不明显时,两者鉴别很难。这类患者可通过糖皮质激素诊断性治疗和随访观察,以资鉴别。

(3)药物性肝炎:慢性药物性肝炎也会有AIH的特点,如高球蛋白血症和自身抗体。仔细询问服药史及肝外表现如发热、皮疹、关节痛淋巴结肿大、血象嗜酸性粒性细胞增多。肝组织学显示肝小叶或腺泡的区带坏死、微泡脂肪肝、嗜酸性粒细胞有助于诊断。

(4)非乙醇性脂肪性肝炎:非乙醇性脂肪性肝炎患者血清中出现ANA等自身抗体时,通过生化和免疫学很难与AIH鉴别,此时肝脏病理检查是必要的。非乙醇性肝炎患者活检表现为严重的脂肪变性、多形核白细胞浸润、中心区纤维化。

七、治疗

1.治疗的目标　改变疾病自然进程,治疗的基本原则是:改善临床症状,缓解生化指标异常,减轻肝脏炎症,阻止肝纤维化进展。治疗之后能长期维持缓解状态。IAIHG有过两种关于治疗缓解的定义:①血清AST下降至正常上限两倍以内;②血清AST完全下降至正常范围以内。在2010年AASLD的指南中,明确将后者作为达到缓解的目标。

2.药物治疗

(1)治疗指征

1)ALT和AST水平高于参考范围上限10倍者。

2)血清ALT和AST水平高于参考范围上限5倍,同时血清丙种球蛋白水平高于参考范围上限至少2倍者。

3)肝组织学检查示桥接坏死或多小叶坏死者。

不符合上述3项标准的患者应根据其临床判断进行个体化治疗:界面性肝炎且组织学检查不存在桥接坏死或多小叶坏死者不需要治疗;有临床症状的AIH患者也需结合生化和组织学特点考虑进行免疫抑制治疗。

免疫抑制剂是治疗AIH首选药物。最常用的免疫抑制剂为糖皮质激素(泼尼松或泼尼松龙),可单独应用也可与硫唑嘌呤联合应用。联合用药可最大限度地减少糖皮质激素的不良反应,更适用于存在激素治疗潜在危险者,但长期应用硫唑嘌呤应警惕骨髓抑制和增加并发肿瘤的危险。目前英国胃肠病学会推荐的治疗方案主要包括初始治疗和长期治疗。

(2)初始治疗:中重度肝内炎症的AIH患者(定义为存在下列一个或以上表现:血清AST>5倍正常上限,血清球蛋白>2倍正常上限,肝组织学存在桥接样坏死)应接受免疫抑制治疗,其生存益处已在之前的临床试验中得到证明。

虽不满足上述标准，但下列患者仍应考虑免疫抑制治疗：①患者有临床症状；②肝活检证实肝硬化的 AIH 患者，由于这是预后不佳的特征；③年轻患者，希望能够防止其在今后的数十年间进展为肝硬化。中重度 AIH、年轻患者、存在临床症状、已进展至肝硬化、肝组织学显示轻度活动的 AIH 患者均建议行免疫抑制治疗。尚未有证据表明在老年、无临床症状的轻度 AIH 患者（指 Ishak 炎症坏死评分<6）中行免疫抑制治疗是有益的。不建议在无生化或组织学证据提示疾病活动的患者中使用免疫抑制剂。综合考虑疗效及不良反应之间的利弊，已有多项临床试验表明，对大多数 AIH 患者而言，泼尼松龙/硫唑嘌呤联合治疗为最佳治疗方案。泼尼松龙+硫唑嘌呤联合治疗时，前者有时以高于 30 mg/d 作为初始剂量。AASLD 也将其作为推荐剂量，甚至可根据情况加至 1 mg/(kg · d)+硫唑嘌呤联合治疗。若血清转氨酶水平在随后的 2~3 个月内下降，则泼尼松龙可逐渐减至 10 mg/d。上述疗法可能会带来较严重的激素相关不良反应，尤其在老年、体弱的 AIH 患者中更为明显。然而，在非肝硬化患者中却能更快地使血清转氨酶恢复正常。

1）AIH 的初始治疗建议泼尼松龙+硫唑嘌呤联合治疗。目前尚未有足够证据支持其他药物作为 AIH 的一线治疗。推荐泼尼松龙初始剂量为 30 mg/d（四周内逐渐减至 10 mg/d）联合硫唑嘌呤 1 mg/(kg · d)治疗，硫唑嘌呤的剂量一般以 50 mg/d 为宜，偶可加量至 75 mg/d，注意观察血象改变。高初始剂量的泼尼松龙[至 1 mg/(kg · d)]通常来说较低剂量者能更快地使血清转氨酶复常。年老体弱者慎用。当血清转氨酶下降后，应将泼尼松龙的剂量逐渐降至 10 mg/d。已存在血白细胞减少的患者建议行巯基嘌呤甲基转移酶（TPMT）检测，以除外 TPMT 等位基因完全缺乏者。治疗无反应或疗效不佳者，在征询专科医师的意见后可考虑提高激素剂量（包括甲泼尼龙）+硫唑嘌呤 2 mg/(kg · d)联合治疗，或者换用他克莫司。

2）非肝硬化患者若无法耐受泼尼松龙，可换用布地奈德。无法耐受硫唑嘌呤者，单用泼尼松龙（较高剂量）依然有效但更有可能带来相关不良反应。此类患者推荐单用泼尼松龙初始剂量为 60 mg/d，四周内减至 20 mg/d。此外，也可考虑使用泼尼松龙 10~20 mg/d+吗替麦考酚酯联合治疗。

3）在患者能够耐受的前提下，硫唑嘌呤 1 mg/(kg · d)+泼尼松龙 5~10 mg/d（允许存在不良反应）的联合治疗应持续至少 2 年并且至少在血清转氨酶恢复正常后继续治疗 1 年。泼尼松龙+硫唑嘌呤联合治疗 2 年仍未达到缓解的患者，建议继用泼尼松龙（5~10 mg/d）+高剂量的硫唑嘌呤[2 mg/(kg · d)]，12~18 个月后肝活检复查。或者可考虑换用其他免疫抑制剂。激素服用过程中患者需额外补充维生素 D 和钙剂，建议每 1~2 年进行一次骨密度扫描，发现骨量减少和骨质疏松时应积极治疗。肝活检以明确肝组织炎症是否达到缓解对于今后的治疗有着极大价值。

（3）长期治疗：AIH 是一种慢性复发性疾病，甚至在成功治疗诱导缓解后仍有进展至肝硬化、肝衰竭而需行肝移植。大多数儿童或青年时期发病的患者可带病生存 50 年以上。AIH 长期治疗的目的主要在于降低疾病的复发，减少患者因肝病死亡或行肝移植，并降低泼尼松龙相关的骨质疏松、糖尿病和肥胖，硫唑嘌呤相关的骨髓抑制、潜在的致癌风险，以及其他免疫抑制剂的相关不良反应。

有 50%~90%的患者在达到生化和组织学缓解而停药后的 12 个月内复发。根据 IAIHG 的标准，复发定义为：血清 ALT>3 倍正常值上限。

1)单用较高剂量的硫唑嘌呤 2 mg/(kg·d)维持,可降低泼尼松龙撤药后的复发率。上述疗法在长期治疗中被证实是安全的(未在我国患者中证实)。是否使用硫唑嘌呤维持及如何治疗首次复发取决于对复发可能性、肝病严重程度及可预见不良反应的综合判断。建议在年轻及 LKM 抗体或 SLA 阳性患者中行常规维持治疗。

2)复发患者应如同初发时再次接受治疗。在可耐受的前提下,一旦达到缓解应给予硫唑嘌呤维持。以硫唑嘌呤维持治疗的患者复发,当再次缓解时建议以低剂量的泼尼松龙(联合硫唑嘌呤)行长期维持治疗。不能耐受硫唑嘌呤的患者可考虑以吗替麦考酚酯维持治疗。

3)泼尼松龙+硫唑嘌呤联合治疗仍未能达到生化或组织学上完全缓解的患者,吗替麦考酚酯的疗效也是有限的。可考虑试用环孢素、布地奈德、地夫可特、他克莫司或环磷酰胺,但上述疗效尚未被证实。AIH 肝硬化患者及正常已缓解的患者,无论男女,均应每 6 个月检测 1 次血 AFP 和腹部超声检查以除外肝细胞癌。

在治疗期间,需监测转氨酶、胆红素和血清丙种球蛋白水平以评价病情变化。多数患者上述指标可在 2 周内开始得到改善,组织学上的改善滞后于临床及实验室检查 3~6 个月。

(4)特殊情况下的治疗:AIH 患者妊娠过程中,小剂量的泼尼松龙或硫唑嘌呤免疫抑制治疗是可行的。若停药,则应在患者分娩后及时加用免疫抑制剂以降低复发风险。

(5)治疗相关不良反应:血细胞减少、恶心、情绪不稳定、高血压、外形改变、糖尿病是最常见的剂量相关不良反应,将药物减量后上述临床症状可得到改善。严重的不良反应包括精神病、严重血细胞减少、有临床症状的骨量减少伴或不伴椎体压缩性骨折,一旦出现上述临床症状需要立即停用相关药物,对于这些患者可单独应用可耐受的泼尼松或硫唑嘌呤以抑制炎症反应。部分学者建议自身免疫性肝炎患者在开始应用硫唑嘌呤前检测自身 TPMT 基因型或表现型从而避免出现硫唑嘌呤相关不良反应。但此项技术尚未在临床广泛开展,同时也有报道显示硫唑嘌呤在用于自身免疫性肝炎治疗时剂量相对较小(50~150 mg),测定 TPMT 基因型或表现型并不能预测是否出现药物相关毒性。

(6)治疗失败与反应不完全:治疗失败是指患者虽能耐受治疗并有较好的依从性,但血清 AST 水平或胆红素水平仍进行性升高超过治疗前水平的 67%,并不包括治疗期间出现的不良反应。尽管治疗的各个阶段均可出现临床表现和(或)生化指标恶化,但治疗失败最常发生在治疗的前 2 个月。此情况应停止原方案,改为单用泼尼松 60 mg/d 或泼尼松 30 mg/d 联合硫唑嘌呤 150 mg/d,持续应用此剂量至少 1 个月。若生化指标有改善再试行减量,且应在定期监测的生化指标的指导下缓慢进行,每月泼尼松减量 10 mg,硫唑嘌呤减量 50 mg 直至达到标准维持量。若在减量的任何阶段出现生化指标的反复应继续应用上一剂量的药物 1 个月。70%的患者可在两年内病情好转,恢复应用常规方案维持治疗,20%的患者可达到组织学缓解,大多数患者需要长期维持治疗。在高剂量治疗期间一旦出现肝功能失代偿表现(肝性脑病、腹腔积液、静脉曲张出血)则需要进行肝移。

3.肝移植　尽管免疫抑制治疗在阻止自身免疫性肝炎进展中通常是非常有效的,但是小部分患者仍可能需要肝移植治疗。有些患者因治疗得太晚而不能阻止那些会降低寿命的相关并发症的发生(如肝细胞肝癌),其他患者会出现顽固性症状,如肝性脑病,另一些患者可能治疗无效。小部分患者因未依从治疗而发展成终末期肝病。在这些情况下,肝移植仍然是唯一的治疗方法,以增加生命时间或生活质量,或两者兼而有之。

自身免疫性肝炎患者肝移植后 5 年生存率为 80%~90%之间。肝移植后虽然只有一半患者能够回到全职岗位,但总体来说患者的生活质量通常还是很好的。肝移植后最佳的免疫抑制治疗仍未确定。自身免疫性肝患者肝移植后发生急性细胞排斥和胆管消失的风险更大。

八、预后

AIH 若不予治疗,可进展为肝硬化,甚至引起肝衰竭导致死亡。多数患者对免疫抑制剂治疗应答良好,约 80%患者可获得缓解,病情缓解后可保持良好的生活质量。缓解患者的 10 年及 20 年生存率超过 80%。

第四节　原发性胆汁性肝硬化

1851 年 Addison 和 Gull 首次描述了原发性胆汁性肝硬化,直到 1949 年开始正式采用该疾病诊断。然而,并不是所有患者在诊断时有肝硬化的表现,有人提出慢性非化脓性破坏性胆管炎,但是因其过于冗长至今未被采用。因此,仍将其命名为原发性胆汁性肝硬化(primary biliary cirrhosis,PBC)。

原发性胆汁性肝硬化是一种自身免疫性肝病,主要表现为肝内胆管进行性非化脓性炎症破坏所导致的慢性肝内胆汁淤积、肝纤维化,最终可进展为肝硬化、肝衰竭;95%左右的 PBC 患者抗线粒体抗体(antimitochondrial antibody,AMA)阳性。

一、流行病学

PBC 占肝硬化相关死亡病例的 0.6%~2.0%,在 21~93 岁的人群均可见,但以 30~60 岁人群为主;主要见于女性,女性和男性的比例是 1∶9。该病可发生于各国地区、各个种族人群,且不同地区的患病率及发病率大有不同,患病率和发病率分别在 1.91/10 万~40.2/10 万和 0.33/10 万~5.8/10 万。美国是 PBC 最多发的地区,根据年龄调整后的每年标准发病率在女性和男性中分别达 4.5/10 万和 0.7/10 万,标准患病率在女性和男性分别达 65.4/10 万和 12.1/10 万。目前无证据表明 PBC 的发生具有“极地赤道梯度”的分布特点。此外,PBC 的患病率和发生率均呈逐年增长的趋势,与不明致病因素暴露增加、血清诊断技术提高、熊去氧胆酸的广泛应用有关。

二、病因学

PBC 的确切病因不明。由于大部分 PBC 患者存在 AMA,病变胆管出现反应性 T 细胞,常合并其他自身免疫性疾病,PBC 目前普遍被认为是自身免疫性疾病。PBC 患者产生自身免疫反应的始动因素和激发因素尚不明确,可能是遗传易感性和环境因素共同作用的结果。

越来越多的研究表明 PBC 的发生存在遗传易感性。PBC 常有家族聚集性,同一家庭内成员(如姐妹、母女)可相继发病。有流行病学调查发现某些Ⅱ型组织相容复合体(MHCⅡ)等位基因可促进 PBC 的发生。在欧洲及北美洲的白种人,较常见的是 DRB1*0801,在日本为 DRB1*0803,在中国则是 DRB1*0701 和 DRB1*03。此外,有研究还发现对 PBC 存在保护作用的Ⅱ型组织相容复合体(MHCⅡ)等位基因,在美国为 DRA1*0102 和 DQB1*0602,在日本为 DRA1*0102。

此外,流行病学研究显示,泌尿系统感染、性激素替代治疗、指甲油、吸烟史、有毒废物弃置地及 PBC 动物模型中的外源性化学物质均与 PBC 的发生密切相关。

三、病理生理学

PBC 典型的病理生理表现是肝内小胆管的胆管上皮细胞的进行性非化脓性炎症破坏。在疾病的终末期甚至出现肝内小胆管消失，导致淤胆和胆盐沉积。疏水性胆盐在肝内沉积可导致肝脏继发损伤，加速小胆管消失。肝内损伤进行性加重导致肝纤维化，甚至是肝硬化。

90%～95%的 PBC 患者体内存在 AMA。抗线粒体抗体的靶抗原是定位于线粒体内膜的 2-酮酸脱氢酶复合物（OADC），包括丙酮酸脱氢酶复合物 E_2 亚基（PDC-E_2）、支链丙酮酸脱氢酶复合物、酮戊二酸脱氢酶复合物，以 PDC-E_2 最为常见。PBC 患者胆管上皮细胞膜表面存在 OADC 抗原，AMA 与 OADC 抗原结合，使胆管上皮细胞成为抗原递呈细胞，激活淋巴细胞及免疫反应。PBC 患者肝脏和局部淋巴结中自体反应性 PDC-E_2 特异性 $CD4^+$T 细胞较血液中增加 100～150 倍，肝脏中的自体反应性 PDC-E_2 特异性 $CD8^+$T 细胞较血液中增加 10～15 倍，表明针对线粒体内膜的免疫反应与 PBC 的病理表现及疾病进展密切相关。细胞间黏附因子 1（intracellular adhesion molecule-1，ICAM-1）常高表达于 PBC 患者的胆管上皮细胞，以增加这些 $CD4^+$ 及 $CD8^+$T 细胞与上皮细胞的接触，并通过细胞毒效应破坏胆管，特别是肝内小胆管，导致胆汁淤积。

PBC 患者产生自身免疫反应的始动因素和激发因素可能是机体免疫系统对环境因素做出的异常应答，分子模拟机制可能在这起重要的作用。来自感染原的外来蛋白产生的分子模拟可能是 PBC 的启动因素，如肺炎衣原体、Novosphingobium aromaticivorans、human betaretrovirus。由于 PDC-E_2 常稳定表达于细胞、真菌及哺乳动物，外源性抗原常模拟 PDC-E_2，这也是 PBC 体内 AMA 常针对 PDC-E_2 的原因。PBC 可能是通过分子模拟作用打破免疫耐受，导致机体对上皮细胞，尤其是胆管上皮细胞的表面抗原产生免疫应答，进而导致胆管上皮细胞的破坏，胆管分泌及运输功能受损，进而发展到胆汁淤积。

四、病理学

PBC 人体标本上表现为肝脏中到重度肿大，表面光滑或呈细颗粒状，呈深绿色，质硬。PBC 的特征性组织学改变为慢性、非化脓性胆管炎，主要累及小叶间胆管和中隔胆管。如果出现胆管周围明显的炎性浸润及坏死，则称为“花绽样胆管病变”。炎性细胞浸润以淋巴细胞和单核细胞为主，与坏死的胆管细胞基底膜紧密相邻。炎性细胞浸润还包括浆细胞、巨噬细胞、多形核细胞（尤其是嗜酸性粒细胞），有时在疾病早期可见类上皮肉芽肿。PBC 的病变很少累及动脉，而门小静脉常被炎性物质压迫，甚至闭塞，可是终末肝小静脉的中央部位在肝纤维化进展过程中甚至发展至肝硬化一般不会受累。如果残存胆管的汇管区比例<50%，则称为“胆管缺失”。

Ludwig 和 Scheuer 分期法是 PBC 组织学分期的常用方法（图 5-1），两种分期体系均按照 PBC 的进展划分为 4 期，从局限于胆管周围门管区的炎症改变到肝硬化。Ⅰ期的特征为局限于汇管区的炎症，可伴或不伴花绽样胆管病变，表现为小叶间胆管和中隔胆管的慢性非化脓性炎症，胆小管管腔、管壁及其周围有淋巴细胞、浆细胞、单核细胞浸润，汇管区扩大，肝板正常。Ⅱ期的特征为界面性肝炎，为汇管区炎症浸润至肝实质所致。其特征表现为汇管区排列不规则，肝细胞或淋巴细胞坏死或凋亡、炎性细胞分隔肝细胞。界面性肝炎主要有两种：第一种与自身免疫性肝炎的病变相似，表现为淋巴细胞碎片样坏死，肝细胞坏死或凋亡；第二种表现为胆管细胞碎屑样坏死，有明显的胆管反应，伴有水肿、中性粒细胞浸润、胆管周围纤维化及肝细胞坏死。Ⅲ期的特征为纤维间隔形成，原有的肝小叶结构被破坏，表现为汇管区、汇管区周围及肝实质均出现淋巴细胞浸润，其标志性改变为出现纤维化但未形成假小叶。Ⅳ期表现为肝硬化伴再生结节形成。

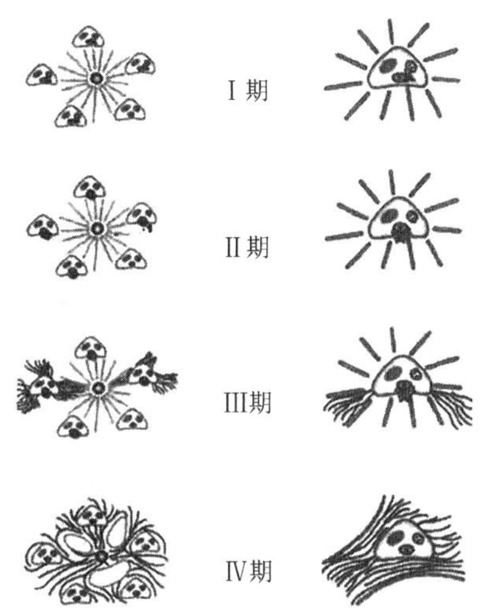

图 5-1　PBC 分期示意图(Ludwig 分期)

左侧一列为各期围绕中央静脉 5 个汇管区的特点，右边为各期单一汇管区的特点(放大显示，蓝色为小胆管)。1 期：炎症局限于门管区，集中在胆管。2 期：炎症扩展至肝实质(界面性或片状凋亡)。3 期：出现肝纤维化。4 期：出现肝硬化

五、临床表现

1.无症状型原发性胆汁性肝硬化　PBC 实验室筛查手段的广泛应用使 60%的 PBC 患者在无症状期即得以确诊。诊断建立于生化指标筛查的异常，总体来讲无症状患者比有症状患者年龄大。早期无症状且肝功能正常的患者血清可检测到 AMA，肝活检病理可能已有异常并且符合 PBC 诊断，在随访中逐渐出现 PBC 的症状并且肝功能出现异常，一些患者虽然没有症状但已出现肝功能异常和 AMA 阳性，这些患者相当一部分在诊断时已存在肝纤维化。无症状型 PBC 患者在疾病进展过程中最终仍会出现 PBC 的症状、体征及淤胆性生化指标异常。

2.有症状型原发性胆汁性肝硬化

(1)症状：虽然女性患者的症状比男性患者多，但两者的临床表现相同。

1)疲乏：疲乏是 PBC 最常见的症状，见于 78%以上的患者。疲乏没有特异性，却是大部分患者中最容易致残的症状，并会随着病情进展而加重。然而，疲乏与 PBC 的严重度、组织学分期、病程、年龄无关，但可导致睡眠障碍和抑郁。严重的疲乏可影响 PBC 患者的生活质量，可能与总体生存率降低有关。疲乏发生的原因并不明确，最近的研究发现这可能与自主性神经病学有关。疲乏不会随着抑郁的治疗而改善，常常持续存在，并且常与白天困倦有关，可能是甲状腺功能减退的一个表现，后者见于约 20%的 PBC 患者。有研究表明，疲乏是

PBC 患者死亡的一个独立预测因素,特别是心源性死亡。

2)瘙痒:瘙痒是比疲乏更为特异的 PBC 症状,可发生于病程中的任何时候,并贯穿整个病程,以往可见于 20%~70%的 PBC 患者,目前较少见,因为 PBC 患者通常在还没出现瘙痒症状即得以诊断。在英国的一项流行病学研究表明,PBC 患者在患病第 1 年、5 年、10 年出现瘙痒的累积风险分别是 19%、45%、57%。瘙痒可为局部或全身,通常于晚间卧床后较严重,接触羊毛、其他纤维制品和怀孕可加重瘙痒。PBC 患者瘙痒的严重程度可随病程进展而减轻。可是,如果不经治疗,瘙痒症状一般不会完全消失,除非患者出现肝硬化和肝衰竭。PBC 患者出现瘙痒的原因未明,胆汁淤积导致的瘙痒及继发于 PBC 的瘙痒在某种程度上是阿片类神经递质增加所致,也有学者认为这与胆汁成分刺激有关。目前比较公认的假说是,胆汁淤积的生物学效应(机制未明)导致溶血磷脂酶 D 酶化物(autotaxin,ATX)水平增高/活化,继而导致溶血磷脂酸水平(lysophosphatidic acid,LPA)增高,最终导致瘙痒。

3)其他症状:干燥综合征[眼干和(或)口干]常见。皮肤钙化、雷诺现象及吞咽困难不常见。

(2)体征:通常无异常体征。皮肤色素沉着是 PBC 最常见的体征,偶见黄斑瘤和黄色瘤;肝脾大在 PBC 早期即常见。蜘蛛痣和脾大见于有门静脉高压时。黄疸是进展期肝病患者较晚期的表现。

(3)特殊情况

1)AMA 阴性 PBC:AMA 阴性 PBC 是指 AMA 阴性,但临床表现、肝脏组织学及自然病程基本与典型的 AMA 阳性 PBC 一致的患者。这些患者中差不多全部均有 ANA 和(或)SMA 阳性。

AMA 阳性与阴性 PBC 患者之间在组织病理学、免疫学及 HLA 方面仅有细微的差别。线粒体抗原在 AMA 阴性及阳性 PBC 患者胆管上皮细胞的顶端膜表面均有表达,提示两者的发病机制相似。

日本的一项大型回顾性研究显示,AMA 阴性 PBC 患者瘙痒较少见而肝脏以外的自身免疫性疾病(如类风湿关节炎和硬皮病)多见。AMA 阴性 PBC 患者 IgM 水平较阳性患者的低。

2)PBC-AIH 重叠综合征:自身免疫性肝炎(AIH)和原发性胆汁性肝硬化(PBC)是具有不同自身免疫性基础的慢性炎症性肝病。但是,临床上部分患者同时具有这两种疾病的临床、生物化学、免疫学和组织学特征,即 PBC-AIH 重重叠综合征。PBC-AIH 重叠综合征较罕见,仅见于 10%的 PBC 患者。PBC-AIH 重叠综合征的起病特点一般是 PBC、AIH 同时并发,很少是相继发生。

六、辅助检查

PBC 的诊断主要通过符合胆汁淤积的肝生化指标及血清 AMA 阳性确立,并需排除其他肝脏疾病。必要时行肝脏活检进一步明确诊断。

1.血清生化检查　PBC 患者的典型肝脏生化检查符合胆汁淤积的改变。大部分 PBC 患者表现为碱性磷酸酶(alanine aminotransferase,ALP)升高(通常为正常上限的 3~4 倍)及 γ-谷氨酰转肽酶升高(gamma glutamyl transpeptidase,γ-GT)。血清转氨酶[谷草转氨酶(aspartate aminotransferase,AST)或谷丙转氨酶(alanine aminotransferase,ALT)]可中度升高,一般不会高于正常上限的 3 倍;值得注意的是,转氨酶的显著升高(高于正常下限的 5 倍)可能提示

PBC-自身免疫性肝炎(autoimmune hepatitis,AIH)重叠综合征或者合并病毒性肝炎。血清胆红素水平在病程早期通常可正常并随着病程进展逐渐升高,最高可超过 20 mg/dL。血清胆红素升高、白蛋白下降、凝血酶原时间延长提示疾病进展及预后差。部分患者可有高球蛋白血症(特别是 IgM)、高胆固醇血症、胆汁酸水平可升高但并不常见。生化检查改变在一定程度上与疾病分期及组织学损害程度有关。未发展至肝硬化的患者,ALP 升高程度主要与肝内胆管缺失和炎症严重程度有关;转氨酶水平及 IgG 水平主要反映汇管区及小叶坏死和炎症的程度;高胆红素血症反映肝内胆管缺失和胆管碎片样坏死程度。血胆红素、γ 球蛋白、透明质酸的升高及血清白蛋白、血小板计数的下降是肝硬化及门静脉高压出现的早期指标。

2.免疫学检查　95%的 PBC 患者血清 AMA 阳性。此外,70%的 PBC 患者会出现类风湿因子(rheumatoid factor,RF),66%会出现抗平滑肌抗体(smooth muscle antibodies,SMA),50%会出现抗核抗体(antinuclear antibody,ANA)。采用免疫荧光技术检测,5%~10%患者 AMA 抗体阴性或仅低度阳性(≤1/80)。抗体的出现或消失较抗体水平的高低更为重要。ANA 尤其是抗 GP210 和(或)抗 SP100 阳性,可能与 PBC 的预后有关;在 AMA 阴性的 PBC 患者中,应用 ELISA 或蛋白印迹技术可检测到针对主要 M2 成分($PDCE_2$、2-酮戊二酸脱氢酶复合体)的抗体。

3.组织病理学检查　PBC 的典型肝脏组织病理学改变为慢性、非化脓性胆管炎,主要累及小叶间胆管和中隔胆管,由局限于汇管区的炎症、坏死到浸润至肝实质的界面性肝炎,由汇管区、肝实质的纤维化进展到肝硬化、假小叶形成。由于 PBC 的病变呈典型的斑片状分布,观察到胆管炎及胆管阻塞的概率与所取到的汇管区数目有关。因此,肝活检时所取组织块的大小对 PBC 的诊断尤为重要。所取组织块至少应包含 10~15 个汇管区,并且应对多个肝段仔细观察以排除胆管炎和胆管缺少。在观察时应注意汇管区周围及间隔周围的铜沉积、羽毛状变性、Mallory-Denk 小体及淤胆型菊形团。在出现失代偿期肝病以前不会出现真正的胆汁淤积。

可是,由于 AMA 阳性诊断 PBC 具有较高的特异性,肝脏活检在 ALP≥1.5 倍正常上限及 AST<5 倍正常上限的患者中诊断 PBC 的价值受到质疑。对于 AMA 阴性患者,推荐行肝脏活检排除其他伴发症 AIH 和非乙醇性脂肪性肝炎。此外,肝脏活检有助于 PBC 的分期。

4.影像学　对于有胆汁淤积生化证据的所有患者,肝脏及胆脏的无创性影像学检查是必需的。B 超常用于排除肝胆系统的肿瘤及结石,CT 和 MRI 可用于排除肝外胆管阻塞、肝内淋巴瘤及转移性腺癌。如果诊断不明,优先选择 MRCP 或内镜检查(如 ERCP、胆管镜检查)排除原发性硬化性胆管炎或其他胆道系统疾病。瞬间弹性成像是一种评估肝纤维化程度的新型无创性检查手段,对 PBC 患者的诊断具有一定意义,但尚未被美国 FDA 批准。

七、诊断与鉴别诊断

1.诊断　美国肝病研究协会(American Association for the Study of Liver Diseases,AASLD)建议 PBC 的诊断需满足下述 3 条标准:①胆汁淤积的生化指标证据(ALP 升高);②AMA阳性;③如行肝脏活检,组织学表现为非化脓性胆管炎及中小胆管破坏。由于 AMA 阳性联合 ALP≥1.5 倍正常上限及 AST<5 倍正常上限诊断 PBC 的阳性预测值高达 98.2%,肝脏活检对于 PBC 的确诊并非必需的检查,该检查只适用于 ALP 低于正常上限 1.5 倍或转氨酶水平高于正常上限 5 倍的 AMA 阳性患者,以排除其他疾病。

此外，一旦确诊PBC，就应当考虑是否存在PBC-AIH重叠综合征，因为对治疗方案存在重要影响。PBC-AIH重叠综合征的诊断标准目前仍未确定，但是目前较常用的诊断标准是同时符合PBC、AIH诊断标准中至少各两条。另一方面，欧洲指南强调肝组织学淋巴细胞性界面炎是诊断的必要条件，意味着所有患者需要进行肝活检方能诊断AIH/PBC重叠综合征。

2.PBC需与以下疾病相鉴别

(1)原发性硬化性胆管炎：原发性硬化性胆管炎(primary sclerosing cholangitis，PSC)是一种慢性肝胆疾患，也是一种自身免疫性胆汁淤积性疾病，其特征为胆道系统弥漫性炎症和纤维化导致胆管变形，并多处狭窄。病情呈进行性发展，最终导致胆管阻塞、胆汁性肝硬化和肝衰竭。PSC好发于中青年男性，儿童也可发病。典型症状有黄疸和瘙痒，以及非特异性症状如疲乏、食欲减退、恶心、体重下降等。血清抗中性粒细胞胞质抗体(antineutrophil cytoplasmic antibodies，ANCA)阳性对PSC的诊断有一定价值，ERCP是目前诊断PSC的最佳方法，其特点为胆管不规则、多发的局部狭窄和扩张，胆道弥漫性狭窄伴扩张段形成典型的"串珠状"改变。

(2)自身免疫性肝炎：自身免疫性肝炎是由自身免疫反应介导的慢性进行性肝脏炎症性疾病，其临床特征为不同程度的血清转氨酶升高、高γ-球蛋白血症、自身抗体阳性，组织学特征为以淋巴细胞、浆细胞浸润为主的界面性肝炎，严重病例可快速进展为肝硬化和肝衰竭。

(3)药物引起的肝内胆汁淤积：临床上可引起肝内胆汁淤积的药物有吩噻嗪、氟哌啶醇、丙米嗪、阿莫西林、克拉维酸、磺胺类、雌激素或雄激素类等。一般在开始用药6周内出现急性肝内胆汁淤积的临床表现，如血清ALP和γ-GT升高，并可伴有皮肤瘙痒，但AMA阴性，病理组织学检查出现小叶或腺泡区带的坏死、嗜酸性粒细胞浸润、单纯性淤胆、肉芽肿型肝炎、肝细胞脂肪变等能提示药物性肝损害。但须注意有些药物可诱发自身免疫反应，临床表现及实验室检查与AIH极为相似，鉴别需依靠病理学及停药数周至数月后的病情缓解或恢复等。

(4)其他胆汁淤积性肝病：胆汁淤积是PBC的典型临床特征，但也可见于其他肝脏疾病，如肝炎后肝硬化，需结合疫苗接种史及相关病史，并行肝炎病毒相关血清检查予以鉴别。此外，胆管周围占位性病变也可导致肝内胆汁淤积，如壶腹癌、胰头癌等，必要时行ERCP或MRCP、增强CT了解胆管系统及胆管周围组织结构。

PBC-AIH重叠综合征的诊断至少需要满足PBC及AIH标准中的各2项，肝脏组织病理提示界面性肝炎，即淋巴细胞中重度碎片状坏死是诊断的必备条件。

八、治疗

1.药物治疗

(1)熊去氧胆酸：熊去氧胆酸(ursodesoxycholic acid，UDCA)是唯一经循证医学证明对PBC治疗有效的单药药物，早期、中等剂量、长期治疗均可提高PBC患者长期生存率。UDCA可促进内源性胆汁酸的分泌，减少重吸收，拮抗疏水性胆汁酸的细胞毒作用，保护肝细胞膜、溶解胆固醇性结石，具有免疫调节作用。在PBC的病程早期，UDCA可保护胆管细胞免受胆汁的毒性效应；在PBC的病程晚期，UDCA可通过增加关键转运分子的合成、定位、顶端膜嵌入进而刺激受损肝细胞的分泌。此外，UDCA还可刺激胆管碱性胆汁分泌，抑制胆汁诱导的肝细胞及胆管细胞凋亡。可见,UDCA 在 PBC 的治疗中起着重要的作用。

AASLD 推荐,对于肝酶升高的 PBC 患者,不论肝脏组织学分期如何,均应予 UDCA 13~15 mg/(kg·d)口服,而欧洲肝脏研究协会(European Association for the Study of the Liver, EASL)推荐对于无症状 PBC 患者也应长期服用 UDCA。临床试验表明,13~15 mg/(kg·d)的 UDCA 在治疗反应和费用方面显著优于 5~7 mg/(kg·d)和 23~25 mg/(kg·d)。所有证实 UDCA 可提高 PBC 患者生存率的临床研究均采用 13~15 mg/(kg·d)的剂量。考来烯胺和其他胆酸螯合剂可影响 UDCA 的吸收,一些抗酸药物可结合胆汁酸,因此这些药物均应与 UDCA 分开服用,AASLD 推荐应隔 2~4 小时服用。对于有肝病或肾病的患者不需要调整剂量,也不必行肝脏活检,只要定期监测肝脏生化指标。研究发现,UDCA 的疗效可于服药数周内出现,90%的 PBC 患者于用药后 6~9 个月即可见肝功能改善。对于早期的 PBC 患者,UDCA 的疗效较好,不但可改善生化指标,还可显著提高长期生存率,降低肝移植率。对于进展期 PBC 患者,UDCA 可改善其肝脏生化指标(ALP、γ-GT),但对生存率和肝移植率的影响目前仍存争议。此外,UDCA 还可降低 LDL 水平,减少腹腔积液的发生,延缓组织学进展长期。可是,UDCA 并不能改善疲乏、瘙痒、相关骨病及与 PBC 相关的自身免疫疾病。长期应用 UDCA 比较安全,偶见稀便和脱发。可是,40%的患者对 UDCA 的应答欠佳,接受 UDCA 的患者中有 10%的患者会死亡或者需要肝脏移植。

有学者发现,就诊时有相关肝病症状、肝脏生物化学指标明显异常及自身免疫特征较多者,可能对 UDCA 的应答较差。巴黎标准的定义:对 UDCA 治疗应答良好的定义是接受 UDCA 治疗 1 年后的血清胆红素≤1 mg/dL(17 μmol/L),ALP≤3 倍正常上限,AST≤2 倍正常上限;巴塞罗那标准的定义:ALP 下降至少 40%或者降至正常。针对单用 UDCA 疗效欠佳的患者目前暂无标准方案,可考虑联用其他药物治疗,如免疫抑制剂、贝特类降脂药等。

(2)贝特类降脂药:近期 4 项小样本量开放性临床试验提示,对 UDCA 治疗应答欠佳的 PBC 患者,加用贝特类降脂药物治疗 8~48 周后,ALP、γ-GT 显著下降,部分患者 IgM 水平显著下降。研究显示,他汀类降脂药物不能改善 PBC 患者的胆汁淤积症状。

(3)糖皮质激素和免疫抑制剂:早期临床试验提示,糖皮质激素如泼尼松有助于改善 PBC 患者的症状和肝脏组织学,但是由于这类药物可显著降低骨矿物质密度,其长期应用受到限制。有研究表明,与单独应用 UDCA 相比,UDCA[10 mg/(kg·d)]联合泼尼松龙(10 mg/d)连续应用 9 个月可更显著改善早期 PBC 患者的肝脏组织学改变。布地奈德联合 UDCA 可显著改善对单用 UDCA 应答欠佳的早期 PBC 患者的生化指标和肝脏组织学,但对终末期 PBC 并无影响。由于布地奈德可能诱发终末期 PBC 患者的门静脉血栓形成,因此不宜应用于Ⅳ期 PBC 患者。该方案的疗效和安全性可在早期 PBC 患者中进行进一步评价。此外,有研究表明其他免疫抑制剂如硫唑嘌呤、环孢素、甲氨蝶呤、苯丁酸氮芥、霉酚酸酯的长期应用对 PBC 的疗效甚微或无效,不推荐用于 PBC 的常规治疗。

(4)利妥昔单抗:利妥昔单抗是一种针对 CD20 的单克隆抗体,它可通过与 B 细胞表面的 CD20 结合,消除 B 淋巴细胞。有研究提示调节性 T(Treg)细胞和 B 细胞在 PBC 发病中起重要作用,消除 B 细胞有助于降低 AMA 及 IgM 滴度,改善血清生化指标。在美国的一项研究中,14 名 UDCA 应答欠佳的 PBC 患者在联合使用 UDCA 及利妥昔单抗(1000 mg/d,静脉滴注,第 1 天和第 15 天)后,在第 6 个月、12 个月、18 个月时,有 3 名患者的 ALP 降至正常和(或)下降了 25%;在治疗后第 6 个月,中位 ALP 水平显著下降(从 259U/L 下降至 213U/L),

AMA、IgM 滴度也有显著下降;疲乏症状无明显改善,反而有 8%的患者疲乏症状加重;在治疗后第 6、12 个月,60%的患者瘙痒症状明显改善。

1 例 PBC-AIH 重叠综合征患者,在使用泼尼松和硫唑嘌呤治疗后复发并合并贫血和血小板减少,注射 1 次利妥昔单抗后肝功能即有显著好转,并在 4 周后贫血和血小板减少得以纠正。1 例 PBC 合并免疫相关性血小板减少性紫癜的患者在应用利妥昔单抗治疗 4 周后,ALP、γ-GT 显著下降,同时血小板计数显著升高。虽然利妥昔单抗在 PBC 治疗中才刚刚开始,根据 B 细胞功能异常在 PBC 发病机制中的重要作用,可以预见利妥昔单抗可能有很好的应用前景。

(5)对症治疗

1)疲乏的处理:引起疲乏的原因很多,除了 PBC 以外还应考虑贫血、甲状腺功能减退、抑郁和睡眠障碍。目前暂无研究表明 UDCA 可改善 PBC 患者疲乏症状。慢性肝病患者的疲乏可能是由于 5-HT 神经传导的改变所导致的,然而,5-HT_3的拮抗剂昂丹司琼和 5-HT 再吸收抑制剂氟西汀(百忧解)并不能缓解疲乏。

有研究表明,PBC 患者疲乏是由于睡眠改变尤其是白天睡眠过多导致。莫达非尼是一种用于治疗与换班有关的白天嗜睡的药物。以 PBC-40 问卷表进行评估时,与基线相比,莫达非尼 100~200 mg/d 可显著改善疲乏症状,减少白天嗜睡。目前暂无针对疲乏的标准治疗方案。

2)瘙痒的处理:UDCA 通常不能缓解瘙痒,因此需要特殊的方法来处理瘙痒。PBC 相关的瘙痒处理方法有以下几种:①致瘙痒物在肝内产生,随胆汁分泌,胆汁淤积在组织从而导致瘙痒。考来烯胺是一种治疗高胆固醇血症的非水溶性树脂,还有考来替泊、考来维仑。目前已有共识认为考来烯胺可缓解 PBC 患者的瘙痒,推荐在早晨,在 UDCA 给药 2~4 小时前给药,推荐剂量是 4~16 g/d。总的来说,考来烯胺的耐受性较好,偶有腹胀、便秘、腹泻。目前暂无临床对照试验比较考来替泊、考来维仑对胆汁淤积疾病瘙痒的治疗效果。严重瘙痒对口服药物无效的患者,可通过体外肝脏透析去除血清致瘙痒物;②利福平是一种肝药诱导酶,可通过孕烷 X 受体(PXR)下调 ATX 转录从而实现其治疗瘙痒症的目的,在许多临床实验中被用于治疗 PBC 患者的疲乏症状。几个荟萃分析均表明利福平可缓解 PBC 患者的瘙痒症状。在一项研究中,对于血清胆红素低于 3 mg/dL 的患者,推荐剂量是 150 mg,每天 1 次;对于血清胆红素高于 3 mg/dL 的患者,推荐剂量是 150 mg,每天 2 次。可是,利福平的不良反应应引起重视,它可引起肝炎、肝衰竭、溶血、肾脏受损,改变药物代谢作用。因此,在使用利福平时应严密定期随访肝功能、血常规。此外,利福平可消除 5-HT 重摄取抑制剂的抗抑郁效应,这些药物不应一起使用;③有研究表明,胆汁淤积引起的瘙痒与体内阿片类物质增加有关,阿片类拮抗剂如纳洛酮可缓解瘙痒。阿片拮抗剂使用中的限制因素是应用此类药物时可出现阿片样停药反应,包括腹痛、高血压、心动过速、噩梦及人格解体。临床实践中发现,严重瘙痒患者可能对阿片类物质敏感性更高,出现严重反应的风险更高。纳曲酮开始可每天给予 1/4 片(12.5 mg)的较低剂量,以后每 3~7 天增加 1/4 片,直到瘙痒减轻。另外,患者也可住院静脉注射纳洛酮,过渡到口服纳曲酮并停用注射用药。如出现阿片停药综合征,可以继续给予药物或者剂量保持不变,因为反应可能会自发性消失。纳曲酮的肝毒性并不常见,但已有报道,因此使用纳洛酮时应监测肝脏功能。有失代偿期肝病的患者,纳曲酮代谢物会累积,因此要减少用药量。这些病例中需要使用纳曲酮者并不常见,因为随着肝脏疾病的进展，瘙痒会逐渐停止；④苯巴比妥可对症控制瘙痒；昂丹司琼为 5-HT 受体拮抗剂，可通过减少 PBC 患者体内 5-HT 效应缓解瘙痒；舍曲林(75～100 mg)为抗抑郁药，有助于减轻瘙痒；抗组胺药有镇静特性，可改善患者睡眠，可非特异性抗瘙痒。此外，体外白蛋白透析、血浆置换等可能均有缓解瘙痒疗效。难治性瘙痒是肝脏移植的一个适应证。

总的来说，对于 PBC 瘙痒的患者，初始治疗宜选取胆酸多价螯合剂(ⅠB 级证据)，对于此种药物反应不佳的可选择以下药物：利福平 150～300 mg/d(ⅠA 级证据)；口服阿片类拮抗剂如纳洛酮 50 mg/d(ⅠA 级证据)；以上方法均失败可尝试舍曲林(75～100 mg，ⅠB 级证据)。

(6)针对并发症的治疗：PBC 患者因脂溶性维生素代谢障碍，多数伴有骨质疏松。双膦酸盐可降低破骨细胞活性，对 PBC 骨质疏松有效。绝经期妇女可联用双膦酸盐和雌激素替代治疗。对于所有绝经前、后的 PBC 女性患者，如果没有肾结石病史，每天应予钙(1500 mg/d)及维生素 D(1000IU/d)。进展期 PBC 患者应每年检测维生素 D 水平。

对于合并轻度高脂血症的 PBC 患者，一般不需要降脂药物治疗。对于合并其他心血管危险因素的高脂血症 PBC 患者，可应用他汀类或苯扎贝特治疗，但应警惕药物性肝损害。PBC 患者可有维生素 A、维生素 D、维生素 E 或维生素 K 等脂溶性维生素缺乏，应根据病情和检查结果及时予以补充。PBC 与其他自身免疫性疾病并存，治疗同自身免疫性疾病。

PBC 患者可在肝硬化前发展为窦前性门静脉高压，建议第一次明确诊断 PBC 时即应筛查有无食管胃底静脉曲张，其后每 2 年复查 1 次。肝细胞癌治疗与一般肝癌治疗相同。

2.肝脏移植　在 20 世纪 80 年代中期，PBC 是美国肝脏移植的主要适应证。可是，最近一项研究表明，虽然在过去十年美国的肝脏移植数量显著增加，但需要肝脏移植的 PBC 患者却下降了约 20%，这可能与 UDCA 用于治疗 PBC 有关。相反，需要肝脏移植的原发性硬化性胆管炎患者没有显著改变，可能是由于目前还没有发现有效的治疗方法。肝脏移植治疗 PBC 的效果几乎比其他所有疾病的效果都更明显，它可显著延长终末期 PBC 患者的生存期。

PBC 患者肝脏移植的适应证与其他导致肝脏衰竭的基本一致：①严重症状：顽固性瘙痒、极度疲乏、难治性肝性脑病；②终末期肝病：失代偿期肝硬化、难治性腹腔积液、自发性腹膜炎、难治性静脉曲张性出血、肝脏肿大和小肝细胞癌。

PBC 患者进行肝脏移植的时机选择是治疗效果及复发的重要影响因素。倘若过早进行移植，手术本身的风险及移植后免疫抑制剂的使用会影响患者的生存。理想的移植时机选择有赖于对 PBC 患者不移植和移植后的生存率进行准确估计。目前较常用的预测模型有基于年龄、血清胆红素、白蛋白、凝血酶原时间、消肿的 Mayo 危险分数，以及基于血清胆红素、肌酐、国际标准化比、疾病病因的 MELD 评分系统，临床医生可借助这些预测模式结合患者具体情况决定肝脏移植的时机。

骨质疏松可能会在移植后的前 6 个月加重，而骨矿物质密度在 12 个月后可恢复基线水平并在逐渐改善。与依替膦酸二钠相比，阿仑膦酸盐治疗骨质疏松更有效。PBC 患者移植后 10 年的复发率为 20%～25%，可并不影响移植生存率。欧洲的一项研究表明，PBC 患者肝移植后 1 年、3 年、5 年的生存率分别为 89%、83%、75%；3 年和 10 年的复发率分别为 17%和 30%，但由于多数进展缓慢，不会造成严重后果。以环孢素为基础的免疫抑制剂长期应用或许可使 PBC 复发率下降。肝脏移植可改善瘙痒和疲乏，但对干燥综合征无明显效果，骨病先恶化后改善，AMA可能会持续阳性或者转阴后又出现，但并不意味着PBC复发。

3.PBC-AIH重叠综合征的治疗　目前暂无PBC-AIH重叠综合征的标准治疗方案，最新EASL指南推荐者给予UDCA联合皮质类固醇治疗。该指南推荐，对PBC-AIH重叠综合征患者应先给予UDCA，若在3个月内未获得充分的生化应答，宜加用皮质类固醇。

在一项研究中，对44例PBC-AIH重叠综合征患者均给予UDCA联合免疫抑制剂治疗。随访中位时间为3.9年，病情缓解27例(61.36%)，不完全应答13例(29.55%)，治疗失败4例(9.09%)，病情缓解患者中停药6例，其中复发5例(83.33%)。该研究进一步证实UDCA联合免疫抑制剂在PBC-AIH重叠综合征患者中的疗效。

九、预后

PBC是一种慢性胆汁淤积性疾病，病程呈进行性演变，可延续数十年，其预后差异很大且不可预见。无症状型和有症状型PBC的自然病程不完全一致。

无症状型PBC从AMA阳性到出现肝生化指标异常的中位时间为5.6年，部分患者在11.4年后肝脏组织病理学提示病变进展，在随访期间未发现患者进展至肝硬化或门静脉高压。无症状型PBC患者一般为早期PBC，但最终均会表现出PBC的典型症状。据统计，在5~7年的随访期内，有40%的无症状型患者会出现PBC症状；20年后，95%的患者会出现PBC症状。他们的生存期比有症状型的长，可长达十年，如果无症状型患者几年后仍未出现PBC症状其生存期会延长，可是一旦出现症状其生存期会下降至有症状型水平。其肝病相关病死率显著低于有症状型。

与无症状型PBC患者相比，有症状型患者进展至终末期肝病的进程更快，预后更差。约1/3的患者可出现胃底食管静脉曲张，其中有40%的患者在发现静脉曲张后3年内会发生一次以上静脉曲张性出血，此类患者的预后更差。PBC患者可在肝硬化前发展为窦前性门静脉高压，建议第一次明确诊断PBC时即应筛查有无食管胃底静脉曲张，其后2年复查1次。

PBC患者的自然病程1可长达15~20年，而肝脏组织学提示进展期的缩短为8年，总胆红素高于10 mg/dL的只有2年。有学者基于Cox比例风险的分析提出了PBC预后的模型以预测PBC的生存期，其中Mayo风险评估是目前应用最为广泛的模型，在评估患者是否需要肝脏移植方面有一定价值。

第六章　胰腺疾病

第一节　急性胰腺炎

急性胰腺炎(acute pancreatitis,AP)是多种病因导致胰腺组织自身消化所致的胰腺水肿、出血及坏死等炎性损伤。临床以急性上腹痛及血淀粉酶或脂肪酶升高为特点。多数患者病情轻,预后好;少数患者可伴发多器官功能障碍及胰腺局部并发症,病死率高。

一、流行病学

AP是临床常见的消化系统急症之一,全球年发病率为(5~80)/10万,美国在2012年疾病负担的评估中,报告AP年出院例次约为28万余例,位于消化疾病住院病种的首位,每次住院平均费用约为10000美金。我国属高发地区,估计每年有65万人罹患这一疾病,平均每次住院费用约为40000元人民币。随着生活方式的改变,超重/肥胖人群扩大及胆石症发病率增加,使得AP发病率在全球呈上升趋势。

二、病因学

1.胆道疾病　胆石症及胆道感染等是AP的主要病因,胆石症最为常见。由于70%~80%的胰管与胆总管汇合成共同通道开口于十二指肠壶腹部,一旦结石、蛔虫嵌顿在壶腹部、胆管内炎症或胆石移行时损伤Oddi括约肌等,将使胰管流出道不畅,胰管内高压。微小胆石(直径<3 mm)容易导致AP,因其在胆道系统内的流动性及常用影像学方法难以识别,增加了临床诊断的困难,占特发性AP病因的2/3~3/4。

2.饮酒及过度饮食　饮酒或饮食过度促进胆囊收缩素(cholecystokinin,CCK)诱导的胰酶分泌,大量胰液不能充分引流时,胰管内压力增加。乙醇在胰腺中通过氧化和非氧化通路得以代谢,氧化通路中产生的大量活性氧促进胰酶提前激活并损伤线粒体。同时,非氧化代谢通路中产生的大量游离脂肪酸乙酯导致胰腺腺细胞中Ca^{2+}水平明显增加,也可促进胰酶提前活化。

3.高甘油三酯血症　高甘油三酯血症(hypertriglyceridemia,HTG)在AP病因构成比中位居第三,约占12.6%。HTG是指在空腹状态下,血浆中甘油三酯(triglyceride,TG)水平>1.7 mmol/L,各地由于所采用的测试方法不同,可有一些差异。根据血TG水平可分为:轻度:1.7~2.2 mmol/L;中度:2.3~11.2 mmol/L;重度:11.3~22.4 mmol/L;极重度:>22.4 mmol/L。HTG病因有原发和继发性两种。原发性HTG较少见,平时血TG水平多接近重度,在没有诱因时即可引发AP。这些患者通常有相关基因异常,常有脂蛋白脂肪酶(lipoprotein lipase,LPL)缺乏和载脂蛋白(Apo)C-Ⅱ缺乏,婴儿期即出现乳糜微粒血症,可在儿童期即发生AP,在AP病因构成比中占4%~7%。继发性HTG平时血TG水平多为轻中度,在乙醇、肥胖、糖尿病、妊娠及药物等诱因作用下,血TG水平急剧升高至重度或极重度,引发AP。

4.胰管阻塞　胰管结石、蛔虫、狭窄,肿瘤(胰腺导管内乳头状黏液肿瘤、壶腹周围癌及胰腺癌)可引起胰管阻塞和胰管内压升高。胰腺分裂症是一种胰腺发育过程中主、副胰管未融合的先天性发育不全,大部分胰液经狭小的副乳头引流,容易发生引流不畅,导致胰管内高压,常导致 AP 反复发作。

5.手术、创伤与内镜诊疗　手术、腹部钝挫伤等损伤胰腺组织或导致胰腺严重血液循环障碍可引起 AP。经内镜逆行胆胰管造影(endoscopic retrograde cholangiopancreatography,ERCP)插管导致十二指肠乳头水肿、注射造影剂压力过高等均可导致胰管内压力增高而引发 AP。长时间经口推进式小肠镜操作,可以引发 AP。

6.其他代谢障碍及药物　甲状旁腺肿瘤、多发性骨髓瘤、恶性肿瘤骨转移、维生素 D 过多等导致的高钙血症可引起 AP,其机制可能为钙离子水平显著增高,促进胰酶提前激活。6-巯基嘌呤、磺胺类药物、四环素、甲硝唑等多种药物可引起 AP,其发病机制与特异性反应有关,多在用药 6 周内发病。此外,一些药物可间接引发 AP,如他莫昔芬可导致高甘油三酯血症。

7.感染及全身炎症反应　急性胰腺炎可继发于腮腺炎病毒、柯萨奇病毒,EB 病毒、轮状病毒、支原体等多种感染性疾病,常随感染痊愈而自行缓解。在全身炎症反应时,胰腺作为靶器官可出现炎性损伤。

8.其他　十二指肠降段疾病,如球后穿透溃疡、邻近十二指肠乳头的肠憩室炎可波及胰腺。各种自身免疫性血管炎、胰腺血管栓塞等血管疾病可影响胰腺血供。

9.遗传　罕见,在 AP 病因的构成比中不足 1%,包括常染色体显性及隐性遗传缺陷。

10.特发性　病因不明者。

三、病理学

1.急性胰腺炎病理　急性胰腺炎可因炎症程度分为水肿型及出血坏死型。出血坏死型既可从水肿型发展而来,也可在发病初即有出血及坏死。

(1)急性水肿型:也称间质型。此型较多见,占 90%以上。胰腺肿大变硬,病变可累及部分或整个胰腺,以尾部为多见。组织学检查,间质中有充血、水肿和炎细胞浸润,可有轻微的灶性脂肪坏死,少有出血。

(2)急性出血坏死型:此型相对较少。除上述水肿型的病理特点外,胰腺、周围脂肪组织坏死及出血是本型的特点。肉眼可见胰腺内有灰白色或黄色斑块的脂肪组织坏死病变,出血严重者,则胰腺呈棕黑色并伴有新鲜出血。胰管受损后,可有胰瘘。组织学检查见胰腺坏死病变呈间隔性小叶周围分布,坏死灶外周有炎性细胞包绕。常见静脉炎、淋巴管炎和血栓形成。病程后期可有假性囊肿、胰腺脓肿等。

(3)急性胰周液体积聚:发生于病程早期,表现为胰腺内、胰周或胰腺远隔间隙液体积聚,缺乏包膜,可以单发或多发。

(4)胰腺假性囊肿:多在 SAP 病程 4 周左右出现,初期为液体积聚,无明显囊壁,此后形成的囊壁由肉芽或纤维组织构成,缺乏上皮(与真性囊肿的区别所在),囊内无菌生长,含有胰酶。假性囊肿形态多样、大小不一,容积可波动于 10~5000 mL。假性囊肿可以延伸至横结肠系膜、肾前、肾后间隙及后腹膜。

(5)包裹性坏死:由坏死组织及加强的壁构成,是一种成熟的、包含胰腺和(或)胰周坏死组织、具有界限分明炎性包膜的囊实性结构,多发生于 AP 起病 4 周以后。

(6)胰腺脓肿:感染胰腺内、胰周积液或胰腺假性囊肿感染,发展为脓肿。

2.重症急性胰腺炎导致其他的器官损伤　重症急性胰腺炎(severe acute pancreatitis,

SAP)常有小肠、肺、肝、肾等脏器的炎症病理改变;胰腺脂肪坏死可累及肠系膜、大网膜、胸膜等,大量炎性渗出导致腹、胸腔积液。少数患者可有腹部皮下瘀斑、腹壁水肿、臀部皮下脂肪坏死等。

四、临床表现

1.临床症状及体征　患者常呈急性腹痛,起病较急,多有较明确起病时间,但不像急性腹腔脏器穿孔那样突然起病;腹痛常较剧烈且持续不缓,多位于中左上腹,甚至全腹,部分患者腹痛向背部放射。患者病初可伴有恶心、呕吐,轻度发热。体检可发现腹肌紧张,中上腹压痛,肠鸣音减少,轻度脱水貌。

2.全身并发症严重者可陆续出现表6-1列出的部分症状、体征

表6-1　SAP的临床症状、体征及相应的病理生理改变

临床症状及体征	病理生理改变
低血压、休克	大量炎性渗出、严重炎症反应及出血
全腹膨隆、张力较高,广泛压痛及反跳痛,移动性浊音阳性,肠鸣少而弱,甚至消失	肠麻痹、腹膜炎、腹腔间隔室综合征
呼吸困难	肺间质水肿,成人呼吸窘迫综合征,胸腔积液;严重肠麻痹及腹膜炎
黄疸加深	胆总管下端梗阻;肝损伤
少尿、无尿	休克、肾功能不全
体温持续升高或不降	严重炎症反应及感染
Grey-Turner征,Cullen征	胰腺出血及严重炎症反应
腹壁水肿	严重腹膜炎
上消化道出血	应激性溃疡
臀部红斑,躯干、下肢散在多发结节样脂肪坏死	脂膜炎
意识障碍,精神失常	胰性脑病

AP最重要的全身并发症是脏器衰竭,其他全身并发症还包括全身炎症反应综合征、脓毒症、腹腔间隔室综合征和胰性脑病等,可发生于起病早期,也可发生于疾病恢复期。

(1)器官衰竭:如急性呼吸窘迫综合征、循环及肾衰竭等,出现两个以上器官衰竭称为多脏器衰竭。

(2)全身炎症反应综合征:符合以下临床表现中的两项及以上,可以诊断为SIRS:①心率>90次/分;②体温<36℃或>38℃;③白细胞总数<4或>12×10^9/L;④呼吸频率>20次/分或PCO_2<32 mmHg。SIRS持续存在将会增加器官衰竭发生的风险。

(3)全身感染:SAP患者若合并脓毒症,病死率可高达50%~80%。主要以革兰阴性杆菌感染为主,也可有真菌感染。

(4)腹腔间隔室综合征:腹腔间隔室综合征(abdominal compartment syndrome,ACS)表现为腹腔压力稳定升高并且>20 mmHg(伴或不伴有腹腔灌注压≤60 mmHg),同时合并有新的器官功能障碍和衰竭。SAP时ACS的发生率约10%,其导致的腹内高压可影响腹腔脏器的血流,并进一步影响各器官功能,导致多器官功能不全综合征。表现为腹内压或膀胱压测

定≥20 mmHg。

(5)胰性脑病:是 AP 的严重并发症之一,可表现为耳鸣、复视、谵妄、语言障碍及肢体僵硬、昏迷等,多发生于 AP 早期,但具体机制不明。

3.胰腺局部并发症

(1)胰瘘:急性胰腺炎致胰管破裂,胰液从胰管漏出>7 天,即为胰瘘。胰内瘘包括胰腺假性囊肿、胰性胸腹腔积液及胰管与其他脏器间的瘘。胰液经腹腔引流管或切口流出体表,为胰外瘘。

(2)胰腺假性囊肿:大的囊肿可有明显腹胀、消化道梗阻等症状,半数<5 cm 的假性囊肿可在 6 周内自行吸收。

(3)胰腺脓肿:常有发热、腹痛、消瘦及营养不良等症状。

五、辅助检查

1.诊断急性胰腺炎的重要标志物

(1)淀粉酶:急性胰腺炎时,血清淀粉酶于起病后 2~12 小时开始升高,48 小时开始下降,持续 3~5 天。血清淀粉酶超过正常值 3 倍可诊断急性胰腺炎。胆石症、胆囊炎、消化性溃疡等急腹症时,血清淀粉酶一般低于正常值 2 倍。血清淀粉酶高低与病情程度无确切关联,部分重症急性胰腺炎血清淀粉酶可不升高。由于唾液腺也可产生淀粉酶,当患者尿淀粉酶升高而血淀粉酶不高时,应考虑其来源于唾液腺。胰源性胸腹腔积液、胰腺假性囊肿中的淀粉酶常明显升高。

(2)脂肪酶:血清脂肪酶于起病后 24~72 小时开始升高,持续 7~10 天,对就诊较晚的患者有诊断价值,其敏感性和特异性均略优于血淀粉酶。

2.反映病理生理变化的实验室检测指标(表 6-2)

表 6-2 反映病理生理变化的实验室检测指标

检测指标	病理生理变化
白细胞↑	炎症或感染
C-反应蛋白>150 mg/L	提示胰腺组织坏死
血糖(无糖尿病史)>11.2 mmol/L	胰岛素释放减少、胰血高糖素释放增加、胰腺坏死
TB、AST、ALT↑	胆道梗阻、肝损伤
白蛋白↓	大量炎性渗出、肝损伤
BUN、肌酐↑	休克、肾功能不全
血氧分压↑	成人呼吸窘迫综合征
血钙<2 mmol/L	Ca^{2+}内流入腺泡细胞,胰腺坏死
甘油三酯↑	既是急性胰腺炎的病因,也可能是其后果
血钠、钾、pH 异常	肾功能受损、内环境紊乱

3.了解胰腺等脏器形态改变

(1)腹部超声:是急性胰腺炎在发病初期 24~48 小时的常规初筛影像学检查。可见胰腺肿大及胰内、胰周回声异常,同时有助于判断有无胆道疾病。因常受胃肠道积气的影响,对 AP 不能做出准确判断。当胰腺发生假性囊肿时,常用腹部超声诊断、随访及协助穿刺定位。

（2）腹部 CT：平扫有助于确定有无胰腺炎；增强 CT 一般应在起病 5 天后进行，有助于区分液体积聚和了解坏死的范围，旨在对胰腺炎程度进行分级（图 6-1、表 6-3）。

表 6-3　急性胰腺炎 CT 评分

评分	胰腺炎症反应	胰腺坏死	胰腺外并发症
0	胰腺形态正常	无坏死	
2	胰腺+胰周炎性改变	坏死<30%	胸、腹腔积液，脾静脉血栓等
4	单发或多个积液区或胰周脂肪坏死	坏死>30%	
CT 评分>4，为 MSAP 或 SAP			

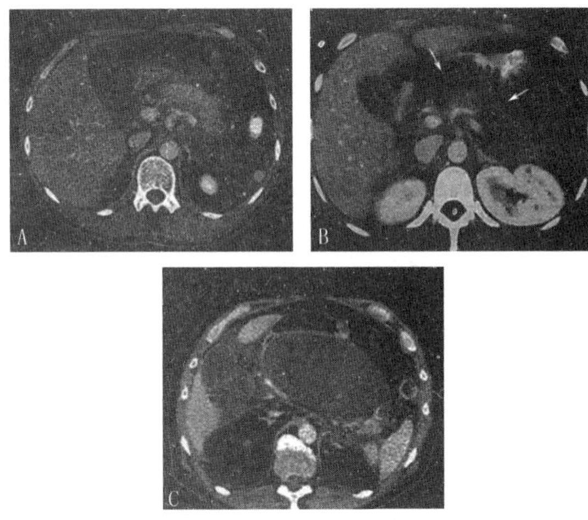

图 6-1　AP 的胰腺病变（CT）

A.急性胰周液体积聚；B.包裹性坏死胰腺；C.可见假性囊肿形成

六、诊断与鉴别诊断

1.诊断　作为急腹症之一，应在患者就诊后 48 小时内明确诊断，并包括下列内容：

（1）AP 诊断：具备下列 3 条中任意 2 条，可诊断 AP：①急性、持续中上腹痛；②血淀粉酶或脂肪酶>正常值上限 3 倍；③急性胰腺炎的典型影像学改变。

（2）AP 病情程度诊断：AP 病情程度可分为轻症急性胰腺炎（mild acute pancreatitis，MAP）、重症急性胰腺炎（severe acute pancreatitis，SAP）及中度重症急性胰腺炎（moderately severe acute pancreatitis，MSAP）。MSAP 与 SAP 的区别在于脏器衰竭是否在 48 小时内逆转（表 6-4）。

表 6-4　急性胰腺炎病情程度诊断

诊断要点	MAP	MSAP	SAP
器官衰竭	无	<48 小时内恢复	>48 小时
APACHE Ⅱ	<8	>8	>8
Ranson	<3	>3	≥3

（续表）

诊断要点	MAP	MSAP	SAP
BISAP	<3	≥3	>3
CT 评分	<4	>4	>4
局部并发症	无	有	有

为量化病情程度，也可采用各种评分系统，如急性生理慢性健康-Ⅱ评分(acute physiological and chronic health evaluation Ⅱ，APACHE Ⅱ)、Ranson 及 BISAP 等。

器官衰竭诊断常用 Marshall 评分系统(表 6-5)，Marshall 评分≥2，即为器官衰竭。

病因诊断：住院期间应努力使大部分(80%)患者的病因得以明确。尽早解除病因有助于缩短病程、预防 SAP 及避免日后复发。胆道疾病仍是 AP 的首要病因，可循表 6-6 归纳的步骤搜寻。应注意多个病因共同作用的可能。CT 主要用于 AP 病情程度的评估，在胆胰管病因搜寻方面不及 MRCP 敏感、准确，故不适宜用于 AP 病因诊断。

表 6-5 器官衰竭 Marshall 评分系统

	0	1	2	3	4
呼吸(PaO_2/FiO_2)	>400	100～400	200～300	100～200	<100
循环(收缩压，mmHg)	>90	<90	<90	<90	<90
		可补液纠正	补液不能纠正	pH<7.3	pH<7.2
肾脏(Cr，μmol/L)	<134	134～169	170～310	311～439	>439

注：FiO_2：吸入氧浓度，按照空气(21%)、2L/min(25%)、4L/min(30%)、6～8L/min(40%)、9～10L/min(50%)换算

表 6-6 急性胆源性胰腺炎病因诊断步骤

Ⅰ	病史	乙醇摄入史，病前进食情况，药物服用史，家族史，既往病史	当血，甘油三酯<11.29 mmol/L，血钙不高，乙醇、饮食、药物史、胆胰超声无阳性发现时
	初筛检查	腹部超声、肝功、血甘油三酯、血钙	
Ⅱ	MRCP	无阳性发现，临床高度怀疑胆源性病因	
Ⅲ	ERCP/EUS	胆源性病因多可明确	

2.鉴别诊断　AP 常需与胆石症、消化性溃疡、心肌梗死、急性肠梗阻等鉴别。详见本书相应章节。

七、治疗

AP 治疗的目标：寻找并去除病因，控制炎症，防止重症，避免复发。AP，即使是 SAP，应尽可能采用内科及内镜治疗。临床实践表明，SAP 时经历大的手术创伤将加重全身炎症反应，增加病死率。如诊断为胆源性急性胰腺炎，宜尽可能在本次住院期间完成内镜治疗或在康复后择期行胆囊切除术，避免今后复发。胰腺局部并发症可通过内镜或外科手术治疗。

1.监护　从炎症反应到器官功能障碍至器官衰竭，可经历时间不等的发展过程，病情变

化较多,对下列 SAP 高危人群应予细致的监护,一般间隔 12 小时应评估病情,根据症状、体征(表 6-1)、实验室检测(表 6-2)、影像学变化(表 6-3)及时了解病情发展。

(1)患急性重症胰腺炎的高危人群

1)超重/肥胖:目前亚洲将 BMI>25 定为超重,BMI>28 为肥胖。肥胖是一种慢性炎症,可被视为“前炎性状态”。肥胖者 SAP 的自然发生率为 20.3%,是非肥胖者的 3 倍,血 TNF-α、IL-6、CRP 等均较非肥胖者明显升高,肥胖是 SAP 的独立危险因素之一。肥胖 AP 患者的病死率(OR=2.1,95%CI:1.0~4.8)明显增加。我国肥胖人群近 10 年已从 3.6%跃增到 7.1%,重视对肥胖人群 SAP 的预防,将产生良好的治疗性价比,取得良好的社会效益。

2)老龄(>60 岁):由于免疫机制受损、共存的其他疾病影响肝、肾、心肺功能,使得老龄患者的重要器官对炎性损伤的耐受能力降低,容易出现多器官功能衰竭,老龄 SAP 病死率(17%)约为中年患者(5.3%)的 3 倍。

3)妊娠:妊娠期 SAP 发病率上升为 30%~40%,明显高于非妊娠 AP,且多发生在妊娠后期,可导致母婴双亡(20%~50%)的严重后果,其严重社会及家庭问题在避孕药广泛使用、高龄孕产妇数量逐年增多时尤为突出。

4)其他:APACHEⅡ评分>8 的患者发展为 SAP 的概率约为 70%;长期饮酒者因肠道菌群改变、肠黏膜炎症反应水平高于健康者、重要脏器功能受损易于发展为 SAP;24 小时内出现胸腔积液者提示胰腺坏死程度重、全身炎症反应剧烈,SAP 发生率高。

(2)预警 SAP 的实验指标:MCV>40%,BUN>20 mg/dL,甘油三酯>11 mmol/L,血钙<1.5 mmol/L,血白蛋白<35 g/L,血糖>10 mmol/L,CRP>150 mg/L,TB、ALT、AST 等升高均应给予重视。

2.器官支持

(1)液体复苏:AP 病初,大量炎症介质释放,血管扩张及炎性渗出导致循环血容量降低,进而组织器官灌注不足,组织缺氧。液体复苏旨在迅速纠正组织缺氧,是维持血容量及水、电解质平衡的重要措施,是 AP 病程最初 24 小时的关键治疗。不能有效液体复苏是 AP 加重的常见原因之一,但最基础的补液措施却缺乏较充分的临床研究。由于炎症反应的差异,病初 24 小时内需要个体化考虑补液量。如心功能允许,在最初 24 小时静脉补液可达 200~250 mL/h,或使尿量维持在>0.5 mL/(kg·h)。对于老龄患者,补液速度过快,易出现急性肺水肿和低渗性脑病,而此时血容量不足可能仍未纠正,所以应采用输液泵匀速补液。非积极补液(约 3.5L/d)可能比较恰当。补液中应注意补充白蛋白、血浆或血浆代用品,晶胶比例宜根据患者扩容的需求决定:近年晶体补充比较推荐适当使用乳酸林格液,这有益于纠正酸中毒及电解质紊乱;补液中应注意补充多种维生素。

(2)呼吸功能支持:一般可予鼻导管、面罩给氧,力争使动脉氧饱和度>95%。当出现急性肺损伤、呼吸窘迫时,应给予无创正压机械通气,并根据尿量、血压、动脉血 pH 等参数调整补液量,总液量宜<2000 mL,限制胶体液量,适当使用利尿药。出现严重持续呼吸衰竭,应转入 ICU 进行呼吸支持。

(3)胃肠功能维护:病初禁食,有助于缓解腹痛、腹胀,减少胰液分泌:腹胀、呕吐明显者,可给予胃肠减压;质子泵抑制剂预防上消化道出血;维护肠黏膜屏障详见后续相关段落。

(4)其他:胰腺炎导致的腹痛,多可在生长抑素/奥曲肽治疗后获得缓解,因为这类多肽也具有镇痛的药理作用。仅少数患者需要哌替啶镇痛。对液体复苏不能纠正的急性肾衰竭患者,可考虑血液透析或连续性血液净化。

3.生长抑素　生长抑素(somatostatin,SST)主要由胃肠道内分泌细胞及神经末梢释放,是一种多功能免疫,神经-体液调节肽。30 年前在认识这个调节肽的功能时,发现其具有抑制胰腺外分泌功能的作用,从"让胰腺休息"的策略考虑,将 SST 或 SST 类似物奥曲肽应用于 AP 及 SAP 的治疗,在获得良好的临床疗效的同时,也收获了很多争议。研究发现,AP 患者在早期即有腺泡外分泌功能不足,传统内科治疗中的抑制胰酶分泌的理念因此被质疑。

近 10 年的基础研究陆续发现,内分泌源性的 SST 通过抑制肠黏膜 TLRs-NF-κB-炎症介质信号转导通路,减少肠淋巴细胞归巢、抑制肠黏膜肥大细胞脱颗粒,增加中性粒细胞凋亡、抑制小肠上皮细胞 IFN-γ 表达等多途径抑制炎症反应,循环中 IL-6 及 TNF-α 水平明显降低。AP 时由于肠黏膜的缺血性损伤,内分泌源性的 SST 明显降低,血 SST 水平普遍低于健康对照者,这一抗感染多肽的减少,是 SAP 发展的重要因素之一。与此同时,神经分泌源性的 SST 则显著增加,通过促进 Oddi 括约肌的收缩,增加胰管流出道的阻力,促进 AP 的自身消化。外源性补充 SST/奥曲肽,可显著逆转多途径上调的炎症反应,松弛 Oddi 括约肌,减少胰腺自身消化。SST/奥曲肽对 SAP 进展时免疫-神经-体液网络具有多方位的调节作用,以往的负面临床效果源于对该抗感染多肽的药理机制认识不足,未能在 SAP-早期及时外源性补充这一抗感染多肽。在目前尚不能实时监测循环 SST 水平时,对 MAP 患者,起病后立即静脉滴注 SST 250 μg/h,奥曲肽 25 μg×3 天。对于 MSAP 及 SAP,则应在病初给予静脉滴注 SST 500 μg/h/奥曲肽 50 μg×3 天,SST 250 μg/h,奥曲肽 25 μg×4 天;奥曲肽 100 μg,皮下注射,每天 3 次×3 天。这个剂量降阶梯方案可使血 SST 水平接近正常,有助于机体炎症与抗感染之间趋于平衡。临床随机对照研究表明,早期、足量替代性补充这一抗感染多肽可使 SAP 发生率降低 23%,胰腺局部并发症降低 15%,SAP 患者也因此明显获益。

4.预防和抗感染　约 30%的 SAP 患者可能发生胰腺局部感染,是 SAP 的重要死亡原因之一。胰腺感染多表现在病程后期,坏死程度重者,感染的概率明显升高。感染源主要来自肠道,如大肠埃希菌、假单胞菌属、克雷白菌、肠球菌属等,多为单一菌感染。在抗生素使用超过半月后,真菌及革兰阳性菌感染的可能性显著增加。因此,在病程的早期采取措施,防止胰腺感染甚为重要。

(1)尽早恢复肠功能:在 MSAP 及 SAP 的病程最初 72 小时内,适当的导泻有助于肠蠕动恢复,降低肠道细菌负荷,在肠黏膜屏障损伤的情况下,有望减轻门静脉的菌血症,避免后期坏死胰腺的感染。导泻可用芒硝、硫酸镁等分次口服,保持大便每天 1~2 次即可,导泻剂不宜过度使用。在肠蠕动恢复期间,同时口服诺氟沙星等抗生素 3~4 天,继之口服益生菌,也有助于减少胰腺感染、修复肠黏膜屏障及降低病死率。

(2)早期肠内营养:MSAP 及 SAP 时,修复受损的肠黏膜屏障需要早期肠内营养,它能显著下调 AP 患者病死率、感染率和 MODS 发生率。进食时机与肠道炎症控制程度有关,一般在没有呕吐、肠道通畅时,即可考虑。肠道功能恢复顺利时,MAP 患者可在病程的 3~4 天开始试餐,SAP 患者一般需要治疗 6~7 天,从少量糖开始试餐。经口摄入预消化的营养剂,多数患者依从性好。可从口服 5%葡萄糖盐水开始,逐渐给予易消化的谷类食物及预消化的要素营养剂,逐步恢复正常进食。

(3)预防性全身使用抗生素:轻症胰腺炎不需使用抗生素预防胰腺感染。当在病程的第 1 周确定胰腺坏死超过 1/3 时,即使没有感染证据,推荐使用亚胺培南或美罗培南 7~10 天,有助于减少坏死的胰腺继发感染。虽然三代头孢菌素、氟喹诺酮类及甲硝唑可以穿透血胰屏障，但这些药物预防胰腺感染的成功率低于亚胺培南或美罗培南，因此不宜作为首选。

(4)避免早期手术：早期清理胰腺坏死的手术将增加病死率，应避免。如果胰腺局部并发症没有感染证据、没有导致消化道梗阻，尽可能通过器官支持、抗感染等药物治疗，使炎性渗出逐渐自行吸收，胰管内瘘自行修复。过早的微创引流及手术干预，将增加感染机会。

(5)胰腺感染用药：首选亚胺培南或美罗培南，抗感染治疗一般需要2周左右，疗程中可降阶梯使用头孢类联合抗厌氧菌的甲硝唑或喹诺酮类。如疑有真菌感染，可经验性应用抗真菌药。

5.胆源性胰腺炎的对因治疗　对胆总管结石性梗阻、急性化脓性胆管炎、胆源性败血症等胆源性AP应尽早行治疗性ERCP。内镜下Oddi括约肌切开术、取石术、放置鼻胆管引流等，既有助于降低胰管内高压，又可迅速控制感染。这种微创对因治疗，疗效肯定、创伤小，可迅速缓解症状、改善预后、缩短病程、节省治疗费用，避免急性胰腺炎复发。适宜于急诊内镜治疗的其他病因包括Oddi括约肌功能障碍、胆道蛔虫、肝吸虫等。由于泥沙样微胆石、Oddi括约肌功能障碍难以通过影像学获得明确诊断，需要动态观察病情，细致收集证据，ERCP具有诊断兼治疗的作用。MSAP及SAP不是AP急诊治疗性ERCP的指征。

胆囊结石性胰腺炎首次发作后，60%的患者将可能再次复发胰腺炎，其中25%～30%的复发多在首次AP发生后的6～18周，随着时间的推移，复发概率将随之增加。因此，应在首次轻症胰腺炎恢复后7～14天期间实施胆囊切除术。SAP则应在恢复后3周考虑作胆囊切除术。胆囊结石性MSAP，短期内不能切除胆囊，可在病程初期行EST，避免加重AP及复发。

胆总管结石、胰腺分裂、胰管先天性狭窄、慢性胰腺炎、壶腹周围癌、胰腺癌等多在急性胰腺炎恢复后择期手术，尽可能选用微创方式。

6.胰腺局部并发症

(1)胰腺和胰周坏死组织继发感染、胰腺脓肿：通常发生在AP病程的2周后，少部分患者可在发病后1周即出现明显的感染表现。继发感染的临床表现有：①体温>38.5℃；②腹膜炎体征明显，腹膜刺激征范围超过腹部两个象限；若腹膜后间隙有感染，可表现为腰部明显压痛，甚至可出现腰部丰满、皮肤发红或凹陷性水肿；③高度怀疑胰腺感染而证据不足时，可在CT引导下行胰腺或胰周穿刺，抽取物涂片查细菌或培养，若为阳性则有诊断价值。

在充分抗生素治疗后，脓肿不能吸收，可行腹腔引流或灌洗，如果仍不能控制感染，应施行坏死组织清除和引流手术。手术时机应考虑下面几个因素：①重要脏器功能情况，如果患者的循环和肺、肾等重要脏器的功能稳定，可以考虑在使用抗生素的条件下，待感染局限后再手术，有助于提高引流效果；②胰腺和胰周的坏死组织与有生机的组织出现因坏死组织溶解而出现明显的分界的时间通常需要2周左右，故病程在2周以上实施的手术有助于有效清除坏死组织、减少再手术率。对于全胰和胰周广泛坏死，其坏死组织继发感染，术中应尽量清除坏死组织，但强行清除又可导致大出血，且使感染扩散，故应特别注意。

(2)出现需手术处理的并发症：胰腺周围的血管常常因胰酶的“自体消化”作用，或感染坏死组织的腐蚀而致出血，有时出血量很大，危及患者生命。一旦发生大出血，应刻不容缓地施行手术止血，以挽救患者生命。此外，肠瘘也是常见的并发症(结肠瘘发病率最高)，这种并发症必将带来腹腔内的严重感染和全身中毒，应及时发现，尽早进行手术。SAP导致的腹腔间隔室综合征，多数可通过对因、抗感染、器官支持等治疗逐渐缓解，极少患者需要开腹减压手术。

(3)胰腺假性囊肿：小于 4 cm 的囊肿几乎均可自行吸收。大于 6 cm 者或多发囊肿则自行吸收的机会较小，在观察 6～8 周后，若无缩小和吸收的趋势，会出现：①囊肿导致消化道梗阻；②伴有感染时，可考虑引流，其方式包括经皮穿刺引流、内镜引流、外科引流。

八、预后

轻症患者常在 1 周左右康复，不留后遗症。约 25%的 AP 可能发展为 SAP，SAP 病死率可高达 30%～50%。经积极抢救幸免于死的患者容易发生胰腺假性囊肿、脓肿和脾静脉栓塞等并发症，遗留不同程度胰腺功能不全。未去除病因的部分患者可经常复发急性胰腺炎，反复炎症及纤维化可演变为慢性胰腺炎。

九、预防

积极治疗胆胰疾病，适度饮酒及进食，部分患者需严格戒酒。

第二节　自身免疫性胰腺炎

自身免疫性胰腺炎(autoimmune pancreatitis，AIP)，是一种特殊类型的胰腺炎，具有独特的临床、影像学特点，由自身免疫介导，以胰腺肿大及胰管不规则狭窄为特征。1961 年 Sarle 首次报道，1995 年 Yoshida 首先提出“AIP”的概念。

一、流行病学

自身免疫性胰腺炎属于比较少见疾病，总的患病率不高，占慢性胰腺炎的 5%～11%。本病男性罹患较多，男、女比例日本报道为 2∶1～5∶1，欧洲报道为 2∶1，多数患者年龄>50 岁。常伴发其他自身免疫病(类风湿关节炎、干燥综合征、原发性胆汁性肝硬化、炎症性肠病等)。50%的 AIP 患者中伴发有糖尿病，以 2 型糖尿病为主。由于自身免疫性胰腺炎的临床表现与癌相似，常被误诊为恶性肿瘤而行手术治疗。在因“壶腹周围癌”或“胰腺癌”而根治性切除的病例中，约有 2%病例术后病理证实为自身免疫性胰腺炎。

自身免疫性胰腺炎可分为两个亚型。Ⅰ型-AIP 最常见，在日本、韩国基本全是Ⅰ型，在美国，80%以上的 AIP 都是Ⅰ型。Ⅱ型-AIP 在欧洲相对常见，虽然Ⅰ型还是最主要的亚型。

二、病因学

尽管近年来对自身免疫性胰腺炎有了较多研究，但其具体的病因与发病机制尚未阐明，目前、认为体液免疫、细胞免疫、遗传、感染等多种因素参与 AIP 的发病。

由于 AIP 患者不仅存在多种自身免疫标志物(尤其是 IG4)、自身免疫抗体及白细胞介素、TNF、干扰素等多种细胞因子的异常表达，而且对皮质激素治疗敏感有效，因而提示 AIP 的发病与机体的细胞免疫及体液免疫密切相关。

此外，有研究表明组织相容性复合体Ⅱ抗原(HLA)多个位点(HLA-DRB1＊0405、HLA-DRQ1＊0401)与 AIP 的遗传易感性相关，提示机体内某些抗原触发了机体免疫异常作用于遗传易感者导致 AIP 发病。

三、病理学

Ⅰ型-AIP 的特征性表现主要包括胰管周围广泛的淋巴细胞及浆细胞浸润(偶有中性粒细胞、嗜酸性粒细胞浸润)、胰腺实质斑片状或席纹状纤维化、闭塞性静脉炎、免疫组化可见胰腺内大量 IgG4 阳性细胞浸润、血清免疫球蛋白 G4(IgG4)水平升高。上述病理改变也可出现在胆管、胆囊、肾脏、肺、腮腺等器官,提示Ⅰ型-AIP 是 IgG4 相关性疾病累及胰腺时的一种特殊疾病形式。Ⅱ型-AIP 典型的组织学特征表现为特发性导管中心性胰腺炎或粒细胞上皮内浸润性胰腺炎(granulocyte epithelial lesion,GEL),可见大量中性粒细胞浸润导致胰腺导管内微脓肿形成,炎性细胞浸润引起导管上皮细胞破坏、管腔狭窄。

四、临床表现

AIP 起病隐匿,可有轻微腹痛、周身不适等非特异性症状,缺乏特异性临床症状或体征,多在腹部影像学检查时偶尔发现。AIP 既可以表现为胰腺本身病变,也可以胰腺外器官病变为主要表现。

AIP 最常见的临床症状是进行性加重的无痛性黄疸,常被误诊为胰腺癌或胆管癌;部分患者可表现为急性胰腺炎的症状和体征,上腹痛、淀粉酶和脂肪酶升高;有些患者由于胰腺萎缩也可呈现慢性胰腺的症状和体征,脂肪泻和胰腺钙化。糖耐量异常或糖尿病是 AIP 另一常见临床表现,发生率高达 50%~70%。查体可有皮肤、巩膜黄染、上腹部轻压痛等非特异性体征。

AIP 的胰腺外症状随受累器官的不同,其临床表现也复杂多样,可表现为 Mikulicz 综合征、涎腺炎、泪腺炎、硬化性胆管炎、炎性假瘤、甲状腺炎、肾小管间质性肾炎、腹膜后纤维化、炎症性肠病等。

五、辅助检查

1.实验室检查　Ⅰ型-AIP 患者存在多种自身免疫标志物异常,主要包括免疫球蛋白、总 IgG、类风湿因子、抗核抗体(ANA)、抗平滑肌抗体、抗碳酸酐酶抗体、抗转铁蛋白抗体等等。病变累及胆管者可有胆红素、胆系酶谱异常;部分患者出现脂肪酶、淀粉酶、红细胞沉降率增快、CRP、CA199 等指标升高。Ⅱ型-AIP 患者自身免疫抗体多为阴性。

血清 IgG(尤其是 IgG4)水平升高是 AIP 的特征性表现,起初的研究报道,IgG4 诊断 AIP 的灵敏度和特异性高达 95%和 97%,但随后的研究显示血清 IgG4 水平升高并不能作为 AIP 诊断指标,数据显示在胰腺癌、原发性胆管硬化、急性或慢性胰腺炎及胆管细胞癌患者中血清 IgG4 水平也可升高。因此,血清 IgG4 不能作为诊断 AIP 的唯一标志,但血清 IgG4 水平高于正常上线 2 倍以上对 AIP 的诊断有重要意义。

2.影像学检查

(1)CT:典型的 CT 影像学特点为平扫胰腺呈"腊肠样"弥散性肿大,以胰头为主,密度均匀,增强后轻微强化。胰腺小叶消失很常见,胰周脂肪间隙变小,但周边呈低密度囊状缘,类似一个包膜,也叫"晕环"征。胰腺周围局部淋巴结轻度肿大也很普遍。主胰管狭窄及胰腺段胆总管狭窄并近端胆管扩张。罕有胰腺钙化或囊肿。

(2)超声内镜(endoscop ic ultrasound,EUS):胰腺弥散性或局灶性肿大,伴随弥散性低回声实质。在 EUS 下粗针穿刺胰腺为 AIP 提供细胞学或组织学依据。

(3)逆行胰胆管造影(endoscopic retrograde cholangiopancreatography,ERCP):特征性的表现为主胰管节段性或弥散性不规则狭窄,多有胰腺段胆总管的狭窄,局灶病变时狭窄胰管近端可轻度扩张;其中 AIP 累及胆管时表现为节段性胆管狭窄改变。上述改变经激素治疗后可恢复。

(4)磁共振成像(MRI)和磁共振胰胆管造影术(MRCP):典型表现为胰腺弥散性肿大,主胰管的弥散性变细。虽然 MRCP 在显示胰管狭窄方面不如 ERCP 清晰,但无侵入性。随着成像技术的提高,MRCP 的应用会越来越广,尤其是后续的随访跟踪。MRI 的 T2WI 或对比剂增强延迟后扫描在胰周边缘也可观察到类似包膜的低信号影,使得胰腺呈"腊肠样"改变。

六、诊断与鉴别诊断

1.诊断标准　2011 年发布了 AIP 诊断标准国际共识,在该共识中,诊断依据包括影像学、血清学、胰腺外器官受累、组织病理学和诊断性激素治疗 5 个方面。

胰腺实质影像学典型表现为弥散性增大伴有延迟强化(部分伴有包膜样边缘):胰管影像学表现为主胰管较长(>1/3 全长)或多发的狭窄,且近段无明显扩张;血清学 IgG4 水平大于 2 倍正常上限;其他脏器受累体现在淋巴细胞、浆细胞显著浸润,无粒细胞浸润,席纹状纤维化,闭塞性静脉炎,大量 IgG4 阳性细胞(>10 个/高倍视野),节段性、多发的肝门部、肝内胆管狭窄,或远近段胆管狭窄,腹膜后纤维化;胰腺组织学示淋巴细胞、浆细胞硬化性胰腺炎(LPSP),表现为导管周围淋巴细胞、浆细胞浸润,无粒细胞浸润、席纹状纤维化、闭塞性静脉炎、大量 IgG4 阳性细胞(>10 个/高倍视野);诊断性激素治疗后胰腺、胰腺外受累的影像学表现迅速(<2 周)缓解或改善。

根据共识,对 AIP 的诊断应从影像学检查开始:如患者有典型的影像学表现,且有实验室检查或胰腺外受累证据,即可诊断为 AIP;如影像学不典型,需除外胰腺癌,同时结合实验室检查、组织病理学证据做出诊断;如行诊断性激素治疗,必须除外胰腺癌,疗程不长于 2 周,复查影像学病变明显好转者支持 AIP 诊断。

2.鉴别诊断　AIP 既可以表现为胰腺本身病变,也可以胰腺外器官病变为主要表现,但 AIP 缺乏特异性临床表现,因此 AIP 需与胰腺癌、PSC、胆管癌、炎性假瘤、酒精性胰腺炎相鉴别。

七、治疗

AIP 对激素治疗特别有效。诊断明确的患者,可给予激素治疗。起始剂量泼尼松 40 mg/d 口服,连续 4 周,然后开始减量,每周减 5 mg,以完成 11 周疗程。治疗反应可通过临床随访、影像学及生化检查得以客观监测。一般治疗开始 2~4 周后应给予 CT 检查,一旦确认对激素治疗有反应,即可开始减量。

AIP 通常伴有梗阻性黄疸,是否进行胆道减压,尚无一致意见。日本及亚洲标准常要求 ERCP 以明确诊断,推荐常规胆道减压。而美国标准,如果 AIP 诊断明确,则不需胆道引流,因为黄疸情况也会很快因激素治疗改善。但若 AIP 诊断不确切,则应在激素治疗前开始进行胆道引流。

目前对于激素治疗要维持多久,尚无一致的意见。日本常规采用小剂量激素维持 3 年,因为复发通常在 3 年内发生。多中心研究表明,维持治疗可把复发率从 34%降至 23%。美国不普遍采用激素维持治疗,因为长期激素治疗的风险要抵消治疗 AIP 的获益。但对于第一次或第二次复发的 AIP,采用硫唑嘌呤(2～2.5 mg/kg)进行维持治疗。最终 30%～40% AIP 患者需要维持治疗以预防反复复发。

监测血清 IgG4 水平,可用来监测治疗效果和监测复发。然而,结果却不令人满意。日本的一项多中心研究表明,63%的 AIP 患者,治疗后血清 IgG4 水平不会恢复正常。而且,血清 IgG4 持续升高的患者中,只有 30%复发。而血清 IgG4 恢复正常的患者复发率为 10%。

八、预后

AIP 的总体预后较好,部分 AIP 病程可呈自限性,但 Ⅰ 型-AIP 复发率较高;Ⅱ 型-AIP 鲜有复发。对 AIP 患者建议进行定期随访,密切关注其临床症状、影像学变化及药物不良反应。

第七章　胆囊及胆道疾病

第一节　急性胆囊炎

急性胆囊炎是由胆囊管梗阻、化学性刺激和细菌感染等引起的胆囊急性炎症性病变，是临床常见的急腹症之一。早在1877年Charcot就第一次报道了急性胆系感染的病例。据统计，90%～95%的急性胆囊炎是由胆囊结石引起（结石性胆囊炎），5%～10%为非结石性胆囊炎，病因包括局部缺血、运动障碍、直接化学损伤、微生物、寄生虫感染及变态反应等。急性非结石性胆囊炎是一种特殊类型的急性胆囊炎，通常起病严重，预后比急性结石性胆囊炎差，总病死率为15%。

一、流行病学

所有腹痛的患者中，有3%～10%为急性胆囊炎患者。在50岁以下的腹痛患者中，急性胆囊炎患者所占比例为6.3%，而在年龄为50岁及以上的腹痛患者中急性胆囊炎患者可占到20.9%。近年来急性胆囊炎的患者数逐年增多。急性结石性胆囊炎在女性患者中的发病率较男性高，在50岁左右时男女比率约为1∶3，而50岁以后的比率约为1∶1.5。相反，急性非结石性胆囊炎的男性发病率较高，男女比例为1.5∶1。每年有6%～8%的急性胆囊炎患者因症状恶化而行胆囊切除术。

二、病因学

90%～95%的急性胆囊炎是由胆囊结石引起，5%～10%为非结石性胆囊炎。前者的危险因素包括艾滋病，蛔虫、妊娠、肥胖等。同时，短期服用纤维素类、噻嗪类、第三代头孢菌素类、红霉素、氨苄西林等药物，长期应用奥曲肽、激素替代治疗均可能诱发急性胆囊炎。急性非结石性胆囊炎的危险因素主要有大手术、严重创伤、烧伤、肠外营养、肿瘤、感染及糖尿病等。下面为几种特殊的危险因素。

1.艾滋病　艾滋病全称为“获得性免疫缺陷综合征”（acquired immunodeficiency syndrome，AIDS），导致胆道疾病可能通过两种机制：一种是AIDS相关性胆管病变；另一种是急性非结石性胆囊炎。而在AIDS患者中也有患有硬化性胆管炎的患者。

（1）AIDS相关性胆管病变：在患有AIDS 1年以上的中年患者经常可以观察到其患有急性胆囊炎。90%的患者以右上腹痛为主诉，行腹部超声时可以观察到肝内及肝外胆管扩张。约有81%的患者腹部彩超及78%的患者CT可以观察到异常。肝脏生化检查可以观察到碱性磷酸酶水平的增高。

（2）非结石性胆囊炎：AIDS导致的非结石性胆囊炎患者的特征是：①发病年龄小于无AIDS患者；②存在口服给药；③右上腹痛；④碱性磷酸酶及血清胆红素异常增高；⑤与巨细胞病毒和隐孢子虫感染相关。有研究指出，急性胆囊炎是AIDS患者进行开腹手术的最常见的病因。

2.药物　Michielsen等进行研究表明，部分药物可以导致胆囊结石的形成，从而间接地导致急性胆囊炎的发生。由药物导致胆囊疾病的发病机制如表 7-1 所示。

表 7-1　药物导致胆囊疾病的发病机制

发病机制	药物
直接化学毒性促进胆汁形成结石	双嘧达莫
抑制 ACAT 活性	黄体酮、贝特类降脂药
增加肝脏脂蛋白受体	雌激素
诱导胆囊结石患者发生胆囊炎	利尿药
促进胆汁中钙盐的沉积	头孢曲松、奥曲肽
免疫机制	抗微生物药物(红霉素、氨苄西林)

3.蛔虫　蛔虫病的并发症包括肝、胆道及胰腺疾病。发生于胆道的并发症包括:①非结石性胆囊炎;②急性胆管炎;③急性胰腺炎;④肝脓肿;⑤由蛔虫导致的胆囊结石形成。当蛔虫由十二指肠乳头进入胆道后,会导致肝脏及胆道的损伤,从而引起胆道疾病。通常进入胆道的蛔虫在 1 周内便会返回十二指肠,如果它们逗留超过 10 天,就会死亡并且为结石的形成提供病灶。蛔虫病相关的胆道疾病在女性多发(男女比例约为 1∶3),婴幼儿少见。怀孕的女性较未怀孕的女性发生胆道并发症的危险性要高。在蛔虫病的流行地区,蛔虫是胆囊结石的常见原因。

4.妊娠　有研究指出,胆囊结石发生的危险性从进入青春期开始增高,进入更年期后开始下降。同样也有研究得出应用口服避孕药会致胆囊疾病的危险性增加的结论。因此,有人认为雌激素和黄体酮的水平与胆囊结石的形成有关。事实上,在妊娠期间常规行腹部超声检查可发现 3.5%的孕妇存在胆囊结石,而胆囊结石也是妊娠女性发生胆囊炎最常见的原因,约占所有胆囊炎的 90%或更大的比例;胆囊炎也成为继阑尾炎之后,妊娠女性发生腹痛的第二大原因,发生率为 1/10000～1/1600。而因为在怀孕期间行胆囊切除术的女性很少,因此腹腔镜手术是否增加孕妇及婴儿的危险尚没有定论。

5.急性胆囊炎与“5F”　通常,胆囊结石的患者有 5 个特征,可以用 5 个英文单词来总结,即 5F:fair(白皙),fat(肥胖),female(女性),fertile(育龄期),forty(40 岁)。而拥有这 5 项特质的人们体内的雌激素与黄体酮的水平较高。Framingham 等对年龄在 30～59 岁的人群进行了长达 10 年的随访,用以评估胆囊结石的危险因素。他们得出结论,年龄在 55～62 岁的患者患有胆囊结石的危险性最高,并且绝大多数患者是在其 50～60 岁被诊断为胆囊结石。同时,胆囊结石在女性人群的发病率是男性的 2 倍,此差距会随着年龄的增长而逐渐缩小。

胆囊结石是与肥胖有关的主要疾病之一。同时,Framingham 等也证实了胆囊结石的患者比没有胆囊结石的患者更易发生肥胖,而这种趋势在女性患者要更明显。不仅肥胖,节食也与胆囊结石相关。有研究证明,胆囊结石与胆囊炎在 BMI≥34 的女性和 BMI≥38 的男性中的发生率显著高于非肥胖人群。

三、病理生理学

对多数患者来说,结石是其发生胆囊炎的常见原因。急性结石性胆囊炎可能是因为胆囊颈部或胆囊管被结石或由结石引起的局部黏膜糜烂和严重性水肿造成梗阻所引起。这种梗阻导致胆囊压力的增加并随之引起浆膜下水肿、静脉和淋巴管梗阻、细胞浸润和区域局限性缺血。有两个因素会影响病程的发展,即梗阻的程度及梗阻持续的时间。如果梗阻发生在局部且持续时间较短,则患者表现为胆绞痛;如果梗阻为完全性且持续时间较长,则会发展为急性胆囊炎。这类患者如果未能接受早期治疗,病情会日趋严重,并有发生并发症的危险。急性胆囊炎病理分型如下。

1.水肿性胆囊炎　胆囊毛细血管及淋巴管扩张,胆囊壁水肿,胆囊组织结构完整,浆膜下水肿。

2.坏疽性胆囊炎　胆囊部分区域出现出血和坏死,胆囊壁内压力逐渐增高,血流阻塞,组织学显示血管血栓形成及阻塞,散在区域性坏死,但这种改变仅局限于表面,不累及胆囊全层。

3.化脓性胆囊炎　胆囊壁有白细胞浸润,并且存在坏死、化脓。在这个阶段,存在明显的炎症的修复过程。增大的胆囊开始收缩,胆囊壁因为纤维增生开始增厚。胆囊壁内形成脓肿并且逐渐累及全层,胆囊周围脓肿形成。

4.胆囊穿孔　在化脓性胆囊炎的基础上,胆囊底或颈部出现穿孔,穿孔后可行形成弥漫性腹膜炎、膈下感染、内或外胆瘘,或形成胆囊周围脓肿。

5.急性胆囊炎的特殊类型

(1)非结石性胆囊炎:其继发坏疽和穿孔的危险性较高。

(2)黄色肉芽肿性胆囊炎:当胆囊结石阻塞合并感染发生组织坏死时,胆汁浸润到组织间质 Rokitansky-Aschoff 窦,引起其破裂,其内的胆汁和黏蛋白释放并浸润胆囊壁及周围组织,同时胆汁中的胆固醇和脂质诱发组织细胞增生并吞噬胆固醇形成特有的泡沫细胞。因此,黄色肉芽肿性胆囊炎的形成是间质组织对胆汁外渗的反应。

(3)急性气肿性胆囊炎:该病是由于产气荚膜梭菌等产气的厌氧菌感染导致胆囊产生气体所致,以胆囊壁和腔内存在气体为特征,仅占胆囊炎总数的 1%。常突然发病,除右上腹痛、恶心、呕吐外,患者多迅速呈中毒表现,并有可能发展为败血症及坏疽性胆囊炎,经常见于糖尿病患者。

(4)胆囊扭转:可以是先天的,也可以是后天获得的或其他原因。解剖学上的两个异常与之相关:一是胆囊仅靠胆囊管和胆囊动脉二者间很短的系膜悬吊在腹膜腔内;二是胆囊虽借系膜位于肝内的正常位置,但该系膜较长,足以发生任何方向上的扭转。急性胆囊扭转不但引起右侧腹痛,而且触诊时可在下腹触及一扭转梗死的胆囊。该病的治疗为胆囊切除术。

四、病理学

病理学上可发现胆囊体积增大、浆膜表面充血并可有坏疽或坏死区。胆囊壁水肿和增厚,在胆囊壶腹部或胆囊管处可发现梗阻的结石,胆囊腔内可有脓或血性胆汁。显微镜检查时可发现黏膜脱落物。发病 24 小时内,可发现嗜中性粒细胞,并且随着时间进展而变得明显。

约 65%急性胆囊炎患者,病理也存在慢性胆囊炎的表现,如胆囊壁纤维化、慢性炎细胞浸润、Rokitansky-Aschoff 窦及黏膜扁平等。

五、临床表现

急性胆囊炎的临床表现为腹痛(大部分为右上腹痛)、恶心、呕吐、发热。

1.腹痛　几乎每位患者均存在胆囊区持续性疼痛,常发生于进餐之后、夜间或清晨,可能与结石梗阻引起胆囊强力收缩有关。结石通常嵌顿在胆囊壶腹部或胆囊管,随着急性胆囊炎的发生、进展,依次出现胆囊扩张、水肿、静脉和淋巴管梗阻,以及缺血等过程。此时的疼痛可能是因胆囊扩张引起;随后则由胆囊及相邻腹膜表面的炎症所致。因为不同患者的体型及胆囊的确切部位不同,疼痛部位可能发生于右上腹、上腹部或两者皆有。疼痛的放射区也位于右侧并朝向右肩胛骨尖端周围。若炎症刺激了膈肌时可出现右肩痛。疼痛的持续性和严重性可用于区别胆绞痛发作和急性胆囊炎。前者极少存在数小时以上,经常为一过性的痉挛性疼痛,后者则持续 30~60 分钟无缓解。

2.恶心和呕吐　恶心和呕吐出现于 60%~70%的患者中,是除腹痛外唯一有价值的症状。其发生可能是与胆囊压力迅速上升导致的反射现象有关。由于患者呕吐后感到舒适,故常有诱发呕吐的想法。

3.发热　约 80%的患者表现为体温增高,但当患者年纪较大或免疫功能受损,以及服用类固醇或非类固醇抗感染药物时可能无发热。

触诊时可在右上腹、上腹正中或两处均存在压痛。约半数患者有肌紧张;1/4 的患者存在反跳痛。Murphy 征阳性率在 76%~96%。当发生弥漫性腹膜炎时,会导致十二指肠远端发生麻痹性肠梗阻,从而引起肠鸣音消失。约 40%患者可触及胆囊区肿块,该肿块可能是扩张的胆囊或因炎症反应而黏附在胆囊上的大网膜。而疾病晚期出现的包块则是发生了胆囊周围脓肿的标志。

六、并发症

急性胆囊炎的并发症主要有胆囊穿孔、胆汁性腹膜炎、胆囊周围脓肿、胆瘘等,这些都是胆囊壁缺血和坏死的后果。其发生率为 7%~26%,总病死率为 0~10%。急性胆囊炎患者一旦出现并发症,往往提示预后不佳。

1.胆囊穿孔　胆囊穿孔占并发症的 1/3,经常发生于急性胆囊炎、创伤或肿瘤等情况,当胆囊的坏疽区发展到坏死至胆汁漏至腹腔时,便发生胆囊穿孔。

2.胆汁性腹膜炎　发生于各种情况导致胆汁进入腹腔时,包括胆囊炎导致的胆囊穿孔、胆道手术后缝合不完全等情况。

3.胆囊周围脓肿　因胆囊穿孔而引起的胆囊周围脓肿是由大网膜或相邻器官如结肠、胃、十二指肠所包围形成,占所有并发症的 50%。脓肿既可在胆囊与其周围组织结构之间形成,也可在胆囊与胆囊后面肝的裸区之间形成。

4.胆瘘　当胆囊与一部分胃肠道发生附着并且向其腔内穿透时便成为瘘,约占急性胆囊炎并发症的 15%。通常发生在十二指肠,其次是结肠,胆囊空肠瘘和胆囊胃瘘少见。当较大结石从胆囊排至小肠并且其大小足以堵塞狭细的末端回肠肠腔时,患者会发展为胆石性肠梗阻。

七、辅助检查

1.实验室检查　血清学检测没有明显的特异性。85%的患者白细胞计数增高,但在服用抗生素或老年患者中可能无增高。约 50%患者胆红素增高,可能与胆色素经受损的胆囊黏膜进入血液循环或由于胆囊周围炎症过程继发胆总管括约肌痉挛引起胆道系统生理性梗阻有关。当评估疾病的严重程度时,应测定胆红素、肌酐、尿素氮及凝血酶原时间的值。

2.影像学检查

(1)胆道核素造影:急性胆囊炎的特异性检验是用锝(^{99m}Tc)氨基二乙酸衍生物进行胆道核素造影(^{99m}Tc-IDA 扫描)。其对于急性结石性胆囊炎的诊断敏感性几乎为 100%,特异性为 95%。在急性胆囊炎时,可能是因胆囊出口或胆囊管梗阻导致胆囊不显影。该检查还可发现胆总管或肝总管的完全梗阻,但是其分辨能力的程度却不足以对结石或其他病变进行鉴别。

(2)腹部超声:虽然超声检查能准确地发现胆囊内的结石,但此项检查对急性结石性胆囊炎并不特异。

1)早期:多为胆囊稍增大、壁稍增厚。

2)急性化脓性胆囊炎:①胆囊肿大,壁毛糙;②黏膜水肿,出血和炎症浸润:可见胆囊壁弥漫性增厚,呈"双边"影;③胆囊积脓的表现:腔内透声差,内可见稀疏或致密的细小或粗大的弱强回声点,不形成沉积带。部分患者胆汁可无异常;④常伴有胆囊结石或胆囊颈部结石嵌顿;⑤急性胆囊炎发生穿孔时,可见胆囊壁局部外膨或回声缺损,胆囊窝局限性积液及包裹的大网膜强回声;⑥胆囊壁内动脉血流明显减少;⑦超声墨菲征阳性。

八、诊断与鉴别诊断

1.急性胆囊炎诊断标准

(1)急性胆囊炎的早期诊断会为早期治疗提供帮助并且可以降低病死率。其诊断标准如表 7-2 所示。

表 7-2　急性胆囊炎的诊断标准

诊断依据	诊断标准
症状和体征	右上腹疼痛(可向右肩背部放射),Murphy 征阳性,右上腹包块/压痛/肌紧张/反跳痛
全身反应	发热,C-反应蛋白升高(≥30 mg/L),白细胞升高
影像学检查 超声、CT、MRI	检查发现胆囊增大(长轴直径>8 cm,短轴直径>4 cm),胆囊壁增厚[(>4 mm,当患者不存在慢性肝病和(或)腹腔积液或右心衰竭],Murphy 征阳性(用超声探头压迫胆囊时出现疼痛),胆囊颈部结石嵌顿、胆囊周围积液,胆囊壁"双边征"等表现

注:确诊急性胆囊炎,症状和体征及全身反应中至少各有 1 项为阳性;疑似急性胆囊炎,仅有影像学证据支持。必须排除急性肝炎、其他急性腹部疾病和慢性胆囊炎。

(2)当怀疑有急性非结石性胆囊炎时,应行胆道核素造影,但其准确性仅为 88%。同时,假阳性率也较高。

2.急性胆囊炎严重程度评估　急性胆囊炎严重程度可以从轻度自限性到暴发性危及生命。可以把其分为轻度、中度及重度三个阶段。具体分级如表 7-3 所示。

表 7-3　急性胆囊炎严重程度分级

严重程度	评估标准
轻度	胆囊炎症较轻,未达到中、重度评估标准;健康人群没有其他器官功能障碍,仅仅有胆囊轻度炎症,进行胆囊切除术是安全及低风险的
中度(腹腔镜手术应在发病 96 小时内进行)	①白细胞$>18\times10^9$/L ②右上腹可触及包块 ③发病持续时间>72 小时 ④局部炎症严重:坏疽性胆囊炎、胆囊周围脓肿、胆源性腹膜炎、气肿性胆囊炎、肝脓肿
重度(急性胆囊炎伴有器官功能障碍)	①循环障碍(低血压,需要使用血管活性药物维持血压) ②神经功能障碍(意识障碍) ③呼吸功能障碍,氧合指数<300 mmHg(1 mmHg=0.133kPa) ④肝功能失代偿,凝血酶原时间国际标准化比值>1.5 ⑤肾功能不全,少尿(尿量<17 mL/h),血肌酐>20 mg/L ⑥血小板$<10\times10^9$/L

大部分急性胆囊炎患者的病情属于轻度或中度,对于此类患者需要解决的问题是是否在胆囊炎急性期进行胆囊切除术,或者在胆囊切除术后是否有其他的治疗措施。重度胆囊炎患者需要紧急手术或者引流来救治生命。

(1)轻度急性胆囊炎:此程度胆囊炎未达到中、重度胆囊炎评估标准,患者没有器官功能障碍,对于此类患者进行胆囊切除术的危险性低。

(2)中度急性胆囊炎:符合中度评估标准 1~4 项中任何 1 项;炎症程度的增加导致胆囊切除术的难度增加。

(3)重度急性胆囊炎:诊断标准符合重度评估标准中任何 1 项为重度急性胆囊炎,此类患者存在器官功能障碍。

3.鉴别诊断

(1)急性胆囊炎应当与其他急腹症鉴别,包括急性阑尾炎、穿孔性或穿透性十二指肠溃疡、急性或穿孔性胃溃疡及急性胰腺炎等。通常这些疾病通过仔细询问病史和详细的体格检查很容易进行鉴别。

多数急性阑尾炎较容易与胆囊炎进行鉴别,但如果患者存在较长的腹膜后位阑尾时,因其尖端紧靠胆囊,故鉴别尚有困难。此时,应行胆道核素造影进行鉴别。

(2)急性胆囊炎还必须与包括由于肝脏迅速增大或肝脏急性炎症而引起腹痛的疾病相鉴别,例如病毒性肝炎、急性乙醇性肝炎、右心衰竭和淋球菌性肝脏周围炎等。通常这些疾病与急性胆囊炎不难鉴别。

九、治疗

急性胆囊炎需要及时的治疗,尤其是当患者存在胆囊扭转、化脓性胆囊炎时。

1.抗感染治疗　对于大多数急性胆囊炎患者需进行抗感染治疗,而对于所有急性胆囊炎患者均应进行胆汁和血液培养。在我国引起胆道系统感染的致病菌中,革兰阴性菌约占

2/3,前 3 位依次为大肠埃希菌、铜绿假单胞菌、肺炎克雷白菌。革兰阳性菌前 3 位依次为粪肠球菌、屎肠球菌、表皮葡萄球菌。14.0%~75.5%的患者同时合并厌氧菌感染,其中以脆弱拟杆菌为主。

(1)抗感染治疗适应证:目的可以分为假定或经验性治疗、明确或特异性治疗及预防治疗三种。经验性治疗是指当怀疑患者存在感染并且致病菌未明确,微生物检查结果尚未得出时,应用抗生素进行治疗。当微生物检查结果回报后,抗生素就应做相应的调整,此时为明确或特异治疗。预防治疗指对于可能发生的感染进行初级和次级预防。

除了轻度急性胆囊炎,其余的急性胆囊炎的患者都需应用抗生素治疗。轻度急性胆囊炎若腹部疼痛不明显,实验室和影像学检查提示轻度的炎症反应(与胆绞痛相类似),可以口服抗菌药物甚至无须抗菌药物治疗,具体推荐药物下文会详细介绍。同时,这类患者可适当使用非甾体抗炎药。如果已经进行胆囊切除术的患者,可以应用抗生素作为预防用药。

(2)在选择抗生素时应该考虑的因素

1)对于致病菌的抑菌活性:在胆囊炎的致病菌中,大肠埃希菌和肺炎克雷白菌对第三代、第四代头孢菌素耐药率分别为56.6%和31.1%,对氟喹诺酮类药物耐药率分别为64.6%和29.2%。铜绿假单胞菌对亚胺培南、头孢哌酮舒巴坦耐药率分别为28.7%、19.8%。屎肠球菌对抗菌药物耐药率高于粪肠球菌,革兰阳性细菌对万古霉素和替考拉宁耐药率较低。

2)急性胆囊炎的严重程度:抗生素的选择应首先评估疾病的严重程度。使用抗生素时剂量应充足。已经经验用药的患者在通过微生物学培养确定致病菌并进行药敏测试之后,应根据结果及时更换抗生素种类。

3)患者有无肝肾功能障碍:因为大部分头孢菌素类、青霉素类、氨基苷类抗生素、碳青霉烯类抗生素都是通过肾脏代谢,因此当患者肾功能不全时,应下调抗生素的剂量(而使用头孢曲松时,需要评估肝脏功能,相对来讲,其对肾脏功能的要求不是很高)。桑福德抗微生物治疗指南及古德曼吉尔曼治疗学的药理学基础均推荐肾功能的评估应依靠以下公式。

血清肌酐清除率=(140-年龄)×最佳体重/(72×血清肌酐 mg/dL),女性按计算结果×0.85

男性最佳体重(身高在 150 cm 及以上)= 50kg+0.9kg/cm×(身高-150 cm)

女性最佳体重(身高在 150 cm 及以上)= 45.5kg+0.91kg/cm×(身高-150 cm)

4)患者抗菌药物接触史。

5)抗生素的抗菌谱:需要注意的是,由于广谱抗生素的应用可能抑制肠内微生物(如第三代、第四代头孢菌素),并影响维生素 K 的吸收,导致出血性疾病,因此如果患者的胆道损伤已经影响到肠肝循环时,应该给予静脉注射维生素 K。

(3)渗入胆囊壁的药物的选用:通常人们认为在治疗胆道疾病时,应该选择能够渗入胆囊壁的抗生素。但是,这种观点尚存在争议。现在尚没有临床或实验数据支持这个观点。能够较好地渗入胆囊壁的药物如表 7-4 所示。

表 7-4 能够较好地渗入胆囊壁的药物

类别	药物
青霉素类	氨苄西林、哌拉西林、哌拉西林/他唑巴坦
头孢菌素	
第一代	头孢唑林

（续表）

类别	药物
第二代	头孢美唑、氟氧头孢、头孢替安
第三、四代	头孢哌酮/舒巴坦、头孢曲松、头孢他啶、头孢吡肟、头孢唑兰
喹诺酮类	环丙沙星、帕珠沙星
B 内酰胺类	氨曲南
碳青霉烯类	美罗培南、帕尼培南/倍他米隆
林可酰胺类	克林霉素

（4）胆汁及血培养：对于急性胆囊炎，尤其是重度急性胆囊炎患者，应及时进行胆汁和血培养。急性胆囊炎患者微生物学检查的临床意义取决于疾病的严重程度。尽管多数轻度和中度急性胆囊炎患者可以不依赖于微生物学的检测结果而痊愈，但是胆道感染的患者是较容易合并术后并发症，并且重症患者有更高的病死率。在胆囊炎发病 24 小时内，胆汁培养的阳性率为 30%，在发病 72 小时，胆汁培养的阳性率为 80%。胆汁培养阳性的患者可能发展为重度胆囊炎。因此，急性胆囊炎患者需及时行微生物学检查及药敏测试，并且分开送一份胆囊壁的样本，如果有必要的话，行病理组织学检查。急性胆囊炎胆汁培养的阳性率在 40%～50%。相对来说，血培养的重要程度具有限制性。

（5）非甾体抗炎药的应用：已经有胆绞痛症状的患者应用非甾体抗炎药（nonsteroidal antiinflammatory drugs，NSAID），如双氯芬酸钠或吲哚美辛之类，可以起到止痛的效果，并且可以抑制胆囊壁前列腺素的释放。一项 NSAID 治疗胆绞痛患者的随机对照试验（双氯芬酸钠，75 mg，肌内注射）显示，NSAID 可以缓解患者的疼痛，并且预防疾病发展为急性胆囊炎。尽管有报道证明 NSAID 可以改善慢性胆囊炎患者的胆囊功能，但没有报道证明在急性胆囊炎病情开始之后，应用 NSAID 可以缓解疾病，是否常规应用有待进一步研究。

轻度急性胆囊炎的推荐用药轻度急性胆囊炎通常为单一的肠道致病菌感染，例如大肠埃希菌等，因此可以应用口服单一抗生素进行治疗。推荐药物如表 7-5 所示。因为肠道微生物会产生 β-内酰胺酶，因此推荐使用 β-内酰胺酶抑制剂，例如哌拉西林/他唑巴坦、氨苄西林/舒巴坦等。轻度急性胆囊炎的患者，伴有轻度的腹部疼痛，实验室检查及影像学存在轻度的炎症反应，临床症状与胆绞痛类似，可以口服抗生素或无须使用抗生素。对于中度急性胆囊炎患者，广谱青霉素、第二代头孢菌素都可以作为患者首选经验性用药，同时应静脉给药，具体药物如表 7-6 所示。而对于重症急性胆囊炎患者，因为其经常为多重耐药菌感染，故首选广谱的第三代和第四代头孢菌素类药物。

表 7-5　轻度急性胆囊炎的推荐用药

种类	药物
口服喹诺酮类	左氧氟沙星，环丙沙星
口服头孢菌素类	头孢替安，头孢卡品
第一代头孢菌素	头孢唑林
广谱青霉素/β-内酰胺酶抑制剂	氨苄西林/舒巴坦

表 7-6　中度急性胆囊炎推荐用药

种类	药物
含 β-内酰胺酶抑制剂的复合制剂	哌拉西林/他唑巴坦,氨苄西林/舒巴坦
第二代头孢菌素	头孢美唑,头孢替安,氧头孢烯类,氟氧头孢
当怀疑或证实存在厌氧菌感染	上述药物之一+甲硝唑

如果首选用药无效,则应改用氟喹诺酮类和碳青霉烯类。需要注意的是,不恰当或过度使用第三代和第四代头孢菌素和碳青霉烯类抗生素,会导致耐药菌的出现。具体推荐用药如表 7-7 所示。

表 7-7　重度急性胆囊炎推荐用药

种类	药物
首选	
第三代和第四代头孢菌素	头孢哌酮/舒巴坦,头孢曲松,头孢他啶,头孢吡肟,头孢唑兰
β-内酰胺类	氨曲南
当怀疑或证实存在厌氧菌感染	上述药物之一+甲硝唑
第二选择	
喹诺酮类	环丙沙星,氧氟沙星,帕珠沙星+甲硝唑(当存在厌氧菌感染或共同感染时)
碳青霉烯类	美罗培南,亚胺培南/西司他丁,帕尼培南/倍他米隆

(6)抗生素的给药方案:当选定合适的抗生素后,为了达到更好的临床效果,避免细菌耐药性的出现,就应基于药物的药代动力学和药效学决定其合适的剂量。Andes 等将抗生素分为时间依赖性抗生素和浓度依赖性抗生素。时间依赖性抗生素是指抗生素的抗菌能力和达到有效浓度时间长短有关系,达到最小有效浓度后再增加药物浓度不会提高其抗菌效能,因此,为了获得更好的临床疗效,应严格控制抗生素的给药间隔。这类抗生素主要包括 β-内酰胺类和大环内酯类。和其相对应的是浓度依赖型抗生素,代表有氨基苷类和喹诺酮类,这类抗生素抗菌活性主要和其峰浓度有关。因此,当为患者选择合适的抗生素后,应根据其类型制订合适的剂量及给药时间。

急性胆囊炎抗菌治疗 3~5 天后,如果急性感染症状、体征消失,体温和白细胞计数正常可以考虑停药。

2.胆囊穿刺引流　虽然急性胆囊炎的标准治疗是早期进行胆囊切除术,但对于中度和重度胆囊炎的患者来说,胆囊穿刺引流有可能是更适宜的,目前有两种胆囊穿刺引流术,即经皮经肝胆囊穿刺置管引流术(percutaneous transhepatic gallbladder drainage,PTGBD)和经皮经肝胆囊穿刺抽吸术(percutaneous transhepatic gallbladder aspiration,PTGBA)。

(1)PTGBD:是急性胆囊炎非手术操作的一个基本治疗方法。它适用于中度胆囊炎保守治疗无效及重度胆囊炎患者。这项技术的优势在于其操作的简便性。但其缺点在于拔管的时间限制性,即只能在引流管周围形成窦道之后才能拔除引流管,患者带管时间长,而在此期间引流管随时有脱落的危险。同时,尚无随机对照试验证明此项技术与保守治疗的优劣性。

(2)PTGBA:是在超声引导下进行的经皮经肝胆道穿刺抽吸。它与 PTGBD 相比优点很多,比如并发症相对比较少、置管时间短等,也因此对患者日常生活的影响较小。但需要注意的是,在进行 PTGBA 时有发生胆汁漏到腹腔的可能,所以应选择经肝穿刺,并且在抽吸时胆囊内容物要全部被抽吸干净。应用较大型号的穿刺针在抽吸时较为容易,尤其是包含炎症物质的胆汁或胆汁淤渣,但是在拔出穿刺针时胆瘘发生的可能性较大。而应用小型号穿刺针时发生胆瘘的危险相对降低,但吸取胆汁的难度也相应增加。

3.外科手术治疗　胆囊切除术已经被广泛用于急性胆囊炎治疗。同时,腹腔镜胆囊切除术也已经被广泛地用于临床,其已作为胆囊切除术的首选术式。腹腔镜胆囊切除术的并发症通常为胆道损伤、肠道损伤、肝脏损伤,伤口感染、肠梗阻、腹腔出血、肺不张、深静脉血栓及尿路感染等。其与开腹胆囊切除术对比,具有并发症发病率低、住院时间短、术后恢复快等优点。

(1)急性胆囊炎胆囊切除术术式选择:多项研究显示,对于急性胆囊炎的患者更早的腹腔镜胆囊切除术有更好的疗效。而腹腔镜胆囊切除术要在一定程度上优于开腹手术。当然也要遵循个体化原则,根据患者的病情而定,如果患者病情较重,手术难度较大无法行早期胆囊切除术时,应在抗菌药物、对症支持等保守治疗无效时,行经皮经肝胆囊穿刺置管引流术(4 级)或行胆囊造瘘术,待患者一般情况好转后行二期手术切除胆囊。而一些特殊患者,如因为胆囊穿孔导致弥漫性腹膜炎的患者、存在胆总管结石的患者及伴有严重心肺疾病的患者等,此类患者应根据病情选择合适的治疗方案。

此外,如果在腹腔镜胆囊切除术过程中存在困难时,比如在此操作下不能安全地完成或当出血或胆汁渗漏不能止住并有损伤重要组织的危险时,均应立即改为开腹胆囊切除术。对于急性胆囊炎来说,从腹腔镜胆囊切除术转换为开腹胆囊切除术的发生率很高。

(2)急性胆囊炎胆囊切除术手术时机

1)轻度急性胆囊炎:可以选择早期即进行胆囊切除术。

2)中度急性胆囊炎:可以选择早期胆囊切除术。但如果患者存在严重的局部炎症,应进行胆道穿刺引流。可以根据病情,如果早期胆囊切除术难度太大,可以选择延后进行并辅以辅助治疗。

3)重度急性胆囊炎:必须尽快纠正多器官功能障碍,以及尽快进行经皮经肝胆囊穿刺置管引流术以减轻局部炎症,抗菌治疗的同时延期手术切除胆囊。

(3)PTGBD 术后患者的手术时机:对于危重症急性胆囊炎患者,尤其是对于年龄较大或合并有并发症的急性胆囊炎患者来说,PTGBD 是一种有效的治疗方法,它可以改善患者症状,控制病情发展。但是到目前为止,尚没有此类患者进行胆囊切除术的最佳时间的随机对照试验。一般来说,在进行 PTGBD 后,如果患者症状改善,并且没有相应并发症发生(如肝内血肿、胆囊周围脓肿、胆汁性胸腔积液、胆汁性腹膜炎等),即应早期进行二期手术切除胆囊。

(4)胆囊及胆总管结石的患者手术术式及时机:在进行内镜取石后进行腹腔镜胆囊切除术的最佳时机腹腔镜胆囊切除术和利用内镜逆行胰胆管造影进行内镜取石术(endoscopic stone extraction,ESE)的联合应用已经被认为是急性胆囊炎的有效治疗措施。但是到目前为止,腹腔镜胆囊切除术的时机仍然具有争议性。有几篇相关的病例报道应用两种措施的间隔为几天。因此建议患者在进行 ESE 之后如果没有相关的并发症发生,应当在同一次的住院期间内尽早地进行胆囊切除术。

4.胆石消融疗法　对于腹腔镜胆囊切除术存在相对或绝对禁忌的急性结石性胆囊炎患者,如果同时存在晚期心肺疾病或肝病,可试用鹅胆酸与熊胆酸(UDCA)联合疗法或UDCA单药治疗。如胆囊尚有功能,约60%患者的多发性小胆石(<5 mm)有可能被消融。但如果CT已发现胆石钙化,则疗效较差,只有约10%患者的结石可被消融。在进行治疗后,胆囊结石一般以每月1 mm速度消融。此后5年内,复发率约为每年10%,但5年后复发很少见。

利用聚焦超声束进行的体外震波碎石疗法,可使较大结石破碎,而能通过胆囊管,进入胆总管。仍滞留在胆囊后方的碎片,以UDCA进行消融。经此处理后,50%以上病例的胆石可望消失,但他们中间约50%仍将复发,特别是多发性胆石和胆囊收缩功能不良的患者。

十、预后

急性胆囊炎的病死率在0~10%。老年人(年龄在75岁及以上)的病死率要高于年轻人。有伴随疾病如糖尿病等会增加死亡的风险。虽然存在很多关于急性胆囊炎的病死率和发病率的研究,但因为疾病的诊断、就诊时间、手术类型及伴随疾病、住院期间医院的护理都是因人而异的,因此不同的研究结果之间很难进行比较。

据报道,胆囊切除术后患者死亡的原因绝大多数与术后感染有关,例如肝脓肿、败血症等。自1980年以后,术后感染逐渐下降,死亡的原因逐渐变为心肌梗死、心力衰竭及肺栓塞。在20世纪60年代以前,胆囊造口术的最常见的死亡原因为肺炎和败血症。而目前其主要原因包括恶性肿瘤、呼吸衰竭及心力衰竭等。

第二节　胆石症

胆石症是指胆道系统(包括胆囊和胆管)的任何部位发生结石的疾病,病因不明,考虑是由营养代谢因素、胃肠道疾病、感染和基因等多种因素导致。根据构成成分不同,胆结石分为三种类型:胆固醇结石、黑色胆色素结石、棕色胆色素结石。

一、流行病学

胆石症在西方国家发病率为10%~20%,发病率与种族、性别有关,不同种族发病率不同,女性发病率为男性的2倍。胆囊结石发病率还有地区差异,欧洲、美洲高于亚洲和非洲,可能与环境因素有关。高脂饮食能够显著增加胆石症者的促石胆汁生成率,而对健康人群无影响,这说明胆固醇的吸收及分泌还与基因有关。流行病学调查研究发现胆石症与肥胖、2型糖尿病有关,而肥胖、2型糖尿病可能由“thrifty”基因引起。因此,胆石症的发病可能是遗传、膳食和其他环境因素共同作用的结果。

二、病因学

目前胆石症病因尚未完全明确。可能与以下因素有关。

1.营养及代谢因素　调查发现,长期营养过剩、进食过多精细糖和高脂食物、膳食纤维摄入少,胆固醇结石发病率高。摄食减少可以引起胆囊动力下降,导致胆泥淤积。肥胖者体内胆固醇合成增加。50%重度肥胖者手术时发现患有胆石症。体重迅速下降导致肝脏合成胆固醇增多,胆盐吸收减少,黏蛋白分泌减少,胆囊动力下降,容易形成胆固醇结石。胆固醇结石与高密度脂蛋白水平降低也有关,高甘油三酯血症比肥胖更易引起胆固醇结石。

2.胃肠道疾病或手术　回肠切除、结肠全切或次全切的患者由于胆盐的肠肝循环受损,容易形成胆结石。胃切除术患者胆石症发病率增高。回肠克罗恩病患者由于回肠吸收胆盐减少结肠吸收胆红素增加,容易形成胆色素结石。

3.细菌和寄生虫感染　细菌感染在棕色胆色素结石形成过程中起到了一定作用,通过电子显微镜发现大多数棕色胆色素结石中含有细菌。在亚洲国家,棕色胆色素结石与寄生虫感染如华支睾吸虫和蛔虫感染有关,常常形成肝内胆管结石。长期以来认为细菌感染在胆固醇结石发病中起的作用非常小,但是研究发现在胆固醇结石中发现了细菌的DNA。

4.年龄、性别和雌激素　胆固醇结石发病率随着年龄的增加逐步升高,这可能与胆汁中胆固醇含量增加、胆盐分泌减少有关。到75岁时,大约20%的男性和35%的女性均患有胆固醇结石。50~70岁的人群更容易出现临床症状。但是,临床上也有关于儿童患胆固醇结石和胆色素结石的病例报道。50岁以前,女性胆固醇结石发病率是男性的2倍。经产妇发病率高于未产妇。长期服用避孕药的女性及绝经后女性服用雌激素后胆固醇结石患病率增高。前列腺癌患者服用雌激素后胆汁中胆固醇含量增加。

5.基因　胆石症患者的亲属胆石症发病率增高,而且与年龄、体重及饮食无关。载脂蛋白E的等位基因与胆固醇结石发病率相关。

6.药物　长期服用考来烯胺增加胆盐的流失,促进胆石形成。氯贝丁酯增加胆固醇的分泌,结石发病率高。13%~60%肢端肥大症患者由于长期应用奥曲肽治疗出现胆固醇胆结石。

7.其他

(1)肝硬化:肝硬化患者胆石症发病率约为30%,尤其是Child分级C级的肝硬化患者和乙醇性肝硬化患者,具体病因不明。

(2)孕妇:胆囊排空功能障碍,胆石症发病率增高。

(3)糖尿病:胆石症患者糖尿病发病率增高,糖尿病患者胆石症发病率也增高,高胰岛素血症可能与胆石症有关。

(4)慢性溶血性疾病:如遗传性球形红细胞增多症、镰状细胞病、心脏人工瓣膜,易患黑色胆色素结石。

三、病理生理学

由于构成成分不同,胆结石主要分为三种类型:胆固醇结石、黑色胆色素结石、棕色胆色素结石。多种机制导致胆汁中的胆固醇、未结合胆红素不完全溶解,形成胆固醇结石或黑色胆色素结石。西方国家中,80%胆结石为胆固醇结石。胆固醇结石主要由胆固醇晶体构成,可含有少量的未结合胆红素、磷酸钙、黏蛋白和蛋白质。黑色胆色素结石主要由胆红素钙聚合体构成,含少量的钙。由于钙含量不同,与胆固醇结石相比,黑色胆色素结石不易透过射线。除了胆囊外,肝脏和肠道也参与了胆固醇结石和黑色胆色素结石的形成。棕色胆色素结石主要是由于胆管梗阻、胆汁淤积引起细菌感染,脂类降解形成不溶解物质,如胆红素钙。

四、临床表现

目前认为,胆石症的自然病程有三个阶段:无症状阶段、有症状阶段和并发症阶段。

1.无症状阶段　大多数胆石症不引起临床症状,有的胆囊结石是在体检时被发现的。

患者无不适反应。

2.有症状阶段　仅有 15%～20%的胆石症会出现临床症状，每年发生率为 1%～2%，主要是由于结石进入胆囊颈部或胆总管处。

初发症状通常为胆绞痛，以并发症为首发表现者少见。症状出现后，相当一部分患者症状会反复发作。每年有 1%～2%的有症状结石患者出现并发症。胆结石症状主要是胆绞痛，右上腹部或季肋部疼痛，向后背或右肩部放散。通常由结石嵌顿在胆囊颈部或胆囊管引起，还与胆囊收缩有关。疼痛持续时间 30 分钟到 6 小时不等，出现和缓解都比较慢，可伴有恶心、呕吐。疼痛一般在餐后 15 分钟到 2 小时出现，也可与进食无关。有的患者夜间会因疼痛而醒来。出现典型的胆绞痛时常预示着出现并发症的概率会增大。打嗝、腹胀、口苦其实并不是由胆囊结石引起。脂肪泻并不是胆石症患者所特有的症状。

3.并发症阶段　该阶段包括急性胆囊炎、慢性胆囊炎、胆总管结石、胆道梗阻、逆行性胆管炎、急性胰腺炎、胆肠瘘和胆囊癌。胆囊动力减退和肥胖的患者更易出现并发症。胆囊结石进入胆囊颈部会引起胆囊管梗阻，胆囊内压力升高。滞留的胆汁会对胆囊黏膜产生化学刺激，容易引起细菌入侵，导致急性或慢性胆囊炎。

（1）急性胆囊炎：持续的胆囊管梗阻引发炎症反应，疼痛持续时间长且重，常超过 5 小时，出现发热、恶心、呕吐、白细胞增多，查体时发现标志性的右肋下压痛及 Murphy 征。如果不经过治疗，急性胆囊炎自行好转，但慢性炎症持续存在，可能会再次出现急性胆囊炎发作。急性胆囊炎如果病情加重会出现胆囊穿孔和坏疽形成脓肿。腹膜炎少见。

（2）慢性胆囊炎：是由急性胆囊炎或胆绞痛反复发作引起。结石症或急性胆囊炎反复发作，会引起胆囊局部创伤、缺血，导致纤维化、萎缩、胆囊功能丧失等慢性炎症反应。慢性胆囊炎的症状和查体常常比较模糊，不明确，也可以无临床症状出现。典型的表现是右上腹部疼痛或不适，尤其是饱餐后。其他不典型的症状包括腹胀、胃肠胀气，如果出现胆囊管梗阻，查体可触到肿大的胆囊。有时因为伴随一些消化道症状，导致部分患者行胆囊切除术。手术可以治愈胆囊炎，但可能会引起胆囊切除术后综合征或胆管狭窄。

（3）胆总管结石：常常来源于胆囊结石，由胆囊结石进入胆总管所致，大约 15%胆囊结石患者同时合并胆总管结石，约 95%的胆管结石患者同时合并胆囊结石。胆管的原发性结石通常由寄生虫或细菌感染引起，主要是棕色胆色素结石。进入胆总管的结石，可以排入十二指肠内，不引起临床症状，也可引起急性胰腺炎发作，或是继续在胆总管内，但不引起临床症状。胆总管结石临床症状的发生率高于胆囊结石。胆总管结石的症状主要是肝外胆道梗阻或胆管炎，胆结石进入胆总管后，可能引起胆道部分梗阻，出现梗阻性黄疸，胆道梗阻后容易引起感染，出现胆管炎，继而可引起肝脓肿。相比胆囊结石，胆总管结石引起的并发症更重、更常见。胆总管结石可以引起肝内外胆管扩张，如果胆总管结石持续存在，可能引起胆管狭窄和继发性胆汁性肝硬化，甚至胆管癌。

（4）急性细菌性胆管炎：常常是由结石堵塞胆总管远端所致，典型的临床表现包括胆绞痛、黄疸和发热（Charcot 三联征），寒战也很常见，尤其是年老患者更易出现意识模糊、嗜睡、谵妄。80%以上的患者会出现白细胞增多、血清胆红素水平超过 2 mg/dL。急性细菌性胆管炎常见的细菌感染是大肠杆菌、克雷白菌、假单胞菌、肠球菌、变形杆菌，也可见厌氧菌如脆弱类杆菌和产气荚膜杆菌。如果细菌由胆道入血，可引起菌血症和败血症休克。如果不经过积极治疗，病死率极高。

(5)胆内瘘:是由于胆囊炎导致结石进入邻近器官所致,常见的是胆十二指肠瘘,急性和慢性胆囊炎均可引起,但慢性胆囊炎更常见。结石可以通过粪便排出,也可堵塞在肠腔内,尤其是回肠末端,引起结石性肠梗阻。

(6)其他:如果结石堵塞在壶腹部胆管内,会引起胆源性胰腺炎。相对于大结石,胆泥或小结石更易引起胆源性胰腺炎。Mimzi 综合征临床少见,是由结石聚集在胆囊管,胆总管受压导致胆汁淤积所致。胆囊结石很少引起胆囊癌,如果为预防胆囊癌行胆囊切除术,是不可取的。

五、辅助检查

影像学检查对于胆石症的诊断和定位都是比较准确的。

1.腹部 X 线片　与肾结石不同,约 90%的肾结石不能透过射线,但是仅有 10%的胆结石不能透过射线。腹部 X 线片对于结石的检查主要是根据结石内的钙含量。

2.超声检查　超声检查方便、价格低廉、无创伤,成为诊断胆结石最常用的辅助手段。目前大多数胆结石是在检查其他疾病时通过超声检查发现的。胆囊结石的超声图像为活动性良好的强回声光点,后方有声影。超声检查诊断胆囊结石的准确性超过 90%,对于直径超过 2 mm 的结石超声诊断的特异性超过 95%。超声检查对于急性胆囊炎的诊断也非常有价值,超声图像显示为胆囊增大,胆囊壁增厚>4 mm。超声检查还可检测出胆泥淤积。超声、Murphy 征、胆周积液对诊断急性胆囊炎有一定的价值。超声检查还可测量胆囊体积和评估胆囊动力,体积(mL)= 0.52×矢状面直径×横状面直径×纵截面直径(cm)。超声检查对于诊断胆总管结石的价值有限,检出率仅为 25%~40%,绝大多数情况下,只能看到间接征象,如扩张的胆管合并胆囊结石。

3.CT 检查　CT 对于诊断胆石症的价值有限,但是可以发现胆囊结石的并发症,如胰腺炎、胰周积液、胆囊穿孔、脓肿形成。

4.内镜逆行胰胆管造影(ERCP)和超声内镜检查(EUS)　ERCP 和 EUS 对诊断胆管结石的敏感性和特异性非常好,均>90%。如果高度疑似胆总管结石,ERCP 是最佳的检查手段,因为可以随之进行治疗。磁共振胰胆管造影(MRCP)对诊断 5 mm 以上的胆总管结石的敏感性和特异性为 90%~95%,适合于排除诊断胆管结石。

5.MRI 和 MRCP 检查　普通 MRI 检查对于诊断胆囊结石价值有限。MRCP 能够对胆道系统进行三维重建检查,应用价值较大。MRCP 诊断胆总管结石的敏感性达到 95%。

六、治疗

1.胆囊结石

(1)无症状的胆囊结石患者:不建议行胆囊切除术,因为术后带来的并发症的风险大于预防结石并发症出现带来的益处。但对于直径>3 cm 的胆囊结石,由于发生胆囊癌的风险增高,可以考虑行胆囊切除术。

(2)胆绞痛:可以应用解痉药对症处置。

(3)胆囊切除术:可以彻底治疗胆囊结石,并且能够预防以后结石复发及并发症的出现。有两种方法:腹腔镜和开腹胆囊切除术。

1)开腹胆囊切除术:在 65 岁以下患者的病死率是 0.03%,65 岁以上患者病死率是 0.5%,是安全的治疗方法。但是对于超过 75 岁合并胆囊穿孔和胆源性腹膜炎需要行急诊手术的患者及需要行胆总管探查术的患者,开腹胆囊切除术病死率增高。因此对于有症状的胆囊结石患者,尤其是高龄者,建议早期手术治疗。疑似胆总管结石者,应行开腹胆囊切除术,术中应用胆道镜探查胆总管,减少结石的遗漏率。

2)腹腔镜胆囊切除术:该术在全麻状态下进行,向腹腔内吹入 CO_2,置入腹腔镜,仔细辨认夹闭胆囊管和血管,应用电凝或激光止血,将胆囊从胆囊窝内分离出来。

腹腔镜胆囊切除术有如下优点:可以减少术后疼痛及并发症的发生率,如胸痛和感染;手术住院时间短,康复期短;手术切口小。因此腹腔镜手术目前应用广泛,有取代开腹手术的趋势,但是对于腹腔镜手术失败或者不能行腹腔镜手术治疗的患者,仍需要行开腹手术,如急性胆囊炎合并脓肿。腹腔镜胆囊切除术手术并发症发生率为 1.6%~8%,有切口感染、胆道损伤和胆管结石遗漏;病死率<0.1%,低于开腹手术。与开腹手术相比,腹腔镜手术时胆道损伤的发生率并没有增加。胆囊切除术中胆道损伤包括:①小胆管瘘:可以自发愈合;②胆管狭窄:可于内镜下置入支架;③胆道完全梗阻:需要再次手术治疗;④严重的胆瘘:需要手术治疗。胆囊结石进入腹腔内可引起脓肿,应尽量取出。

(4)ERCP:约 15%胆囊结石患者同时合并胆总管结石,如果出现黄疸、胆管炎、胰腺炎、肝功能异常、胆道扩张等高度疑似胆总管结石的佐证时,建议术前行 ERCP 检查,乳头肌切开后可以取石。如果疑似胆总管结石的证据不是特别充分,可行 MRCP 检查。

(5)药物溶石治疗:胆囊结石时机体胆盐池含量减少,因此溶石治疗的机制是减少胆汁中胆固醇的含量。适应证是:症状轻度至中度者,胆固醇结石直径不超过 15 mm,尤其是<5 mm,且不适合或不愿意手术的治疗的胆石症患者。无症状结石不适宜用药治疗。用药前建议行 CT 检查评估结石钙化程度,CT 值<100 Hu 结石容易溶解。患者需要做好长期用药的准备,至少 2 年。药物治疗的有效率为 40%。直径<5 mm,含钙量少的结石用药治疗 12 个月后完全溶解率可达 80%~90%。结石复发率为 25%~50%,每年有 10%患者复发。复发常见于用药的前 2 年。胆囊多发结石者容易复发。

1)鹅去氧胆酸:西方国家常用的剂量是:①非肥胖者 12~15 mg/(kg·d);②肥胖者 18~20 mg/(kg·d)。从 500 mg/d 开始,逐渐加量,睡前给药。不良反应有:腹泻和肝功能转氨酶升高,后者呈剂量依赖性,会逐渐好转。因此,用药期间需要监测肝功能,最初 3 个月每个月查一次肝功能,然后在第 6 个月、12 个月、18 个月和 24 个月的时候监测肝功能。

2)熊去氧胆酸(UDCA):从熊中提取,是鹅脱氧胆酸的 7β 差向异构体。生理条件下,胆盐池中 UDCA 的含量少,不到 10%,UDCA 可以减少肠道中胆固醇的吸收,减少胆汁中胆固醇的分泌,增加胆固醇的溶解度。应用 UDCA 治疗的不良反应少于鹅去氧胆酸,约 10%的患者可能会出现腹泻,并未发现严重不良反应。

(6)体外冲击波碎石治疗(ESWL):主要是针对体积较大的结石,将其碎裂成为小结石,从而使其可以自行排出或者应用 UDSA 溶石治疗。只有 20%~25%的患者适合 ESWL 治疗,即胆囊结石≤3 个,透光,总直径<30 mm,胆囊造影检查显示胆囊功能正常,有症状,无其他伴随疾病。治疗时,用超声将胆囊结石定位于最大能量发射处,冲击波经过软组织时基本不被吸收,绝大部分能量被结石吸收,从而达到碎石目的。冲击波应该避免经过肺部和骨骼。现在 ESWL 无须应用麻醉药物和止痛药物。ESWI 治疗 9~12 个月后,碎石率可达到 76%~85%。胆囊收缩功能良好,直径<2 cm 且 CT 值<84 HU 的结石最适合应用 ESWL。不足之处:①约 36%的患者出现胆绞痛;②5 年后复发率高达 31%~60%,10 年后高达 80%;③可能

会出现并发症,如胆绞痛、皮肤瘀点、血尿、急性胰腺炎和一过性胆汁淤积。由于腹腔镜胆囊切除术损伤小,效果好,因此 ESWL 不是最佳的治疗方法。

2.胆总管结石　胆总管结石容易出现严重的并发症,因此发现胆总管结石,建议进行治疗。根据结石出现的部位、产生的并发症、是否有胆囊切除术病史决定治疗方案。

(1)胆总管结石不合并胆管炎:通常行择期内镜下胆管造影、乳头肌切开取石术。术中应用抗生素,也可用球囊扩张乳头肌代替乳头肌切除术。

胆总管结石合并胆囊结石时,治疗方案的选择取决于患者的年龄和基础状况。随访 1~9 年发现,对于高龄患者,仅有 5%~10%的患者在行乳头肌切开取石术之后需要行胆囊切除术。另一项研究发现,乳头肌切开取石术随访 17 个月之后有 15%的患者需要行胆囊切除术;但是胆囊切除术后仅有 4%的患者需要行乳头肌切开术治疗胆总管结石。因此对于不适合胆囊切除术的患者,可行内镜下乳头肌切开取石术。但是对于年轻患者来说,首选胆囊切除术。

胆囊结石进入胆总管时可能引起急性胰腺炎发作。如果结石特别小,被排入肠道,则病情会好转;如果结石嵌顿于壶腹部,则可能会引起急性重症胰腺炎。对于后者,建议早期行 ERCP 和乳头肌切开取石术,以减少并发症和胆管炎发生的概率。

对于直径>15 mm 的胆总管结石,乳头肌切开后很难用标准网篮取出。可以考虑行以下几种方法:①机械碎石:可将大结石碎裂,但是受限于网篮设计和石头的形状大小;②体外冲击波碎石:成功率达 70%~90%,30 天内病死率不超过 1%。

(2)胆总管结石合并急性梗阻性化脓性胆管炎:当出现发热、腹痛、黄疸、意识障碍和低血压时,高度疑似此病。本病属于急重症,需要立即处理。治疗的主要目的是胆道减压以减轻毒血症,首选内镜下乳头肌切开取石术,其次是经皮经肝胆道外引流,手术病死率高,不建议作为首选。

治疗上注意:①应用强效广谱抗生素:选择能够覆盖革兰阴性菌的抗生素,可联合应用哌拉西林/他唑巴坦和氨基苷类抗生素,疗程不少于 1 周,但要注意氨基苷类抗生素有肾毒性,不能长期应用;②ERCP+乳头肌切开取石术:如果病情允许,行 ERCP 和乳头肌切开取石术;③鼻胆管引流:如果不能行乳头肌切开取石术,立即行鼻胆管引流;④补液。

(3)胆总管结石合并急性胆管炎:治疗原则同急性梗阻性化脓性胆管炎,但是可择期进行内镜下治疗。如果不能行内镜下乳头肌切开取石术,可选择鼻胆管引流,然后行胆囊切除术。抗生素常常选择头孢菌素,也可应用喹诺酮类抗生素。

3.肝内胆管结石　多在原发性硬化性胆管炎和 Caroli 病导致胆道慢性狭窄的基础上形成,常为棕色胆色素结石。如果出现继发感染会引起肝内多发脓肿。肝内胆管结石治疗有一定的难度。治疗的目的是取出结石、缓解胆道梗阻。可采用经皮经肝胆管引流联合手术治疗,或者采用经皮经肝胆道镜治疗。如果病灶局限,可以考虑行肝叶切除术。内镜下取石十分困难。口服溶石药物效果不佳。

4.胆瘘的治疗　建议手术治疗,分离并缝合受累的邻近器官,行胆囊切除术和胆总管引流。手术病死率约为 10%。

第八章 消化道出血

消化道出血是指从食管到肛门之间消化道的出血。其中,屈氏韧带以近的消化道出血称上消化道出血;屈氏韧带至回盲部出血为中消化道出血;回盲部以远的消化道出血称下消化道出血。消化道出血可因消化道本身的炎症、机械性损伤、血管病变、肿瘤等因素引起,也可因邻近器官的病变和全身性疾病累及消化道所致。

全身性疾病不具特异性地累及部分消化道,也可弥散于全消化道。常见的有:①血管性疾病:如过敏性紫癜、动脉粥样硬化、结节性多动脉炎、系统性红斑狼疮等;②血液病:如血友病、原发性血小板减少性紫癜、白血病、DIC 及其他凝血机制障碍性疾病;③其他:如尿毒症、流行性出血热或钩端螺旋体病等。

消化道出血轻症可无症状,临床表现多为咯血、黑粪或血便等,伴有贫血及血容量减少,甚至休克。病情危重者,可危及生命。是消化系统最常见的急症之一。

第一节 上消化道出血

上消化道出血是指 Treitz 韧带以上的消化道,包括食管、胃、十二指肠或胰胆等病变引起的出血,胃空肠吻合术后的空肠病变出血也属这一范围。上消化道大出血一般指在数小时内失血量超过 1000 mL 或循环血量的 20%;一次出血量 500 mL 以上,出现直立性头晕,心率>120次/min,血压<90 mmHg,或比原来基础压低 25%以上;1~2 天血红蛋白(Hb)<70 g/L(7.0 g/dL),红细胞计数(RBC)<3×10^{12}/L,血细胞比容(Hct)<0.25(25%);24 小时内需输血约 2000 mL 以上。其临床表现主要是咯血和(或)黑便,常伴有血容量减少引起的急性周围循环衰竭。

一、分类

为便于诊治和评判预后,目前临床上常依病因不同将 UGIB 分为以下两大类。

1.非静脉曲张性上消化道出血(nonvariceal upper gastrointestinal bleeding,NVUGIB) 是指 Treitz 韧带以上的消化道的非静脉曲张性疾患引起的出血,包括胰管或胆管的出血和胃空肠吻合术后吻合口附近疾患引起的出血。一项包括 93 个临床研究的系统评价显示其年发病率为(19.4~57.0)/10 万,发病后 7 天再出血率为 13.9%,病死率为 8.6%。

2.食管胃静脉曲张出血(esophageal and gastricvariceal bleeding,EGVB) 是指由于肝硬化等病变引起的门静脉高压,致使食管和(或)胃壁静脉曲张,在压力升高或静脉壁发生损伤时,曲张静脉发生破裂出血,临床上主要表现为咯血、黑便、便血和周围循环衰竭征象。其特征是起病突然,出血量大且易反复,病情凶险,病死率高。EGVB 的病因可见于所有引起门静脉高压的疾病,在我国以肝硬化最为常见。

二、病因与发病机制

临床上最常见的病因是消化性溃疡、急性糜烂出血性胃炎(急性胃黏膜病变)、食管胃底静脉曲张破裂和胃癌，这些病因占上消化道出血的80%~90%。常见上消化道出血的病因及其发生机制如下。

1.消化性溃疡(peptic ulcer，PU)　主要指发生在胃和十二指肠的慢性溃疡，即胃溃疡(gastric ulcer，GU)和十二指肠溃疡(duodenal ulcer，DU)，因溃疡形成与胃酸/胃蛋白酶的消化作用有关而得名。胃、十二指肠溃疡出血是消化性溃疡最常见的并发症，也是上消化道出血的最常见的病因，占40%~50%，其中尤其以十二指肠球部溃疡居多(十二指肠溃疡占30%~40%，胃溃疡占10%~15%)。出血是消化性溃疡活动的表现，可因溃疡周围小血管充血、破裂，或因溃疡基底肉芽组织的血管壁被侵蚀而导致破裂出血，大多数为动脉出血。在瘢痕组织形成中的血管硬化，失去了弹性，如发生破裂则不易止血。致命性大出血多属十二指肠球后溃疡或胃小弯穿透性溃疡侵蚀较大血管所致。胃溃疡出血多发部位是胃小弯附近，出血来源常是胃左、胃右动脉及其分支；十二指肠溃疡出血多发部位是十二指肠球部后壁与球后溃疡，出血多来源于胃十二指肠或胰十二指肠上动脉及其分支。十二指肠前壁附近无大血管，故此处的溃疡常无大出血。部分病例可有典型的周期性、节律性上腹疼痛，出血前数天可出现溃疡疼痛加重及疼痛规律的改变；出血后疼痛减轻或缓解，这是血液中和胃酸或血凝块覆盖在溃疡面上减少了胃酸、胃蛋白酶的侵蚀作用，使疼痛缓解。但有10%~15%患者可无溃疡病史而以上消化道出血为首发症状。胃镜检查是确诊消化性溃疡首选的检查方法。

2.食管胃底静脉曲张破裂　是上消化道出血的常见原因(占20%~30%)，也是肝硬化最常见且最凶险的并发症。食管胃底静脉曲张破裂出血可因粗糙食物、化学性刺激及腹内压增高等因素而诱发，常表现为咯血与黑粪。大量出血则致休克，并诱发腹腔积液和肝性脑病，甚至死亡。食管胃底静脉曲张破裂出血也是失代偿期肝硬化的严重表现，因此，此类患者常同时有严重肝病的表现。如腹腔积液、脾大、腹壁与脐周静脉曲张，痔核形成等门脉高压、侧支循环建立与开放的表现；消瘦、食欲缺乏、出血倾向、贫血、蜘蛛痣与肝掌等肝硬化的表现。

3.急性糜烂出血性胃炎　又称急性糜烂出血性胃病，是由各种病因引起的、以胃黏膜多发性糜烂为特征的急性胃黏膜病变(acute gastric mucosal lesion，AGml)，常伴有胃黏膜出血，可伴有一过性浅溃疡形成。是上消化道出血的常见原因(占10%~25%)。既往因观察对象与研究方法不同，本病命名甚多，如急性胃黏膜出血、出血性胃炎、急性糜烂性胃炎、应激性溃疡、急性胃黏膜病变等。

对急性糜烂出血性胃炎应针对原发病和病因采取防治措施，对处于急性应激状态的上述严重疾病患者，除积极治疗原发病外，应常规给予抑制胃酸分泌的H_2受体拮抗剂或质子泵抑制剂；对服用NSAID的患者应视情况应用H_2受体拮抗剂、质子泵抑制剂或米索前列醇预防。对已发生上消化道出血者，按NVUGIB治疗原则采取综合措施进行治疗，质子泵抑制剂或H_2受体拮抗剂静脉给药可促进病变愈合和有助止血，为常规应用药物。

4.胃癌　是消化道最常见的恶性肿瘤。胃癌的发生是一个多步骤、多因素进行性发展的过程，其发病与环境和饮食因素、幽门螺杆菌感染、遗传因素等有关。发病年龄以中老年居多，35岁以下较低，55~75岁为高发年龄段。男性多见。

胃癌一旦确诊应及早手术，外科手术切除加区域淋巴管清扫是目前治疗胃癌的手段。胃癌出血的治疗与NVUGIB治疗原则相同。

5.胆道出血　凡由于外伤、炎症、肿瘤或动脉瘤造成肝内或肝外动脉、静脉与胆管或胆囊相通,引起上消化道出血者均属于胆道出血。国外多由肝外伤所致,国内则以肝内外胆道感染为主要病因。临床上常有右上腹阵发性绞痛、出血、黄疸即所谓胆道出血三联征。其特点是:①出血常与右上腹痛密切相关,咯血或便血前往往右上腹痛加重,而出血后疼痛常明显减轻;②出血后血凝块可阻塞胆道,使出血暂停,待胆汁自溶作用,逐渐增加胆道内压,遂把血凝块排出胆道,致再度出血,故胆道出血有间歇发作倾向。间歇时间为1~2周,但缺乏周期性也不能作为排除本病的依据。感染性胆道出血时常有高热和寒战,部分病例可触到肿大的肝脏和胆囊。急诊内镜检查见出血来自乏特壶腹,便可确诊。选择性肝动脉造影很有价值,除可明确出血来源外,还可显示出血部位血管的一些病理改变影像;同时还显示肝脓肿、肝肿瘤与肝外伤等引起胆道出血的一些原发病灶。

6.食管-贲门黏膜撕裂综合征　即 Mallory-Weiss 综合征。是食管下端和胃连接处的黏膜和黏膜下层呈纵行裂伤,并发上消化道出血,一般出血有自限性,但若撕裂累及小动脉则引起严重出血。1929 年 Mallory 和 Weiss 首先从尸体解剖中认识本症,1956 年 Hardy 首次应用内镜做出诊断。发病主要是腹内压力或胃内压骤然升高,促使黏膜撕裂。恶心或呕吐是胃内压升高的主要因素,包括妊娠呕吐、食管炎、急性胃炎、放置胃管、内镜检查、糖尿病酮症和尿毒症等都可引起剧烈呕吐。其他凡能引起胃内压升高的任何情况均可致食管-贲门黏膜撕裂综合征,如酗酒、剧烈咳嗽、用力排便、举重、分娩、麻醉期间的严重呃逆、胸外按压、喘息状态、癫痫发作、腹部钝性挫伤等。本症主要病理为食管远端黏膜和黏膜下层呈纵行撕裂,裂伤多为单发,也可多发,裂伤长度一般0.3~4 cm。食管黏膜下层含有丛状薄壁血管,一旦撕裂,可致出血。出血可轻微,但若撕裂累及小动脉则引起严重出血。

确诊有赖于急诊内镜检查。小量出血一般可自限止血,必要时可用去甲肾上腺素加入生理盐水中灌入食管胃腔,促使黏膜下血管收缩。也在急诊内镜下对出血灶作电凝或光凝止血,或金属夹治疗。少数出血量大而不止者,需外科做裂伤连续缝合术止血。如去除诱因,术后一般无复发可能。

三、临床表现

UGIB 的临床表现主要取决于出血量、出血速度、出血部位及性质,同时与患者在出血当时的全身情况(包括年龄、有无贫血、心肾功能状况等)有关。

1.咯血与黑粪　是上消化道出血的特征性表现。上消化道出血后均有黑粪,但不一定有咯血。一般而言,幽门以下出血时常以黑便为主,而幽门以上出血则引起咯血并伴有黑便,幽门以上出血量少者可无咯血。十二指肠出血量多时,部分血液反流至胃内,也可引起咯血。咯血和黑便的性状,主要决定于出血的部位、出血量及在胃或肠道内停留的时间。若在胃停留的时间长,血液经胃酸作用后变成酸性血红素而呈咖啡色或赤豆色;若出血量大,在胃内停留的时间短,未经胃酸充分混合即呕吐,则为鲜红或暗红色或伴有血块。若在肠道内停留时间长,血中的血红蛋白的铁与肠内硫化物结合生成为硫化铁而呈柏油样黑色;相反,出血量大,速度快而急,刺激肠蠕动加快则便呈鲜红色或暗红色血便,易误诊为下消化道出血。有时低位小肠或回盲部出血量少,在肠道停留时间较长,粪便也可呈黑色,但一般不呈柏油状,勿误以为上消化道出血。

2.失血性周围循环衰竭　其程度决定于出血量大小、出血速度,以及机体代偿功能是否完好等因素。少量出血或缓慢中量出血,可无明显症状或仅有头昏。急性大量出血时,有效循环血量下降,出现头晕、心悸、恶心、乏力、口渴、昏厥、四肢湿冷、皮肤苍白、烦躁,甚至意识模糊。老年患者因有脑动脉硬化,虽出血量不太大,也可出现神志淡漠或意识不清。

3.发热　大量出血后,多数患者在 24 小时内常出现低热,一般不超过 38.5℃,可持续 3~5 天,随后自行恢复正常。发热的确切原因不明,可能是由于血容量减少、贫血、周围循环衰竭、血分解蛋白的吸收等因素导致体温调节中枢的功能障碍所致。

4.氮质血症　依发生机制,可分为以下三种:①肠原性氮质血症:是在大量出血后,血液蛋白的分解产物在肠道被吸收,以致血中氮质升高。一般在出血数小时后,BUN 就开始上升,24~48 小时可达高峰,多数不超过 14.3 mmol/L(40 mg/dL),若无继续出血,1~2 天后可降至正常;②肾前性氮质血症:是由于失血性周围循环衰竭造成肾血流暂时性减少,肾小球滤过率和肾排泄功能降低,以致氮质潴留。在纠正低血压、休克后,BUN 可迅速降至正常;③肾性氮质血症:是由于严重而持久的休克造成肾小管坏死(急性肾损伤),或失血更加重了原有肾病的肾脏损害所致。在出血停止的情况下,氮质血症常持续 4 天以上,经过补足血容量,纠正休克而 BUN 不能降至正常者,应考虑肾性氮质血症的存在。

5.贫血和血常规变化　①大量出血后均有急性失血性贫血,但在出血早期(10 小时内)由于血管及脾脏代偿性收缩,Hct 与 Hb 可无明显改变。此后,组织液渗入血管内,使血液稀释,一般需经 3~4 小时以上才出现贫血,出血后 24~72 小时血液稀释到最大限度。贫血程度除取决于失血量外,还和出血前有无贫血基础、出血后液体平衡状况等因素有关。在出血后骨髓有明显代偿性增生,24 小时内网织红细胞即见增高,至出血后 4~7 天可高达 5%~15%,以后逐渐降至正常;②因失血后的应激性反应,白细胞可迅速增多,2~5 小时后可达 10×10^9~20×10^9/L,血止后 2~3 天恢复正常。

四、诊断

1.出血严重程度的估计和周围循环状态的判断　对制订合理的治疗方案极为重要。

(1)失血量的判断与临床分级:上消化道出血病情严重度与失血量呈正相关。一般而言,粪便隐血试验阳性提示每天失血量在 5 mL 以上;出现黑粪者,每天出血量在 50~70 mL 以上;如短期内出血量在 250~300 mL,多可导致咯血。一次出血量<400 mL 时,多不引起全身症状:出血量>400 mL 时,可出现头昏、心悸、乏力等症状;短时间内出血量>1000 mL,可出现休克表现。因咯血与黑便混有胃内容物与粪便,而部分血液贮留在胃肠道内未排出,故难以根据咯血或黑便量精确判断出血量。常根据临床综合指标判断失血量的多寡,对出血量判断通常分为大量出血(急性循环衰竭,需输血纠正者。一般出血量在 1000 mL 以上或血容量减少 20%以上)、显性出血(咯血或黑便,不伴循环衰竭)和隐性出血(粪隐血试验阳性)。临床可以根据血容量减少导致周围循环的改变(伴随症状、脉搏和血压、化验检查)来判断失血量,并根据患者年龄、有无伴发病、失血量等指标将上消化道出血严重程度分为轻、中、重度三级(表 8-1)。体格检查中可以通过皮肤黏膜色泽、颈静脉充盈程度、神志和尿量等情况来判断血容量减少程度,客观指标包括中心静脉压和血乳酸水平。

表 8-1 上消化道出血病情严重程度分级

分级	年龄/岁	伴发病	失血量/mL	血压/mmHg	脉搏/（次·min^{-1}）	血红蛋白/（g·L^{-1}）	头昏	休克指数
轻度	<60	无	<500	基本正常	正常	无变化	昏厥、口渴、少尿	0.5
中度	<60	无	500~1000	下降	>100	70~100	肢冷、少尿、意识障碍	1
重度	>60	有	>1000	收缩压 80	>120	<70	头昏	>1.0

（2）体位倾斜试验：方法为先测平卧位时的血压（V_0）、脉搏（P_0），改为半卧位 3 分钟后，再测血压（V_1）、脉搏（P_1），符合下列条件之一者，提示失血量在 1000 mL 以上。①$V_0-V_1>10$ mmHg；②$P_1-P_0>20$ 次/分；③改半卧位后出现头晕、昏厥。必须在输液通路建立后才能进行，休克者禁做此试验。

（3）休克指数：为脉搏（次/分）与收缩压（mmHg）的比值（P/SBP），指数正常值约为 0.58。休克指数（心率/收缩压）是判断失血量的重要指标：指数为 1.0，失血 800~1200 mL（占血容量 20%~30%）；指数大于 1.0，失血量 1200~2000 mL（占血容量 30%~50%）。

（4）Hb、RBC 和 Hct 的测定：是估计失血量及决定输血量的重要参考指标。但在急性失血早期，由于血液浓缩及血液重新分布等代偿机制，上述指标可暂时无变化。一般出血 3~4 小时后，组织液渗入血管内补充血容量，患者可出现贫血，24~72 小时 Hb 稀释到最大限度。在连续测定中，三者迅速下降，表示继续出血，经输血纠正血容量后，与出血前比较，Hb 每下降 10 g/L 提示失血容量约 400 mL。

应指出的是，急性大出血严重程度的估计最有价值的指标是血容量减少所导致周围循环衰竭的临床表现，而周围循环衰竭又是急性大出血导致死亡的直接原因。因此，对急性消化道大出血患者，应将对周围循环状态的有关检查放在首位，并据此做出相应的紧急处理。血压和心率是关键指标，需进行动态观察，综合其他相关指标加以判断。如患者体位由平卧位改为坐位时，血压下降幅度>15~20 mmHg，HR 增快>10 次/分，则提示早期循环血容量不足；如收缩压<90 mmHg，心率>120 次/分，伴有面色苍白，四肢湿冷，烦躁不安或神志不清，则表明有严重大出血导致的休克，需积极抢救、紧急输血。

2.出血是否停止的判断　临床上不能单凭 Hb 在下降或大便柏油样来判断出血是否停止或持续。因为一次出血后，Hb 的下降有一定过程；而一次出血后柏油样大便持续天数受患者排便次数及出血量的影响。如每天排便 1 次，出血量在 1000 mL 左右者，柏油样大便可持续 1~3 天，隐血试验阳性可达 1 周；若出血量在 2000 mL 左右，柏油样大便可持续 4~5 天，隐血试验阳性达 2 周。应综合分析，特别是血压与脉搏的反复测定，直至恢复正常并趋稳定，尿量足（>30 mL/h），患者一般情况明显恢复者，方可认为已无活动性出血。由于留置胃管常给患者带来明显不适，且不能帮助临床医师准确判断患者是否需要内镜止血治疗，也无法有效改善内镜检查视野，对改善患者预后无明确价值，因此不建议常规留置胃管。临床上，下述症候与实验室检查结果均提示有活动性出血或再出血：①反复咯血或柏油样便次数及量增多，质稀薄，甚至排出暗红或鲜红色血便，伴肠鸣音活跃；②周围循环衰竭的表现经积极补充血容量仍未见明显改善,或曾一度好转又很快恶化,中心静脉压仍有波动,稍稳定又再下降;③在补液量和排尿量足够的情况下,原无肾脏病变患者的 BUN 持续或再次升高;④Hb、RBC 和 Hct 持续下降,血中网织红细胞持续增高;⑤胃管抽出物有较多新鲜血。此外,内镜检查时如发现溃疡出血,可根据溃疡基底特征判断患者发生再出血的风险,凡基底有血凝块、血管显露者易于再出血。

肝硬化门静脉高压食管胃静脉曲张出血的防治指南(2015,北京)关于 EGVB 继续出血或再出血的评估:①提示 EGVB 出血未控制的征象:药物或内镜治疗 2 小时后出现呕吐新鲜血液或鼻胃管引流出超过 100 mL 新鲜血液;发生失血性休克;未输血情况下,任意 24 小时期间血红蛋白下降 30 g/L(红细胞比容降低约 9%);②提示 EGVB 再出血的征象:出现以下表现之一者为再出血:出血控制后再次有活动性出血的表现(咯血或便血;收缩压降低 20 mmHg以上或心率增加>20 次/min;在没有输血的情况下,Hb 含量下降 30 g/L 以上)。早期再出血:出血控制后 72 小时至 6 周出现活动性出血。迟发性再出血:出血控制 6 周后出现活动性出血。

3.出血的病因诊断　对上消化道大出血的患者,应首先纠正休克,然后尽快查找出血的部位与病因,以决定进一步的治疗措施和判断预后。一般通过询问病史、体检和必要的辅助检查,可明确出血的病因。

(1)病史与体检:详询病史和系统体检,仍是出血病因与部位诊断的基础。约 50%的患者可据此做出病因诊断。慢性、周期性、节律性上腹痛多提示出血来自消化性溃疡,特别是在出血前疼痛加剧,出血后减轻或缓解,更有助于消化性溃疡的诊断。有服用非甾体抗炎药等损伤胃黏膜的药物或应激状态者,可能为急性糜烂出血性胃炎。对中年以上的患者近期出现上腹痛,伴有厌食、消瘦者,应警惕胃癌的可能性。既往有病毒性肝炎、血吸虫病或酗酒病史,并有肝病与门静脉高压的临床表现,可能是食管胃底静脉曲张破裂出血。尚应注意既往有无类似出血史、诊治情况等。

(2)内镜检查:是诊断消化道出血病因、部位和出血情况的首选检查方法,它不仅能直视病变、取活检,对于出血病灶可进行及时准确的止血治疗。多主张在出血后 24~48 小时进行检查,称急诊内镜检查。急诊内镜检查是 UGIB 病因诊断中的首选方法,诊断正确率达 80%~94%,其有如下优点:①诊断正确率高:因为有些病变如急性糜烂出血性胃炎可在短短几天内愈合而不留痕迹;有些病变如血管异常在活动性出血或近期出血期间才易于发现;对同时存在 2 个或多个病变者可确定其出血所在。内镜检查结合活检,既可明确出血部位,又可获得出血病变性质的诊断。对一些上消化道钡餐检查不易发现的急性胃黏膜病变、贲门黏膜撕裂综合征、浅溃疡、胃黏膜毛细血管扩张症等,内镜可迅速做出诊断。肝硬化合并上消化道出血病例,非静脉曲张破裂出血者占 50%左右,这仅能由内镜检查才能确诊;②提供预后的依据:如内镜下见溃疡基底喷血,溃疡基底血管、凝血块或红点等内镜征象可预示有再发出血的危险;③作为治疗手段:内镜诊断结合激光、高频电凝、喷洒止血剂,以及给出血的曲张静脉内注射硬化剂等治疗性内镜的应用,使内镜检查不仅成为诊断工具,而且可作为止血治疗的方法。

在急诊内镜检查前须先纠正休克、补充血容量,改善贫血及使用止血药物。如有大量活动性上消化道出血,可先插胃管抽吸胃内积血,并用生理盐水灌洗,以免积血影响观察。有内镜检查禁忌证者不宜作此检查:如心率>120 次/分,收缩压<90 mmHg 或较基础收缩压降

低>30 mmHg、血红蛋白<50 g/L 等，应先迅速纠正循环衰竭，血红蛋白上升至 70 g/L 后再行检查。危重患者内镜检查时应进行血氧饱和度和心电、血压监护。

1）NVUGIB 的内镜检查：内镜检查是病因诊断中的关键。①内镜检查能发现上消化道黏膜的病变，应尽早在出血后 24～48 小时进行，并备好止血药物和器械；②内镜检查无食管胃底静脉曲张并在上消化道发现有出血病灶，NVUGIB 诊断可确立；③内镜检查时根据溃疡基底特征，可用来判断病变是否稳定，凡基底有血凝块、血管显露等易于再出血。内镜检查时对出血灶病变应作 Forrest 分级（表 8-2）；④应仔细检查贲门、胃底部、胃体垂直部、胃角小弯、十二指肠球部后壁及球后处，这些部位是易遗漏病变的区域。当检查至十二指肠球部未能发现出血病变者，应深插内镜至乳头部检查。发现有 2 个以上的病变，要判断哪个是出血性病灶；⑤有内镜检查禁忌证者不宜作此检查。

表 8-2　出血性消化性溃疡的 Forrest 分级

Forrest 分级	溃疡病变	再出血率
Ⅰ	喷射样出血	55%
Ⅰ	活动性渗血	55%
Ⅱ	血管显露	43%
Ⅱb	附着血凝块	22%
Ⅱc	黑色基底	10%
Ⅲ	基底洁净	5%

2）EGVB 的内镜检查：①内镜检查见有食管或胃曲张静脉出血，EGVB 诊断即可成立；内镜检查时发现粗大曲张静脉和胃内血液而无其他可以识别的出血原因，EGVB 诊断也可成立；②按食管静脉曲张形态及出血危险程度可将食管静脉曲张分轻、中、重 3 级。轻度（G_1）：食管静脉曲张呈直线形或略有迂曲，无红色征（曲张静脉表面红斑、红色条纹和血泡）。中度（G_2）：食管静脉曲张呈直线形或略有迂曲，有红色征或食管静脉曲张呈蛇形迂曲隆起但无红色征。重度（G_3）：食管静脉曲张呈蛇形迂曲隆起且有红色征或食管静脉曲张呈串珠状、结节状或瘤状（不论是否有红色征）；③有内镜检查禁忌证者不宜做此检查。

（3）内镜阴性患者的病因检查：①仍有活动性出血的患者，应急诊行选择性腹腔动脉或肠系膜动脉造影，以明确出血部位和病因，必要时同时作栓塞止血治疗；②在出血停止，病情稳定后可行小肠钡剂造影或 CT 成像，也可以考虑胶囊内镜或单（双）气囊小肠镜检查，以进一步明确小肠是否有病变；③对经各种检查仍未能明确诊断而出血不停者，病情紧急时可考虑剖腹探查，可在术中结合内镜检查，明确出血部位。

（3）X 线钡餐检查：上消化道钡餐检查目前已多为胃镜检查所替代。但对经胃镜检查出血原因未明、疑病变在十二指肠降段以下小肠段，则有特殊诊断价值。对某些解剖部位的改变，如胃黏膜脱垂、食管裂孔疝的诊断却优于一般胃镜检查。一般宜在出血完全停止 3 天后谨慎进行。

（4）血管造影：对内镜检查无阳性发现或不适宜进行内镜检查者如有严重的心、肺并发症，且仍有活动性出血的患者可做选择性血管造影，对肠血管畸形、小肠平滑肌瘤等有很高的诊断价值，并可同时进行介入治疗。但忌用于严重动脉硬化、对碘剂过敏和老年患者。该检查的优点是：①灵敏性强：实验证明，出血量在 0.5 mL/min 以上的消化道出血，在选择性血管造影连续摄影中即可见到造影剂从破裂血管外溢的 X 线征象。对慢性、隐源性活动性消化道出血是一种极有价值的诊断方法，阳性率一般为 77%～90%。一般选择肠系膜上动脉及腹腔动脉造影已足够显示所要的范围；②具有精确的出血定位诊断价值：经出血相关区域血管注射造影剂，可精确显示出血部位和出血病变的供应动脉，为确定治疗提供了精确的解剖依据；③消化道内积血或血块不影响血管造影剂外溢的 X 线征象观察；④出血部位及其供应动脉显示后，立即经血管造影导管注射血管收缩剂或血管栓塞剂进行止血治疗。此外，门静脉造影（包括经脾穿刺门静脉造影、经肝穿刺门静脉造影及经脐静脉插管门静脉造影等）除可以显示血管破裂部位、进行栓塞治疗外，还可以经导管测量门静脉压力诊断门脉高压症。

（5）手术探查：各种检查不能明确出血灶、持续大出血危及患者生命，必须手术探查。可在术中结合内镜检查，明确出血部位。

4.预后估计与危险性分级　80%～85%急性上消化道出血患者除支持疗法外，无须特殊治疗出血可在短期内自然停止。仅有 15%～20%患者持续出血或反复出血，而主要是这类患者由于出血并发症而导致死亡。如何早期识别再出血及死亡危险性高的患者，并给予加强监护和积极治疗，便成为急性上消化道出血处理的重点。提示预后不良危险性增高的主要因素有：①高龄患者（>60 岁）；②有严重伴随病（心、肺、肝、肾功能不全，脑中风等）；③本次出血量大或短期内反复出血；④特殊病因和部位的出血（如食管胃底静脉曲张破裂出血）；⑤消化性溃疡伴有内镜下活动性出血，或近期出血征象。此外，EGVB 出血 48 小时内肝静脉压力梯度（HVPG）20 mmHg 是其可靠的预后不良预测因子。无肝肾疾患者的血尿素氮、肌酐或血清转氨酶升高时，病死率增高。

中国医师协会急诊医师分会制定的《急性上消化道出血急诊诊治流程专家共识（2015）》，根据出血速度及病情轻重，将急性上消化道出血患者分为低危和高危两种：①低危（一般性急性上消化道出血）：出血量少，生命体征平稳，预后良好。其治疗原则是密切观察病情变化，给予抑酸、止血等对症处理，择期进行病因诊断和治疗；②高危（危险性急性上消化道出血）：在 24 小时内上消化道大量出血致血流动力学紊乱、器官功能障碍。这类危险性出血临床占有的比例为 15%～20%。危险性上消化道出血的预测指标包括难以纠正的低血压、鼻胃管抽出物可见红色或咖啡样胃内容物、心动过速、血红蛋白进行性下降或<80 g/L。临床上常见的危险性上消化道出血多为累及较大血管的出血，包括严重的消化性溃疡出血、食管胃底静脉曲张破裂出血（EGVB）和侵蚀大血管的恶性肿瘤出血，严重基础疾病出血后对低血红蛋白耐受差的患者。此外，还见于并发慢性肝病及抗凝药物应用等其他原因所致凝血功能障碍的患者。凝血功能障碍（INR>1.5）是急性非静脉曲张性上消化道出血死亡的独立危险因素。

Rockall 评分系统（表 8-3）用于评估患者的病死率，是目前临床广泛使用的评分依据之一，该系统依据患者年龄、休克状况、伴发病、内镜诊断和内镜下出血征象 5 项指标，将 UGIB 患者分为高危、中危或低危三级，其取值范围为 0～11 分。积分≥5 者为高危，3～4 分为中危，0～2 分为低危。在 Rockall 评分系统中，若仅根据年龄、休克表现及伴发病三个指标评判疾病危险度，谓之为临床 Rockall 评分系统，可适用于无条件获取急诊内镜资料的基层医院；若同时有急诊内镜资料参与评估，谓之为完全 Rockall 评分系统。如出血患者，61 岁，收缩压为 105 mmHg，心率为 110 次/分，胃镜下可见一巨大溃疡，活检示胃腺癌，附血凝块，无伴发病。则该患者 Rockall 积分=年龄(1)+心动过速(1)+无伴发病(0)+胃癌(2)+近期出血征象(2)=6分,为高危患者。

表 8-3 急性 UGIB 患者的 Rockall 再出血和死亡危险性评分系统

变量	评分			
	0	1	2	3
年龄(岁)	<60	60~79	>80	
休克	无休克※	心动过速△	低血压▲	
伴发病	无		心力衰竭、缺血性心脏病和其他重要伴发病	肝衰竭、肾衰竭和肿瘤播散
内镜下出血征象	无或有黑斑		上消化道血液潴留,黏附血凝块,血管显露或喷血	
内镜诊断	Mallory-Weiss 综合征,无病变	溃疡等其他病变	上消化道恶性疾病	

注:※收缩压>100 mmHg,心率<100 次/分;△收缩压>100 mmHg,心率>100 次/分;▲收缩压<100 mmHg,心率>100 次/min。

Blatchford 评分系统(表 8-4)用于在内镜检查前预判哪些患者需要接受输血、内镜检查或手术等后续干预措施,该评分系统包含了 BUN、Hb 等实验室检查信息,其取值范围为 0~23 分。近期研究认为 Blatchford 评分在预测上消化道出血患者病死率方面与 Rockall 评分准确性相当,而在预测输血率,手术率等方面则优于 Rockall 评分。

表 8-4 急性上消化道出血患者的 Blatchford 评分

项目		检测结果	评分
收缩压(mmHg)		100~109	1
		90~99	2
		<90	3
血尿素氮(mmol/L)		6.5~7.9	2
		8.0~9.9	3
		10.0~24.9	4
		≥25.0	6
血红蛋白(g/L)	男性	120~129	1
		100~119	3
		<100	6
	女性	100~119	1
		<100	6

（续表）

项目	检测结果	评分
其他表现	脉搏≥100 次/min	1
	黑便	1
	昏厥	2
	肝脏疾病	2
	心力衰竭	2

注：积分≥6 分为中高危，<6 分为低危；1 mmHg = 0.133kPa。

上述评分体系尽管在临床研究中有所应用，但在临床实践中的使用较为有限，其原因之一就在于计算较为复杂。因此 2011 年提出 AIMS65 评分系统，该系统相对较为简便，包括以下几项指标（危险因素）：白蛋白<30 g/L，国际标准化比值（INR）>1.5，神志改变，收缩压<90 mmHg，年龄>65 岁。随着危险因素的增加，其预测消化道出血患者病死率的准确性也逐渐增高。目前虽有数项研究比较了 AIMS65 评分系统与 Rockall 评分系统、Blatchford 评分系统对 ANVUGIB 患者预后的预测价值，但结论并不一致，因此其临床有效性尚待更多研究证实。

五、处理原则

及早补充血容量、防治继续出血和再出血及病因治疗。其中，抗休克、迅速补充血容量应放在一切医疗措施的首位。高危 UGIB 的救治应由相关学科协作实施。

（一）一般急救措施

1.一般处理　患者应取平卧位休息，保持呼吸道通畅，避免咯血时引起窒息。应立即建立快速静脉通道，保持静脉通道通畅，并选择较粗静脉以备输血，最好能留置中心静脉导管。必要时吸氧。烦躁不安者可给予镇静剂，如地西泮（安定）10 mg 肌内注射，对肝病患者忌用巴比妥类药物。咯血者宜暂禁食，但少量出血者宜进流质（因为胃内空虚产生饥饿的不正常的胃收缩不利于止血），活动性出血停止后可逐渐改变饮食的质与量。意识障碍和排尿困难者需留置尿管。推荐对活动性出血或大出血患者放置胃管，其意义有：①可以观察出血情况，并可用冰盐水洗胃止血；②抽取胃内容物，减轻胃扩张，改善胃黏膜的循环，抽出积存在胃内的血液，能减轻日后吸收热和氮质血症，降低胃内酸度，防止凝血块被消化，有利于止血；③可通过胃管及时用药治疗；④预防吸入性肺炎；⑤鼻饲营养液。

2.出血征象的监测

（1）症状和实验室检查：记录咯血、黑便和便血的频度、颜色、性质、次数和总量，定期复查红细胞计数、血红蛋白、血细胞比容与血尿素氮等，需要注意血细胞比容在 24～72 小时后才能真实反映出血程度。

（2）生命体征和循环状况：监测意识状态、心率和血压、肢体温度、皮肤和甲床色泽、周围静脉特别是颈静脉充盈情况、尿量等。危重大出血者必要时进行中心静脉压、血清乳酸测定，老年患者常需心电、血氧饱和度和呼吸监护。

（二）迅速补充血容量（液体复苏）

迅速补充血容量是处理上消化道大出血的首要措施。立即查血型和配血，尽快建立有效的静脉输液通道，尽快补充血容量。在配血过程中，可先输平衡液或葡萄糖盐水。失血量较大（如减少20%血容量以上）时，可输入血浆等胶体扩容剂。改善急性失血性周围循环衰竭的关键是要输血，一般输浓缩红细胞，严重活动性大出血考虑输全血。下列情况为紧急输血指征：①收缩压<90 mmHg（EGVB 时<80 mmHg），或较基础收缩压降低幅度>30 mmHg；②Hb<50～70 g/L（EGVB 时 Hb<50 g/L），Hct<25%；③心率增快（>120 次/min）。输血量依失血量而定，以使 Hb>70～90 g/L 为宜。近期一项大样本量随机对照研究表明，对上消化道出血患者采取限制性输血（血红蛋白<70 g/L 时输血，目标为血红蛋白 70～90 g/L），与开放性输血（血红蛋白<90 g/L 时输血，目标为血红蛋白 90～110 g/L）相比，可改善患者的预后，减少再出血率和降低病死率。对于合并有缺血性心脏病等严重疾患者，输血治疗的血红蛋白目标值可适当提高。输血注意事项：①输血开始时，速度应加快，以尽快把收缩压升高至80～90 mmHg 水平，待血压稳定、病情改善后则减慢输血、输液速度，避免依赖升压药来维持血压；②避免输血、输液过多、过快，招致急性肺水肿，尤其是对有心、肺、肾疾患及老年患者；③防止枸橼酸中毒，一般每输血 600～900 mL 可从静脉注入 10%葡萄糖酸钙 10 mL，以防低钙；④大量输注库存血时易引起高钾血症，应注意给予高渗葡萄糖，必要时加用适量胰岛素；⑤对肝硬化门脉高压静脉曲张破裂出血时，应输新鲜全血，除恢复血容量外，尚因其含有多种凝血因子和血小板成分，对止血有益；还可避免输库存血（含氨多）过多诱发肝性脑病。另外，输入的血约为失血量的 2/3 或 3/4，以避免门静脉压力增高致再出血的危险。对于EGVB，以维持血流动力学稳定并使 Hb 维持在 80 g/L 以上：过度输血或输液可能导致继续或重新出血；避免仅用氯化钠溶液补足液体，以免加重或加速腹腔积液或其他血管外液体的蓄积；必要时应及时补充凝血因子、凝血酶原复合物等；血小板<50×10^9/L 者，可输注血小板。对于急性大量出血者，应尽可能施行中心静脉导管置管和中心静脉压监测，以指导液体复苏。在补足液体的前提下，如血压仍不稳定，可以适当地选用血管活性药物（如多巴胺或去甲肾上腺素）以改善重要脏器的血液灌注。下述征象对血容量补充有很好的指导作用：意识恢复；四肢末端由湿冷、青紫转为温暖、红润，肛温与皮温差减小（1℃）；脉搏由快弱转为正常有力，收缩压接近正常，脉压差大于 30 mmHg；尿量>0.5 mL/（kg · h）；中心静脉压改善。

（三）非静脉曲张性上消化道出血的止血措施

非静脉曲张性上消化道出血（non-variceal upper gastro intestinal bleeding，NVUGIB）是指除食管胃底静脉曲张破裂出血以外的其他病因引起的上消化道出血。包括消化性溃疡、急性糜烂出血性胃炎、胃泌素瘤、食管裂孔疝等所致的出血。止血措施主要如下。

1.内镜下止血　起效迅速、疗效确切，应作为首选。推荐对 Forrest 分级Ⅰa～Ⅱb 的出血病变行内镜下止血治疗。在内镜下止血前，对严重大出血或急性活动性出血患者必要时可使用红霉素（250 mg 静脉输注），可显著减少胃内积血量、改善内镜视野，且不良事件无明显增加。常用的内镜止血方法包括药物局部注射、热凝止血［包括高频电凝、氩离子凝固术（APC）、热探头、微波等方法］和机械止血（主要采用各种止血夹）3 种，可根据医院的设备和病变的性质选用，常用的具体方法如下。

（1）对出血灶喷洒止血药物：内镜下直接对出血灶喷洒止血药物，对局部渗血疗效较好，对动脉性出血疗效较差。常用的药物有去甲肾上腺素溶液、孟氏液、巴曲亭、凝血酶等。

（2）局部注射法：当内镜检查发现喷射性出血或血管显露时，可用局部注射法止血。常用的注射剂有肾上腺素溶液、凝血酶、无水酒精、高渗盐水等。其方法是在出血血管周围 1～2 mm 处选 3～4 点，每点注入 0.1～0.3 mL。本法安全、有效，且可反复应用。

（3）激光照射法：可供止血的激光有氩激光（Argon）和镱-铝-石榴石激光（Nd-YAG）两种。后者功率大，止血效果好。止血机制是由于光凝作用，使照射局部组织蛋白凝固，小血管内血栓形成。止血成功率在 80%～90%。其并发症有胃肠穿孔、出血及胃肠胀气等。

（4）微波凝固法：将微波经内镜导入出血部位，使产生热凝固，达到止血目的。其优点是，操作简便，并可将微波针状电极直接插入组织内治疗，插入组织的深度易控制，因而止血目标确切，安全性大。

（5）高频电凝止血法：应用高频电流的热效应，使局部组织蛋白变性达到止血，迅速止血率达 87%～96%。主要用于血管显露性出血及有直接出血征象的出血性病变。方法是用凝固电流在出血灶周围电凝，使黏膜下层或肌层的血管凝缩，最后电凝出血血管。有出血、溃疡、穿孔等并发症。近年来为了提高电凝止血的安全性和止血效果，研制出各种形状的及带喷水孔的单极电凝头、双极电凝头及四头双极电凝探头。

（6）热探头凝固法：是利用热探头的高温（150℃）接触出血灶，使其组织蛋白质凝固而达到止血。此法疗效确切、安全、简单。

（7）放置止血夹法：内镜直视下放置止血夹子，把出血的血管夹住止血，伤口愈合后此金属夹子自行脱落随粪便排出体外，此法止血既安全又有效。适用于消化性溃疡、急性胃黏膜病变的出血治疗，尤其在小动脉出血时用该法甚佳。

2.药物治疗

（1）制酸药物的应用：胃酸在上消化道出血中起重要作用，抑制胃酸分泌及中和胃酸可达到止血的效果。制酸药止血的关键是使胃内 pH 维持在>6，这样，既可促进血小板聚集和纤维蛋白凝块的形成，避免血凝块过早溶解，有利于止血和预防再出血，又可治疗消化性溃疡等病变。尤适用于消化性溃疡、急性胃黏膜病变、胃泌素瘤、食管裂孔疝等所致的出血。常用制剂如下。

1）质子泵抑制剂（proton pump inhibition，PPI）：可抑制胃壁细胞的 H^+-K^+-ATP 酶，从而抑制胃酸的分泌。其抑制胃酸作用远强于 H2RA，几乎完全抑制酸分泌，持续用药无耐受性，且作用持久、递增，3～5 天达稳态，胃内 pH 维持平稳。临床资料表明：PPI 的止血效果显著优于 H_2受体阻滞剂（H2RA），它起效快并可显著降低再出血的发生率；尽可能早期应用 PPI，内镜检查前应用 PPI 可以改善出血病灶的内镜下表现，从而减少内镜下止血的需要；内镜治疗后，应用大剂量 PPI 可以降低高危患者再出血的发生率，并降低病死率，且总费用降低，是治疗 NVUGIB 的首选止血药物。PPI 常用制剂有埃索美拉唑（又名耐信）、奥美拉唑（又名洛赛克）、泮托拉唑、兰索拉唑和雷贝拉唑等。我国一项多中心随机对照研究发现，溃疡再出血高危患者在内镜止血后，与应用西咪替丁相比，静脉应用大剂量埃索美拉唑（80 mg 静脉推注+8mg/h 速度持续输注 72 小时）可降低再出血率（0.9% vs. 5.6%）。而且大剂量静脉埃索美拉唑滴注及后续口服治疗具有良好的安全性，不增加不良事件。

PPI 给药方法及剂量：对于低危患者，可采用常规剂量 PPI 治疗，如埃索美拉唑 40 mg 静脉输注，每天 2 次，实用性强，适于基层医院开展。建议对内镜止血治疗后的高危患者，如 Forrest 分级 Ⅰa～Ⅱb 的溃疡、内镜止血困难或内镜止血效果不确定者、合并服用抗血小板药物或 NSAIDs 者，给予静脉大剂量 PPI（如埃索美拉唑）72 小时，并可适当延长大剂量 PPI 疗程，然后改为标准剂量PPI静脉输注，每天2次，疗程为3～5天，此后口服标准剂量PPI至溃疡愈合。对于内镜黏膜下剥离术/内镜下黏膜切除术（ESD/EMR）术后形成的人工溃疡，应按照消化性溃疡的标准给予抑酸治疗，PPI是胃ESD术后预防出血和促进人工溃疡愈合的首选药物。目前研究大多建议从手术当天起静脉应用标准剂量PPI，每天2次，疗程为2～3天，后改为口服标准剂量PPI，每天1次，疗程为4～8周。

2）H_2受体阻滞剂（H_2RA）：目前临床上常用的有第一代的西咪替丁（甲氰咪胍）、第二代的雷尼替丁和第三代的法莫替丁。由于后两者不仅抗酸作用强（雷尼替丁比西咪替丁强5～8倍，法莫替丁比西咪替丁强30～100倍），作用时间更持久，且不良反应相对较轻，应作为H_2RA的首选。可用雷尼替丁50 mg缓慢静脉注射，每6～12小时1次，或用150～300 mg加入液体中持续静脉滴注；法莫替丁20 mg溶入生理盐水或葡萄糖液20 mL中，缓慢静脉注射，每天2次。

3）中和胃酸药：将胃内容物抽尽，用氢氧化铝凝胶60 mL经胃管注入，15分钟后测胃液pH，若<6，再注入60 mL，以后每小时测pH 1次，使其值维持在>6。

（2）奥曲肽：商品名善得定，是人工合成的生长抑素类似品。能抑制胃酸、胃蛋白酶和胃泌素分泌，促进胃黏膜生长，能选择性引起内脏循环血流量减少和门脉压下降。用法：100 μg皮下注射，每天2～4次。

（3）巴曲亭：是酸性止血剂，含有如凝血激酶和凝血酶样物质，可直接作用于内、外源性凝血系统形成凝血活酶，促进凝血酶的形成而起到凝血作用。用法：首次静脉注射与肌内注射各1KU，继而每天肌内注射1KU。无明显不良反应。

（4）凝血酶：本品是从猪血提取、精制而得的凝血酶无菌制剂。能直接作用于出血部位的纤维蛋白原，使其转变为纤维蛋白，促使血液凝固、填塞出血点而止血；尚有促进上皮细胞的有丝分裂而加速创伤愈合的作用。其特点是局部止血迅速，疗效显著，无明显不良反应，但出现过敏反应时，应立即停用。首次剂量宜大（8000～20 000U），溶入50～100 mL生理盐水或牛奶、豆汁内口服或胃管内注入，每2～6小时1次，应用次数视病情而定。凝血酶遇热或在酸性环境中均易失去活性，故溶液温度不要超过37℃，同时给予抑酸药物（如H_2受体阻滞剂、质子泵抑制剂）以便得以发挥最大作用。本品切忌血管内或肌内注射。

3.选择性血管造影及栓塞治疗　选择性胃左动脉、胃十二指肠动脉、脾动脉或胰十二指肠动脉血管造影，针对造影剂外溢或病变部位经血管导管滴注血管升压素或去甲肾上腺素，导致小动脉和毛细血管收缩，使出血停止。无效者可用吸收性明胶海绵栓塞。

4.手术治疗　诊断明确但药物和介入治疗无效者，诊断不明确、但无禁忌证者，可考虑手术，结合术中内镜止血治疗。约10%的胃十二指肠溃疡大出血患者需急症手术止血，手术指征为：①出血速度快，短期内发生休克，或较短时间内（6～8小时）需要输入较大量血液（>800 mL）方能维持血压和Hct者；②年龄在60岁以上伴动脉硬化症者自行止血机会较小，对再出血耐受性差，应及早手术；③近期发生过类似的大出血或合并穿孔或幽门梗阻；④正在进行药物治疗的胃十二指肠溃疡患者发生大出血，表明溃疡侵蚀性大，非手术治疗难以止血；⑤内镜检查发现动脉搏动性出血，或溃疡底部血管显露再出血危险很大。急诊手术应争取在出血48小时内进行，胃溃疡较十二指肠溃疡再出血可能性高3倍，应争取及早手术。

5.原发病的治疗　对出血病因明确者，为提高疗效、防止复发，应采取针对原发病的病因治疗。如幽门螺杆菌阳性的消化性溃疡患者，应予幽门螺杆菌根除治疗及抗溃疡治疗，根除治疗应在出血停止后尽早开始,根除治疗结束后应注意随访评估根除的效果。

(四)食管胃静脉曲张出血的止血治疗

肝硬化门脉高压症患者发生上消化道出血,并不全是由食管胃底静脉曲张破裂所致,而是多种因素共同作用的结果。因此,它的治疗仍应以上述治疗措施为基础。EGVB 活动性出血的止血措施主要有内镜治疗、血管活性药物、经颈静脉肝内门体分流术(transjugular intrahepatic portosystemic shunt,TIPS)、外科手术和双气囊堵塞压迫等。

六、预后

据统计,80%~85%急性上消化道大量出血的患者除支持疗法外,无须特殊治疗,出血可在短期内自然停止。仅有 15%~20%患者持续出血或反复出血,常因出血并发症而导致死亡。如何早期识别再出血及死亡危险性高的患者,并予加强监护和积极治疗,便成为急性上消化道大量出血处理的重点。提示预后不良危险性增高的主要因素有:①高龄患者(>60岁);②有严重伴随病(心、肺、肝、肾功能不全、脑卒中等);③本次出血量大或短期内反复出血;④特殊病因和部位的出血(如食管胃底静脉曲张破裂出血);⑤消化性溃疡伴有内镜下活动性出血,或近期出血征象。

第二节　中、下消化道出血

既往将屈氏韧带以下的小肠或大肠出血统称为下消化道出血,目前有主张将屈氏韧带至回盲部出血为中消化道出血;回盲部以远的消化道出血称下消化道出血。

一、病因与分类

中、下消化道出血依其出血量大小、速度和快慢等可分为三类:①慢性隐性出血:肉眼不能观察到便血,仅有大便隐血试验阳性,常以不明原因贫血就诊或普查时发现;②慢性少量显性出血(亚急性出血):表现为间歇性或持续性肉眼可见的少量显性便血,可呈鲜红色、果酱样或柏油样黑粪,无循环衰竭表现;③急性大量出血:短期内排出大量鲜红或暗红色血便,伴血压下降等休克症状,常需输血治疗者。多数中、下消化道出血相对缓慢,或呈间歇型,约80%的出血能自行停止。在治疗上除了止血、补充血容量以外,寻找中、下消化道出血部位、疾病性质进行原发病病因治疗最为重要。

中、下消化道范围广,出血病因繁多,分类各异。如按病变部位可分为:①小肠疾病:小肠肿瘤、黑色素-胃肠息肉综合征、克罗恩病(Crohn 病)、小肠憩室与 Meckel 憩室、肠套叠、小肠血管畸形、急性出血性坏死性肠炎、缺血性小肠炎和肠结核等;②大肠疾病:溃疡性结肠炎、结肠息肉、结肠憩室、菌痢、阿米巴痢疾、结肠癌、克罗恩病、缺血性结肠炎、结肠子宫内膜异位症、结肠结核及肠套叠、结肠血管畸形等;③直肠疾病:直肠溃疡、非特异性炎症、肿瘤、息肉、放射性直肠炎和腹盆腔邻近脏器恶性肿瘤或脓肿侵及直肠等;④肛管疾病:痔、肛裂、肛瘘。此外,还有全身性疾病累及肠道。如按出血部位,中消化道出血常见的病因有肠血管畸形、克罗恩病、肠憩室、钩虫感染、各种良恶性肿瘤(小肠间质瘤、淋巴瘤、腺癌、神经内分泌肿瘤)、缺血性肠病、肠系膜动脉栓塞、肠套叠及放射性肠炎等;下消化道出血的病因最常见的是肛管疾病(痔、肛裂、肛瘘),其他常见的病因有肠息肉、结肠癌、静脉曲张、神经内分泌肿瘤、炎症性病变(溃疡性结肠炎、缺血性肠炎、感染性肠炎等)、肠道憩室、血管病变、肠套叠等。

二、诊断思路

1.中、下消化道出血的确立　首先要排除口腔、鼻咽、喉、气管、支气管、肺等部位的出血被吞咽后由肛门排出的可能性,还要与下列情况区别:①口服某些中草药、兽炭、铁剂、铋剂时,大便可呈暗褐色或黑色,但隐血试验阴性;②食用过多的肉类、猪肝、动物血后大便可变暗褐色,隐血试验呈阳性,但素食后即转呈阴性;③口服酚酞制剂,大便有时呈鲜红色,不注意时易误诊为大量便血。

排除了上述因素后,要确定是否为中、下消化道出血,大便的色泽和量是重要的线索,通常大便呈鲜红色或暗红色者,即可确诊。但如为暗红色大量血便或仅表现为黑便或大便隐血阳性时,则应与上消化道出血鉴别。此时应常规行胃十二指肠镜检查,若未发现病变,大致可除外上消化道出血。

下述几点有助于中、下消化道出血的诊断:①病史中多伴有下腹痛或腹部有包块,排便异常伴便血史,出血前常有中下腹不适、下坠或便意;②大便常为鲜红、暗红、果酱样,少数为黑便,无咯血;③中、下消化道出血时胃管内无咖啡色的液体和暗红色的血液被抽出;④来自高位小肠的出血可能有血 BUN 升高,而结肠出血常不升高;上消化道出血时血 BUN 升高较中、下消化道出血时明显;⑤结直肠出血,常表现为鲜血便或是暗红的血便,血与大便相混,可有便后滴血,也可表现为脓血便;⑥小肠出血常为暗红果酱样便,也可为黑便,偶有血水样便;⑦大肠出血常伴有下腹痛、腹泻、里急后重等症状,而小肠出血常表现为脐周疼痛。

2.估计出血速度和出血量　中、下消化道出血确定后,估计出血速度和出血量甚为重要。判断患者出血速度和出血量的最终标准取决于为恢复和维持血容量所需的输血量和速度。在此之前,则可根据有无循环障碍及其程度、Hct 和 Hb 变化做出初步估计。

3.确定是否由全身性疾病所致中、下消化道出血　全身性疾病所致的中、下消化道出血有相应疾病的全身表现。血液系疾病、血管疾病、肝脏疾病和某些中毒性疾病常伴有凝血与止血功能障碍,有凝血因子缺乏、血小板质或量改变、血管脆性增加、血管收缩障碍的实验室发现。相反,多数传染性疾病及中毒性疾病中、下消化道出血的主要原因是肠黏膜、黏膜下血管受损的后果。血液检查、骨髓检查、凝血机制检查等有助于诊断。

4.出血部位的判断　中、下消化道出血最常见的部位是乙状结肠,占 50%左右。其他部位出血频率依次为直肠、降结肠、横结肠、升结肠、盲肠、小肠。根据出血类型常可对出血部位做出初步判断:仅大便隐血阳性者,若排除了上消化道出血,则多为右侧结肠和小肠出血;少量显性出血,则主要是结肠、直肠出血;鲜红或暗红色血便,以左半结肠和直肠为主;果酱色或咖啡色血便则多为右半结肠出血。虽右半结肠和小肠出血的发生率较低,但较易发生急性大出血。上位结肠出血时,血与大便常混杂;乙状结肠和直肠出血时,常有新鲜血液附着于成形大便的表面。血在大便后滴下,与粪便不相混杂者,虽多见于内痔、肛裂,但也可见于直肠息肉和直肠癌,应予以注意。

5.出血病因的诊断　病史与体检是出血病因诊断中最重要的基础工作。

(1)既往史:①反复小量显性出血史,提示痔、息肉、憩室等;②大便习惯改变或大便变细有切迹,应警惕结肠、直肠肿瘤;③反复血性腹泻史提示炎症性肠病可能;④曾患疾病与用药;曾患肺结核者应考虑肠结核;动脉硬化、心律失常、口服避孕药者应考虑缺血性结肠炎;风湿性疾病、白血病、出血性疾病、尿毒症、急性胰腺炎等病程中发生出血,多由于原发病引起的肠道病变;应用抗生素过程中出血应考虑伪膜性肠炎、出血性结肠炎;便血前数月或数年曾接受腹部放射治疗者应考虑放射性结肠炎。

(2)便血特点与伴随症状:①脓血黏液便伴里急后重或坠胀感,大便次数增多,应考虑痢疾和直肠癌可能;②中小量出血,色较红而呈间断性附于大便表面,要注意息肉出血之可能;③便血伴剧烈腹痛者,尤其是老年人心血管病患者,应警惕肠系膜血管栓塞;便血伴发热应考虑感染性肠炎、炎症性肠病、肠结核、肠伤寒、出血性坏死性肠炎、血液系疾病(白血病、恶性组织细胞病、恶性淋巴瘤等)等;便血伴腹块或不全性肠梗阻应考虑肿瘤、肠结核、Crohn 病、肠套叠等;便血伴腹壁瘘管(或内瘘管),见于 Crohn 病、肠结核、癌、放线菌病。

(3)年龄与病因:中、下消化道出血的病因与年龄有关:①婴儿和儿童:以 Meckel 憩室最多见,幼年性息肉次之,其他有炎症性肠病、肠套叠等;②青少年和成年人:在青少年时期,Meckel 憩室依然是最常见病因,其次是炎症性肠病和息肉;随年龄增长癌肿比例显著增高;③老年人:以癌肿、息肉多见,其次为慢性结肠炎症、结肠血管扩张、结肠憩室等。

(4)出血部位与病因:①直肠、乙状结肠:以息肉、癌、溃疡性结肠炎、单纯性溃疡、菌痢、阿米巴肠炎、放射性肠炎多见;②结肠脾曲、降结肠、乙状结肠:除息肉、癌外,易发生缺血性结肠炎;③右侧结肠:憩室、血管畸形、肠结核、Crohn 病;④回盲部(回肠末段至升结肠始段):除癌、息肉外,类癌、Crohn 病、单纯性溃疡、肠结核、鞭虫病、阿米巴肠炎、肠套叠、Meckel 憩室、肠伤寒、沙门菌肠炎等。

(5)肛门视诊和直肠指检:下消化道出血病因诊断的第一步,应采用简便易行的肛门视诊和直肠指诊,以发现或排除痔、肛裂,以及大部分直肠癌和息肉等常见的出血病因。

(6)内镜检查:结肠镜检查是诊断大肠和回肠末端病变的首选检查方法。宜尽量在出血停止后近期或出血间歇期进行。对于出血灶的诊断,以窥视下直接见到活动性渗血最可靠。

(7)X 线钡剂造影检查:一般要求在大出血停止至少 3 天后进行。主张双重气钡造影。其优点是基层医院已普及,患者易接受。缺点是对较平坦病变、广泛而较轻炎症性病变易漏诊,有时无法确定病变性质。对 X 线钡剂灌肠检查阴性的中、下消化道出血患者需进行结肠镜检查,已作结肠镜全结肠检查患者则不强调本项检查。

(8)胶囊内镜或小肠镜检查:十二指肠降段以远的小肠病变所致的消化道出血因胃肠镜难以到达,是常规内镜诊断的盲区。胶囊内镜的运用,使很多小肠病变得以诊断,是目前小肠出血的一线检查方法。该检查在出血活动期或静止期均可进行,对小肠病变诊断阳性率在 60%~70%,在此基础上发现的病变,可用推进式小肠镜从口侧或肛侧进入小肠,进行活检或进行内镜治疗。

(9)放射性核素扫描或选择性腹腔动脉造影:必须在活动性出血时进行。主要用于急诊结肠镜检查不能确定出血来源的不明原因出血。放射性核素扫描检查的特点是简便敏感,出血量约 0.1 mL/min 时即有阳性显示;缺点是对出血不能准确定位。常用本法初步确定出血部位,为进一步作血管造影提供线索。此外,利用^{99m}Tc 腹部扫描可用于诊断有胃黏膜异位的先天性病变,如 Meckel 憩室、肠重复畸形等。对持续大出血患者经上述检查不能明确出血灶时,应及时作选择性肠系膜上动脉造影,因肠系膜上动脉支配全部小肠和右侧结肠。50%~80%的憩室出血和全部血管畸形出血均发生于右侧结肠。如肠系膜上动脉造影阴性,应再作肠系膜下动脉和腹腔动脉造影。血管造影可显示低至 0.5 mL/min 的出血,此外还可显示肿瘤血管和血管畸形。成功的血管造影约于 2/3 的病例可显示肠出血来源。

(10)手术探查:如上述检查仍不能明确出血灶,持续大出血危及患者生命,必须手术探查。术中内镜是明确诊断不明原因消化道出血,尤其是小肠出血的可靠方法。

三、处理原则

中、下消化道出血主要是病因治疗,大出血时应积极抢救,一般急救、止血措施与补充血容量同上消化道出血相似。

1.炎症及免疫性病变　如重型溃疡性结肠炎、克罗恩病、过敏性紫癜等,应通过抗感染达到止血目的。①肾上腺皮质激素:大出血时,氢化可的松 300~400 mg/d 或甲泼尼龙 40~80 mg/d 静脉滴注。病情缓解后可改口服泼尼松 20~60 mg/d;②生长抑素及其类似物:大出血时用法同前述。少量慢性出血可用奥曲肽 100 μg 皮下注射,每天 1~3 次;③5-氨基水杨酸(5-ASA)类:5-ASA 几乎不被吸收,可抑制肠黏膜的前列腺素合成和炎症介质白三烯的形成,对肠道炎症有显著的抗感染作用。适用于炎症性肠病伴少量慢性出血。常用柳氮磺吡啶(SASP)、奥沙拉嗪或美沙拉嗪,剂量为 4 g/d,分 4 次口服。

2.肠血管发育不良　小肠、结肠黏膜下静脉和黏膜毛细血管发育不良等血管畸形病变出血,可行内镜下高频电凝或氩离子凝固器烧灼治疗,疗效确切。凝血酶保留灌肠有时对左半结肠出血有效。

3.各种病因的动脉性出血　急诊结肠镜检查若发现出血病灶,可在内镜下止血。对内镜不能止血的病灶,可行肠系膜上、下动脉血管介入栓塞治疗。对于弥漫出血、血管造影检查无明显异常征象者或无法超选择性插管的消化道出血患者,可经导管动脉内注入止血药物,使小动脉收缩,达到止血目的。

4.不明原因反复大量出血　经内科保守治疗仍出血不止,危及患者生命,无论出血病变是否确诊,均是急诊手术的指征。此外,对下列情况可行手术治疗:①对 Meckel 憩室、肠重复畸形、恶性肿瘤、先天性动静脉畸形(包括结肠血管扩张)等皆可手术切除;②息肉病、家族性息肉病或有高度癌变倾向的息肉可手术切除。但一般息肉可经纤维结肠镜电凝切除;③溃疡性结肠炎引起的大出血是次全或全结肠切除的手术指征;Crohn 病时如病变局限也可作局限性肠切除。

5.肠息肉及痔疮　前者常在内镜下切除,后者可通过局部药物治疗、注射硬化剂及结扎疗法止血。

第九章　胃肠疾病的超声检查

第一节　胃肠超声检查

一、仪器设备

1.腹部实时超声诊断设备是理想的诊断仪器,图像灰阶一般应以256级为标准。探头通常可选用凸阵式低频探头和线阵式高频探头,以低频凸阵式探头最为灵活方便。探头频率一般为3.5~5.0MHz,检查阑尾和淋巴结需用高频率探头(7.5MHz以上),小儿、体瘦或需观察胃肠道局部结构则需上述两种频率的探头交替使用,可使检查更全面,减少漏诊。

2.彩色多普勒超声在鉴别胃肠肿块、肿瘤周围及内部血流灌注与分布等对诊断和鉴别诊断有重要帮助。在一些良性胃肠壁增厚类病变的研究中,研究者还发现急性胃肠炎、"克罗恩"病的增厚管壁有时可见血流丰富的特点。

二、胃肠道充盈剂

胃肠道充盈剂也称胃肠超声助显剂、超声造影显像液等。自20世纪70年代我国腹部实时超声检查开展至今,国内许多专家学者已研制发明了几十种适合胃肠道充盈后超声检查的充盈剂,包括水、甘露醇、多种饮料、各种"胃肠超声快速显像液"、五谷类植物配制加工合成的粉剂、颗粒剂等。根据这些充盈剂在胃肠腔内充盈后产生的超声成像特点,目前可分为均匀无回声型充盈剂、均匀有回声型充盈剂和混合回声型充盈剂三种。

1.均匀无回声型充盈剂　这类充盈剂充盈胃肠腔后产生均匀的液性无回声声像图。该类充盈剂多为水剂,包括水和0.9%氯化钠溶液、甘露醇、中药快速显像液、特制的大肠显像液等,这种充盈剂在20世纪因其取材方便、价格低廉、使用方便而在胃肠超声检查中使用最广泛,也取得一定临床诊断效果。

2.均匀有回声型充盈剂　这类充盈剂充盈胃肠腔后产生均匀的有回声声像图,类似于实性软组织回声。该类充盈剂主要是一些五谷类植物(豆类和米类植物)经过研磨、烘炒、固化等过程而制成,可分为粉剂型、颗粒剂型。该类胃肠道充盈剂在20世纪80年代后期逐渐在临床上推广使用,并取得较好的临床诊断效果。进入21世纪后已成为主要的胃肠道充盈剂产品,为胃肠超声检查的推广普及奠定了基础。目前该类产品均有专业的企业生产和销售,其中粉剂型产品是以浙江省杭州胡庆余堂医药技术有限公司生产的"胃窗"胃充盈剂为代表,颗粒剂型产品以浙江省湖州东亚医药有限公司生产的"天下牌"速溶胃肠超声助显剂为代表。尤其颗粒状胃肠充盈显影剂,在加工时,经过膨化工序,使颗粒内产生了小空腔,内部的气体可以和周围物质结构形成增强的小声学界面,从而实现了超声图上的增强对比作用,衬托的胃肠管壁、病变显得更清晰、易辨认。

3.混合回声型充盈剂　这类充盈剂胃腔充盈后产生强弱不均质的混合性回声界面声像图。该类造影剂多选用汽水(包括可乐、雪碧等)、5%碳酸氢钠液、海螵蛸混悬液等。但因其显像效果较差,超声伪像及干扰均明显,对胃肠疾病的检出率和诊断率较低,目前已被淘汰。

根据胃肠道充盈剂在临床上使用的时间顺序,也可分为第一代胃肠道超声充盈剂,主要以均匀无回声型充盈剂和混合回声型充盈剂为代表,第二代胃肠道超声充盈剂,以均匀有回声型充盈剂为代表。

通过对上述胃肠道充盈剂使用效果的比较,第二代胃肠道超声充盈剂具有以下特点:①充填胃肠腔和消除胃肠腔内气体干扰效果好;②在正常胃肠组织和病灶之间产生明显对比界面,明显提高病灶的显示率,尤其对小病灶(如直径 0.3 cm 左右的溃疡、0.5 cm 以上的肿块等)检出率大大提高,临床诊断准确性不断提高;③在胃肠腔内停留时间较长,操作者有充裕的时间进行检查操作;④通过胃肠道产生的超声窗口对胃肠道毗邻器官(如胰腺、下胆道、脾脏、左肾及肾上腺、大网膜、肠系膜、子宫附件、前列腺、精囊腺、盆底部病变等)、腹膜后血管和淋巴结及其病变显示明显提高。这是第一代胃肠道超声充盈剂不具备的。目前,第二代胃肠道超声充盈剂(均匀有回声型充盈剂)已逐步得到广大超声同仁的认可,并在全国许多基层医院得到推广使用,市场占有率也不断扩大,为胃肠超声检查在全国的开展和普及奠定了良好的基础。

三、检查前准备和注意事项

1.胃、小肠超声检查一般安排在上午空腹状态下进行,大肠超声检查一般安排在下午进行。

2.胃肠超声检查前一日的晚餐应进清淡或流质饮食,不宜食产气多、不易消化的食物;查前一般禁食 8 小时,禁饮 4 小时以上;大肠超声检查当日上午应口服肠道清洁药物(如甘露醇、专用的大肠清洁中药等),以排净大便。对急诊大肠超声检查,可用专用的肥皂水或 0.9%氯化钠溶液清洁灌肠 2~3 次,然后再行超声检查。

3.胃肠超声检查不宜和 X 线胃肠钡剂造影检查同日进行。

4.胃肠超声检查和胃肠内镜检查同时进行时,超声检查应在内镜检查后 1 小时进行。

5.对完全性幽门梗阻患者,应先将胃内潴留物抽尽,否则会影响检查效果。

6.第二代充盈剂须按产品说明书要求冲泡搅拌成均匀的稀糊状液体,避免发生沉淀和结块,不要太黏稠,否则会影响检查效果。

7.大肠超声检查应灌肠和检查同时进行。

8.应准备好各种物品,包括充盈剂、一次性清洁杯子、开水、灌肠装置、导尿管或肛管、液状石蜡、一次性床垫、卫生纸等。

四、常用检查体位和操作技巧

通常采用仰卧位、左右侧卧位。尤其右侧卧位在显示胃窦和十二指肠球部上具有良好效果,也可辅于坐位检查;肠道超声检查以仰卧位为主要检查体位;直肠超声可垫高臀部或经会阴部扫查,以利于肠管的显示。

胃肠超声检查时须按胃肠道的分布、走行进行连续追踪扫查,如胃须从贲门、胃底、胃体、胃窦部依次顺序扫查,十二指肠须从球部、降部、水平部至升部依次顺序扫查,小肠从左上腹、右上腹、脐周围、左下腹、右下腹的顺序沿空回肠分布依次扫查,大肠从直肠、乙状结肠、降结肠、横结肠、升结肠、回盲部逆时针方向扫查。同时在扫查时须将胃肠各部和其周围毗邻器官同时显示,如贲门和腹主动脉、胃底部和脾脏、胃体后壁和胰腺、十二指肠球部和胆囊、直肠和前列腺或子宫、乙状结肠和膀胱、结肠脾曲和脾脏、结肠肝曲和肝右叶、回盲部和回盲瓣、阑尾和髂血管等。另扫查胃小弯、胃角、十二指肠球部须注意声束角度和方向,掌控探头扫查的力度等。

第二节　胃肠道肿瘤

一、胃癌

胃癌是起源于胃黏膜上皮的恶性肿瘤，是世界范围内最常见的恶性肿瘤之一，其发病率排在肺癌之后位居第二，为消化系统癌症之首。胃癌可发生于任何年龄，70%发生在40~60岁，男性发病率高于女性，男女之比为3.6∶1。

1.病理及临床概要　胃癌病理组织类型95%为腺癌，其他类型有鳞状细胞癌、腺鳞癌、类癌、小细胞癌等。胃癌的病理大体类型分为早期胃癌和进展期胃癌。早期胃癌是指癌浸润深度只限于黏膜层及黏膜下层者，分为隆起型（息肉型）、浅表型（胃炎型）和凹陷型（溃疡型）。早期胃癌中直径在5~10 mm者称小胃癌，直径<5 mm的胃癌称微小胃癌。进展期胃癌又称中晚期胃癌，指癌组织已浸润至肌层或全层，常伴转移。根据Bormann分型分为Bormann Ⅰ型（结节或息肉型）、Bormann Ⅱ型（局部溃疡型）、Bormann Ⅲ型（浸润溃疡型）、Bormann Ⅳ型（弥漫浸润型）。

早期胃癌70%无症状，常见症状多为上腹饱胀不适、隐痛等。进展期胃癌可表现厌食、体重减轻、消瘦、贫血、上腹持续性隐痛伴进食后加重，甚至咯血黑便。晚期出现恶病质、腹部肿块、腹腔积液及锁骨上淋巴结肿大等。少数患者可无症状仅在体检中被发现。

2.病变声像图

（1）早期胃癌：基本声像图表现为胃壁局限性低回声增厚或隆起，厚度大多≤5 mm，局部层次结构不清，黏膜表面破溃中断，或出现不规则浅凹陷，表面可附有不规则强回声斑点；而黏膜下层连续性完整（图9-1）。病变处胃壁蠕动常减弱，局部有僵硬感。

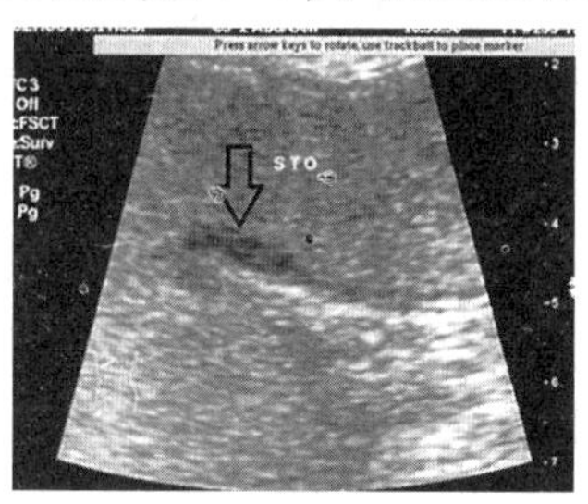

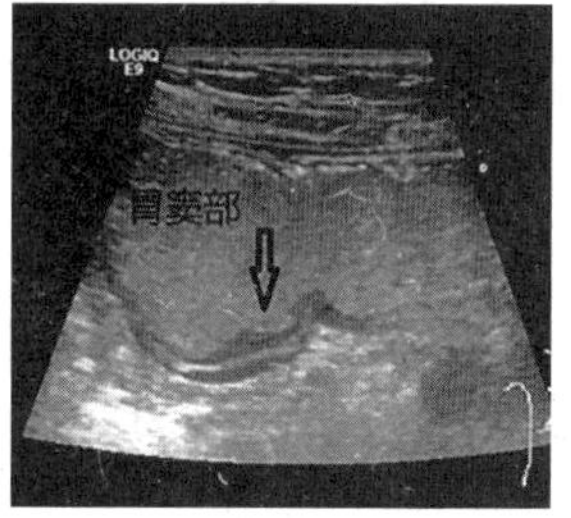

图9-1　胃角（左）早期胃癌和胃窦部（右）早期胃癌（箭头所示）

根据其病理分型，声像图可分为三种。

1）隆起型：病变处胃壁局限性增厚、隆起，呈低回声肿物突向胃腔，厚度常≤10 mm范围常≤20 mm；其局部层次结构不清，黏膜表面高低不平或伴溃疡形成；周围胃壁层次清晰。

2）浅表型：病变处胃壁黏膜层呈局限性、条索状增厚，厚度小于≤5 mm，范围常≤20 mm；病变处回声明显减低，和周围正常胃壁黏膜界限不清，表面粗糙不平，可伴有浅小溃疡凹陷形成。

3）凹陷型：病变处胃壁轻度增厚，厚度≤5 mm，黏膜面形成大小不一、溃疡凹陷，直径可5~15 mm，深度≤5 mm；溃疡凹陷部不平坦，表面附有强回声斑附着，并常向胃腔内突起；其凹陷周缘增厚胃壁回声较周围正常胃壁明显减低。

上述三型中,超声对隆起型和凹陷型有一定敏感性,声像图特征明显;对浅表型敏感性低,如不仔细观察,很容易漏诊。超声虽可发现早期胃癌的异常声像图表现,但因病灶小、定性较困难,确诊须靠胃镜活检。目前随着超声胃镜的应用,早期胃癌的检出率正逐步提高,但远未能普及。

(2)进展期胃癌:基本声像图特征为胃壁的异常增厚、隆起或形成突向胃腔肿块,形态不规则,层次紊乱不清,内部回声明显减低、不均;病变厚度常≥15 mm,范围≥50 mm;黏膜破坏,表面高低不平,可形成大小不一、形态不规则的溃疡凹陷,呈现“多峰”征、“多凹”征、“菜花”状、“火山口”状;部分短轴切面呈“靶环”征、“假肾”征、“面包圈”征、“戒指”征或“半月”征等改变;病变胃腔不同程度变窄,胃壁僵硬、蠕动消失(图 9-2)。

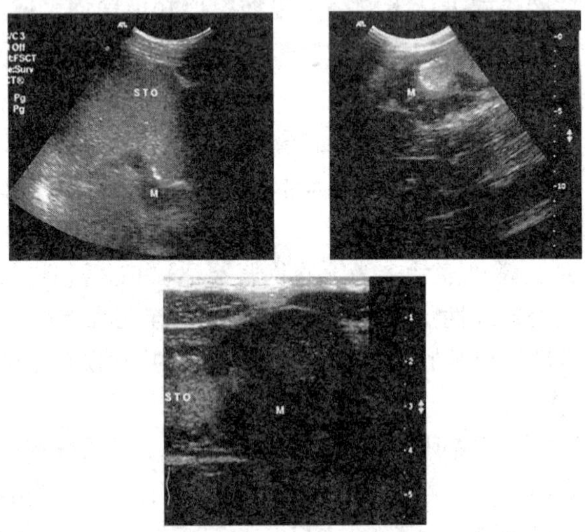

图 9-2 “火山口”征(左)、“戒指”征(中)和“假肾”征(右)

根据其大体病理类型、结合超声表现特征,声像图可分为三种。

1)肿块型:病变胃壁局限性增厚隆起,结构不清,呈中、低回声肿物突向胃腔内,形态不规则,直径常≥20 mm;内部回声不均,黏膜表面高低不平,呈菜花状,常有不规则浅小溃疡凹陷形成。其周围胃壁厚度及层次可正常范围。

2)溃疡型:病变胃壁局限性异常增厚、隆起,厚度≥10 mm,范围≥30 mm;胃壁层次不清,回声减低;黏膜面显示大小不一的溃疡凹陷,直径常≥15 mm,呈腔内型;其溃疡形态不规则,边缘不对称,呈“火山口”状或“弹坑”状,溃疡底部较厚,厚度≥5 mm,表面高低不平,常附有不规则强回声斑点;其浆膜和周围大网膜常增厚、包裹,呈强回声包块改变。

3)浸润型:病变胃壁呈弥漫性不对称性增厚,厚度≥15 mm,范围≥50 mm;常累及对侧壁;黏膜面常形成较浅表溃疡凹陷,深度≤5 mm,表面可附有不规则的强回声斑点;局部胃壁僵硬,胃腔有不同程度狭窄。

4)溃疡浸润型:兼有溃疡型和浸润型的声像图表现;在胃壁异常增厚基础上,黏膜面呈现单个或多个不规则溃疡凹陷,直径常≥15 mm,深度≥5 mm。

5)弥漫型:又称“皮革样”胃,是最晚期表现。表现胃壁大部或全部呈弥漫性不对称性增厚隆起,回声减低,层次紊乱不清,黏膜面尚平坦;胃壁明显僵硬,胃腔明显狭窄变形,周围大网膜明显增厚包裹。

(3)特殊类型胃癌

1)贲门癌:癌肿位于贲门管时,则空腹扫查见贲门环明显增大,形态不规则,贲门管前后径常大于 20 mm;呈明显"假肾"征或"靶环"征改变,其中央强回声区域明显变窄且常偏离中心,呈不规则带状强回声。口服充盈剂时动态观察可见充盈剂通过贲门管缓慢、受阻或呈线状通过,贲门管腔明显变窄,管壁呈弥漫性不匀称性增厚,厚度≥10 mm 回声减低;黏膜破溃、表面高低不平,形成大小不一的溃疡凹陷,表面常有大量强回声附着。

2)幽门管癌:癌肿位于幽门管,和十二指肠球部相邻,声像图表现以浸润型为主;常合并幽门狭窄和梗阻。

3)残胃癌:是指胃良性病变行胃切除术后 5 年以上残胃部分发生的癌肿或胃癌术后残胃发生的第二个原发癌肿,好发于吻合口。

残胃癌的声像图表现与进展期胃癌基本相同。因好发于吻合口,常显示吻合口变形,管壁异常增厚隆起,管腔狭窄,造影剂通过缓慢或受阻,残胃腔可扩大。

(4)胃癌转移的声像图表现

1)直接浸润:表现为病变胃壁浆膜层强回声带中断,和周围组织(主要是大网膜)和脏器(如胰、肝等)粘连浸润,彼此界限不清,活动受限。

2)淋巴结转移:为胃癌的主要转移途径。声像图表现为胃周围、肝门部、脾门区、胰头旁和腹主动脉周围、左锁骨上区等部位显示圆形或椭圆形、境界清楚、直径≥5 mm(用高频探头扫查可显示直径 5 mm 左右淋巴结)低回声包块。可分为单结节型、多结节型、融合型。

3)种植性转移:胃癌细胞特别是黏液癌细胞侵犯浆膜后,可脱落到腹腔内,种植于腹壁、腹膜、腹腔及盆腔器官上继续生长。声像图可表现为腹壁肿块、腹腔积液、腹腔和盆腔肿块、肠粘连等。而对种植于肠系膜、大网膜及腹膜上的 5 mm 以下的小结节超声则多数难以显示。此外,女性胃癌患者可向卵巢转移形成转移性癌,称库肯勃氏瘤(Krukenberg 瘤)。

4)血行转移:胃癌转移至远处器官,多由血行转移,主要发生于癌的晚期。转移至肝脏最多见,声像图表现为肝内多发性肿块,大小不等,境界清晰,回声有强有弱,周围声晕明显;典型病例可呈"靶环"征或"牛眼"征;其次可转移至肺、肾、骨骼、脑和皮下组织等。也可在门静脉、下腔静脉发现癌栓形成。

3.诊断要点及临床思维　早期胃癌的声像图应特别注意胃黏膜局限性低回声增厚隆起或黏膜浅而大的溃疡凹陷的形成,局部胃壁层次破坏等征象。早期胃癌确诊主要靠胃镜下活检及手术后的病理学检查,超声检查可发现早期胃癌的多种异常声像图改变,特别是隆起型和凹陷型有一定敏感性,但无特异性,不能定性,故在超声检查发现异常病变时可嘱患者及时进行胃镜下活检,并提供具体的病变部位,以达到早期确诊;在排除胃癌后,可进行超声定期追踪观察,监视病变的演变。典型的进展期胃癌,超声诊断水平和胃镜无明显差异,特别对浸润型胃癌的敏感性较高,也具有一定特异性,可弥补胃镜只能观察胃黏膜、活检也难以钳取黏膜下组织的缺陷。

采用造影剂充盈胃腔的方法行胃超声检查和 X 线钡餐、胃镜检查比较最大的优势:一是超声波能穿透胃壁,可清晰显示胃壁的层次结构及胃壁内外情况;二是无创伤、无痛苦,安全简便,患者容易接受。因此作为一种无创性检查方法能给临床提供胃癌的部位、大小和形态,评估侵犯的范围和程度;能早期发现无症状的进展期胃癌,特别是可检出黏膜下肿块;同时可了解胃周围淋巴结、邻近和远处器官转移情况，对肿瘤进行TNM分期，更加全面判断病变情况，弥补了胃镜和X线检查的不足，也为临床选择合适的治疗方案提供参考依据。超声也可发现一部分早期胃癌，虽然定性诊断有一定困难，但可发现早期胃癌的多种异常声像图表现，及时建议胃镜活检可明显提高早期胃癌的检出率，从而达到早期根治的目的。因此，超声检查是一种良好的胃镜前检出胃癌的客观方法，尤其对年老体弱及幼儿等不适宜做胃镜检查的患者，是一种较好的筛选手段；同时也适宜大规模开展胃癌的普查工作。

二、小肠癌

1.病理及临床概要　小肠癌以十二指肠癌多见，好发于水平部，其次是降部，很少发生于球部；回肠癌发病率次之，空肠癌发病率最低。小肠癌好发于老年人，以60岁以上多见，男性多于女性。其病理组织类型主要是腺癌；其大体病理肉眼观察可分三种类型：浸润型、息肉型、溃疡型。小肠癌早期临床表现较轻微、不典型，便血（大便隐血阳性）是较早的症状；其他有腹胀、腹部不适、消化不良症状等。中晚期可表现为腹痛、咯血或血便、腹部包块、肠梗阻、贫血、消瘦等。

2.病变声像图

（1）空腹超声常规检查：空腹状态下行常规腹部超声检查对早期小肠癌一般不能发现。对中晚期小肠癌则可显示部分特征性图像。直接征象主要表现为病变小肠呈现“假肾”征或“靶环”征；间接征象有小肠梗阻、胃潴留、胆道梗阻等。

（2）采用有回声充盈剂超声充盈检查的声像图表现

1）典型声像图特征：①病变处小肠壁呈局限性不规则低回声增厚隆起，厚度≥5 mm，范围≥30 mm；或呈肿块状向肠腔内突起，直径≥20 mm。其肠管形态僵硬，肠壁层次破坏紊乱不清，黏膜面高低不平，呈“菜花”状或“火山口”状，表面常有不规则强回声斑块附着；病变处肠腔变窄变形、肠壁僵硬、蠕动消失，充盈剂通过缓慢或受阻，部分可见充盈剂反流征象；②病变小肠周围肠系膜常不规则增厚、内常可见低回声肿大淋巴结，直径10～20 mm。晚期则在肝内可见转移灶，呈多发性低回声结节；③病变部位以上小肠腔常不同程度扩张，内径≥20 mm；肠蠕动活跃。

2）声像图分型：①肿块型：较少见，表现病变肠壁呈低回声肿物向肠腔内突起，直径常≥20 mm；肿物表面高低不平或呈菜花状，内回声不均匀，活动度差：病变处肠腔变窄，充盈剂绕行通过；②溃疡型：表现病变肠壁局限性增厚隆起，黏膜破溃，表面形成大小不一的溃疡凹陷，直径5～15 mm，形态不规则、呈“火山口”状，表面常附有大量片状强回声。病变处肠腔变窄，肠壁僵硬、蠕动消失；③浸润型（缩窄型）：多见，表现病变肠壁呈环周性不均匀性增厚，厚度常≥10 mm，常累及肠管的大部（2/3以上）或全部；肠腔常呈环状狭窄，肠管明显缩窄变形，肠壁僵硬、蠕动消失，充盈剂通过时明显受阻或呈线状通过征象，其近端小肠管可代偿性扩张。

3.诊断要点及临床思维　空腹检查发现腹腔小肠区域“假肾征”或“靶环征”肿块伴肠梗阻，应考虑小肠癌。但由于小肠分布广泛、位置变化多且无规律、十二指肠位置深易被大肠遮盖等因素，空腹检查对肿瘤直径≤20 mm、不伴有肠梗阻者易漏诊；同时不易对肿瘤进行定位、定性；不易判断病变的范围、肠腔狭窄及周围浸润程度等，因而不能全面、客观、准确诊断小肠癌。

超声充盈检查可显示小肠腔内直径≥20 mm 肿块,或肠壁异常增厚伴直径≥10 mm 溃疡形成,或肠壁环周性增厚伴肠腔狭窄梗阻者,可提示小肠癌。采用有回声型充盈剂超声充盈检查可使充盈剂和小肠管壁形成良好的声学界面,排除了肠腔内气体的干扰,改善了小肠声学界面,因而可完整清晰显示癌肿所在的位置、形态、大小及侵犯肠壁的程度和范围,可对肿瘤进行 TNM 分期,尤其对十二指肠癌和近端空肠癌有较高的检出率。但对远端空肠和回肠因充盈剂充盈肠腔效果不佳,不易产生良好的超声界面,而小肠内气体又影响超声扫查效果,故对远端空肠和回肠部位的癌肿检出率不高,敏感性不强,易漏诊。

三、大肠癌

1.病理及临床概述　由结肠、直肠及肛管黏膜上皮起源的恶性肿瘤称为结肠癌、直肠癌,统称为大肠癌,是较常见的胃肠道恶性肿瘤,发病率仅次于胃癌而列第二位。在我国发病年龄以 40~50 岁为多,40 岁以下占全部病例的 1/3 左右,比国外提早 10~15 岁,这是我国大肠癌的一个主要特点。可发生于大肠的任何部位,最常见是直肠,其次为乙状结肠、盲肠、升结肠、降结肠和横结肠;直肠及直肠-乙状结肠交界部位的癌肿占全部大肠癌的 60%。根据肉眼所见大肠癌的大体形态可分为肿块型、溃疡型、缩窄型(浸润型)。其病理组织学类型以腺癌为主。右半结肠癌以贫血、便血为主;左半结肠癌以排便习惯的改变、便秘和腹泻交替为主;直肠癌则以为无痛性血便或黏液血便为主。

2.病变声像图

(1)空腹常规检查:空腹状态下行常规腹部超声检查对早期大肠癌敏感性很低,绝大多数不能发现。对中晚期大肠癌则可显示一些特征性图像。

1)"假肾"征或"靶环"征样肿块:大肠相应部位肠壁呈局限性低回声异常增厚,其厚度常≥10 mm,呈"外弱内强"肿块回声;其中间强回声带明显偏心、变窄;局部肠壁结构破坏,层次紊乱不清;肠腔狭窄变形,呈偏心线条状强回声带改变;其浆膜不完整,周围肠系膜常不同程度增厚、回声增强,并可见肿大淋巴结回声。

2)肠梗阻:根据浸润生长方式及狭窄程度的不同,可出现不全性或完全性肠梗阻表现。以回盲部、乙状结肠、结肠肝曲和脾曲部位癌肿发生率高(图 9-3)。

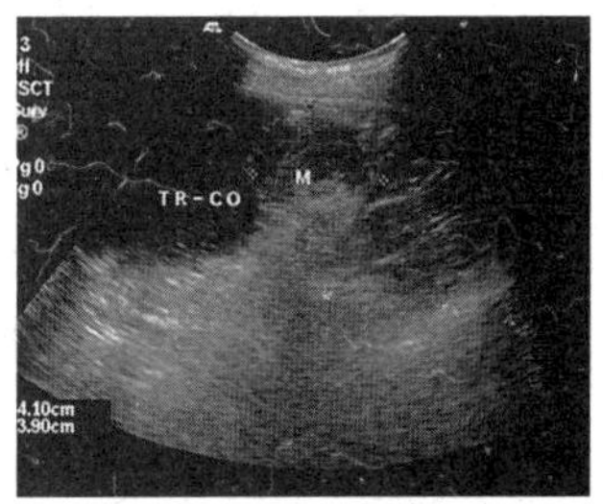

图 9-3　结肠脾曲癌伴肠梗阻

M.肿块,TRCO.横结肠

3)肠套叠征象:常见于两侧腹腔内显示大小不一的"同心圆"包块,部分在套叠包块内显示肿块回声。以回盲部癌和升结肠癌多见。

4)肠蠕动情况;癌肿部位肠管壁僵硬,肠蠕动消失。

(2)灌肠充盈下超声检查:采用有回声充盈剂灌肠声像图表现如下。

1）早期大肠癌声像图表现：表现为病变部位肠壁呈局限性低回声增厚或呈肿物样突起，范围或直径≤30 mm，厚度≤5 mm；其黏膜粗糙不平，表面可伴有溃疡形成；黏膜下层强回声带连续性存在。肠腔形态尚规则、结肠袋存在。

2）中晚期大肠癌声像图表现：①肿块型（蕈伞型）：表现病变肠壁上大小不一的肿物向肠腔内突起，其表面高低不平或呈菜花状，并有不规则强回声斑块附着；肿块内部多呈不均匀低回声或中等回声，基底较宽，和肠壁相连，活动度差；其周围肠壁结构清晰完整；病变处肠腔变窄，造影剂绕行通过。好发于回盲部、直肠、降结肠等；②溃疡型：表现病变肠壁局限性不规则增厚隆起，厚度≥10 mm，范围≥30 mm，肠壁层次结构不清，其黏膜破溃，表面形成大小不一的溃疡凹陷，直径常≥10 mm，深度常≥5 mm，形态不规则、呈“火山口”状，表面常附有大量强回声斑块。病变处结肠袋消失、肠腔变窄，肠壁僵硬、蠕动消失；③缩窄型（浸润型）：表现病变肠壁呈弥漫性或环周性不均匀性增厚，厚度常≥15 mm 回声较低，层次紊乱不清，常累及肠管的大部（2/3 以上）或全部；其黏膜破溃，表面高低不平；肠腔常呈环状狭窄，肠管明显缩窄变形，肠壁僵硬、蠕动消失，造影剂通过时受阻或呈线状通过征象，其近端肠管可代偿性扩张。病变处肠系膜常异常增厚，包裹于肠管周围，内常见低回声肿大淋巴结。

3.诊断要点及临床思维　空腹检查发现腹腔大肠区域“假肾”征或“靶环”征肿块伴肠腔狭窄；或伴肠梗阻、肠套叠者，首先应考虑大肠癌的可能。但空腹检查有较大局限性，对肿瘤直径≤20 mm、位于结肠肝曲、结肠脾曲、乙状结肠和直肠部位的肿瘤易漏诊；不易对肿瘤进行定位、定性；不易判断病变的范围、肠腔狭窄程度及周围浸润程度等，因而不能全面、准确诊断大肠癌。

采用有回声充盈剂灌肠超声检查显示肠腔内直径≥30 mm 肿块，或肠壁异常增厚伴直径≥15 mm 溃疡形成，或肠壁环周性增厚伴肠腔狭窄梗阻者，可提示大肠癌。采用有回声型充盈剂灌肠超声检查可使充盈剂和肠管壁形成良好的声学界面，排除了肠腔内气体的干扰，改善了超声在大肠成像的内环境，因而可完整清晰显示从直肠至盲肠整个形态、走行、分布和肠壁结构，尤其在肿瘤病灶和充盈剂间产生明显的对比界面，可清晰显示癌肿所在的位置、形态、大小及侵犯肠壁的程度和范围，可对肿瘤进行 TNM 分期，明显提高了大肠癌的检出率。本法特别适用年老体弱及耐受不了结肠镜检查的患者，可作为一种大肠癌初步筛选的良好方法；同时，和结肠镜相结合，取长补短，可明显提高大肠癌的检出率和诊断准确性。另外，超声检查在发现大肠癌的同时，又在观察肠系膜、腹腔或后腹膜淋巴结、肝、脾、卵巢等脏器有无转移方面具有一定价值，可综合全面判断大肠癌的病情，评估其预后，为临床综合治疗提供客观而又可靠的依据。

四、直肠癌

1.病理及临床概要　直肠癌发病率为消化道恶性肿瘤的第二位，仅次于胃癌，约占大肠癌的 60%，近年有逐渐上升的趋势。发病年龄大多在 31～60 岁，男性多于女性，男女比例约为 1.65∶1。发病原因不甚明确，大多认为与直肠慢性炎症、腺瘤、生活方式、遗传等因素有关。

大体病理形态可分为 3 型：①溃疡型：占 50%以上，又称局限溃疡型。形状不规则，边缘隆起，肿瘤组织向肠壁深部生长，易出血，细胞分化程度较低，转移早；②肿块型：特点为肿瘤向肠腔内生长，形似菜花或息肉样，边界清楚，肿块增大时表面可产生溃疡，多数分化较好，生长较慢，向周围浸润少，预后较好；③浸润型：也称硬癌，呈浸润生长，临床分成浸润溃疡型和弥漫浸润型，前者肿瘤向肠壁深层浸润，与周围分界不清；后者主要在肠壁内浸润生长，有明显的纤维组织反应，质地较硬，易引起肠管环状狭窄和梗阻。本型分化程度较低，恶性程度高，较早出现淋巴结转移，预后较差。

直肠癌组织学分型可分为腺癌、腺鳞癌和未分化癌。①腺癌细胞：主要是柱状细胞、黏液分泌细胞和未分化细胞，其中癌细胞呈腺管或腺泡状排列为管状腺癌，癌细胞排列成粗细不等的乳头状结构为乳头状腺癌，由分泌黏液的癌细胞组成黏液腺癌，恶性度较高；②腺鳞癌：也称腺棘细胞癌，肿瘤由腺癌细胞和鳞癌细胞构成，多为中至低分化，主要发生于直肠下段和肛管；③未分化癌：癌细胞小，排列无规律，弥漫成片或团状，分化低，预后最差。

直肠癌临床病理分期多采用国际抗癌联盟和美国肿瘤联合会制订的 TNM 分期及改良的 Dukes 分期。

便血、排便习惯与大便性状改变是直肠癌主要症状。癌肿局限于直肠黏膜时便血作为唯一的早期症状占 85%，呈鲜血或暗红色，并可出现排便次数增多、排便不尽、里急后重等局部刺激症状。大便常变细、不成形，有黏液。部分患者出现下腹隐痛，中晚期患者可因肿瘤侵犯骶前神经丛而出现骶尾部疼痛。癌肿侵犯尿道、膀胱、前列腺等可致排尿困难、尿频、血尿等症状；若浸润穿透膀胱可致直肠膀胱瘘。女性患者癌肿穿透阴道壁可形成直肠阴道瘘。中、晚期肠腔狭窄可出现肠梗阻。转移至肝脏时，引起肝大、腹腔积液、恶病质等。直肠癌的早期诊断、早期治疗是很重要的。目前常用的检查方法包括直肠指诊、大便隐血检查及影像学检查。癌胚抗原（CEA）对中晚期直肠癌有一定的诊断价值。

2.病变声像图　直肠癌声像图表现为直肠壁呈不规则增厚，肠壁层次结构受到破坏。肿瘤浸润肠壁可使肠壁增厚、僵直，正常肠壁层次结构回声连续性中断，呈不规则“丘陵状”起伏。肿瘤表现为形态不规则的低回声占位，内部回声不均匀，血流丰富，血管走行不规则，基底部血管多较粗大，可测得动脉频谱。

（1）按病理大体形态分型，不同类型的直肠癌的超声表现有所不同。

1）肿块型

二维超声：肿瘤向直肠腔内突出呈“菜花样”或呈分叶状隆起，形态不规则，以不均匀低回声为主，表面多不光滑，部分顶端可见回声减低、凹凸不平的溃疡表现，直肠探头显示，肿物基底部多较宽，向肠壁深层浸润，基底周围肠壁层次清晰，肿物较大时易致肠腔狭窄，腔内探头通过有阻力。

多普勒超声：肿瘤内部血流信号丰富，可测得高速动脉血流频谱，周边可见弥漫点状血流信号。

2）溃疡型

二维超声：肠壁内较扁平的低回声实性占位，表面不光滑，形态不规则；肿物周边隆突，中心部凹陷，表面溃疡凹陷处可见肠内容物及气体反射回声；基底宽，凹凸不平，向肠壁深部浸润。

多普勒超声：肿瘤内部血流信号丰富，向直肠壁内穿入，并可测得高速动脉血流频谱。

3）浸润型

二维超声：肿物呈低回声实性占位，围绕肠壁生长，肠壁呈不规则环形增厚，略凸于肠壁，表面不光滑，回声不均匀，基底部凹凸不平，向肠壁深层浸润。

多普勒超声：肿瘤内部及周边血流信号丰富，可测得高速动脉血流频谱。

参照国际抗癌联盟及美国肿瘤联合会制订的 TNM 分期，以直肠解剖结构的超声改变为基础，以病变部肠壁线性回声的连续性中断表示肿瘤穿透深层，根据浸润深度分为四期；当肿瘤局部肠壁结构层次消失或显示不清时，可通过观察病灶与正常肠壁移行处来判断肿瘤浸润肠壁的层次。

（2）直肠癌的超声分期

1）uT0 期：直肠绒毛状腺瘤或病变可能局限于黏膜表层。超声显示低回声黏膜层局限性增厚，其下方高回声的黏膜下层回声均匀，厚度一致（图 9-4）。

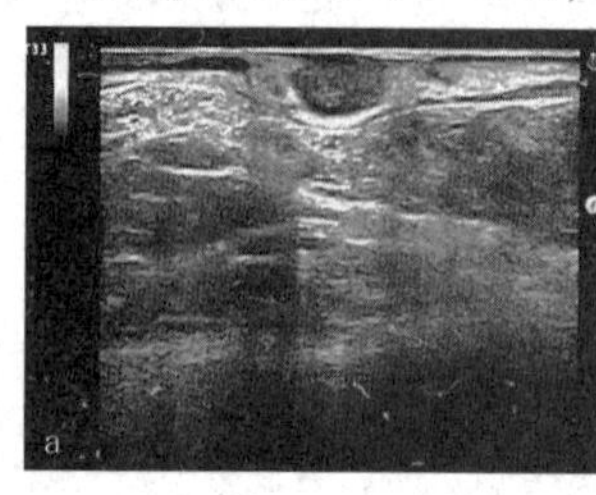

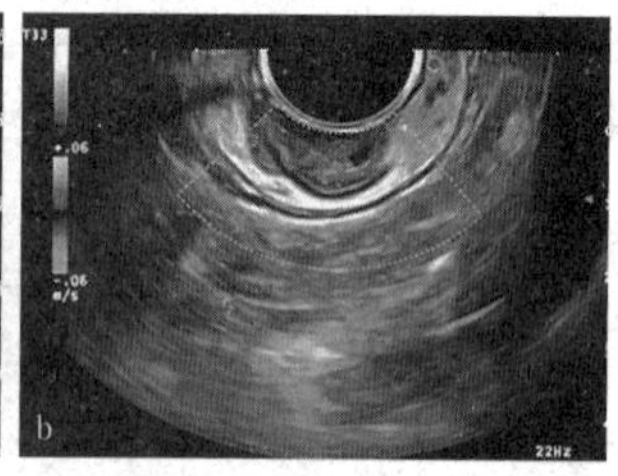

图 9-4　uT0 期

a.肿物局限于黏膜层；b.黏膜下层连续完整，受压变薄

2）uT1 期：病变局限于黏膜下层，低回声黏膜层增厚、不完整，黏膜下层出现不均匀低回声，肌层尚完整（图 9-5）。

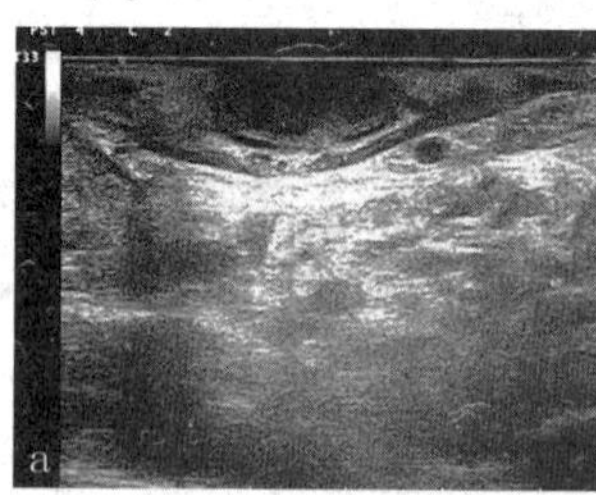

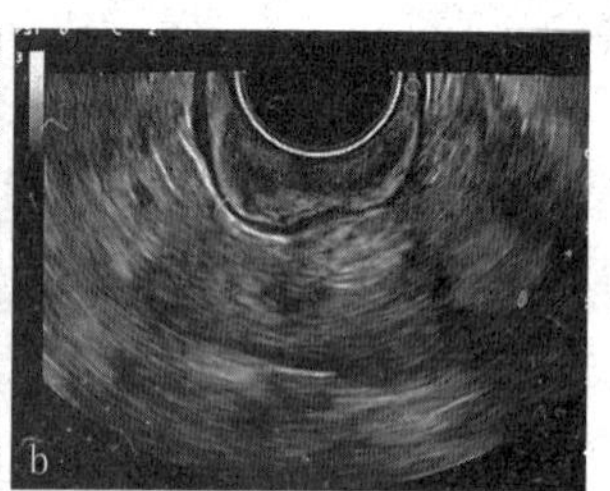

图 9-5　uT1 期

a.直肠壁低回声占位，边界清晰，回声均匀；b.肿物侵及黏膜下层，肌层光滑完整

3）uT2 期：肿瘤侵至固有肌层。超声显示黏膜下层高回声带中断、消失，低回声肌层局限性增厚，回声不均匀，浆膜层完整。

4）uT3 期：肿瘤侵蚀浆膜层或肠周脂肪组织，即侵及肠壁全层；超声显示肠壁外高回声带连续性中断。

5）uT4 期：肿瘤侵犯邻近器官。肿瘤组织与周边器官或组织分界不清，前列腺或阴道、宫颈浆膜面不光滑，内见低回声影像。

3.介入性超声　超声造影可了解直肠肿瘤的微循环情况，对肿物边界不清晰，浸润深度不明确的患者，应用超声造影对诊断有较大帮助，也可用于病灶与肠腔内容物的鉴别及瘤体内部坏死灶的鉴别，在直肠癌的放化疗疗效评估中也起到一定作用。病灶于注射造影剂后 11～20 秒开始增强，于 16～28 秒达到峰值增强，呈不均匀增强，多为等增强，于 33～55 秒开始退出，表现为“快进快退”现象（图 9-6）。

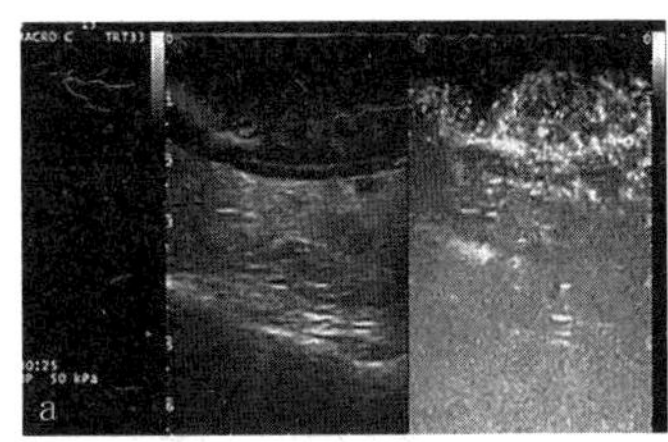
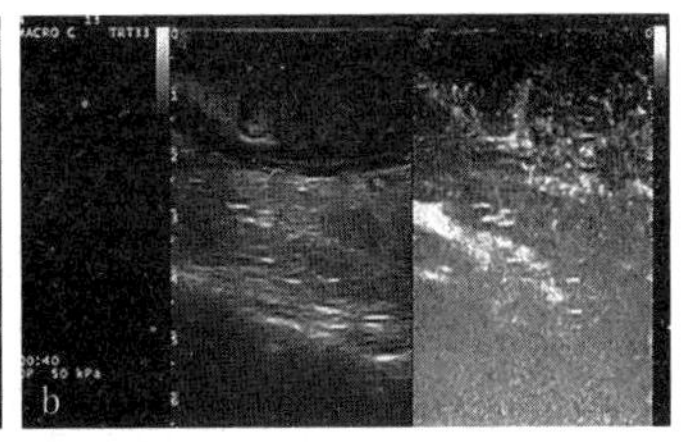

图 9-6　直肠癌造影

3.诊断要点及临床思维　超声引导下经直肠活检是一种安全、有效、可靠的确诊方法，应用腔内探头装上相应的穿刺引导装置，可用于经直肠取材及经会阴取材，前者穿刺路径近，方向性强，取材准确，后者不经直肠腔，易消毒，较安全。由于手术后纤维化改变和肿瘤复发的声像图相似，手术或放疗后软组织炎症改变使得直肠壁的组织层次模糊。仅靠超声图像很难判断。此时，超声引导下细针穿刺活检可以予以帮助。

五、肛管癌

1.病理及临床概要　肛管癌是一种少见的肠道肿瘤，为发生在肛直线至肛缘的恶性肿瘤，发病率较直肠癌低，肿瘤的发生可见于各个年龄层次，以中老年患者多见。肛管癌真正病因尚不明确，研究表明：肛管癌及肛周癌的发生因素包括始动因子和促进因子。人类乳头状瘤病毒、单纯疱疹病毒等被认为始动因子，可改变细胞基因或使细胞基因突变。肛管及肛周的慢性疾病如肛瘘、肛周脓肿、肌裂、慢性肠炎等是癌发生的促进因子。肛管是内、外胚层交界处，组织类型较多，故肿瘤的组织学类型也较为复杂。常见的主要有鳞状细胞癌、腺癌、基底细胞癌、移行细胞癌、恶性黑色素瘤等。大部分肛管癌为鳞状细胞癌，腺癌占少数。

肛管癌一般较小，呈半环状生长，可向深部肌层组织浸润，局部扩散可侵入肛门括约肌、阴道后壁、会阴、前列腺和膀胱，造成肛管阴道瘘或肛管膀胱瘘，肛管癌主要扩散途径是淋巴转移，最常见的是腹股沟淋巴结转移，其次可经血行转移至肝、肺、骨等。

肛管癌早期症状不明显，进展期的临床表现与直肠下段癌相似，主要表现为：肛门部持续疼痛，便后疼痛加重，病变早期即可出现便血，随病程进展可出现排便次数增加、排便困难、排便不尽感，伴有黏液血便。直肠指诊可触及肛管内肿块，晚期患者出现肛管狭窄，肿物位置较低者可突出至肛门外。晚期肛管癌患者于一侧或双侧腹股沟区可触及肿大淋巴结。肠镜可见肛管内肿块呈息肉样、蕈状或有溃疡，肛管缩窄。依据症状体征可初步诊断。肿物组织活检可以确诊。超声、CT、MRI 对肿瘤的分期有很大的帮助。

2.病变声像图　患者于检查前行肛门指诊，了解肿物的位置、大小、形状、质地、活动度，估计距肛缘深度，有无出血、狭窄，判断可否行经直肠超声检查。对于肠腔狭窄严重、探头不能通过时，可采用高频线阵探头置于会阴处进行检查，已婚女性可改为经阴道进行检查。

（1）二维超声

1）经直肠超声探查：肛管壁形态不规则的低回声占位，内部回声不均匀，管壁不规则增厚，层次结构不清晰，呈不规则“丘陵状”起伏。肿物可侵及内括约肌、联合纵肌及外括约肌。

2）经会阴检查：腔内超声探查困难者可选择应用体表凸阵探头或高频线阵探头经会阴部探查。超声检查可见肛管部黏膜、黏膜下层正常结构层次消失，低回声团块充填于肛管腔，肿物穿透内括约肌侵及外括约肌，高回声外括约肌内见不规则低回声表现（图 9-7）。

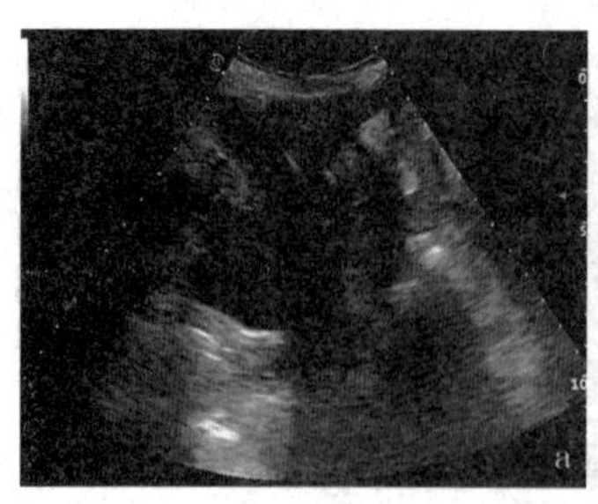
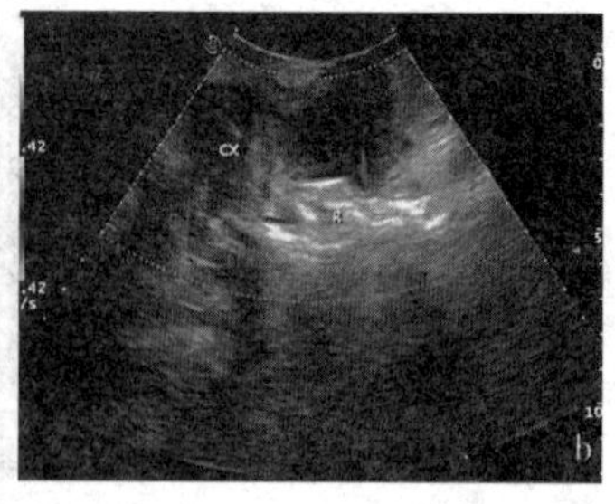

图 9-7　经会阴肛管癌超声

a.肛管内低回声团占位;b.低回声占位导致肛管腔狭窄,其内血流信号丰富

3)经阴道检查:肛管肿物较大腔内超声探查困难的已婚女性患者,可应用腔内探头经阴道检查,探头阵元面朝向膀胱截石位 6 点,可探及阴道后壁、肛管前壁及肛管后壁。肛管腔内可见低回声占位,可显示肿物侵及肛管壁的深度、肿物最大长径,并可观察肿物是否侵及阴道壁,腔内凸阵探头可显示肿物占据肛管的范围、肛管周围有无肿大淋巴结。

(2)多普勒超声:病变内及周边可探及血流信号丰富,血管走行不规则,基底部血管多较粗大,可测得动脉频谱,阻力指数较高。

第三节　胃肠息肉

一、胃息肉

1.病理及临床概要　胃息肉是胃黏膜上的良性病变,是由胃黏膜异常增生而来的,是比较常见的胃良性肿瘤。一般可分为炎性息肉(增生性息肉)和腺瘤性息肉(化生性息肉)。炎性息肉约占胃息肉的 80%,直径多在 1 cm 以下,癌变率低,约占 1%。腺瘤样息肉占胃息肉的 1%~25%,直径可超过 2 cm,癌变率较高,占 20%~40%,属于癌前期病变。

大多数患者无明显症状或体征,常在胃镜、超声体检中被偶然发现。当息肉表面发生腐烂、溃疡时,可有腹痛、恶性呕吐、消化道出血等症状;胃窦较大息肉堵塞幽门时可出现间歇性幽门梗阻症状。

2.病变声像图

(1)胃壁自黏膜层向胃腔内突起的局限性小肿物,形态各异,可呈圆球形、椭圆形、桑葚状、乳头状或分叶状,常有细蒂和胃壁相连,可随胃蠕动而移动,但不消失;肿物呈相对低回声或中等回声,直径在 5~30 mm,以 10~15 mm 多见。多为单发,好发于胃窦部(图 9-8)。

(2)当肿物表面发生糜烂或溃疡时,可见肿瘤表面粗糙不平或出现溃疡小凹陷,并有强回声斑点附着。

(3)当肿物直径≥20 mm、活动度差;或肿物表面伴有溃疡形成者,应考虑发生癌变。

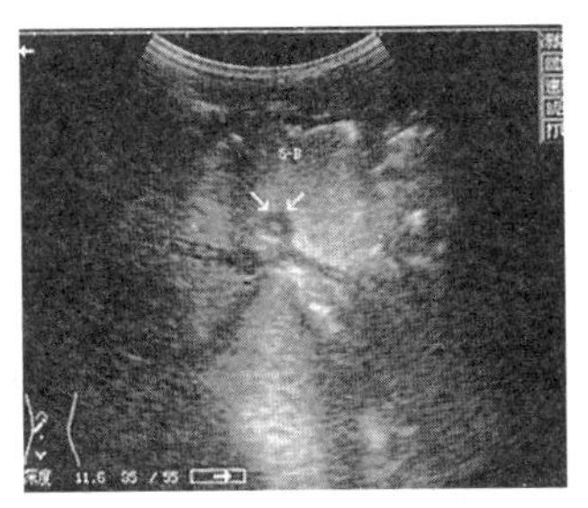

图 9-8　胃窦部息肉

3.诊断要点及临床思维　超声扫查显示自胃壁黏膜层带蒂肿物呈乳头状突向胃腔内，直径 5~20 mm，随胃蠕动而移动，胃壁层次结构清晰者，应考虑胃息肉。但超声对于 10 mm 以下息肉，不易和胃黏膜皱襞鉴别，常易漏诊。因胃息肉均较小，超声检查敏感性不如胃镜，检出率远没有胃镜的比例高。

二、小肠息肉

(一)十二指肠息肉

十二指肠息肉和胃息肉一样，是肠黏膜上皮的一种良性的、局限性增生性病变。较胃息肉少见。

1.病理及临床概要　十二指肠息肉分为炎性息肉(假性息肉)和腺瘤(真性息肉)两种。前者较少见，直径多在 5 mm 以下；后者较多见，好发于球部，常单发，直径 5~20 mm 不等，可发生恶变。临床绝大多数无症状；有症状者主要为上腹隐痛不适、饱胀、返酸等，严重者有上消化道出血、十二指肠梗阻等表现。

2.病变声像图　表现十二指肠各部肠壁自黏膜面突向肠腔的实质性肿物，形态类似桑葚、草莓状；呈中等或稍低回声，表面光滑；基底较宽，附着于肠壁上，部分有蒂；多为单发，以球部多见(图 9-9)。肿物可随着肠壁蠕动而来回移动。当肿物直径大于 20 mm 时，充盈剂通过该处肠腔时可见充盈剂沿肿物绕行周围通过；当肿物直径大于 30 mm 时，可引起局部肠腔扩张，出现不全性肠梗阻征象。当肿物表面发生溃疡时，肿物表面可显示溃疡凹陷，呈“火山口”状，表面常有强回声斑点附着，应警惕有恶变可能。

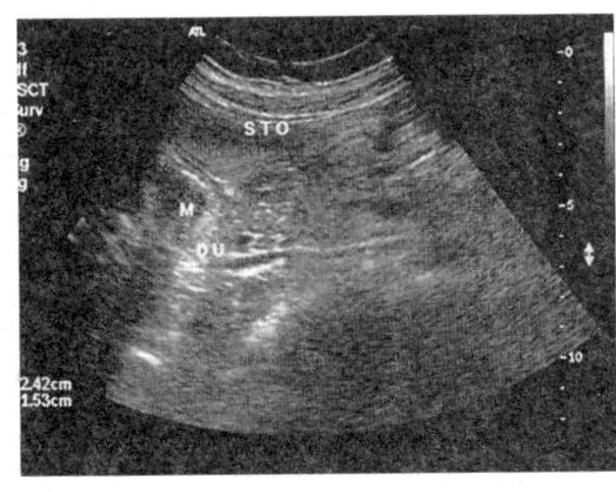

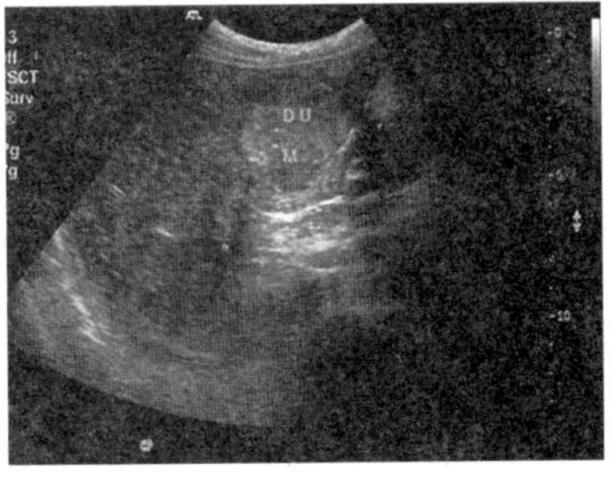

图 9-9　十二指肠球部息肉(左)、降部息肉(右)

M.肿块

3.诊断要点及临床思维　超声检查显示十二指肠腔内有带蒂的实质性肿物突起，随肠蠕动活动度好，可诊断本病。对直径大于 30 mm 的肿物或肿物表面出现溃疡凹陷者，活动度差,应考虑有恶变倾向。

超声检查对十二指肠球部、直径≥10 mm 的息肉较易显示,但对于直径<10 mm 和位于降部以下的息肉易漏诊,敏感性和检出率明显不如十二指肠镜。

(二)空回肠息肉

空回肠息肉是发生于小肠黏膜上皮或肠腺体上皮的最常见的良性肿瘤,好发于回肠。

1.病理及临床概要　包括腺瘤及其他原因引起的上皮增生,可单发也可多发,往往有蒂,表面光整,直径数毫米至数厘米不等,可发生恶变。多发息肉伴有口唇、口腔黏膜及指(趾)皮肤色素沉着者,称黏膜皮肤色素沉着综合征(Peutz-Jeghers 综合征)。临床大多无明显症状,部分伴腹痛、大便隐血或黑便。多数继发肠套叠和肠梗阻。

2.病变声像图　和十二指肠息肉声像图相似,常合并肠套叠存在。超声检查显示空回肠腔内有带蒂的实质性肿物突起,活动度大;或伴肠套叠者,可提示空回肠息肉。对直径大于 30 mm 的肿物或肿物表面出现溃疡凹陷者,活动度差,应考虑癌变倾向。

3.诊断要点及临床思维　因小肠分布范围广泛而无规律、超声充盈剂充盈难以形成良好的声学界面,超声检查对空回肠息肉检出率很低,直径在 10 mm 以下肿块几乎全部漏诊,只对直径≥20 mm 以上肿块或合并继发性肠套叠时有一定敏感性。因此,超声检查不能作为诊断小肠息肉常规方法。

三、大肠息肉

1.病理及临床概要　大肠息肉是指所有由肠上皮来源向肠腔突出的赘生物的统称,包括肿瘤性和非肿瘤性。前者与癌发生关系密切,是癌前期病变,后者与癌发生关系较少。大肠息肉大多数是单个的,约有 20%是多发,一般数目在 10 个以内。家族性息肉病可见肠腔满布息肉,数目在 100 个以上。按 Morgan 的组织学分类,可把大肠息肉分为肿瘤性(腺瘤)、错构瘤性、炎症性和化生性四类;其中腺瘤具有恶变倾向,属癌前病变。大肠息肉多数没有临床症状,大多数是在常规的结肠镜检查中发现的。临床常见症状是便血(隐性血便为主)、排便习惯改变等。

2.病变声像图

(1)常规超声检查声像图:一般空腹状态下腹部超声检查难以发现大肠息肉,少部分直径在 20 mm 以上大肠息肉可在腹腔内发现,但常误认为腹腔肿块,难以定位和定性。而小儿大肠息肉常合并肠套叠而显示肠套叠声像图表现。

(2)超声灌肠充盈检查的声像图表现:①表现相应大肠部位肠壁起自黏膜层向肠腔内突起的肿块,呈椭圆形、乳头状或分叶状,回声中等偏低,表面光滑,有蒂和肠壁相连:其周围肠壁层次清晰。一般窄蒂的息肉在肠腔内随着充盈剂流动或肠蠕动而来回漂动;而广基的息肉则活动度较小;②如息肉直径≥3.0 cm,活动度差;或肿块表面伴有溃疡形成者,则应考虑癌变倾向;③大肠多发息肉者则显示大肠某段或数段肠壁黏膜上有≥2 个呈低回声或中等回声小肿物突起,以降结肠、乙状结肠和直肠多见(图 9-10),而升结肠和盲肠则少见;④大肠息肉病者则显示大肠壁上数目≥10 个的息肉肿块存在,以左半结肠和直肠分布较密集,右半结肠和盲肠分布则相对稀疏。

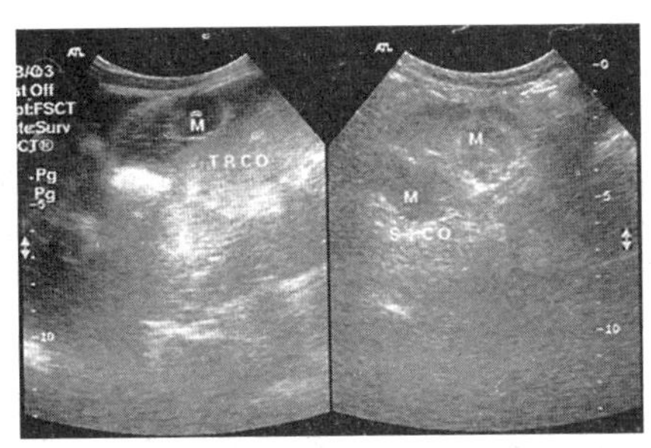

图 9-10　结肠多发性息肉(左:横结肠息肉;右:乙状结肠息肉)

M.肿块,TRCO.横结肠,SICO.乙状结肠

3.诊断要点及临床思维　超声灌肠充盈检查发现大肠壁上带蒂肿物突向肠腔内,表面光滑,活动度大者,应考虑大肠息肉。超声灌肠充盈检查诊断大肠息肉,要肠道准备好,超声扫查时仔细、耐心,一般可以发现直径≥10 mm 以上的息肉,并可以根据其形态、大小、活动情况,提示其有无恶变倾向。同时超声检查具有简便、安全、无创伤、无痛苦,可适用于不能耐受结肠镜检查的患者初步筛查。但对直径 5~10 mm 的息肉,少部分可以发现,多数易漏诊,且不易和肥大的结肠皱襞鉴别;而直径<5 mm 的息肉,仅有极少部分能显示,大部分漏诊,必须依靠结肠镜检查才能发现,超声检查对大肠息肉检出率远没有结肠镜高。因此,超声检查不能作为诊断本病首选检查方法。

第四节　消化溃疡和消化道穿孔

一、消化性溃疡

消化性溃疡是胃溃疡和十二指肠溃疡合称,是消化系统最常见的疾病之一,尤其是十二指肠溃疡是常见病、多发病,发病率较胃溃疡高,两者之比为 3 ∶ 1;好发于青壮年,近年来 16 岁以下青少年的发病率有增多趋势。

1.病理及临床概要　胃溃疡好发于胃体小弯侧或胃窦部,特别是胃角处,而发生在胃底及大弯侧者十分少见。溃疡可单发或多发,直径多在 5~15 mm。病理示溃疡常较深,边缘平整,四周黏膜皱襞呈放射状排列,底部常破坏黏膜下层,深达肌层,甚至浆膜层;浆膜面常有脂肪粘连。典型的慢性溃疡有四层结构:渗出层、坏死层、肉芽层、纤维瘢痕层。同时在溃疡边缘常有不同程度的黏膜慢性炎症、上皮化生或不典型增生。十二指肠球部溃疡好发于前壁,其次是后壁,形态常呈圆形或椭圆形,直径和深度一般均在 10 mm 以内,大于 15 mm 者少见。十二指肠球部溃疡周围和胃溃疡相似。因十二指肠球壁较薄,前壁溃疡易发生腹腔穿孔,后壁溃疡可穿透至胰腺、小网膜囊,形成炎性包块。同时合并胃溃疡时称复合性溃疡。十二指肠球部溃疡治愈后还易复发。

胃溃疡临床表现为进食后上腹疼痛、反酸、上腹胀满等,病程呈慢性经过,可并发咯血、黑便、急性穿孔、幽门梗阻和恶变等。十二指肠球部溃疡主要表现为上腹部周期性、节律性疼痛。其疼痛规律为空腹疼痛-进食后缓解-空腹再疼痛。疼痛也可于睡前或午夜出现,称夜间痛,是其特征性表现。发病季节以秋冬或冬春之交多见。也可并发咯血、黑便、幽门梗阻、穿孔等。

2.病变声像图

(1)胃溃疡声像图表现(图 9-11~图 9-13)

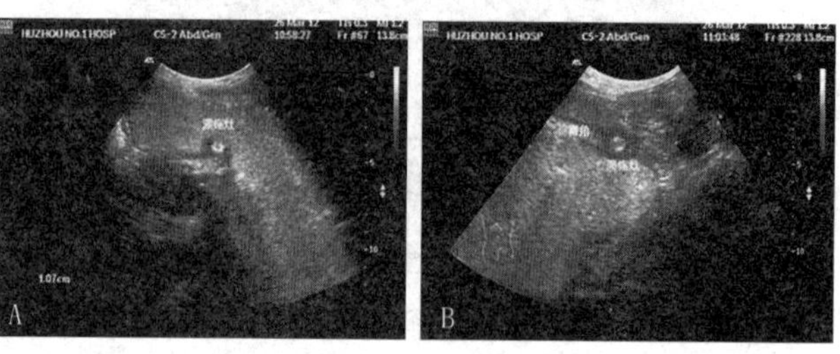

图 9-11　胃溃疡声像图

A.胃角溃疡(纵断面);B.胃角溃疡(横断面)

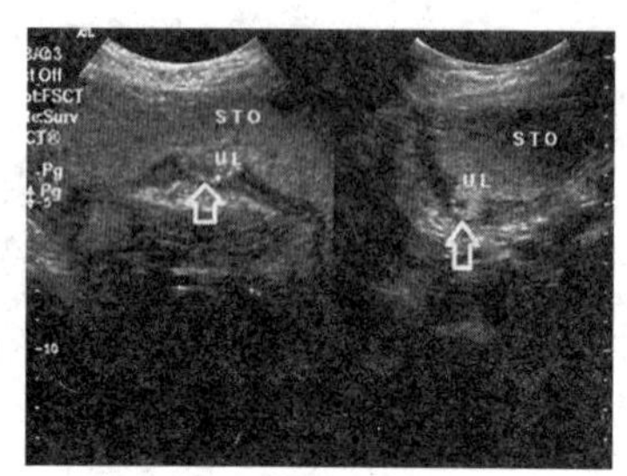

图 9-12　胃体后壁溃疡(UL 示溃疡灶)

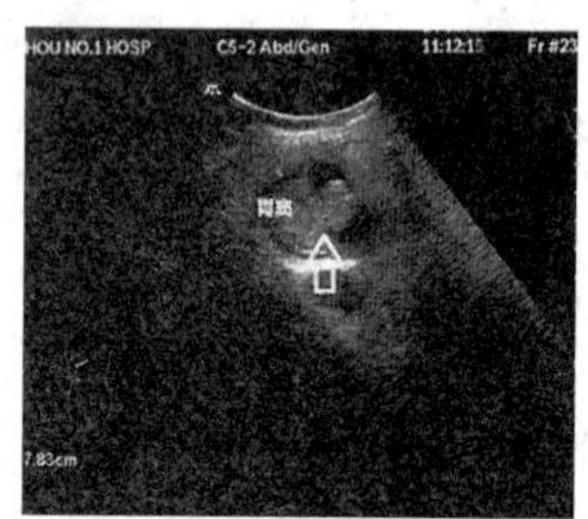

图 9-13　胃体后壁溃疡(箭头示溃疡灶)

1)病变处胃壁呈局限性增厚,回声偏低,其厚度常小于 15 mm,范围小于 50 mm。其中央黏膜面完整性破坏,呈现大小不一、深浅不等的缺陷性黏膜凹陷,其矢状切面呈月牙形、陷坑状;冠状切面呈圆环形或靶环形。病变处黏膜凹陷口形态规整、光滑柔软;一般口大底小,底部平坦;表面可附有强回声斑点、斑块回声,不随胃蠕动而消失。

2)病变处黏膜凹陷周缘胃壁呈对称性、均匀性增厚,以近黏膜凹陷处最厚,向远处逐渐变薄;胃壁五层结构(尤其是第三层强回声带清晰显示)均可辨认。

3)溃疡直径大于 10 mm 者局部胃壁蠕动减弱;溃疡直径小于 10 mm 者,一般胃蠕动不受影响。部分患者胃周围可显示肿大淋巴结回声。

4)根据其病变程度及声像图不同表现可分为:①活动期:溃疡深度大于 5 mm,周缘胃壁厚度大于 5 mm;②愈合期:溃疡深度小于 3 mm,周缘胃壁厚度小于 3 mm;③浅表型:溃疡直径和深度均小于 5 mm 者;④巨大型:溃疡直径大于 25 mm 者;⑤穿透型:溃疡深度大于 10 mm,穿透浆膜层;⑥胼胝型:溃疡底部和周围组织形成大小不一的包块;⑦多发型:胃壁黏膜上有 2 处或以上的溃疡;⑧复合型:胃溃疡合并十二指肠球部溃疡等。

(2)十二指肠球部溃疡声像图表现

1)病变处肠壁呈局限性低回声增厚,黏膜完整性破坏,黏膜面显示大小不一的溃疡黏膜凹陷,形态呈口大底小,边缘规整、对称,直径大多在 10 mm 以内;少部分直径可大于 10 mm;其黏膜凹陷表面常有不规则强回声斑点附着;其冠状切面显示溃疡呈圆形或椭圆形强回声环,周围被低回声增厚的球壁环绕,类似"靶环"征;好发部位在球部的前壁和小弯侧。

2)溃疡凹陷处球壁层次欠清晰,其周围球壁呈局限性低回声增厚隆起,厚度 5~10 mm;范围 20~30 mm,少数可达 50 mm。

3）十二指肠球部常变形（"倒三角"形态消失），面积变小，多数小于 30 mm^2；球腔相对变窄，腔内造影剂充盈不良，常见激惹征象；部分伴有幽门管水肿增厚，幽门孔关闭不良。部分患者在十二指肠球部和胃窦周围可见肿大淋巴结回声。

4）根据其病变程度及声像图表现可分为：①活动期：溃疡深度大于 3 mm，周缘胃壁厚度大于 5 mm；②愈合期：溃疡凹陷不明显，周缘胃壁厚度小于 3 mm；③浅表型：溃疡直径和深度均小于 2 mm 者；④巨大型：溃疡直径大于 15 mm 者；⑤穿透型：溃疡深度达浆膜层；⑥多发型：十二指肠球部壁黏膜上有 2 处或以上的溃疡；⑦复合型：十二指肠球部溃疡合并胃溃疡等。

3.诊断要点及临床思维 胃溃疡的声像图显示为病变部位胃壁呈低回声局限性增厚隆起，伴黏膜凹陷形成，其表面附有强回声斑点，周围增厚胃壁层次清晰等。十二指肠球部溃疡超声诊断要点声像图显示病变部位球壁呈低回声局限性增厚，伴黏膜面溃疡凹陷，表面强回声斑点附着；球部变形、面积变小、造影剂充盈不佳。但超声对直径 3 mm 以下消化性溃疡敏感较低，易产生漏诊。另因十二指肠球部面积小、位置较高、易受周围脏器的干扰等，球部溃疡的检出率不如胃溃疡高。鉴别诊断中主要和溃疡型胃癌的鉴别（表 9-1）。

表 9-1 胃溃疡与溃疡型胃癌的声像图鉴别

鉴别要点	胃溃疡	溃疡型胃癌
溃疡形状	陷坑状，月牙形，形态柔软	火山口状、弹坑状、多峰状，形态僵硬
溃疡直径	≤15 mm	≥20 mm
溃疡特征	腔外型，规则	腔内型，不规则
溃疡口	光滑，口大底小	粗糙不平，口小底大
溃疡底	浅，平坦，均匀	深，高低不平，不均匀
周缘胃壁厚度	≤15 mm	≥15 mm
壁厚范围	≤50 mm，不累及对侧壁	≥50 mm，常累及对侧壁
周缘壁形态	城墙状，均匀对称	堤坡或尖峰状，高低不对称
回声及层次	中等偏低，均匀，层次清晰（黏膜下第三层强回声带显示）	明显减低，不均匀，层次紊乱不清晰（膜下第三层强回声带不显示）
黏膜纠集征	有	无
浆膜	浆膜层连续性完整	浆膜层连续可中断
浆膜下组织回声	回声稍增厚、均匀	回声明显增厚、呈不均匀包块
胃蠕动	存在或减弱	消失或僵硬
幽门梗阻	较少	多见
周围淋巴结肿大	少见	多见
邻近或远处转移	无	有
腹腔积液	无	可有

超声检查能清晰显示胃十二指肠球部的组织结构，因而能清晰显示溃疡的部位、形态大小、深度、范围、周围组织的炎症反应程度，可较全面评估为临床提供消化性溃疡的病变程度，为临床选择合适的治疗方案提供客观依据，并可追踪复查以监测临床药物治疗的效果，

是继X线钡餐造影、胃镜检查后又一种简便、无创、准确性较高的诊断消化性溃疡的客观影像学检查方法，尤其更适宜于老弱幼小、不宜行胃镜检查的患者。但在实际工作中，慢性穿透型、胼胝型溃疡与溃疡型胃癌、胃溃疡癌变单纯从声像图上很难鉴别，须依靠胃镜活检才能确诊。因此，超声检查不宜作为鉴别良恶性溃疡的常规手段，可作为一种筛选手段而应用于临床。

二、消化道穿孔

消化道穿孔是严重的急腹症疾病之一，其病因众多。按其部位可分上消化道穿孔（胃、十二指肠穿孔）、下消化道穿孔（肠穿孔）。

（一）胃、十二指肠穿孔

胃、十二指肠穿孔是在上消化道穿孔中最多见，是临床上最常见的急腹症之一。最常见的病因是消化性溃疡，尤以十二指肠球部溃疡多见；其他少见的病因有胃肿瘤破裂、上腹部穿透伤或严重的闭合性挤压伤、吞服锐利异物（如鱼刺）、急性胃扩张等。

1.病理及临床概要　胃、十二指肠穿孔好发于青壮年，男性占大多数；穿孔部位多位于十二指肠球部前壁、胃窦小弯侧、胃体后壁等。由于穿孔使胃腔或十二指肠腔与腹膜腔相沟通，导致胃液或肠液、胆汁等流入腹腔内而引起急性化学性腹膜炎，随即细菌繁殖转变为感染性腹膜炎。慢性穿孔则常由胃、十二指肠球部溃疡慢性穿透或异物（如鱼刺）缓慢损伤所致。由于其穿孔过程缓慢，胃肠内容物极少流入腹腔内，常在胃、十二指肠周围或小网膜囊内形成炎性包块。临床表现主要以骤起的上腹剧烈疼痛，如刀割样，很快扩散至全腹。腹部触诊腹肌呈“板样”紧张，全腹压痛、反跳痛。外伤引起者有外伤史，上腹部有创口。

2.病变声像图

（1）腹腔内游离积液：少量积液时常在胆囊和胃十二指肠周围、肝肾间隙和右肝前下间隙等部位显示局限性的液性无回声区。对疑为上消化道穿孔患者，经口服5%碳酸氢钠液100~200 mL后，可发现胆囊和胃、十二指肠球部周围间隙游离积液有增多征象。积液较多时则除上述部位外，可在右下腹腔、盆腔内显示游离的液性暗区，透声性稍差，内可见细小点状、带状回声漂浮（图9-14）。

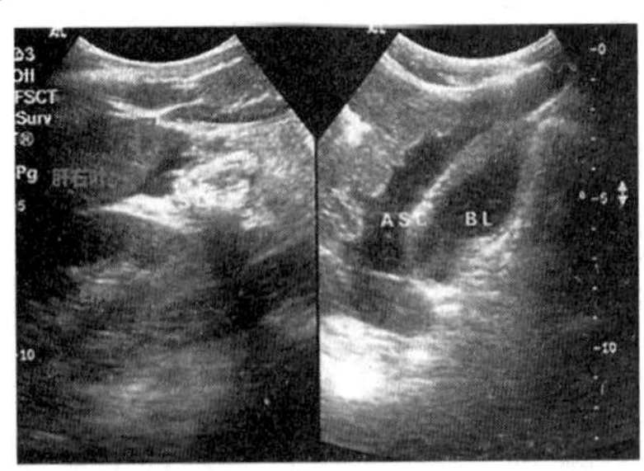

图9-14　腹腔游离积液（ASC示积液）

（2）腹腔内游离气体：采用左侧卧位或坐位，在肝左叶前方可见随体位改变而移动的气体强回声带，其后方常伴有多重反射。坐位检查，通过肝或脾透声窗在膈肌顶部和肝或脾间隙显示游离气体强回声带。

（3）穿孔部位直接征象：大部分十二指肠球部前壁溃疡、少部分胃窦部前壁溃疡穿孔者可直接显示穿孔部位和大小,表现为十二指肠球壁或胃窦部前壁明显增厚水肿,其管壁连续性中断,呈现大小不一回声失落区和腹腔相沟通,并可见腔内液体或气体溢入腹腔内的征象;或表现为增厚的管壁间见一条不规则条状强回带贯穿,和腹腔相沟通。少部分胃肿瘤穿孔者可显示胃壁低回声肿块,伴肿块连续性中断,使胃腔和腹腔沟通,也可见腔内液体或气体溢入腹腔内的征象。部分因锐利异物(如鱼刺)引起胃穿孔的则可显示异物呈带状强回声贯穿胃壁声像图表现。

(4)其他伴随征象:①胃肠蠕动减弱或消失;②小肠腔可轻度扩张,内径大于 2.0 cm,可伴胃肠腔胀气。

(5)慢性穿孔或穿孔被局限者,在胃和十二指肠周围、胆囊旁可见境界不清、边缘不规则、内部回声强弱不均的和周围组织或脏器粘连的包块形成。

(6)在超声引导下行腹腔穿刺常可抽出浑浊的或含有胆汁的液体。

3.诊断要点及临床思维　超声检查显示腹腔两侧膈下有游离气体伴胃、十二指肠周围间隙局限性积液或腹腔内游离积液,结合相关的临床表现,可明确诊断上消化道穿孔。对直接显示穿孔部位的消化性溃疡穿孔或胃肿瘤患者提示穿孔的病因诊断。

目前,临床诊断上消化道穿孔主要根据临床表现,并结合腹部 X 线下的膈下游离气体,超声检查一般不作首选的检查方法。但据文献资料和笔者的临床实践体会,超声检查对发现腹腔内游离气体具有较高的敏感性,几乎和 X 线检查无显著差异;有时还能显示 X 线不能发现的局限于肝上间隙的游离气体。而对腹腔游离积液和局限性腹腔包块的显示远比 X 线敏感和准确,可同时排除其他脏器的病变,弥补了 X 线检查阴性时的不足。另对部分患者可直接显示穿孔的部位、大小,达到病因诊断。因此笔者认为超声诊断胃、十二指肠穿孔具有独到的优势,尤其是对诊断十二指肠球部溃疡穿孔。只要超声医师熟练掌握操作技术,认真细致扫查、分析和鉴别,超声诊断胃、十二指肠穿孔具有很重要的临床价值。如果需要排除其他急腹症如胆系、胰腺、阑尾及妇产科等疾病,则超声检查应作为首选的检查方法。

(二)肠穿孔(或肠破裂)

肠穿孔(或破裂)临床上以腹部创伤引起多见,其中开放性创伤较闭合性创伤引起多见;而肠道本身疾病引起较少见,主要是肠道肿瘤、某些肠道特异性疾病(如肠结核、溃疡性结肠炎、克罗恩病等);另外肠腔内异物也可引起,主要有鱼刺、动物骨骼、锐利金属等。

1.病理及临床概要　肠穿孔中以小肠穿孔发生率较大肠明显高,在开放伤和闭合伤中均可发生,可发生在任何部位且常为多发性。而大肠穿孔大多由开放伤引起,闭合伤极少;以位置表浅的横结肠和乙状结肠发生居多,大多伴有其他脏器损伤。肠道肿瘤和炎症引起大肠穿孔较小肠多见;肠道异物引起的小肠穿孔较大肠多见。由于破裂使小肠或大肠腔与腹膜腔相沟通,导致肠液、肠内容物或粪便等流入腹腔内而引起急性化学性、细菌性腹膜炎;同时可伴有大量气体进入腹腔形成气腹,引起严重的感染性腹膜炎。

主要表现为腹痛、腹肌紧张、压痛和反跳痛等腹膜炎体征,但较胃、十二指肠穿孔症状出现稍晚,呈渐进性,程度也较轻,但常伴较明显腹胀,肠鸣音一般消失,可伴发热。

2.病变声像图

(1)腹腔内游离积液:少量积液时常在肠间隙周围、盆腔等部位,显示局限性的液性无回声区。积液较多时可在下腹腔、盆腔内显示较多游离的液性暗区,透声性稍差,内可见细小点状、带状回声漂浮。其中小肠穿孔的腹腔内游离积液明显较大肠穿孔要多。

（2）腹腔内游离气体：平卧位时，在肝左叶前方、前腹壁腹膜下方（用高频率探头扫查明显）可见随体位改变而移动的气体强回声带，其后方常伴有多重反射；坐位检查，通过肝或脾透声窗在膈肌顶部和肝或脾间隙显示游离气体强回声带。其中大肠穿孔的腹腔内游离气体较小肠穿孔明显。

（3）穿孔部位肠管声像图表现：①大部分闭合性创伤引起肠破裂可见损伤部位肠管壁常不同程度增厚水肿，回声较低，肠腔可轻度扩张，肠蠕动消失；肠间隙可形成不规则包块。用探头局部加压有明显压痛。一般较难直接显示破裂口、大小；②由肠道肿瘤引起的肠破裂者常可显示肠道“假肾”征肿块，伴其包膜破溃中断和腹腔沟通征象；肿块周围常伴有游离液体无回声；③部分因锐利异物（如鱼刺）引起的肠穿孔则可显示异物呈带状强回声贯穿肠壁和腹腔沟通的声像图。

（4）其他伴随征象：①肠蠕动减弱或消失；②不全性肠梗阻征象：肠腔可不同程度扩张，内径一般不大于 3.0 cm，肠腔内积液积气等。

（5）超声引导下行腹腔穿刺常可抽出浑浊的或血性的液体。

3.诊断要点及临床思维　超声检查显示肠间隙周围局限性积液或腹腔内游离积液，腹腔内有游离气体，局部肠管壁不同程度增厚水肿等，结合相关的病史和临床表现，可明确诊断肠穿孔。

虽然目前临床上诊断肠穿孔的主要依据是临床表现结合腹部 X 线透视诊断，超声检查尚未作为常规的检查方法。但超声检查在临床实践中具有较高的参考价值，它不但对显示腹腔内游离气体和游离液体具有较高的敏感性，同时可显示病损肠管的一些异常改变，判断是小肠或大肠穿孔，并可同步排除其他脏器的病变，弥补了 X 线检查阴性时的不足。另对由肠道肿瘤、肠腔异物引起肠穿孔诊断具有独到之处，不但能显示穿孔部位，并可显示穿孔的病因，弥补了其他检查的不足。因此，超声检查是临床诊断和鉴别诊断肠穿孔一种客观实用、简便安全、准确性高的方法。

第十章　肝胆胰疾病的超声检查

第一节　肝脏疾病

一、肝实质性占位性病变

(一)原发性肝细胞癌

1.声像图表现

(1)二维超声及彩色多普勒

1)巨块型:单个结节直径一般在 10 cm 以上,周边可见卫星灶,肝轮廓局限性向外隆起,多呈高回声,呈分叶状,边缘多清晰,内部回声不均,周围大血管受压移位。肿块发生液化坏死时可见形态不规则的无回声区。CDFI 示肿块周边及内部可见滋养血管,血管走行异常、迂曲。

2)结节型:可为单个结节或多个结节,大小不一,高回声、等回声及低回声结节均可见,高回声及等回声结节周边常伴声晕,低回声型后方回声可稍增强。CDFI 示同巨块型。

3)弥漫型:最少见,在肝硬化基础上发生,肝形态呈肝硬化表现,体积不缩小或增大,内可见弥漫分布的低回声结节,边界不清晰,常伴有门静脉、肝静脉或下腔静脉癌栓。CDFI 示肝内动脉血流信号增多、迂曲,癌栓处血流充盈缺损,动静脉瘘形成后门静脉内可见高速搏动的血流信号。

(2)超声造影:动脉相呈均匀或不均匀高增强,门脉相呈等增强或低增强,延迟相呈低增强,即典型的“快进快出”。

2.诊断注意点肝内结节为直接征象;肝内血管及胆管受压移位,门静脉、肝静脉内癌栓,动静脉瘘形成为间接征象,对诊断肝癌有重要意义。极少数病灶造影表现不典型,门静脉相及延迟相呈等增强,即“快进慢出”。近膈区结节易漏诊,突出于肝表面的结节易与肝外占位混淆,通过呼吸可见结节与肝同步运动来鉴别。

(二)肝胆管细胞癌

1.声像图表现

(1)二维超声及彩色多普勒:早期肝形态无明显改变,结节可呈高回声、等回声及低回声,边界不清晰,大多无声晕,无胆管扩张。CDFI 示多为乏血供,多数内部无明显血流信号或有少许血流信号。

(2)超声造影:动脉相早期大部分表现为高增强,增强方式可以不同,可表现完全增强或病灶周边不规则环状增强,在门脉相晚期及延迟相表现为低增强。

2.诊断注意点　肝门部可见肿大淋巴结,肝胆管细胞性肝癌通常不引起胆管扩张。

(三)转移性肝癌

1.声像图表现

(1)二维超声及彩色多普勒:肝内可见多个大小不一的结节,转移性结节回声表现与原发病灶相似,可呈强回声、高回声、等回声、低回声,部分转移结节可表现为牛眼征或靶环征。CDFI 示结节多为乏血供型,多数内部无明显血流信号。

(2)超声造影:①动脉相周边强化,呈厚环状或"面包圈"样,内部无明显强化,门脉相及延迟相整体无增强,呈"黑洞征";②与原发性肝细胞癌的造影表现相似,即"快进快出"。

2.诊断注意点　转移性肝癌声像图表现多样,与原发灶声像图表现相似。应对肿瘤患者肝内新近发现的囊实混合性病灶提高警惕。

(四)肝内少见恶性肿瘤

1.肝母细胞瘤

(1)声像图表现:少见,主要发生在婴幼儿,多为单个发生在右叶,体积巨大,呈卵圆形或分叶状,内部回声强弱不一,边界清晰。CDFI 示内部可见分枝状的动脉血流信号。

(2)诊断注意点:婴幼儿肝内巨大肿块应考虑肝母细胞瘤,肿瘤内部发现钙化灶可帮助诊断。

2.类癌

(1)声像图表现:最常见于胃肠道,肝的类癌以转移性多见,原发性罕见,多为不均匀高回声内含多个不规则无回声,呈混合回声,边界清。CDFI 示实性部分内可见分枝状的动脉血流信号。超声造影实性部分呈类似于原发性肝癌的表现,即为动脉相高增强,门脉相及延迟相低增强;囊性部分无造影剂填充。

(2)诊断注意点:与囊腺癌难以鉴别,结合胃肠道或其他部位的类癌病史可考虑本病。

(五)肝血管瘤

1.声像图表现

(1)二维超声及彩色多普勒

1)毛细血管瘤:常较小,直径一般在 1~3 cm,多数呈高回声,边界清晰,内部回声呈网格状,少数呈低回声,与周围肝组织间有细线状高回声分隔。CDFI 示较大血管瘤或低回声型血管瘤内可见血流信号。

2)海绵状血管瘤:多为单发性,体积较大,形状不规则,与周围界限可不清晰,内部回声强弱不一,呈蜂窝状,内部可出现钙化及血栓,后方回声不增强。CDFI 示内部及周边可见短线状或分枝状血流信号。

(2)超声造影:动脉相周边强化,可呈环状高增强或结节状增强,继而,周边强化灶融合,向中央逐渐填充,门脉相及延迟相继续填充,填充完全呈高增强或等增强,或中央可有始终未增强区域。

2.诊断注意点　小肝血管瘤有时不易与小肝癌鉴别,但血管瘤内部回声呈网格状,边缘可见线状高回声包膜可资鉴别。

(六)肝局灶性结节性增生

1.声像图表现

(1)二维超声及彩色多普勒:好发于近肝边缘处,单个或数个,可呈高回声、等回声及低回声,边界清晰或不清晰,少数内可见中心瘢痕。CDFI 示结节中心的离心性血流或放射状血流。

(2)超声造影：动脉相早期自中央向周边呈放射状增强，随即，病灶其他部位迅速均匀增强，门脉相及延迟相呈高增强或等增强，少数典型病例可见中央未增强的瘢痕组织。

2.诊断注意点　二维图像无特征性，发现结节中心的离心性血流或放射状血流可提高诊断率。

(七)肝腺瘤

1.声像图表现

(1)二维超声及彩色多普勒：较少见，多见于女性，可能与长期服用雌激素有关，常为单个，以肝右叶居多，以低回声居多，边界清晰，内部回声多较均匀，后方回声无增强。CDFI 示瘤内可见血流信号。

(2)超声造影：缺乏特异性，一般情况下表现为动脉相整体高增强、门脉相等增强、延迟相等增强或低增强，部分内可见无增强区。

2.诊断注意点　肝腺瘤不易与肝局灶性结节性增生及肝癌鉴别。肝腺瘤内很少出现扭曲的中央滋养动脉，因而在动脉相病灶内不会出现放射状增强，可与典型的肝局灶性结节性增生鉴别。当肝腺瘤延迟相呈低增强时与肝癌难以鉴别，必要时需行肝穿刺组织学活检鉴别。

(八)肝错构瘤

1.声像图表现

(1)二维超声及彩色多普勒：罕见，发生于婴幼儿，肿块体积大，界限清晰，病变呈中至高回声，常为多个高回声融合成片，间有多个圆形无回声区，边缘光滑，界限清楚，包膜回声不明显。

(2)超声造影：表现为一般良性结节的特点，即动脉相出现高增强，门脉相及延迟相为等增强。

2.诊断注意点　需与肝母细胞瘤鉴别，肝母细胞瘤为恶性，肝错构瘤为良性。肝母细胞瘤多为均质实质回声可伴钙化，肝错构瘤内可见多个囊性病灶。

(九)肝结核

1.声像图表现　肝形态、轮廓无明显改变或轻度肿大，病变较小时呈分布较均匀的低回声，病变较大时常呈不均匀强回声，境界清晰，轮廓不规则或分叶状。当病灶内有干酪样坏死时，可出现低回声或无回声区，病灶内可出现钙化。

2.诊断注意点　常需结合临床及其他检查进行考虑，病灶的形状、大小及回声短期内均可改变，钙化的强回声伴声影可帮助诊断。

二、肝囊性占位性病变

(一)单纯性肝囊肿

1.声像图表现　圆形或卵圆形无回声区，边界清晰，囊壁薄，可见侧方声影及后方回声增强效应。CDFI 示囊肿内无血流信号(图 10-1)。

2.诊断注意点　囊肿合并感染或出血时，囊内可呈低回声或可见光点回声，需与实质性病变及肝脓肿鉴别。

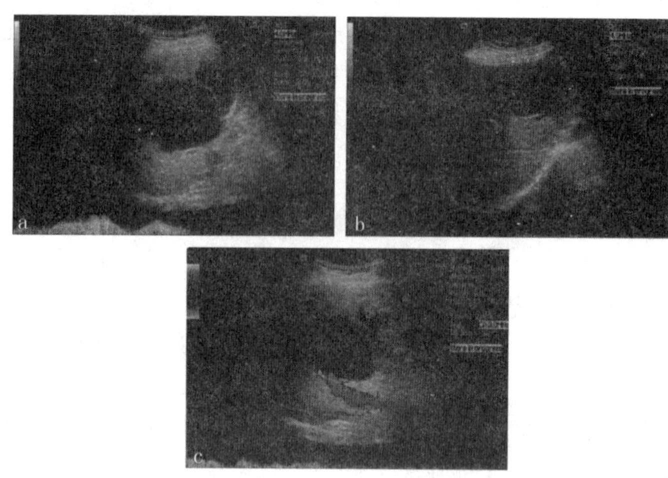

图 10-1　单纯性肝囊肿

（二）多囊肝

1.声像图表现　肝体积增大且形态失常，内布满无数大小不一、紧密相连的无回声区，囊肿间隔薄。CDFI 示囊肿内无血流信号。

2.诊断注意点　多囊肝需同时检查肾、胰、脾有无多囊病变，多囊肝及多囊肾体积巨大时需鉴别。

（三）肝脓肿

1.声像图表现

（1）二维超声及彩色多普勒：肝脓肿声像图表现呈动态改变，与脓肿的液化程度有关。①病程初期，病变区呈分布不均匀的等回声或低回声，边界欠清晰；②脓肿液化后可见厚壁无回声区，边界不清晰，无回声区内可见密集的光点回声，快速深呼吸或改变体位后可见光点漂浮现象，有时可见分层现象；③复期脓肿逐渐缩小消失。CDFI 示未液化区内可见血流信号，液化区内无血流信号。

（2）造影声像图：动脉相可见环状高增强，内部分隔也增强，似网格状，门脉相时，环状增强与分隔呈高增强或等增强，至延迟相，环状增强与分隔呈等增强，无回声区始终无增强。

2.诊断注意点　脓肿未液化时需与肿瘤性病变鉴别，可通过临床表现及动态观察鉴别或穿刺活检抽脓鉴别。液化期需与单纯性囊肿内出血及感染鉴别。单纯性囊肿壁薄，边界清；而脓肿壁厚，边界不清晰。细菌性肝脓肿与阿米巴性肝脓肿鉴别见表 10-1。

表 10-1　细菌性肝脓肿与阿米巴性肝脓肿的鉴别

鉴别要点	细菌性肝脓肿	阿米巴性肝脓肿
起病	起病多较急，高热，肝区疼痛	起病多较缓和，有阿米巴痢疾病史
肝形态	弥漫性肿大	肝大，或有局限性隆起
脓肿数	多个，单个者容积可很大	单个多见，多位于肝右叶
壁回声	壁不明显，周边回声强	壁厚，内壁呈虫蚀状

（续表）

鉴别要点	细菌性肝脓肿	阿米巴性肝脓肿
内部回声	无回声或较粗大光点	无回声伴细小光点
后壁后方回声	增强	增强
周邻关系	膈肌活动受限	膈肌活动受限,右侧胸腔积液

(四)肝包虫病

1.声像图表现　囊壁光滑完整,呈双层,囊内可见细小光点,活动后呈落雪征;有的囊肿内可见大小不一,数目不等的小囊肿,呈囊中囊征象;囊肿内壁损伤时可出现内壁塌陷、卷曲;有的囊壁呈蛋壳样钙化,囊内也可呈点状、斑片状强回声;有的囊壁增厚,囊液吸收成干酪样,囊内呈杂乱强光斑回声。

2.诊断注意点　主要需与单纯性囊肿和多囊肝鉴别,肝包虫囊肿囊壁厚,呈双层,囊内回声多样。

(五)膈下脓肿

1.声像图表现　膈肌与肝表面之间可见无回声区,内可见密集光点回声,其宽度与脓液多少相关,光点的多少与脓液的稠度相关。脓肿破溃入胸腔或刺激胸膜可见胸腔积液。

2.诊断注意点　膈下区可被分成多个区域,脓液量少时可明确定位,大量积脓时各间隙可融合成一大片而难以分区定位。

三、肝弥漫性病变

肝弥漫性病变是指多种病因所致的肝实质弥漫性损害,其声像图表现缺乏特异性,不同病因鉴别诊断较为困难,需结合临床资料及相关检查结果进行综合分析。

肝常用径线:①门静脉主干内径 1.0~1.3 cm,门静脉平均血流速度 15~20 cm/s;②肝动脉内径 0.4~0.5 cm。峰值血流速度 40~60 cm/s,阻力指数 0.50~0.70;③肝静脉内径:右肝静脉或中肝静脉内径 0.90~1.1 cm,左肝静脉因较细小,常汇入中肝静脉后再汇入下腔静脉,不作为测量标准。

(一)肝硬化和门静脉高压

1.临床表现　肝硬化中我国最常见的是门脉性肝硬化,病因主要是肝炎、乙醇和血吸虫;其次为胆汁性、坏死后性和淤血性。临床表现为食欲缺乏、乏力,失代偿期出现腹腔积液、脾大、食管胃底静脉曲张等表现。

2.声像图表现

(1)肝切面形态失常,肝各叶比例失调,其中血吸虫病肝以右叶缩小明显,肝左叶和尾叶相对增大。而病毒性及酒精性肝硬化全肝体积缩小或者左叶体积缩小,肝表面不光滑,凹凸不平,可呈细波浪、锯齿状,坏死性肝硬化肝表面可呈大波浪状或驼峰样改变(图 10-2),肝内光点回声增强、增粗,肝静脉变细,肝动脉代偿性扩张。

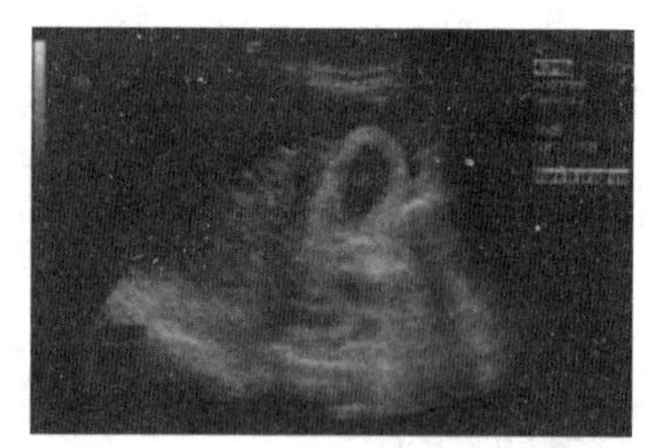

图 10-2　肝硬化，肝表面不光滑，呈细波浪状改变

（2）门静脉改变及门静脉高压征象

1）门静脉系统内径增宽，主干内径≥1.4 cm，脾切面内径增大（厚度≥4 cm，上下径≥11 cm）。脾静脉扩张、迂曲，内径≥0.8 cm。肠系膜上静脉扩张，内径>0.7 cm。

2）侧支循环开放：①胃左静脉扩张、迂曲（内径>0.5 cm）：显示为肝左叶后方胃小弯侧走行的管状、蜂窝状无回声区；②脐静脉重开，表现为门静脉左支囊部向前、向下延伸至肝包膜下，经腹壁至脐的管状无回声区；③脾肾交通、脾胃短静脉交通。

3）腹腔积液。

4）胆囊壁增厚，呈"双边影"。

（3）门静脉血栓门脉内出现片状和团状回声，填塞或部分填塞管腔。CDFI 示门脉血流变细，充盈缺损或不显示。

（4）门静脉系海绵样变：门静脉系呈不规则囊状、网状扩张。CDFI 呈静脉血流显示，并相互交通，呈海绵样结构。

3.诊断注意点　部分肝硬化病例再生结节超声显示呈低回声，与小肝癌鉴别诊断较困难，超声造影及穿刺活检有助于明确诊断。肝硬化合并门静脉血栓时要与门静脉癌栓鉴别，鉴别要点见表 10-2。

表 10-2　血栓与癌栓的鉴别

鉴别要点	血栓	癌栓
栓塞方向	自肝外向肝内	自肝内向肝外
栓塞程度	附壁血栓，部分栓塞	完全栓塞
栓子回声	早期呈低回声	呈较强回声
栓子内血流	未见动脉血流	内部可见动脉血流
病史	有肝硬化、脾切除病史	肝内可见癌灶

（二）脂肪肝

1.临床表现　脂肪肝是一种获得性可逆性代谢疾病，当肝内脂肪含量超过肝重量的 5% 时称为脂肪肝。

2.声像图表现　脂肪肝声像图分为弥漫性脂肪肝、局限性脂肪肝和非均匀性脂肪肝。

（1）弥漫性脂肪肝：肝实质内回声增强，前部分光点细而密，后部分光点回声减低。弥漫性脂肪肝可分为轻度、中度和重度（表 10-3）。

表 10-3　脂肪肝程度分型

分型	肝前区回声	肝后区回声	管道及膈肌显示情况
轻度	稍增强	稍衰减	正常显示
中度	增强	衰减	显示欠清，提高增益可显示
重度	明显增强	明显衰减	显示不清

(2)局限性脂肪肝：也称叶段型脂肪肝，呈脂肪变的肝实质分布在某一肝叶或某一肝段，回声明显增强，境界清楚，常以肝静脉为界。

(3)非均匀性脂肪肝：回声增强的肝实质内出现一个或多个类圆形或多边形低回声区，边界清楚，多位于肝右前叶和左内叶的胆囊区附近，此低回声区为局灶性脂肪缺失。

3.诊断注意点　肝组织同步等增强、等消退。肝癌及肝转移癌有明显占位效应，部分可见声晕，肿瘤周边及内部可见丰富高阻血流信号，周边血管移位变形。超声造影肝癌呈快进快退的增强，转移癌呈动脉期环形增强，延迟期呈“黑洞征”等特征性表现。

(三)血吸虫病肝

1.临床表现　血吸虫病是日本血吸虫寄生于人体引起的寄生虫病，晚期主要为门静脉高压的表现，如腹腔积液、巨脾、食管静脉曲张等。

2.声像图表现

(1)肝切面形态正常或失常。肝右叶常显示缩小，左叶增大。

(2)肝实质回声不均，肝内弥漫分布回声稍强的纤细光带，将肝脏实质回声分割呈小鳞片状或网格状回声。

(3)肝内门静脉壁回声增强、毛糙。

(4)脾大及腹腔积液等征象。

(四)淤血肝

1.临床表现　充血性心力衰竭、大量心包积液、缩窄性心包炎等引起回心血液回流受阻，导致下腔静脉及肝静脉系统扩张。

2.声像图表现

(1)下腔静脉、肝静脉及其属支内径均明显增宽，随心动周期和呼吸的变化不明显或消失。肝静脉内径测值大于 1.1 cm。

(2)彩色多普勒超声显示下腔静脉、肝静脉彩色血流在严重回流受阻时，血流反向，呈向肝血流。下腔静脉、肝静脉血流频谱三相波消失，呈向肝或离肝的单向血流频谱显示。

(五)肝糖原累积症

肝糖原累积症为先天性代谢性疾病，糖原累积在肝，致肝声像图异常，肝大，肝缘、肝角圆钝，肝实质回声明显增强，光点粗大，分布不均匀。

四、肝血管性病变

(一)门静脉病变

1.门静脉栓塞

(1)临床表现：门静脉栓塞起病较缓慢，且闭塞不完全，表现为腹部不适、食欲缺乏、腹泻或便秘等慢性消化不良的症状。急性栓塞可引起剧烈腹痛及血便等。另有其他门静脉高压症状及体征。

(2)声像图表现

1)二维超声:门静脉系统管腔内显示光点群回声,部分或全部充填管腔。急性期血栓回声较低,与静脉管腔内血液无回声有时难以鉴别;慢性期管腔内实性回声明显增强,较易鉴别。

2)彩色多普勒:门静脉栓塞时,显示管腔内彩色血流变细或管腔内边缘处彩色血流呈间隙状显示。完全栓塞时管腔内无彩色血流显示。

3)超声造影:主要用在鉴别门静脉栓塞病灶是否为癌栓,如果是癌栓,超声造影显示动脉期栓子内可见造影剂填充,回声增强,而后造影剂消退呈造影缺损区。

2.门静脉海绵样变　原发性门静脉海绵样变主要是由于门静脉先天性发育异常。继发性门静脉海绵样变是由于门静脉血栓、癌栓及外界压迫等使门静脉血流受阻。门静脉周围的小静脉增宽,引流阻塞远端的门静脉进入肝内门静脉分支。

(1)声像图表现

1)二维超声:①肝门区或肝内门静脉呈多个相互连通的蜂窝状无回声区,也可形成多条迂曲的管状无回声区(图 10-3a、b);②肝内的门静脉分支管壁增厚、狭窄及管腔闭塞呈索条状结构;③继发性病变时,肝可表现肝硬化、门脉高压的征象。

2)彩色多普勒:门静脉结构紊乱处囊状无回声、蜂窝状无回声、迂曲的多条管状无回声内显示彩色血流,呈红色、蓝色相间相互连通的门静脉血流信号(图 10-3 c、d)。

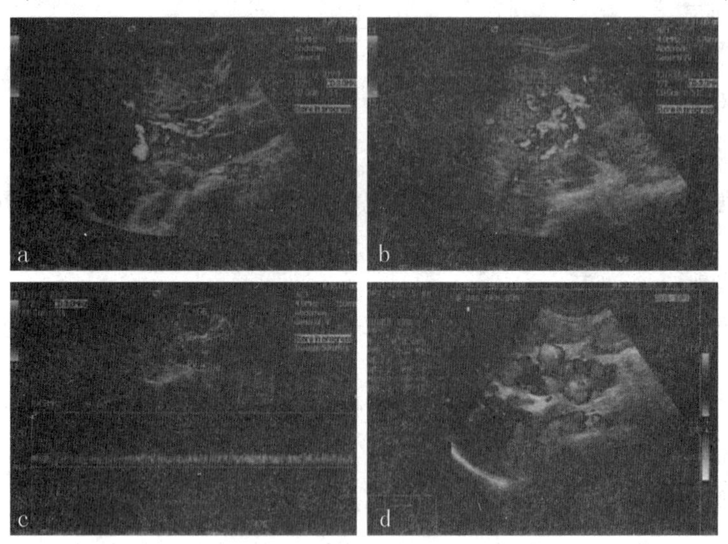

图 10-3　门脉海绵样变

a.门静脉癌栓并发门脉主干周围多发性细小静脉扩张;b.门静脉左支周围多发性细小静脉扩张;c.肝内外门静脉周围多发扩张静脉呈门静脉频谱;d.门静脉周围静脉明显扩张,甚至包绕胆管引起胆管扩张。

(2)诊断注意点:非均匀性脂肪肝及局限性脂肪肝应与肝肿瘤鉴别:表现为局灶性低回声时要与肝癌鉴别;局灶性高回声应与高回声型血管瘤及肝癌鉴别;多灶性高回声时需与肝

转移癌鉴别。非均匀性脂肪肝无占位效应，病变区域的门静脉及肝静脉走行正常，无受压移位及变形，内部未见明显异常血流信号，超声造影显示其无论在动脉相、门静脉相及延时相都与周围。

3.门静脉瘤　门静脉瘤是指门静脉主干或某一属支局限性扩张呈纺锤状或小囊状，又称为门静脉瘤样扩张。

声像图表现：二维超声显示门静脉血管局部有纺锤形或圆形扩张，局限性无回声区与门静脉血管相延续。CDFI 显示局部无回声区内呈漩涡状彩色血流，红蓝相间，且与门静脉某一支血流相延续，频谱也与相延续的门静脉支血流相近。

4.肝内静脉窦状扩张　又称肝静脉瘤，本病是先天性病变，由于肝静脉局部管壁薄弱所致，临床常无症状。

声像图表现：肝静脉走行部位显示有一至数个小的圆形或椭圆形无回声区，边界清晰，与肝静脉主干或分支相连通，包膜可不清晰。CDFI 无回声区内有彩色血流，并与肝静脉相通。频谱特征与相通的肝静脉内血流频谱基本一致。

（二）肝动脉、肝静脉病变

1.肝动脉瘤

（1）临床表现：肝动脉瘤大多数位于肝外，肝内少见。肝动脉瘤可无临床症状或表现为右上腹搏动性包块，肝动脉瘤破裂时表现为上腹痛，典型为绞痛，破入胆道或胃肠道则引起咯血及黑便。

（2）声像图表现：肝内型肝动脉瘤表现为肝内见圆形或椭圆形无回声区，壁完整，有时可发现与某一肝动脉支相通。有的肝内假性动脉瘤呈不规则的无回声区，内可见血凝块的低回声，见于肝外伤及各种手术后形成。

肝外型肝动脉瘤显示局限性管腔明显扩张，壁较薄，有搏动性，常可见某一肝动脉支相通。CDFI 显示红蓝相间血流信号。频谱显示瘤内高速的湍流频谱，特别需注意的是少数假性动脉瘤内血块较多，彩色血流部分充盈，呈红蓝相间的血流，频谱多普勒破口处可见高速血流（图 10-4）。

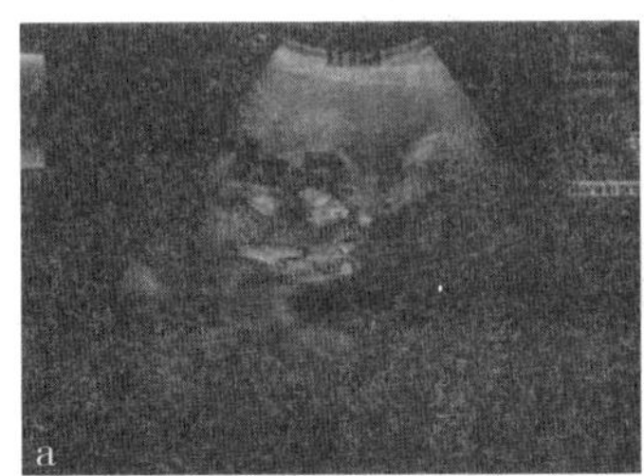

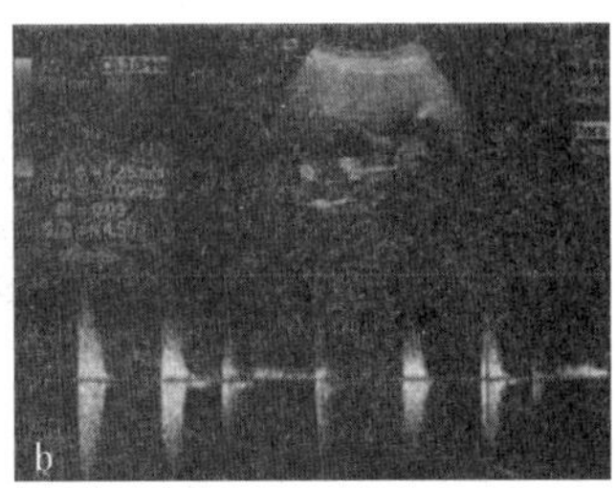

图 10-4　肝内假性动脉瘤

a.肝内可见局限性无回声区，形态不规则，周边壁厚薄不一，内部充盈彩色血流；b.频谱多普勒明显显示内部血流呈高速动脉血流。

2.布-查综合征　布-查综合征是一种由肝静脉和（或）下腔静脉阻塞引起的病变，又称 Budd-Chiari 综合征。布-查综合征多因肝静脉、下腔静脉发育异常引起，也见于静脉血栓或癌栓阻塞后。肝静脉回流受阻，进而导致门静脉高压表现。病变累及下腔静脉，则导致下腔静脉高压,引起血液回流受阻的表现。

(1)二维超声

1)下腔静脉梗阻图像:①膜型梗阻:下腔静脉梗阻段管腔内显示薄膜状强回声带,膜的厚薄不一,厚度>2 mm 时显示较清楚。有膜孔者,可见膜的某一局部连续中断(图 10-5a);②癌栓型梗阻:常见的肿瘤如肝癌和肾癌,下腔静脉管腔内显示栓子图像,形态呈类圆形,内部回声不均匀(图 10-5b);③狭窄或闭塞型梗阻:下腔静脉梗阻段的管壁回声增厚,管腔狭窄。远心端管腔逐渐增大。下腔静脉呈纤维性闭塞时,管腔无回声结构消失,呈条索状强光带回声(图 10-5 c、d);④血栓型梗阻:下腔静脉内出现实性回声,新鲜血栓,回声较低,有时与下腔静脉内血液无回声难以分清。陈旧性血栓,回声较强,回声不均匀,较易辨认(图 10-5e);⑤下腔静脉炎性梗阻:下腔静脉管壁增厚,内膜毛糙,不光滑,呈"花边状"。病变段的血管腔内常有附壁血栓发生;⑥下腔静脉外压性梗阻:下腔静脉周围脏器的肿大,如明显肝大、肿瘤、转移癌等,对下腔静脉压迫,使下腔静脉管腔变窄。

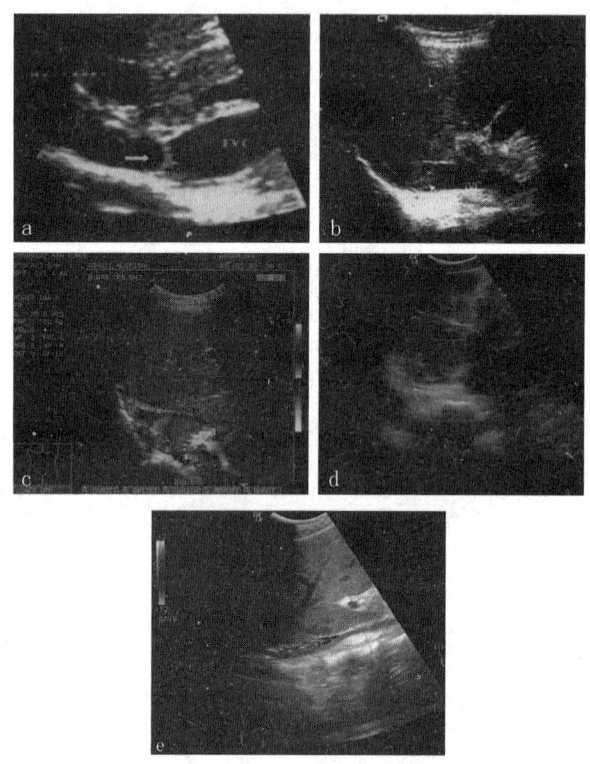

图 10-5　布-查综合征

a.下腔静脉肝段内可见膜状光带回声,且膜上可见小孔状中断;b.下腔静脉肝段内可见癌栓阻塞,致远端下腔静脉稍增宽;c.下腔静脉右房入口处先天性狭窄,致远端下腔静脉明显扩张,其内静脉血流方向较紊乱;d.下腔静脉肝段明显缩窄,管壁增厚,致远端下腔静脉明显扩张;c.下腔静脉内血栓充填,管腔明显狭窄,静脉血流部分充盈管腔。

2)肝静脉梗阻的图像:三支肝静脉可累及 1 支、2 支,或 3 支肝静脉均受累。其梗阻的类型与下腔静脉梗阻类型相同。①隔膜样梗阻:在汇入第二肝门处受累肝静脉的汇入口处显示细光带回声将肝静脉与下腔静脉分隔,肝静脉受累支管腔增宽,血流缓慢;②纤维性狭窄及闭塞性梗阻:受累肝静脉管壁增厚,管腔变细或管腔闭塞,或管腔结构显示不清晰;③肝静脉内癌栓或血栓性梗阻:癌栓处肝静脉管腔内显示实性回声,回声分布不均。新鲜血栓者,为低回声甚至为无回声,陈旧性者回声增强;④肝静脉之间显示侧支循环及交通支的图像。在肝静脉之间形成交通支和侧支循环。肝静脉之间显示不规则走行的无回声管道,呈“蛇行”状,或呈“S”状及“C”状,将相邻的肝静脉连通,且粗细不均匀。

3)肝改变:肝切面形态失常,肝尾叶明显增大及门静脉高压图像。

(2)彩色多普勒血流显像

1)下腔静脉表现:下腔静脉狭窄段彩色血流信号变细,下腔静脉完全闭塞时,闭塞段无彩色血流显示。梗阻段远端下腔静脉内彩色较暗,流速减慢所致。严重病例,下腔静脉内血流反向流动,色彩逆转。

2)肝静脉表现:完全梗阻时受累的肝静脉血流反向流动,色彩逆转。经交通支引流至正常肝静脉或肝尾状叶静脉回流至下腔静脉。受累肝静脉狭窄时,狭窄段彩色血流变细,色彩变亮或色彩增多。

3)门静脉压高压表现。

(3)诊断注意点:布-查综合征临床变化多,易误诊为肝硬化而延误治疗。彩色多普勒超声不仅显示下腔静脉病变图像,而且可同时显示肝静脉病变,肝静脉交通支及侧支回流,肝实质的改变和门静脉高压,是一种非侵入性、更安全、更方便的诊断方法。对于X线造影不能显影的病例,超声检查不受限制。且对可疑病例彩色多普勒超声可反复检查,动态观察其进展。对适合球囊扩张术和血管内支架植入术的患者,可在彩色多普勒超声的监视下施行,并可在术后追踪观察。对于进行冠状动脉旁路移植术的患者,彩色多普勒超声可随访、复查人工血管的情况。

五、移植肝

超声在肝移植术前、术中、术后,特别是术后并发症的监测中具有重要的意义。

(一)术前超声检查

1.二维超声 主要用于观察肝及相关脏器的大小、形态、内部结构,探查有无占位性病变;肝内外管道系统有无异常回声;有无胸腔积液、腹腔积液等。排除肝移植的禁忌证(如肝转移癌),以确定是否为肝移植适应证。

2.彩色多普勒 主要观察肝内外血管系统,了解肝血管的分布及其分支、有无栓塞及周围侧支情况等。

3.超声造影 超声造影能提高肝局灶性病变定性诊断的准确性,提高对血管病变或并发症的诊断准确性。

(二)术中超声观察内容

1.活体肝移植供体 重点探查肝静脉,将探头置于肝膈面,先确认下腔静脉位置。从肝上开始,沿肝膈面做横断扫描,确认肝中静脉全程走行,并在肝表面利用电刀进行标记。如切取右半肝作为供肝时,需仔细扫查肝中静脉的属支及副肝右静脉,重点标记直径超过5 mm的粗大属支的汇入点及其在肝表面的投影,以便对这些静脉进行必要的重建和吻合;如切取左半肝作为供肝,还应明确肝中静脉是否与肝左静脉共干。此外,根据外科医师需要，进一步扫查门静脉及肝动脉是否存在变异。

2.肝植入血管重建后　重点观察移植肝肝动脉、门静脉、肝静脉吻合口及其近端、远端血流情况。如发现肝动脉无血流信号，或血流显示不良，吻合口远端峰值流速小于 25 cm/s，在排除血管痉挛因素后，提示有肝动脉急性血栓形成、吻合口狭窄、吻合血管成角等可能，需要重新吻合肝动脉，对于活体供肝植入后，还可测量吻合后门静脉的血流速度及血流量，若发现门静脉血流明显不足，应注意为侧支分流造成；如门静脉血流量明显增大[大于 25 mL/(min · kg)]，提示术后有发生小肝综合征的可能，可考虑进行脾动脉结扎等相应处理。此外，术中超声还需观察吻合后下腔静脉和肝静脉的血流通畅性以确保移植肝流出道的通畅。

(三)术后超声检查

一般于术后 24 小时内常规进行第一次床边超声检查，获得基础资料。术后 1 个月内每周至少进行 2~3 次超声检查，直至患者完全稳定。对于中后期患者，一般建议每隔 3 个月左右复查一次超声。

1.正常移植肝二维及彩色多普勒血流动力学变化

(1)移植肝二维声像图变化：正常移植肝术后体积增大，内部回声不均，实质回声稍增强，肝内细小管道结构显示不清，部分患者肝周边可有大小不等、形状不一、边界不清的低回声灶，可能与冷缺血有关，约 4 周内可恢复正常。

(2)肝动脉峰值及门静脉血流速度的变化：肝移植术后早期(1 周内)肝动脉流速偏低，门静脉流速偏高，大约于 1 周后肝动脉流速进入正常范围。阻力指数(RI)比较稳定，反映血流循环阻力良好。如果肝移植术后肝动脉阻力指数持续增高，而肝动脉收缩期峰值血流速度逐渐下降，应警惕移植肝肝动脉即将形成血栓的可能。而肝动脉阻力指数持续减低(RI<0.5)应警惕移植肝肝动脉狭窄的可能。

2.移植肝血管并发症声像图改变

(1)移植肝动脉血栓形成

1)临床表现：肝动脉血栓形成是肝移植术后最严重的并发症，通常发生在移植术后的 5~10 天，成人发生率 3%~5%，小儿 9%~15%，总发生率 6%~9%。原因与动脉血管细小、内膜分离、吻合口缩窄和成角等因素有关。临床症状不典型，可有发热、氨基转移酶升高、肝区疼痛等，如不及时治疗，可引起高达 75%的病死率。

2)声像图表现：①肝动脉血流信号完全消失，沿门静脉分支仔细寻找是否有肝动脉血流信号的消失；②门静脉血流速度明显增加，呈花色血流，其血流平均速度增加达 35 cm/s 以上多见；③移植肝体积增大，内部回声不均匀，早期肝回声弥漫性减低，以后可出现坏死的低回声区或无回声区，形成肝脓肿者，无回声区内部较多的光点回声；④超声造影对肝动脉血栓栓塞具有决定性诊断价值，超声造影未显示肝动脉血流，只显示门静脉血流。

3)诊断注意点：肝动脉血栓形成诊断时要警惕假阳性和假阴性，假阳性主要见于排斥反应，肝动脉狭窄、细小、成角、解剖异常。病毒性肝炎、肝组织水肿及仪器敏感度低等因素影响肝动脉显示，并不一定就意味着有肝动脉血栓形成。假阴性主要来源于膈下动脉、肠系膜上动脉或肝动脉近端的侧支形成。对部分已有侧支循环形成的肝动脉血栓形成患者，肝内往往仍能检测到动脉血流信号，但常伴有阻力指数(resistance index，RI)降低和收缩期加速时间(systolic acceleration time,SAT)的延长。在应用造影剂后肝动脉的显示可得到明显改善,这一技术可以明显减少肝动脉血栓形成的假阳性,减少具有创伤性的血管造影。

(2)移植肝动脉狭窄

1)临床表现:移植肝动脉狭窄发生率约为10%,最常见于吻合口。临床主要表现为氨基转移酶升高等肝功能损害。

2)声像图表现:彩色多普勒超声表现为吻合口处肝动脉内的高速血流,呈花色血流;肝内肝动脉分支出现所谓的“慢小波”波形,即低速、低阻频谱,频谱多普勒测得肝内SAT>0.08s和RI<0.5,可提示肝动脉狭窄,但诊断前应排除动脉暂时性痉挛所致。

(3)移植肝动静脉瘘:常因肝活检损伤所致,往往很小且多为意外发现。

声像图表现:灰阶超声可无任何异常,彩色多普勒超声显示门静脉内有反向血流或双向血流或肝静脉管腔内出现五彩镶嵌血流束;脉冲多普勒于静脉管腔内测得“高速低阻”型动脉血流频谱,肝动脉阻力指数及搏动指数减低。

(4)移植肝动脉假性动脉瘤　肝动脉假性动脉瘤是动脉壁破裂形成的、与动脉腔沟通的搏动性血肿。

声像图表现:彩色多普勒超声显示血管周围无回声或混合性回声区内呈红蓝相间的彩色血流,非常有特征性,破裂处可探及双期双向高速血流频谱。

(5)移植肝静脉并发症声像图表现

1)静脉吻合口狭窄甚至急性静脉闭塞,彩色多普勒表现为吻合口处彩色血流束变细,弯曲甚至中断或呈盲袋样较大血流束。

2)移植肝血管内血栓、癌栓堵塞肝静脉或下腔静脉,彩色多普勒表现为血流束充盈缺损或明显受压移位,血流束变窄。

3)排斥反应、胆道并发症、肝动脉并发症、病毒性肝炎等原因引起移植肝功能损害时导致肝静脉频谱变钝,反相波消失即HV1型。随着肝功能损害加重,肝静脉频谱呈“类门脉样”平坦波形即HV2型。

3.移植肝胆道并发症　肝移植术后胆道并发症种类较多,常见分为两大类:胆漏和胆道梗阻。肝移植术后胆道并发症按病因学分类,可分为缺血性、技术性、免疫性损伤及其他。其中,移植肝动脉系统供血不足,缺血,再灌注损伤、胆管吻合缺陷及排异反应为最重要的影响因素。声像图表现如下。

(1)胆管扩张:肝内外胆管扩张,也可表现为肝内胆管局部多处狭窄及扩张。

(2)胆漏:胆管吻合口处、肝内或肝周局限性积液暗区,内可见细小光点。

(3)胆汁淤积:肝内外胆管腔内透声差,可见细小光点回声。

(4)胆泥:主要分布在肝外胆管和大的肝内胆管分支,扩张的胆管腔内出现团状或条索状中高回声,后方无声影。

(5)结石:局部胆管腔内强光团,后方伴声影,伴或不伴局部胆管扩张。

第二节 胆道疾病

一、检查方法

需禁食8小时以上，尤以晨间空腹为宜。急症患者无须准备，应立即进行检查。探头频率胖者用3.5MHz，瘦者及儿童可用5.0MHz。仰卧位为最常用的体位，左侧卧位、右侧卧位、半卧位或坐位、膝胸卧位可选用。探头于右肋缘下腹直肌外侧缘进行纵向及横向扫查，右侧第7~8肋间斜向扫查及右肋缘下向上斜向扫查，均可获得胆囊的一系列长轴及短轴切面。

右肋缘下、剑突下作斜向及横向扫查，可获得与同名门静脉伴行的肝内段间、叶间及左右肝管图像。于右上腹正中旁进行斜，纵向扫查，可获得肝总管及胆总管上、下段纵断面。从肝门部至胰腺平面进行一系列横断面扫查，可显示肝外各段胆管的横断面图像。

二、正常超声声像图

正常胆囊长径<8.5 cm，前后径<3.5 cm，胆囊壁厚<3 mm，在测量胆囊长径时，如胆囊有折叠呈弯曲状，应分段测量再相加。

正常左右肝管位于门静脉左右支腹侧，内径2~3 mm。应用高分辨力的超声也可显示与门静脉伴行的叶间、段间胆管，但管径较细，不易测量。

右上腹斜-纵断切面，在第一肝门部可显示肝总管及胆总管上段，位于门静脉左前方，呈一细管道结构。在门静脉与肝总管之间常可见右肝动脉的小圆形横断面，可作为肝总管的定位标志。肝总管与胆囊管汇合成胆总管，胆总管上段与门静脉伴行，下段与下腔静脉伴行，位于下腔静脉的前方，胆总管下段常因肠气遮盖，显示率较低，但改变体位或饮水充盈十二指肠后，可提高显示率。正常肝总管内径小于0.6 cm，胆总管内径小于0.8 cm。

三、胆囊结石

1.临床表现　右上腹隐痛、饱胀及消化不良。有的可无明显症状，当结石阻塞胆囊管时可引起胆绞痛。

2.声像图表现

（1）典型的胆囊结石：胆囊内强回声光团；后方伴声影；可随体位变化而移动。

（2）非典型声像图表现

1）胆囊填满型结石：胆囊区可见一恒定的弧形强光带，后方伴宽大声影。如合并慢性胆囊炎，胆囊壁增厚，可形成囊壁结石声影"三合征"（WES征），此特征具有较高的诊断价值。

2）胆囊泥沙样结石：胆囊内见强回声光点群，呈带状沉积于胆囊后壁，后方伴声影。改变体位时，强回声带因结石移动可重新分布。当结石细小，疏松，沉积层较薄时，可无明显声影。

3）胆囊颈部结石：胆囊颈部的强回声光团，后方伴声影。结石较小或未嵌顿时，胸膝卧位可使结石向胆囊底部移动，提高检出率。嵌顿于胆囊颈部时多伴有胆囊肿大。

4）胆囊壁间结石：胆囊黏膜下可见强回声斑点，其后常伴"彗星尾征"，不随体位改变移动。

3.诊断注意点　胆囊填满型结石应与肠内容物或气体相鉴别，前者表现为恒定的强回声光带，伴干净的声影。而肠气强回声团的形态不固定，且后方声影混浊，呈多重反射的回声带，肠内容物及肠气可随肠蠕动而移动；胆囊颈部嵌顿结石应与肝门部气体强回声、肝门部钙化淋巴结等相鉴别。胆囊颈部嵌顿的结石有时会压迫肝总管，引起受压部位以上的胆管扩张，称为Mirizzi综合征。

四、胆管结石

（一）肝内胆管结石

1.临床表现　一般无症状，肝内结石合并感染时可能出现上腹部肝区胀痛不适、发热、恶心、呕吐等上消化道症状。

2.声像图表现　在肝实质中沿胆管走向分布的强回声光团，后方伴声影；可伴有远端胆管扩张。

3.诊断注意点　要与位于肝左叶的肝圆韧带鉴别；肝内钙化灶多位于肝周边区或肝静脉旁；肝内胆管积气紧贴胆管前壁，形态不稳定，后有多重反射回声带。

（二）肝外胆管结石

1.临床表现　患者多数有反复发作的上腹部不适和疼痛，有时可有轻度黄疸。结石梗阻并急性化脓性胆管炎时可出现上腹部绞痛、黄疸、寒战和高热。

2.声像图表现　扩张的肝外胆管内可见一个或多个强回声光团，后方伴有声影。

3.诊断注意点　肝外胆管上段结石易显示，下段因气体遮盖，显示较困难，若改变体位或饮水充盈肠管可提高下段胆管结石的检出率。

五、胆囊炎

（一）急性胆囊炎

1.临床表现　轻者可有右上腹疼痛、低热及消化不良，重症者则有右上腹绞痛，寒战、高热、恶心、呕吐，个别病例可有腹膜刺激症状。

2.声像图表现　胆囊肿大，胆囊壁弥漫增厚，胆囊内可出现炎性渗出物所致的细小、粗大或絮状回声，可伴有结石；胆囊穿孔时可见胆囊壁连续中断，胆囊有所缩小，胆囊周围有不规则无回声区；探头探触胆囊表面区域时有明显触痛，即超声莫菲征阳性。

3.诊断注意点　急性胆囊炎胆囊壁增厚应与急性肝炎、肝硬化、低蛋白血症、心力衰竭、肾疾病等引起的胆囊壁增厚或呈"双边影"进行鉴别。后者疾病胆囊无显著增大，超声莫菲征阴性，且均有相应的临床表现及实验室检查异常结果，可与之鉴别。

（二）慢性胆囊炎

1.临床表现　多不典型，可有腹胀、厌油等消化不良症状。

2.声像图表现　轻型慢性胆囊炎，胆囊大小可正常，仅胆囊壁稍增厚；慢性胆囊炎后期胆囊可萎缩，胆囊缩小，壁增厚回声强，边界模糊不清；胆囊收缩功能减低或丧失；如合并有填满型结石，可以出现WES征；如胆囊慢性穿孔合并消化道内瘘，则胆囊及肝内胆管内可见气体回声。

3.诊断注意点　慢性胆囊炎囊壁增厚应与厚壁型胆囊癌相鉴别，后者增厚的胆囊壁厚薄不均，内壁多不规则；弥漫型胆囊腺肌症胆囊壁也增厚，内多伴有壁间结石及小的无回声区;餐后胆囊也表现为胆囊壁增厚,但胆囊壁较柔和光滑而不僵硬毛糙;急性肝炎、肝硬化、低蛋白血症、心力衰竭、肾疾病等引起的胆囊壁增厚,如无其他慢性胆囊炎依据,可仅提示胆囊壁增厚;WES征时应与肠气回声相鉴别,后者随肠蠕动可变化,且"声影"混浊;有些病例胆囊壁因长期慢性纤维化而引起蛋壳样钙化,称为瓷器样胆囊,声像图表现与不伴WES征的填满型胆囊结石不易鉴别;合并消化道内瘘时,胆囊液性腔消失,回声杂乱并气体强回声,与胃肠道不易鉴别。

六、胆管炎

(一)化脓性胆管炎

1.临床表现　有上腹部疼痛、寒战、高热、恶心、呕吐等症状,晚期可出现黄疸。

2.声像图表现　肝内外胆管高度扩张,管壁增厚;常伴有胆囊肿大、胆汁内有密集光点回声;胆管内可检测到结石等。

(二)硬化性胆管炎

1.临床表现　临床上主要表现为黄疸反复发生,多伴有发热,右上腹疼痛及肝大、脾大。

2.声像图表现　胆管壁回声增强,管壁增厚4~5 mm;胆管腔狭窄甚至闭塞;病变仅累及某一节段时,仅表现为局部管壁增厚、狭窄,远端扩张;累及整个胆道系统时,肝回声增强,实质内出现较多"等号"状强回声或走行僵直的细条状强回声。

3.诊断注意点　硬化性胆管炎局部硬化突起时与浸润型胆管癌声像图相似,有时难以鉴别;身体偏瘦的青少年肝内管道系统回声较强,但肝实质回声正常。

七、胆囊癌

1.临床表现　早期无特殊症状,晚期可出现腹痛、消瘦、食欲缺乏、黄疸、右上腹包块和腹腔积液。

2.声像图表现　根据癌肿生长类型及进展程度不回声像图可分为五型。

(1)小结节型:癌肿呈乳头状结节突入腔内,表面不平整,基底部较宽,好发于胆囊颈部。CDFI:肿瘤内或基底部可见星点状彩色动脉血流信号。此型为胆囊癌的早期表现。

(2)蕈伞状型:胆囊癌呈弱回声或中等回声,形似蕈伞状肿块,突入胆囊腔内,基底宽,可单发,也可多发融合成不规则团块。

(3)厚壁型:胆囊壁受肿瘤浸润呈局限性或弥漫性不均匀增厚,以颈部或体部更显著。内壁线不规则,胆囊腔狭窄变形。

(4)混合型:此型较多见,其声像图表现为蕈伞型加厚壁型的表现。

(5)实块型:正常胆囊无回声区消失,整个胆囊为一实性肿块取代,边缘不规则,轮廓欠清晰,内部回声强弱不均,大部分肿块内伴有结石强光团及声影。如肿瘤浸润肝时,胆囊与肝无明显分界,并可见到肝实质内浸润病灶,如转移到肝门及胆囊周围淋巴结时,可形成多个低回声结节。实块型为胆囊癌晚期表现,CDFI显示胆囊癌肿内有丰富的彩色血流信号,呈高速低阻的动脉频谱(图10-6)。

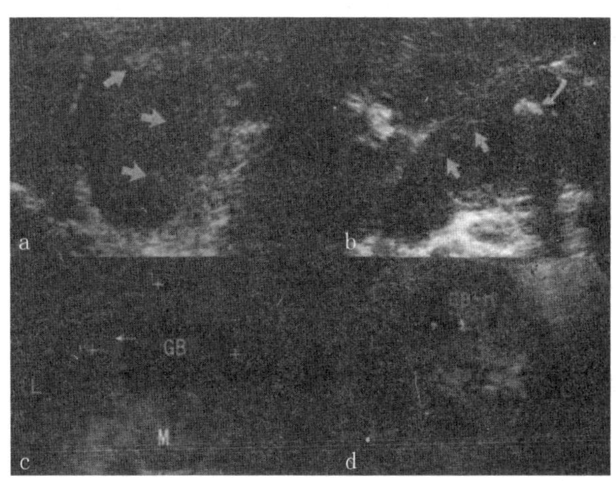

图 10-6　胆囊癌

a.小结节型：箭头示凸向胆囊腔的高回声乳头状结节；b.厚壁型：向上的箭头示增厚的胆囊壁，内壁线不规则，向下的箭头示胆囊结石；c.混合型：胆囊（GB）内可见一稍高回声团（M），形态不规则，箭头处显示胆囊壁增厚，且内壁不光整；d.实块型：胆囊轮廓不清，被一等回声团占据（GB-M），与肝（L）分界不清，CDFI 可见较丰富的血流信号。

超声造影时，绝大多数胆囊癌早期呈迅速高增强，而后逐渐减退为低增强，增强变低时间 20~40s，即有“快进快出”的特点；厚壁型胆囊癌超声造影早期呈等或低增强，囊壁层次不清，造影晚期呈边界清楚的低增强，受侵犯的周围肝实质也呈低增强。

3.诊断注意点　小结节型及蕈伞型胆囊癌应与胆囊息肉、胆囊腺瘤相鉴别，后者一般体积较小，常在 1.5 cm 之内，且基底部较窄；厚壁型胆囊癌应与慢性胆囊炎及胆囊腺肌症相鉴别，慢性胆囊炎胆囊壁均匀增厚，回声较强，内膜较光整可与之鉴别。胆囊腺肌症增厚的胆囊壁内可见罗-阿窦的小类圆形无回声区及伴有“彗星尾征”的小强光斑回声；胆囊癌实块型应与胆囊淤积稠厚的胆汁、脓液或血凝块泥沙样沉积物相鉴别，后者胆囊轮廓是清晰的，壁的连续性未遭破坏，肝及胆囊周围淋巴结无转移；超声造影时，胆囊病变增强水平不能作为良恶性鉴别的标准，胆囊良性病变如胆囊息肉与胆囊腺瘤等在动脉期均表现为高增强，胆囊癌也多表现为高增强。比较有意义的指标是胆囊病变大小、增强消退时间、病变基底部囊壁完整性、周围组织有无浸润及转移等。

八、胆管癌

1.临床表现　早期缺乏典型的临床表现，多以进行性加深的无痛性黄疸就诊，常伴有皮肤瘙痒、食欲缺乏、腹泻和消瘦等，晚期出现肝大、脾大和腹腔积液。

2.声像图表现

（1）直接征象：①乳头型：扩张的胆管腔内可见乳头状或结节状的高回声或中等回声的软组织样肿块，形态不规则，后方无声影，肿块与胆管壁无分界；②狭窄型或截断型：扩张的胆管远端因癌组织浸润，管腔内径狭窄呈“鼠尾征”，或被肿块突然截断，阻塞端及其周围可见肿瘤组织的致密斑点状回声。

（2）间接征象：①肝门部左右肝管汇合处癌肿阻塞时，可引起肝内胆管扩张；②肝外胆管下段癌肿阻塞时可引起肝内胆管、肝总管、胆总管扩张，胆囊肿大；③癌肿有转移时，肝内可见占位性病变,肝门部淋巴管可肿大。CDFI 可根据血管内彩色血流信号显示判断与其相伴行的扩张胆管,胆管肿瘤内常有动脉血流信号。

超声造影时,肝门部胆管癌比周围肝实质早或同时增强,以高或等增强为主,至动脉晚期即迅速消退为低增强,有快进快出的特点。胆管下段癌造影早期呈等或稍高增强,多与胆管壁同时强化,造影晚期呈低增强。

3.诊断注意点　肝门部胆管癌瘤灶常较小,多依赖肝内胆管扩张间接诊断此病;发生在胆管末端壶腹部的胆管癌会伴有胰管扩张,癌瘤体积较小,且受十二指肠气体干扰,检出率较低。

九、胆囊增生性疾病

(一)胆囊胆固醇息肉

1.声像图表现　胆囊内呈球形或乳头状强回声或等回声团附着于囊内壁;多有细蒂相连,不随体位改变而移动;小的强回声灶后方多伴有彗星尾征;息肉体积较小,一般不超过 1 cm。常为多发。

2.诊断注意点　胆固醇息肉是胆囊息肉样病变中最常见的类型,除此还包括炎症性息肉和腺瘤样息肉,腺瘤样息肉以单发性和等回声多见,基底部较宽也可带蒂。炎性息肉多合并胆囊炎、胆囊结石。不典型的胆固醇息肉与真性的胆囊肿瘤不易鉴别,临床中对超过 1 cm 或随访中增大 3 mm 以上的胆囊内息肉样病变常要选择胆囊切除术。

(二)胆囊腺肌增生症

声像图表现:胆囊腺肌增生症又称胆囊腺肌症,受累的胆囊壁明显增厚,根据增生的部位和范围可分为三型:①局限型:胆囊底部呈圆锥帽状增厚,此型多见;②节段型:胆囊底体部壁节段性增厚,呈“三角征”;③弥漫型:胆囊壁弥漫性增厚;增厚的胆囊壁内可见小囊状的无回声区或低回声区即罗-阿窦,合并有小结石时,可见强回声斑,后伴“彗星尾征”;脂餐试验显示胆囊收缩功能亢进。

十、胆管先天性疾病

(一)先天性胆总管囊状扩张症

1.临床表现　又称先天性胆总管囊肿,体征为腹部肿块,可有间歇性腹痛、黄疸等;可合并胆管结石、胆管炎;可合并癌变。

2.声像图表现　胆总管部位可见椭圆形或梭形无回声区,壁薄、后方回声增强;囊肿无回声区上段与近端胆管相通;胆囊常因囊肿向腹前壁推挤、移位。

3.诊断注意点　应与肝门部肝囊肿、胆囊积液、小网膜囊肿、胰头部囊肿等鉴别,胆总管囊肿与近端胆管相通,此为重要鉴别点。

(二)肝内胆管囊状扩张症(Caroli 病)

1.临床表现　继发结石或感染后可出现发热、黄疸、肝区痛等;7%~10%的病例可合并胆管癌。

2.声像图表现　肝内可出现圆形或梭形的无回声区,呈单个或节段性,沿左右肝管及肝内胆管分布;囊腔无回声区与未扩张的胆管相通,囊腔之间也可相通。

3.诊断注意点　应与多囊肝、肝囊肿,梗阻所致的肝内胆管扩张等相鉴别。梗阻所致的肝内胆管扩张为长条形的扩张管腔,并在梗阻部位可发现引起梗阻的病因。

(三)胆道闭锁

90%以上胆道闭锁为肝内型,即肝内外胆管全闭锁或以肝内胆管闭锁为主。肝外型即肝外胆管闭锁伴继发性肝内胆管扩张。

1.临床表现　患儿出生后数周内出现进行性加重的黄疸,伴黄色尿和白陶土色粪便。如不治疗常在1岁左右死于门静脉高压、肝衰竭。

2.声像图表现　大多数患儿肝内外胆管及胆囊均不显示,少数可看到小囊腔的胆囊,或检测到肝外胆管;部分病例在肝门部门静脉左右支前方可见一条索状高回声光带,是左右肝管汇合部闭锁后形成的纤维块,两端较窄,中间稍膨大,边界清楚;肝外型表现为闭锁部位以上肝内、外胆管扩张,闭锁部位以下肝外胆管难以显示;晚期病例伴有肝大、脾大、腹腔积液等声像图表现。

3.诊断注意点　肝内型要与新生儿肝炎相鉴别,后者胆囊及肝外胆管一般多能显示。

第三节　胰腺疾病

一、检查方法

成人常用3.5MHz凸阵探头,肥胖者可选用2.5MHz探头,体瘦或少年儿童,可选用5MHz探头。检查前要求禁食8小时以上,仰卧位为常用体位,胃肠气体较多致胰腺无法显示时,可取半卧位或坐位,必要时采用左侧卧位以利显示胰体和胰尾,采用右侧卧位以利显示胰头。首先在第1~2腰椎水平进行横切扫查腹部显示胰腺长轴切面,然后上下移动,也可做右低左高位斜切扫查,以利全面观察胰腺形态。横切扫查后,用纵切扫查显示胰腺短轴切面。

二、正常超声声像图

横切扫查时可显示胰腺长轴切面,正常胰腺常见有蝌蚪形,其次哑铃形及腊肠形等。目前公认的测量方法为切线测量法,根据胰腺走行的弯曲度划一些切线,分别在胰腺的头、体、尾的测量处作垂直线来测量胰腺的前后缘。一般认为,胰头厚度小于2.5 cm;胰体、尾厚度在1.5 cm左右,大于2 cm应考虑异常;胰管直径为1~2 mm,超过2 mm者应考虑胰管增粗。

三、急性胰腺炎

临床表现为急性发作上腹疼痛,恶心、呕吐,严重者可出现休克,血、尿淀粉酶升高等,根据临床表现及病理的不同,可分为急性水肿性胰腺炎及急性坏死性胰腺炎。

(一)急性水肿性胰腺炎

1.声像图表现　全胰腺弥漫性均匀增大,胰头厚度大于2.5 cm,胰体尾厚度大于2 cm,内回声多明显减低,稍重者多伴左肾周积液(图10-7)。胰腺也可呈局限性肿大,常为慢性炎症急性发作所致。

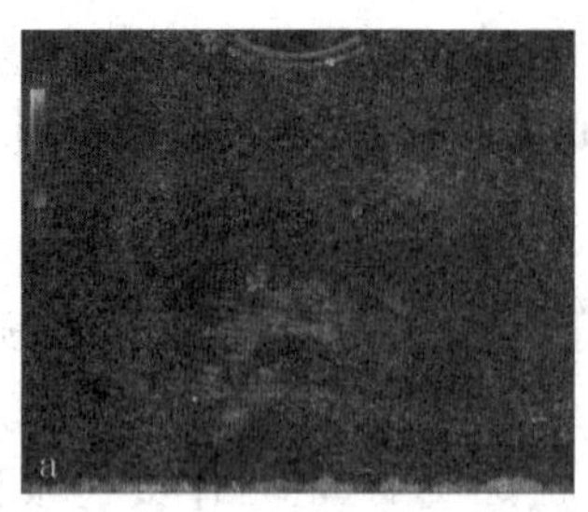
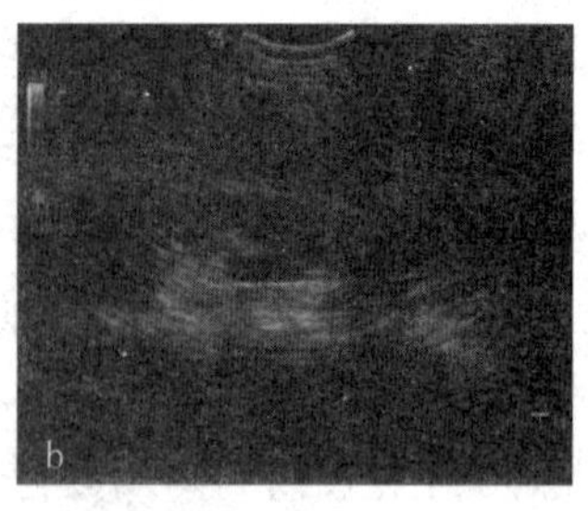

图 10-7 急性水肿性胰腺炎

a.胰腺弥漫性肿大,内部回声均匀性减低;b.胰腺炎伴左肾周积液,左肾周可见较多不规则无回声区,内见光点及光团。

2.诊断注意点 局限性胰腺炎,应与胰腺肿瘤相鉴别。肿瘤多表现为局限性低回声,轮廓不规整,内部回声不均,可有较清晰边界。结合病史及淀粉酶检查可以鉴别。对有左肾周积液者,注意检查胰腺,以免漏诊胰腺炎。

(二)急性坏死性胰腺炎

1.声像图表现 胰腺急性肿胀、出血及坏死所致,胰腺内部呈低回声甚至无回声暗区,夹杂散在光点回声,后壁回声可增强。急性出血坏死性胰腺炎或外伤后,胰腺的渗出液、坏死物、血液等外溢,使囊腔扩大,并被周围纤维组织包裹,形成假性囊肿,是胰腺炎的常见并发症之一。

2.诊断注意点 遇到腹腔胀气明显时可考虑坐位,肝下移作为声窗,必要时饮水使胃充盈作为声窗。急性坏死性胰腺炎易在左侧腹膜后左肾周积液,可致腹腔积液,可并发脾静脉周围炎、血栓,压迫胆管引起胆管扩张,并发胰腺脓肿。假性囊肿、腹腔积液时可超声引导下穿刺。

四、慢性胰腺炎

1.临床表现 主要症状为上腹痛、腹胀、厌油腻、脂肪泻及消瘦等。

2.声像图表现

(1)病程早、中期胰腺弥漫性或局限性肿大,后期缩小;胰腺轮廓不清,边界常不规整,与周围组织界限不清。

(2)胰腺内部回声增强,分布不均,呈条状或带状。假性囊肿形成,表现为炎症局部或周围出现无回声区。

(3)胰管扩张,内径大于 2 mm,呈囊状或串珠样扩张,胰管内有时可见结石,表现为强回声光斑或光团,后方伴声影;胰管与胰腺囊肿相连通、胰腺钙化、胰管结石均具诊断性意义。

(4)慢性胰腺炎的内镜超声表现有胰腺内部可见高回声光点,小叶状分隔,小囊性空腔,边缘不规则及胰腺实质的不均匀改变。

3.诊断注意点 胰腺局限性肿大时应与胰腺癌相鉴别。后者多表现为局限性低回声,轮廓不规整,内部回声不均,有浸润现象,但胰腺其他部位则正常。有假性囊肿形成时,应与肝、肾囊肿,十二指肠积液、腹膜后淋巴瘤相鉴别。

五、胰腺癌

1.临床表现 常见早期症状表现为腹痛或上腹部不适、食欲缺乏、乏力、体重减轻、黄疸。

2.声像图表现

(1)直接征象:胰腺多呈局限性肿大,内见肿物,轮廓不规则,边界不清晰,肿瘤可向周围组织呈蟹足样浸润。内部多呈低回声,可不均匀。肿瘤坏死液化时可呈现不规则无回声区。

(2)间接征象:胰腺癌压迫周围脏器,可出现挤压或移位现象:胰头癌可使十二指肠曲扩大,胰头癌向后挤压下腔静脉使其变窄,压迫胆总管可使肝内外胆管及胆囊扩张,也使胰管扩张。胰颈癌可使门静脉、肠系膜上静脉受压移位。胰尾癌可使胃、脾、脾静脉及左肾受压推挤移位。还可出现腹膜后淋巴结转移、周围脏器转移和腹腔积液。

(3)胰腺癌的内镜超声表现为低回声实质性肿块,有时内部可见不规整斑点,边缘粗糙,典型病变为病灶边缘呈火焰状,浸润周围大血管时表现为血管边缘粗糙及被肿瘤压迫等征象,超声内镜作为一种非介入性检查方法,可有效地发现胰腺的占位病灶及周围血管、胆管和淋巴结的受累情况,从而对胰腺肿瘤进行准确的术前分期。

3.诊断注意点

(1)慢性胰腺炎:常有胰腺炎反复发作史,血淀粉酶增高,胰腺轻度弥漫性肿大,内部回声普遍增强,胰管呈不均匀串珠样扩张。

(2)胰腺囊腺瘤(癌):多发于胰腺体尾部,呈无回声,内壁有实质性光团回声。

(3)胰岛细胞瘤:功能性胰岛细胞瘤有典型的低血糖临床症状,无功能性胰岛细胞瘤临床症状轻,病程长,一般情况良好,局部病灶范围多较大,呈实质性均质性肿块。

(4)胆管癌:临床症状与胰头癌相似,有阻塞性黄疸。但胆管癌时,胰头无肿物,胰管不扩张,肿块回声多较强,胆管壁增厚等。

(5)还应与壶腹癌鉴别。

六、壶腹周围癌

1.临床表现　壶腹周围癌早期即可引起胆道梗阻,因此,黄疸是壶腹周围癌的早期症状之一,间歇性发作黄疸加重和减轻是其较特征性表现。

2.声像图表现　肿瘤位于胰头后外侧,或位于下腔静脉之间偏右侧、十二指肠降部左侧,胰头可正常。癌灶一般较小,内部回声中等、不均匀。多出现胰管及胆管同时扩张,甚至胰腺段胆管内可见肿瘤回声团

3.诊断注意点　壶腹周围癌应与胰头癌鉴别。胰头癌者胰头肿大或胰头部有低回声肿块,胰头段胆总管不扩张,而胰管扩张明显;而壶腹癌肿块较小,常为强回声,位于胰头外下方,胰头大小和回声多正常,且可见胰头段胆总管仍扩张,胰管扩张常见,扩张的胆总管显示长度>5.0 cm。

七、胰腺囊性病变

(一)胰腺真性囊肿

声像图表现:一般较小,胰腺内一个或数个小液性暗区,边界清晰,囊内澄清,后方回声增强。

(二)胰腺囊腺瘤或囊腺癌

1.临床表现　本病较少见,多发于30~60岁的女性,好发于胰腺的体尾部,可分为浆液性及黏液性。症状隐匿,当肿物较大时才能触摸发现。当出现压迫症状时,可有上腹痛。

2.声像图表现　囊性或囊实混合性包块,边界光滑,囊壁较厚。内部可见分隔光带或多房改变。内部为无回声区,囊壁可见乳头状结构的高回声光团。有时可见散在的强回声钙化斑并有声影。

3.诊断注意点　应与包虫囊肿、胰腺癌液化坏死、假性囊肿或脓肿等相鉴别。包虫囊肿多同时发生于肝,囊性无回声区内可见头节和子囊。胰腺癌液化坏死呈不均质性,实性部分较多而囊性部分较少。假性囊肿或脓肿则有胰腺炎或感染史。超声鉴别囊腺瘤与囊腺癌较困难,一般囊腺癌较囊腺瘤包块内实质性病变范围多。

第十一章　胃镜检查

第一节　适应证、禁忌证与并发症

一、适应证

随着科学技术的不断进步,胃镜的功能不断得到完善和拓展,医师的操作技术也随之不断提高,加上检查前准备及检查操作的逐步规范化,胃镜诊治过程更加安全和方便,诊断结果更加可靠,胃镜检查的适应证比过去也明显增宽,越来越多的患者和医师选择内镜检查。

胃镜可直接清晰观察食管、胃、十二指肠球部甚至降部的病变情况,并可通过放大、染色、活检和超声波检查使诊断结果更加可靠。一般情况下,凡是怀疑上述消化道病变而无法确诊者均可进行胃镜检查,具体如下。

1.非特异性的上腹部症状,如腹痛、腹胀等,怀疑食管、胃、十二指肠球部或降部病变,而临床无法明确诊断者。

2.X 线钡餐或 CT 检查发现病变但无法进一步明确病变性质者。

3.不明原因的贫血、黑便或急性上消化道出血。

4.患者随访　①对癌前疾病的随访,如慢性萎缩性胃炎、残胃炎、反流性食管炎、Barrett 食管等;②药物对某些疾病疗效的随访,如溃疡病、幽门螺杆菌感染、真菌性食管炎等;③上消化道疾病内镜下微创治疗或手术治疗后的随访,如 ESD 或 EMR 术后、恶性肿瘤根治性切除术后。

5.上消化道异物患者。

6.需要胃镜下治疗的患者。

二、禁忌证

随着医疗器械的改良、诊治技术的进步,多数情况下胃镜检查的禁忌证是相对的。如精神紧张不能自控、精神失常、神志不清、心律失常、心肺功能不全等。对于精神紧张者可在术前对其充分解释检查的安全性和必要性,必要时可给予应用镇静药物。精神失常或精神病患者若必须行胃镜检查,可在麻醉医师及专科医师协助下完成。心律失常或心肺功能不全患者可在专科医师术前充分的病情评估及药物准备、术中良好的心电监护下由经验丰富的内镜医师完成检查。甚至对于脑卒中无法进食的患者仍可在良好的麻醉和监护条件下完成胃造瘘(PEG)或胃镜检查。

但若出现以下情况则应视为胃镜检查的绝对禁忌证。

1.严重的心脏疾病:危及生命的心律失常、心肌梗死急性期、心功能Ⅳ级。

2.危及生命的肺部疾病:哮喘发作、呼吸衰竭不能平卧者。

3.重症咽喉部疾病或畸形致使胃镜无法插入者。

4.腐蚀性食管、胃损伤的急性期。

5.食管、胃、十二指肠穿孔的急性期。

三、并发症

在患者积极配合及检查医师严格掌握内镜检查的适应证和禁忌证,熟练、轻柔操作的情况下,胃镜检查是安全的。但是胃镜检查严格意义上来讲,毕竟是一种侵入性检查,可能出现各种各样的并发症,严重者甚至危及生命。目前国内外所报道的并发症发生率为0.012%～0.09%。

1.一般并发症

(1)颞下颌关节脱位:颞下颌关节脱位常因安放口器时张口过大,或因张口过久引起,有脱位病史者更易发生。多表现为胃镜检查完后出现开口状态而不能闭合、语言不清、唾液外流等。原则上应尽快行手法复位。

(2)咽喉部损伤:咽喉部损伤多由进镜时损伤了咽部组织或梨状窝引起,严重者可并发局部出血或血肿形成,并发感染时可形成脓肿,出现发热、咽部疼痛、声音嘶哑等,梨状窝黏膜破裂时可出现颈部皮下气肿。检查前应嘱患者全身放松,颈部勿过度后仰或前屈。操作者应熟悉咽喉部解剖结构,沿舌根及咽后壁滑下,忌用力盲插。插镜抵达咽部或梨状窝时可嘱患者吞咽,在食管口开启时顺势进入食管。

(3)气管或喉头痉挛:盲目进镜或进镜时适逢患者咳嗽易将胃镜误插入气管,镜内残留水滴或镜头附着的唾液进入气管,均会引起患者气管或喉头痉挛,使患者出现剧烈呛咳、喘鸣、呼吸困难、憋气、发绀。此时应立即退出胃镜,待症状解除后再进行检查。

(4)贲门黏膜撕裂:贲门黏膜撕裂主要原因为检查过程中患者剧烈恶心或呕吐,胃内压升高,使食管下端至贲门的黏膜撕裂。未开固定钮时进镜、退镜,盲目进镜或暴力进镜等也可导致贲门黏膜撕裂的发生。胃镜下可见贲门处纵向或三角形裂痕,伴渗血或出血。可适当给予黏膜保护剂和抑酸剂,出血多可自行停止。

(5)唾液腺肿胀:唾液腺包括腮腺、颌下腺和舌下腺。多因检查过程中唾液分泌增加或腺管痉挛、腺管开口阻塞引起。唾液肿胀常可自愈,必要时可给予抗生素治疗。

2.严重并发症

(1)严重的心脏相关并发症:心脏意外主要包括心搏骤停、心绞痛和心肌梗死,其中心搏骤停是最严重的并发症,多出现在检查开始后的几十秒内,病死率极高。心脏意外的原因主要有迷走神经受刺激或检查时合并低氧血症。在严格掌握适应证和禁忌证的情况下进行胃镜检查无须心电监护,但检查室内应常规准备心电监护仪、心肺复苏的设备和药品。对有心律失常、心绞痛、非急性期心肌梗死病史者,术前可给予吸氧、应用抗心律失常及冠状动脉扩张药。一旦发生心脏意外应立即停止检查,并进行积极抢救。

(2)消化道穿孔:消化道穿孔是内镜检查时出现的最严重的并发症之一,如处理不当常危及生命。最常见的部位为咽喉梨状窝和食管下端,还可见于胃和十二指肠。常见的原因有如下几个方面:①检查时患者不合作、检查者盲目粗暴进镜,往往导致咽喉梨状窝穿孔,出现颈部皮下气肿;②食管 Zenker's 憩室、贲门失弛症易发生食管穿孔,可表现为颈胸部皮下气肿、胸痛、呼吸困难;③瀑布形胃者或通过十二指肠球降结合部时,因医师技术不熟练或粗暴操作发生穿孔,穿孔瞬间常有剧烈疼痛,立位腹部 X 线检查见膈下游离气体可确诊。十二指肠腹膜后部穿孔可出现上腹痛向背部放射,CT 检查可见十二指肠周围积液和后腹膜积气;④因溃疡处的胃壁较薄,加之注气过多并在溃疡中央处多次活检可诱发穿孔。

穿孔较小者可在内镜下行处理，出现气胸或胸腔积液者给予胸腔闭式引流；胃或十二指肠穿孔者应给予胃肠减压。内镜处理失败可选择经胸腔镜或腹腔镜修补。

(3)出血：一般情况下进行胃镜检查很少出现需要处理的大出血，但在以下情况下要警惕出血的发生。①食管或胃底静脉曲张患者，内镜损伤或误做活检导致破裂出血；②Dieulafoy 病患者，此病的病理特点为动脉分支由浆膜面垂直贯入黏膜下时，管径不减小，保持恒径，恒径动脉是先天性发育异常，病理特点一般为 2～5 mm 伴轻度炎症的胃黏膜缺损，缺损不侵犯肌层，缺损黏膜下有一异常的动脉，在胃镜检查活检时可引起出血；③出血性疾病或长期服用抗凝血或抗血小板药物者。

(4)肺部并发症：胃镜检查时常见的肺部并发症为吸入性肺炎，多发生于无痛内镜检查的过程中、胃潴留或大量出血患者，胃潴留同时行无痛内镜检查更易在胃镜检查时发生反流、误吸，从而引起吸入性肺炎的发生。此外因患者紧张憋气或胃镜部分压迫气道可能会引起轻度通气障碍，出现一过性的低氧血症。

(5)感染：据美国胃肠内镜学会统计，内镜检查时受检者间传播感染的总发生率非常低，为 1/1 800 000。但免疫力低下(如服用大剂量免疫抑制剂)或重症糖尿病患者，行胃镜检查并活检后可出现菌血症，甚至发生感染性心内膜炎。心脏病学和内镜学专家对于此类患者检查前是否常规预防性应用抗生素还未达成共识。胃镜检查可引起沙门菌、绿脓杆菌、幽门螺杆菌、HBV 和 HCV 在受检者间的传播。为防止乙型肝炎或丙型肝炎的传播，内镜检查前应常规检查乙型肝炎病毒和丙型肝炎病毒血清学标志物，对检查阳性者应用专门胃镜检查，并在检查后进行严格的消毒。此外，内镜医师及护士应注意防护，国外曾有幽门螺杆菌由患者向医师和护士传播的报道。目前还没有胃镜检查会传播 HIV 的报道。

(6)胃镜嵌顿：胃镜嵌顿的原因是镜身柔软易弯曲，镜身在狭窄的腔内出现弯曲反转或在反转观察胃底时因注气不足、视野不清而进入食管引起 U 形嵌顿。常见于食管、食管裂孔疝处、变形狭窄的胃腔、瀑布形胃的胃底部位，而以食管内反转最易出现，也最难处理。碰到此种情况，可在良好的心电监护条件下给予静脉麻醉，并在 X 线透视下通过调整旋钮和进镜尝试解除嵌顿；若条件允许也可进入另一胃镜将嵌顿胃镜推回胃腔。若上述措施仍不能解除，手术是唯一的选择。

3.麻醉相关并发症　在有经验的麻醉师的配合下，静脉应用丙泊酚来减轻患者在行内镜检查时的痛苦，已经是一种非常安全有效的方法。但麻醉过深，患者可出现不同程度的呼吸、心跳抑制；麻醉过浅会因刺激出现反流、误吸。麻醉前应认真询问并评价患者的心肺功能。在行无痛内镜检查时，应密切监测被检者的呼吸和心率、血氧饱和度，必要时进行二氧化碳描记术，检查室内应常规准备加压面罩及气管插管的器械和药物。当出现心率减慢时，可适当给予阿托品；血氧饱和度降低时，可给予增加吸入氧浓度。颈部过度肥胖伴舌后坠者可给予抬举下颌，若仍无效，可行鼻咽通气道通气。

第二节　胃镜检查的术前准备

胃镜检查的术前准备工作对内镜检查能否顺利进行非常重要。若准备欠佳，可影响检查效果。术前准备包括如下几方面。

一、胃镜检查的器械准备

胃镜检查前应将各类器械妥善准备,将胃镜与光源、吸引器、注水瓶连接好,注水瓶内应装有1/2~2/3的蒸馏水。检查胃镜角度控制旋钮,注气、注水、吸引器等功能及光源是否工作正常,将胃镜角度旋钮置于自由位置。观察镜面是否清晰。由于电子胃镜设有白色平衡调节系统,应作白色平衡调节。检查活检钳、细胞刷、清洗刷等附件。备好消毒过的牙垫、弯盘等必需用品。

二、胃镜检查的患者准备

1.一般准备　患者空腹6小时以上,上午检查者,前一日晚餐后禁食,免早餐;下午检查者,清晨可吃清淡半流食,中午禁食。重症及体质虚弱者,术前应输液。

2.术前介绍　对来检查的患者,应向患者介绍有关内镜检查的内容,以消除患者对内镜检查的恐惧感,争取患者的配合,宣传包括内容如下。

(1)内镜检查能对可疑的病变取活检做病理检查,以明确诊断,黏膜活检对人体无害,但术后要进软食,防止出血。

(2)检查前应取体位及术前注意事项,如去除活动义齿、解开领扣及放松裤带等。

(3)检查前配合做好吞咽动作,如遇强烈呕吐、恶心,可做深呼吸。一般有充分准备的患者,检查中配合较好,反应较少。

(4)对有高血压、冠心病及心律失常的患者,术前应测量血压,并做心电图检查,若发现有禁忌证,则应暂缓检查;有严重幽门梗阻的患者,术前要充分洗胃;做过上消化道钡餐检查的患者,应在2~3天后再行胃镜检查。检查前患者应避免吸烟。

第三节　内镜插入的实际操作与技巧

一、被检查的体位

在检查台上被检者的体位为左侧卧位,两肩连线与床面恰好垂直。然后调节枕头高度,头颈部不要倾斜,与躯干成一条直线,而且脖子不要左右扭动。取下被检者义齿,解开领带、衬衣上纽扣及腰带,全身尽量放松。被检者左上肢以比较舒适的姿势向前下方伸展,右上肢置于右侧腰部,采取上述姿势可使全身平稳而且避免紧张。若因种种条件所限,不能取左侧卧位时,可取仰卧位进行检查。

二、内镜的握持方式

内镜的握持方法为左手持操作部,右手持软管部。左拇指置于控制上下方向操作的大螺旋上,左示指置于吸引按钮,左中指置于送气送水按钮,用拇指和示指之间的虎口部分支撑内镜,仅用无名指和小指握持内镜。不要过度用力,否则其他手指不能自由活动。如果要向左右方向转向,可暂时由右手旋转。

右手握持软性部的位置,最好距内镜前端25~30 cm。内镜插入食管之前,没有必要将握持软性部的右手更换位置。软性部的握持方法有握手式和持笔式。握持时绝对不能像单纯持棒时那样,应用右手拇指和中指轻轻把持,附带用示指轻轻搭上。推动内镜前进的力量,最好用手指与内镜软性部之间的摩擦力。这样可以很容易感觉到前端部的抵抗,还要注意不能过度用力推动。插入时不应固定螺旋。咽部反射敏感的患者，要在吞咽的瞬间插入内镜。

三、经口腔插入至咽喉

嘱被检者自然张开嘴，咬住牙垫，使左侧卧位的被检者躯干纵轴与内镜软性部平行，转动大螺旋，使镜身弯曲指向被检者，此时如果躯干纵轴与内镜方向不一致，内镜传入就会变得很困难，所以最初的位置非常重要，只要方向合适，以后的过程就会非常顺利。

内镜弯曲部与舌的表面轻微成角，内镜前端沿正中线通过硬腭插至舌根部。从悬雍垂处的软腭开始，尽量沿解剖曲线轻微转动大螺旋，推进到咽部。通过口腔时需要注意的是，如果被检查者紧张，舌过于用力，舌根部就会妨碍前端部的插入，在舌放松的同时令其向前略伸，舌与悬雍垂之间产生空隙，内镜就容易插入。

沿咽部的曲度通过悬雍垂后，可在画面上方见到会厌，画面下方见到声带。通过这部分时，注意不要接触会厌，也不要插入气管，轻微调节大螺旋，沿后壁前进。如果插入操作熟练后，不用看见会厌和声带而轻松地插入。如果在此部位调节螺旋的幅度过大会刺激喉部，引起咳嗽反射。如果内镜插入气管，可以看见气管环状软骨，引起剧烈咳嗽反射。

四、从咽部插入至颈部食管

喉部因环咽肌向后方强力牵引，从下咽部到食管入口处被喉部向左右压迫，左右侧分别扩展成梨状隐窝。因此，下咽部中央狭窄，内镜没有推进的余地，必须避免从中间插入。因被检者取左侧卧位，内镜前端多数情况下自然从下咽部左侧进入。于是右侧可见喉部的同时，以左侧梨状隐窝为目标推动内镜前端，从左侧楔状结节的背侧间隙开始向中央方向，边旋转边轻轻插入，在不紧张状态下很容易达到颈部食管。

咽部紧张有较强的抵抗感时，轻送内镜的同时，嘱被检者做吞咽动作，吞咽动作引起下咽部肌肉收缩，内镜自然被导向正确的方向，同时食管入口部瞬间开启，咽部抵抗消失，内镜像被吸入一样进入颈部食管。这里需要注意的是，轻轻按压住内镜后，如果握住内镜不动，即使开启也很难进入食管。因梨状隐窝壁薄弱，容易引起损伤或穿孔，所以不要用力推进。另外，直接向前推进很危险，应在前推的同时轻轻向右旋转（顺时针方向旋转）。使用侧视内镜时这种插入操作会变得盲目，要特别注意。

很多情况下，被检者做吞咽动作后内镜仍未前进，虽配合吞咽动作，仍不能被引入梨状隐窝。这种情况下直接向前推进是很危险的。需要后退 2~3 cm，再次插入。吞咽动作反复次数过多会损伤咽部黏膜，最多重复 2~3 次。内镜前端的刺激引起呕吐反射时食管入口部开启，可在开启的瞬间插入。

如果进行以上的操作后内镜仍不能插入，就要重新考虑头部姿势是否正确、咽部是否过于紧张、该部位结构有无异常等。要始终从容镇静地操作内镜，动作快时一定要谨慎，一旦引起强烈反射，在以后的操作过程中不易消除，以至于内镜检查不能顺利地进行。通过咽部时即使在直视下插入也只是一瞬间通过，无法仔细观察，在退出内镜时一边送气一边观察此部位与颈部食管。插入时只需专心插入。

五、胸段食管与腹段食管

胸段食管缘于胸骨上缘，止于膈肌裂孔，占食管的大部分。口侧约 1/3 处由于主动脉弓从左侧挤压，加之左主支气管从前方挤压形成右上至左下的堤状隆起，此处形成食管的第二个生理性狭窄，距门齿 25 cm。另外，上胸部食管被后方的椎骨压迫，显示出规律的高低起伏。胸部食管被心脏特别是左心房压迫，有心脏疾病时可见被肥大心脏压迫、搏动明显。

内镜到达食管后，可以通过调节螺旋及旋转镜身将食管内腔置于视野的中央，以一定的速度匀速地持续插入。如果遇到异常抵抗，立即停止前进。如果黏膜没有异常，只有狭窄时，在操作熟练的情况下，可以凭借指尖的感觉就可以鉴别是器质性狭窄还是痉挛所致。

腹段食管长度 2~3 cm，可见食管裂孔处，如果食管下段屈曲明显，可沿食管下段的屈曲一边调节旋钮一边插入，多数情况下指向左侧腹部即可通过。食管黏膜与胃黏膜交界处称为食管胃连接处，位于距门齿 40 cm 处，通常处于收缩状态。

六、胃

通常只要进入贲门后稍微送气，就可以见到将胃底与胃体分开的嵴。以胃大弯黏膜皱襞和胃液潴留部为目标，内镜的前进就变得容易了。在瀑布胃的情况下，胃底与胃体后壁形成较大角度向背侧弯曲，没有经验的操作者会发现内镜的前进变得很困难。内镜端部进入胃底或到达嵴后，如果直接向前推进，很容易导致翻转镜身。当然，这样就会给被检者增加痛苦。此时，稍微退镜，将端部指向腹侧向上弯曲，同时一边向右旋转(顺时针方向)一边慢慢插入，就可以轻松插入到达胃体部。另外，确定前进方向是很重要的，可根据需要并用小螺旋向右弯曲端部。

胃体上部大弯如果有胃液潴留，因不透明会妨碍观察。如果为了充分仔细观察此部位，在检查开始时就将此部分充气，会增加被检者的痛苦。另外，如果充分吸引胃液，不可避免要损伤黏膜表面。所以从一开始就应避免过度充气和吸引胃液，而是在观察的最后阶段进行比较合适。最重要的一点是，如果在此部位发现重要病变，就要先观察，并记录下来。

将胃部中等度充气后，内镜可推进到胃体下段至胃角对侧大弯。此部位也是胃内观察的最后一步，这时充分送气，使皱襞展开，就可以无遗漏地观察。如果内镜端部角度向上，就能从正面观察胃角。如果充气量少不能观察时，可以留在最后进行。进一步向内进镜，向上最大限度地转动大螺旋，就可以观察胃角及胃窦部的小弯。如果充气使胃伸展开，该部位容易成为盲点，应该在检查开始时，胃内气体量少时事先观察一下。

将旋钮稍微回转就到达胃窦部，胃窦部使用直视镜很容易观察。因被检者取左侧卧位，胃窦部处于最高位置，与胃体相比有少量空气进入便可以充分展开。另外，因胃液潴留在胃底的大弯处，所以不妨碍观察。

胃窦部变形或胃下垂的被检者，内镜插入比较困难，如果按照走形缓缓进镜就可以达到幽门。胃下垂明显时，推动胃镜反而使幽门环远离，如果胃被上下过度伸展，反而给被检者带来痛苦，这时，如果将大旋钮稍微回转，与胃角部对侧大弯成钝角，就能平滑地插入。

因为胃内腔很宽阔，时刻把握住内镜与周围的位置关系很重要。应该以作为定位指标的胃角、幽门环、黏液池、贲门为参考，进一步注意大弯侧的黏膜皱襞特征与走行状态，综合判断内镜的插入深度及镜头方向。

七、十二指肠

前视镜插入十二指肠球部时，一定要使幽门口位于镜头的正前方，缓慢轻柔地插入。如果用力插入，内镜前端部就会损伤十二指肠黏膜。当幽门口紧张、内镜难于通过时，最好不要勉强推进。将幽门口置于视野中央,上下左右调节旋钮并轻轻旋转内镜,使内镜前端轻轻按压住幽门口,可以轻松地通过。另外,可以配合呼吸运动进镜。过度送气使胃过度伸展,进入球部就变得困难,在插入时稍送气即可。侧视镜插入十二指肠球部时,沿胃窦部大弯的中央推进内镜,到达幽门环时,轻微向上方转动旋钮,就可以见到球部的黏膜。

插入降段时首先要确认十二指肠上角,通过时向右向上方转动旋钮,某些情况下可以同时顺时针方向旋转镜身,即可入降段。如果弯曲度很大、进镜较困难时,可以慢慢地一边确认方向一边插入。使用侧视镜时,要点基本相同,顺时针方向转动镜身,使镜头面指向十二指肠上角方向,进一步向上转动大旋钮,使内镜前端与降段方向一致后即可插入。越过十二指肠上角后,能够观察到管状的降段。随后向上方转动旋钮,尽量使内镜方向与十二指肠走行方向一致,插入内镜。因十二指肠壁很薄,应注意防止穿孔。

第四节　常见胃、十二指肠疾病的内镜诊断

一、胃和十二指肠正常内镜下表现

1.胃的正常内镜下表现

(1)胃的黏膜和皱襞:正常胃黏膜被覆柱状上皮,呈浅红色或橘红色,黏膜表面光滑、柔软。胃黏膜表面附有一层透明的黏液,有光泽,紧贴胃表面,具有黏滞性和弹性。胃黏膜形成很多褶皱,称为皱襞。胃底穹窿和贲门口黏膜光滑无皱襞,胃体胃底交界处皱襞弯曲迂回呈脑回状,自胃体上部至下部,皱襞互相平行靠拢,达胃窦部时变细并消失。胃体大弯处皱襞最明显,前后壁较少,小弯处则很少见到。当注气后,胃腔扩张,黏膜伸展,皱襞变浅。胃窦一般无皱襞出现。

(2)胃壁血管:胃壁黏膜下层具有丰富网络血管丛。由血管丛再发出许多小血管进入黏膜层,形成毛细血管床,黏膜呈现红色。除胃底可见细血管(图 11-1)外,其他部位在内镜下正常见不到血管。但在胃腔过度充气时,黏膜变薄,可见到黏膜血管网。

(3)胃的蠕动:胃的蠕动运动起自于胃体中部大弯侧,渐向胃窦推进,消失于幽门。由于蠕动起步点可移动,随胃腔内注气增加、胃张力增高,蠕动起步点可向胃体下部及胃窦部移动。一般每分钟蠕动 3~4 次。胃窦部的蠕动收缩较体部强,强力的蠕动波形成明显的收缩环,使胃窦形成环形,形成假幽门。当收缩环继续向幽门方向推进时,幽门前区可出现杂乱的菊花样黏膜皱襞翻向窦腔并伴有幽门的关闭(图 11-2)。蠕动过去后黏膜皱襞即消失。胃体上部及胃底部也有收缩和舒张,但没有蠕动出现。

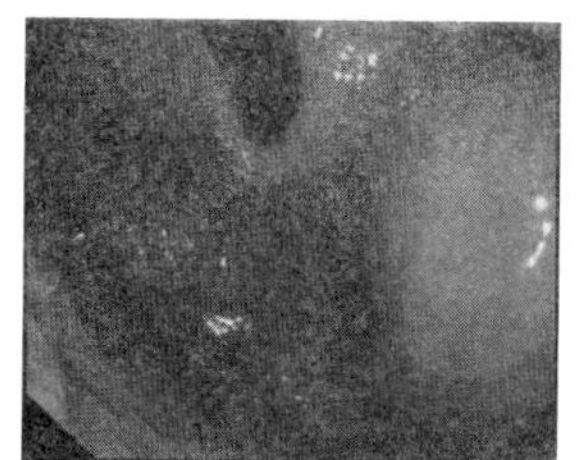

图 11-1　胃底血管

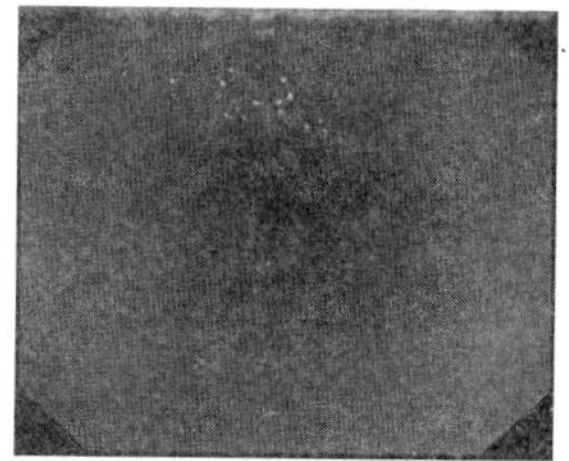

图 11-2　菊花样黏膜皱襞

(4)胃黏液池:常规左侧卧位行胃镜检查时,胃底及胃体大弯侧为最低处。在胃镜下可

见液体存留于此,称黏液池。液体主要成分是胃黏液细胞分泌的黏液,其稀薄、透明、清亮(图 11-3)。此外,有的液体内有白色泡沫状液,是咽下的唾液或呼吸道分泌物。胆汁反流时可见反流入胃的黄色胆汁及颗粒样食糜(图 11-4)。

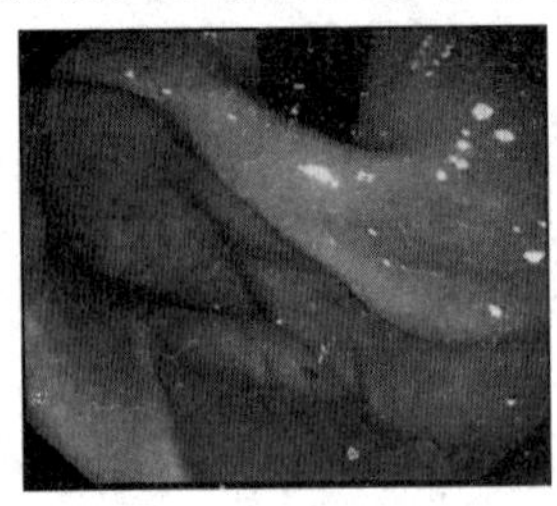

图 11-3 胃黏液池

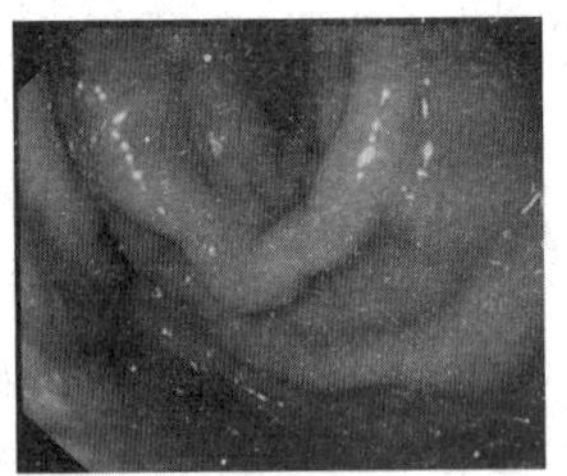

图 11-4 胃黏液池(胆汁反流)

2.十二指肠的正常内镜下表现 十二指肠球腔呈球形,黏膜光整无皱襞,球部黏膜因由高柱状微绒毛组成而呈现天鹅绒样的镜下表现,颜色较胃黏膜略淡或呈暗红色,偶因胆汁残留呈黄色或淡黄色。球部一般无食糜残留。球部远端后壁有一较急的转弯,为十二指肠上角。

十二指肠降部注气后呈管状,黏膜皱襞呈环形(Kerckring 皱襞),黏膜也呈绒状,色泽较球部红,较细较密。内侧壁可见到十二指肠乳头及副乳头,乳头下有 2~3 条纵行皱襞。乳头形态可分为 3 种,常见的为半球状隆起,其次为小丘状隆起和扁平形隆起。乳头开口可呈圆形或裂隙形或糜烂样,有时开口处可见胆汁涌出。副乳头多位于乳头的近端,呈半球状隆起,附近无纵行皱襞,易被误诊为息肉或黏膜下隆起。

二、胃炎

胃炎可分为急性胃炎和慢性胃炎两种。

1.急性胃炎 Schindler 将急性胃炎分为 4 型,即急性单纯性胃炎、急性腐蚀性胃炎、急性感染性胃炎和急性化脓性胃炎。前二者是外因性胃炎,后二者为内因性胃炎。急性胃炎常突然发病,各种不同类型的急性胃炎常在突然发作后出现,轻的可能无临床症状,在去除病因后的短期内恢复,而只有在临床症状很重时患者才来就诊,但就诊的患者中,仅很少人愿意接受胃镜检查。而急性胃炎的确诊有赖于胃镜检查加病理活检。

(1)急性单纯性胃炎:急性单纯性胃炎的病因有化学性(NSAIDs、烈酒等)、物理性(过烫或粗糙食物)和生物性(细菌和细菌毒素)因素。沙门菌、嗜盐菌、幽门螺杆菌进入胃,经短暂潜伏期 1~12 小时后便可引起胃急性黏膜炎症,出现腹痛、恶心、呕吐或腹泻。

内镜下表现:胃黏膜明显充血、水肿,可伴有糜烂及胃黏膜出血点,黏膜表面覆盖稠厚的毛玻璃样炎性渗出物。

活检病理改变:表层上皮细胞脱落、固有膜血管受损引起的出血和血浆外渗,伴大量中性粒细胞浸润,并有淋巴细胞、浆细胞和少量嗜酸性粒细胞浸润。严重者黏膜下层也有充血水肿。

(2)急性腐蚀性胃炎:急性腐蚀性胃炎是由于各种原因吞服了强酸、强碱或其他腐蚀剂所引起,如盐酸、硝酸、硫酸、氢氧化钾或钠、氯化汞等。吞服后可立即导致口腔、食管及胃黏膜腐蚀性灼伤,甚至穿孔。患者立即出现口腔、咽喉、胸骨后及上腹部剧痛、恶心、呕吐、咯血或休克,并发胸膜炎或弥漫性腹膜炎。急性期后导致食管、贲门、幽门的瘢痕性狭窄。

在吞服了腐蚀剂后1~4天为急性期，5~14天为亚急性期，15~90天为瘢痕形成期。急性期为急性炎症改变，亚急性期为肉芽组织增生，瘢痕期为胶原组织形成，组织收缩、管腔狭窄。

急性期禁忌做胃镜及X线检查，因为注气和操作等刺激可能诱发食管和胃穿孔。急性期后行内镜检查常因食管明显狭窄而不能通过，只见食管环形狭窄，黏膜明显充血，表面不平，可有糜烂和溃疡。

(3)急性感染性胃炎：急性感染性胃炎是各种病原微生物的全身感染如伤寒、白喉、猩红热、严重脓毒血症等，细菌或毒素经血液循环到达胃黏膜引起的急性胃黏膜炎症，内镜下可见全胃黏膜弥漫性充血、水肿，广泛出血、糜烂，大量脓性分泌物。若因感染性血管栓塞，可引起黏膜出现黄色斑点，伴周围红晕。

(4)急性化脓性胃炎：急性化脓性胃炎又称为胃蜂窝组织炎，临床罕见，常由葡萄球菌、肺炎双球菌或大肠埃希菌等浸入胃壁造成化脓性炎症，多继发于全身其他部位的感染病灶，起病急，高热、恶心、频繁呕吐，甚至呕吐脓样物。上腹痛、腹肌紧张，酷似急腹症，可有脓毒症休克表现，甚至并发胃穿孔。此时是内镜检查的相对禁忌证。病理改变是黏膜下层的严重化脓性炎症，大量中性粒细胞浸润，胃壁切开时有脓液流出。炎症可波及浆膜层。

2.慢性胃炎　慢性胃炎是由酗酒、吸烟、胆汁反流、自身免疫、饮食等环境因素及幽门螺杆菌感染等各种不同原因所引起的胃黏膜病变。Stahl于1728年首先提出了慢性胃炎的概念，但由于一直缺乏形态及病理资料，诊断一直都存在争论。直到内镜的出现及大范围应用，慢性胃炎的内镜诊断及分型才开始被提及并进行深入的研究。

Schindler于1947年根据内镜形态学表现又将慢性胃炎分为慢性浅表性、慢性萎缩性和肥厚性三型。1983年全国慢性胃炎座谈会提出分类建议后，我国沿用了此分类方法，并主张必要时将病变的具体表现在慢性浅表性胃炎的诊断下加以具体描述，但自该方案出台后，内镜下胃炎的诊断过于广泛，以至于没有非胃炎者。1990年世界消化病学会悉尼系统分类法将慢性胃炎分为以下7种：红斑/渗出性胃炎、平坦糜烂性胃炎、隆起糜烂性胃炎、胃炎伴萎缩、出血性胃炎、胃肠反流性胃炎和皱襞肥厚性胃炎。但是由于分类烦琐而在实际工作中未被广泛应用。2000年中华消化学会井冈山分类，分为非萎缩性与萎缩性两大类，但未能突出内镜下表现的不同特征。2002年日本胃炎研究会分类仍嫌烦琐，不适于实际的临床工作。2003年于大连举行全国慢性胃炎专题讨论标准，本次会议综合分析了国内外关于慢性胃炎的诊断标准，结合国内外最新研究进展，消化内镜及有关专家进行了专题研究报告，并向与会代表进行慢性胃炎诊断标准问卷调查，建议将慢性胃炎的内镜下表现分型为浅表性胃炎、糜烂性胃炎、出血性胃炎和慢性萎缩性胃炎，并对各型胃炎的镜下表现特征和分级标准进行了规范性描述。

(1)浅表性胃炎：浅表性胃炎可见于胃的各个部位，在我国人群中以胃窦部多见。胃镜下浅表性胃炎表现为黏膜红斑。与周围正常黏膜相比，病变部位明显发红。根据病变程度可分为三级：Ⅰ级表现为分散状或间断线状红斑(图11-5)；Ⅱ级表现为密集斑点或连续线状(图11-6)；Ⅲ级表现为广泛融合的片状红斑。

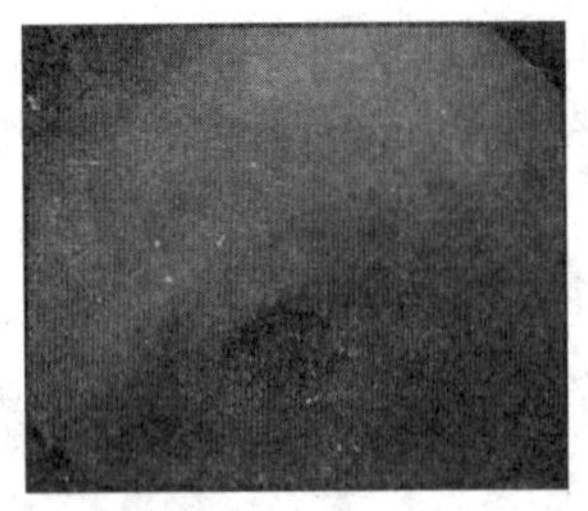

图 11-5　浅表性胃炎Ⅰ级

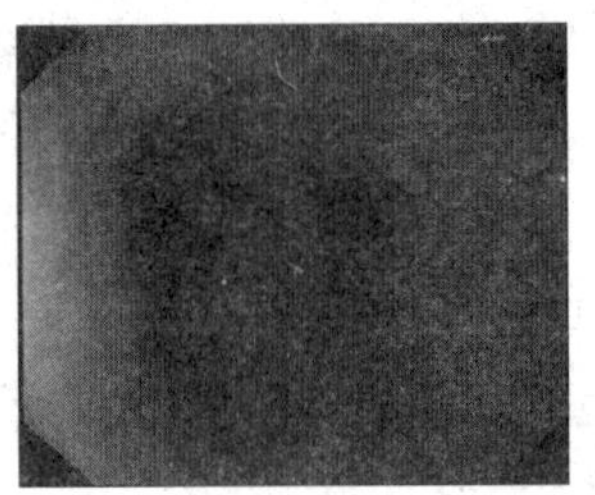

图 11-6　浅表性胃炎Ⅱ级

(2)糜烂性胃炎：糜烂性胃炎多见于胃窦，也可见于其他部位。糜烂：黏膜上皮完整性受损，但未超过黏膜肌层。糜烂灶可大可小，大的成片，可达 1 cm 左右，小的可如针尖，常附有白苔，白苔周围有红晕。糜烂可分为两型：①平坦型，糜烂面基本与黏膜相平，多见于胃窦部或幽门前区(图 11-7)；②隆起型，指在黏膜上出现丘状隆起，隆起的顶部出现火山口样黏膜损伤，可附白苔或仅为红色糜烂面，也称痘疮样糜烂，也有人称为疣状糜烂(图 11-8)。糜烂性胃炎可以分为三级：Ⅰ级表现为单发糜烂灶；Ⅱ级表现为局部散在糜烂灶，个数≤5 个；Ⅲ级表现为广泛多发糜烂灶，个数≥6 个。

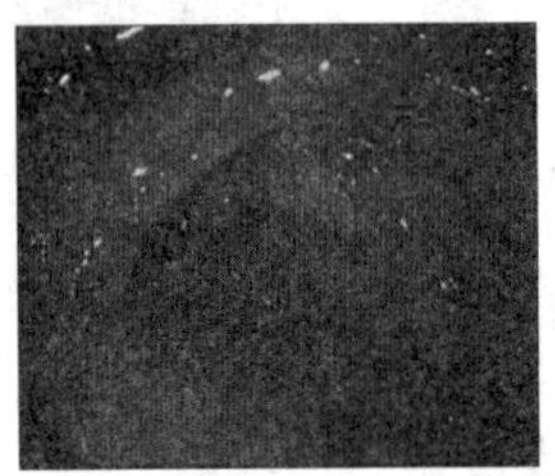

图 11-7　糜烂性胃炎(平坦型Ⅲ级)

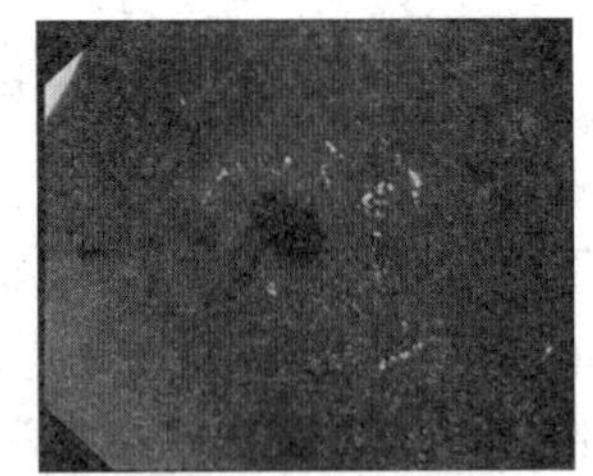

图 11-8　糜烂性胃炎(隆起型Ⅲ级)

(3)出血性胃炎：出血性胃炎多见于胃体和胃底，胃镜下可见散在黏膜内点状、条状、斑片状出血斑，伴有或不伴腔内渗血，出血可表现为陈旧性的暗红色、咖啡色出血斑或新鲜的出血点(图 11-9、图 11-10)。根据病变范围可分为三级：Ⅰ级表现为局部病变；Ⅱ级表现为散在多发病变；Ⅲ级表现为弥漫性病变。

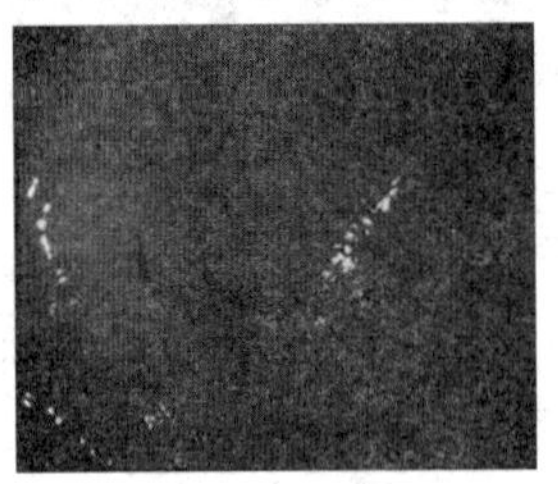

图 11-9　出血性胃炎(胃窦陈旧出血灶)

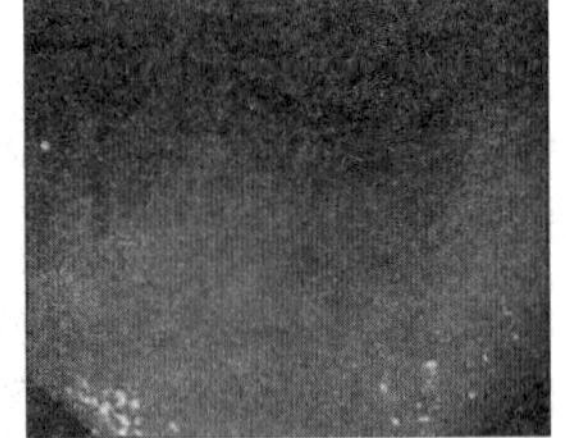

图 11-10　出血性胃炎(胃体点状出血灶)

(4)慢性萎缩性胃炎：慢性萎缩性胃炎是以胃黏膜固有腺体的萎缩为基础的一系列的慢性炎症过程。其病理表现为黏膜固有层内有大量淋巴细胞、浆细胞浸润，腺体重度萎缩，并伴有不同程度的肠上皮化生。后期可出现异型增生甚至癌变，是癌前疾病之一。

慢性萎缩性胃炎的胃镜表现主要有以下几个方面。

1)黏膜皱襞萎缩：主要表现在胃体部，皱襞萎缩变细，呈细颗粒状、皱襞变平。

2)血管显露：正常胃黏膜只在胃底及胃体上部可以看到血管，其他部位看不到血管。慢性萎缩性胃炎因黏膜萎缩变薄、血管显露,在大量注气时由于黏膜扩展变薄也可看到,所以不能诊断为血管显露。只有在少量注气时,看到黏膜下血管才是血管显露。但有些慢性萎缩性胃炎在萎缩的同时伴有黏膜代偿性增生,增生的黏膜变厚,黏膜下血管则不易被看到。

3)黏膜粗糙不平:由于萎缩、增生,加之肠上皮化生,黏膜常明显粗糙不平或呈结节状或鳞片状凹凸不平。

慢性萎缩性胃炎分为三级:Ⅰ级表现为黏膜呈细颗粒,血管部分透见,单发灰色肠上皮化生结节;Ⅱ级表现为黏膜呈中等颗粒,血管连续均匀透见,多发灰色肠上皮化生结节;Ⅲ级表现为黏膜呈粗大颗粒,皱襞消失,血管达表层,弥漫灰色肠上皮化生结节。

慢性萎缩性胃炎的诊断主要依靠病理学检查,病理组织学有腺体萎缩时才能确诊。内镜与病理学检查的符合率较低,为30%~50%。过去有人将黏膜红白相间以白为主作为慢性萎缩性胃炎的特征性改变是错误的。活检所取标本太少时(仅1~2块组织),即使有腺体减少,也只能代表所取标本部位的萎缩而不能因此武断地诊断为慢性萎缩性胃炎,否则以局部代替全体,必将使慢性萎缩性胃炎的诊断扩大化,给患者造成不必要的思想负担。因此,活检需多点进行,最好从胃窦、胃体的大小弯及前后壁、胃角各取1块(共9块),以帮助诊断。

三、十二指肠炎

十二指肠炎是指由各种原因所致的急性或慢性十二指肠黏膜的炎症变化。本病可单独存在,也可伴随其他疾病而存在。临床上分为原发性十二指肠炎与继发性十二指肠炎。原发性十二指肠炎最常见,原因不明;继发性十二指肠炎则是并发于肝、胆、胰等器官的疾病,包括应激或药物引起的十二指肠炎。

1.病因 原发性十二指肠炎目前已作为一种独立的疾病为人们所接受,但病因尚不明了,可能和胃酸分泌增加、幽门螺杆菌感染,或饮酒、射线照射等多种因素相关。

继发性十二指肠炎病因明确,是由于邻近组织器官病变的直接影响或由于引起原发病的致病因素作用于肠黏膜导致黏膜损害之故。多并发于肝、胆、胰、胃等邻近器官的慢性疾病,也可由全身性疾病(如休克、ARDS等)引起;可作为肠道炎性疾病(如克罗恩病)或溃疡性结肠炎的一部分;还可出现卓-艾综合征、肝硬化门静脉高压症、尿毒症等并发症。

2.病理 十二指肠炎病理学可分为以下三型。

(1)浅表型:表现为上皮绒毛变性、缩短、间隙减少。上皮细胞核致密,胞质有空泡。间质内见较多慢性炎症细胞浸润及毛细血管扩张,腺体正常。

(2)间质型:表现为肠腺周围黏膜肌处有炎症细胞浸润,伴淋巴细胞增生及瘢痕纤维的增生。

(3)萎缩型:表现为黏膜层变薄,绒毛萎缩、变平、间隙消失。间质内有炎症细胞广泛浸润。肠腺减少,杯状细胞及黏液细胞增加。黏膜肌增生、断裂,部分或全部上皮胃化生。

3.临床表现 十二指肠炎可常年发病,无明显季节性,其临床表现缺乏特异性,可有慢性胃炎的类似症状,如上腹部疼痛、胀满、反酸、嗳气,也可表现为类似消化性溃疡的症状,如周期性与规律性的上腹痛,进食及解痉药可缓解,但极少有咯血、黑便。

4.内镜下的表现 十二指肠炎的内镜表现有多种,常见的有黏膜充血、水肿、皱襞增厚、糜烂、点状或斑片状出血、黏膜粗糙、绒毛模糊不清、颗粒状或有增生的小结节、球部黏膜下血管显露、球部变形等(图11-11~图11-14)。合并布氏腺增生时,十二指肠黏膜上结节状或息肉样隆起与其他息肉不易鉴别,但较深的活组织检查可有助于诊断。因病变程度不同,内镜表现有很大差异。十二指肠炎的内镜分类比较混乱,目前还没有得到公认的分类方法。

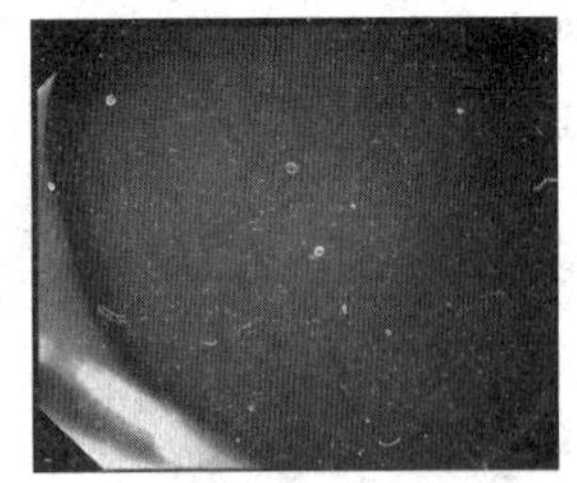

图 11-11　十二指肠炎(球部黏膜下血管显露)

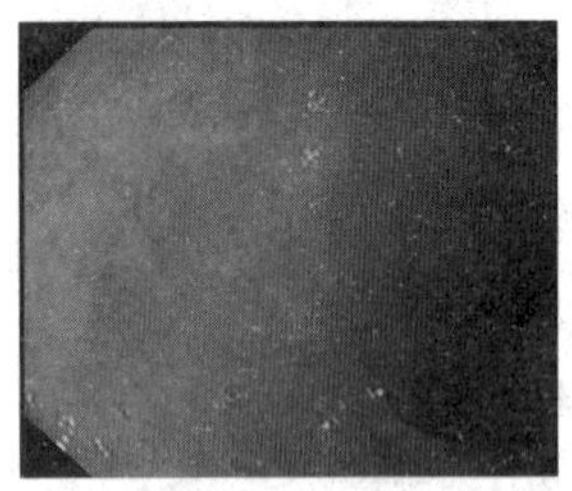

图 11-12　十二指肠炎(黏膜糜烂)

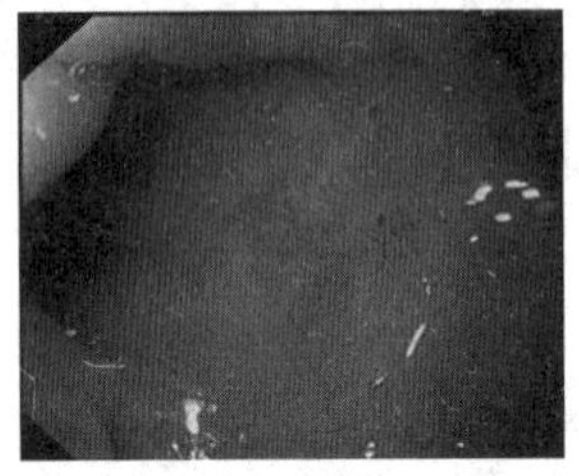

图 11-13　十二指肠炎(充血水肿伴点状出血)

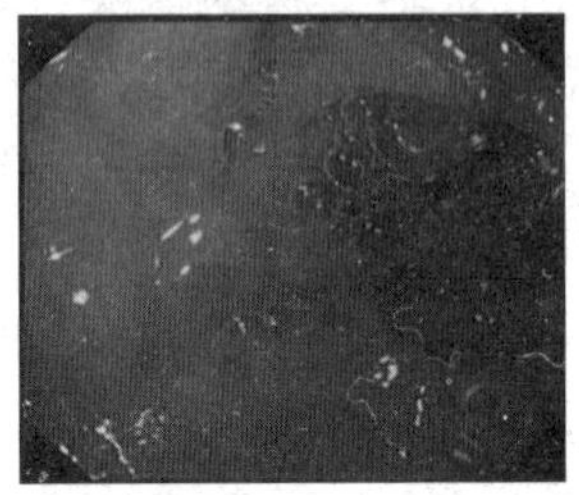

图 11-14　十二指肠炎(皱襞增厚伴增生结节)

有人将十二指肠炎分为糜烂型、萎缩型及增生型 3 种;有人则将十二指肠炎分为萎缩型、颗粒型、糜烂型及正常型 4 种;有学者将十二指肠炎分为结节红斑型及糜烂型 2 种;还有学者将十二指肠炎分为浅表型、糜烂型及多发假息肉型 3 种。Faivre 等人的分类比较复杂,共有 5 型,即红斑型、糜烂型、粗大皱襞型、多发假性息肉型和萎缩型。

许多学者认为,内镜直视下考虑为“十二指肠炎”,但往往与组织学变化不完全符合。造成内镜和组织学结果不一致的原因是多方面的,观察到充血而无组织学炎症变化,可能是与黏膜血流量或血管分布的个体差异有关,还有少数患者可能是由于内镜医师的操作,如内镜距肠壁太近或内镜检查时的吸引造成的。可见十二指肠伴有充血、红斑样改变并不都是炎性病变,对此内镜医师应慎重对待。

四、消化性溃疡

消化性溃疡又称溃疡病,是指在各种诱因下,胃肠道黏膜被胃酸或胃蛋白酶消化而造成的溃疡,胃溃疡和十二指肠溃疡最常见,也可发生于食管、胃空肠吻合口或含有胃黏膜的 Meckel 憩室内。在病理学上要注意区别糜烂和溃疡,溃疡的病变穿透黏膜肌层达黏膜下层或更深,而糜烂仅限于指黏膜上皮受损。

1.流行病学　文献中记载消化性溃疡为人群高发病,发病率为 5%~10%。但由于消化性溃疡易治愈,且因复发者、自然愈合者及无症状者的存在,故很难做出准确的统计。我国人群中的患病率尚无确切资料。国外资料曾统计有 10%~20%的人一生中曾患过消化性溃疡。

溃疡病男女发病率在胃溃疡为 3.6∶1~4.7∶1,在十二指肠溃疡为 4.4∶1~6.8∶1。十二指肠溃疡较胃溃疡多见,为 1.5∶1~5.6∶1。但在日本以胃溃疡为多,我国和欧美国家相似,以十二指肠球部溃疡居多。胃溃疡发病年龄以 40~50 岁为高峰,而十二指肠球部溃疡要比胃溃疡提前 10 年。

2.发病机制 消化性溃疡的发生是对胃十二指肠黏膜有损害作用的侵袭因素与自身黏膜防御或修复因素之间失去平衡的结果，而其最终形成依赖于胃酸或胃蛋白酶的自身消化。Hp 感染目前被认为是导致消化性溃疡的最常见病因。Hp 一方面可通过其毒素、黏液酶、磷脂酶破坏黏膜的完整性，另一方面引起胃泌素的过量释放而引起胃酸分泌增加，导致溃疡形成。非甾体抗炎药不但可以破坏胃黏膜上皮细胞，还可通过抑制内源性前列腺素的合成来削弱胃和十二指肠的黏膜保护机制。应激可通过迷走神经机制影响胃十二指肠的分泌、运动及血供而引起溃疡。引起消化性溃疡的其他危险因素还有吸烟、饮食及病毒感染等。

3.病理学 溃疡多为圆形或椭圆形，也有不规则形或线形。十二指肠溃疡多发生于球部前壁。偶有发生于球部远端部位的溃疡称为球后溃疡。在十二指肠球部或胃前后壁相对应处同时发生的溃疡称为对吻合溃疡。胃十二指肠同时发生溃疡者称复合溃疡。胃溃疡多见于胃角和胃窦小弯侧，胃底及胃体溃疡少见，需警惕恶性溃疡。显微镜下观察，溃疡底由 4 层结构组成，由浅入深：第 1 层为炎性渗出物，主要由白细胞和纤维素构成；第 2 层为坏死组织，含嗜酸性坏死组织及破碎的细胞核；第 3 层为肉芽组织，其中有丰富的与溃疡底面成垂直方向排列的毛细血管；最下层为瘢痕组织，由致密的胶原纤维构成。

4.临床表现 消化性溃疡常表现为不同程度的上腹部疼痛，后壁穿透性溃疡可伴有背部放射痛。典型的十二指肠溃疡疼痛常呈节律性和周期性，以秋末至春初常见，常出现在餐后 3~4 小时，即“饥饿痛”，可被进食或服用抑酸剂所缓解。胃溃疡疼痛多发生在餐后 0.5~1 小时，持续 1~2 小时后缓解。十二指肠溃疡可出现夜间痛，而胃溃疡夜间痛较少见。

5.消化性溃疡的内镜下表现 消化性溃疡在内镜下表现为被覆白苔的凹陷，伴周围组织充血、肿胀，边缘隆起，周围皱襞集中。内镜检查时应注意观察溃疡的部位、大小、形态、分期和溃疡周围黏膜蠕动情况。检查时应保持视野的清晰，注意清除黏膜上覆盖的黏液，以免漏诊。发现溃疡应常规行内镜下活检取材。

（1）胃溃疡：胃溃疡多发生于胃窦及胃角。随着年龄的增加，发生在胃体上部的溃疡比例增高。胃镜下可将溃疡分为活动期（active stage，A 期）、愈合期（healing stage，H 期）和瘢痕期（scarring stage，S 期）。各期又可分为两个阶段：A_1期和 A_2期，H_1期和 H_2期，S_1期和 S_2期。但内镜下对溃疡的分期难以确切判断，如当 H_1期与 H_2期难以区分时，则以 H_1~H_2期表示；当 H_2期与 S_1期难以区分时，则以 H_2-S_1表示。

1）活动期（A 期）：A_1期溃疡底覆白苔或黄白色厚苔，其上可有出血点或血痂，周围黏膜充血水肿，呈堤状隆起（图 11-15）。A_1期较 A_2期白苔清洁，边界鲜明，周围黏膜充血、水肿减轻或消退，开始出现再生上皮所形成的红晕（图 11-16）。

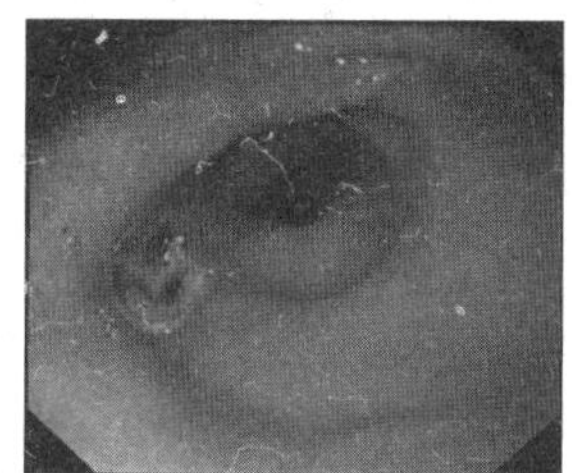

图 11-15 胃窦溃疡（A_1期）

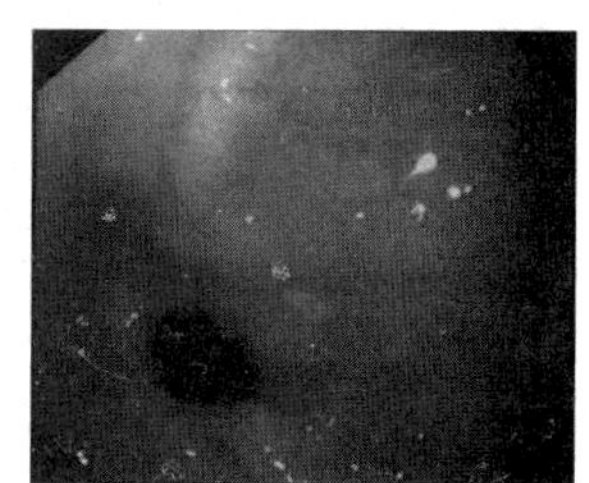

图 11-16 胃窦溃疡（A_2期）

2）愈合期（H 期）：H_1期溃疡缩小、变浅，白苔变薄。四周再生上皮明显，呈红色栅状，黏膜皱襞向溃疡集中。H_2期溃疡明显缩小、变浅,白苔变薄,再生上皮范围进一步增宽。

3)瘢痕期(S 期):S1 期溃疡消失,黏膜缺损完全为再生的黏膜上皮覆盖,再生上皮呈红色栅状,向心性放射状排列,中心可见小的褪色斑(图 11-17)。S_2期再生上皮红色消失,与周围黏膜体相同,皱襞集中不明显,为白色瘢痕(图 11-18)。

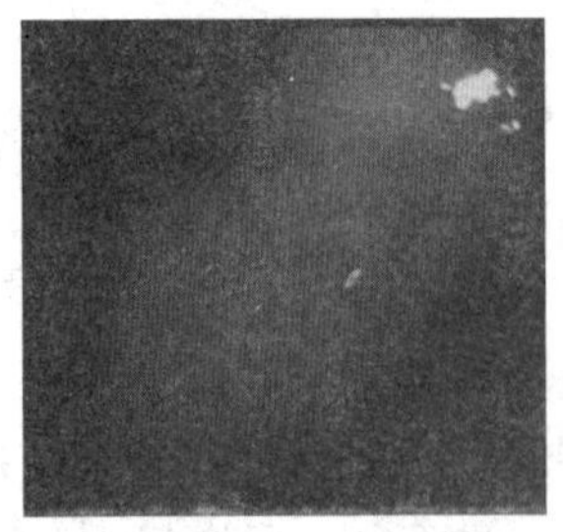

图 11-17　胃角溃疡 2(S_1期)

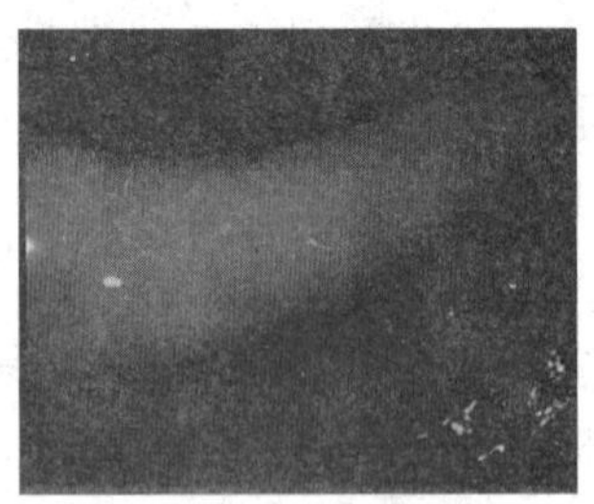

图 11-18　胃角溃疡(S_2期)

(2)十二指肠溃疡:十二指肠溃疡多数发生在十二指肠球部前壁,可单发或多发,少数发生在球部远端,称为球后溃疡。球后溃疡可单独发生或与球部溃疡同时发生,表现为沿环形皱襞的黏膜损害。球部溃疡根据内镜所见也可分为活动期、愈合期及瘢痕期,但分期不如胃溃疡明显。少数可呈线状,多发生于隆起的嵴部。也有在充血、水肿的黏膜表面散在点状或小片状白苔而无凹陷,称为霜斑样溃疡(图 11-19)。由于球部溃疡反复发作的特点,检查时可见球腔畸形(图 11-20)、假憩室形成表现。

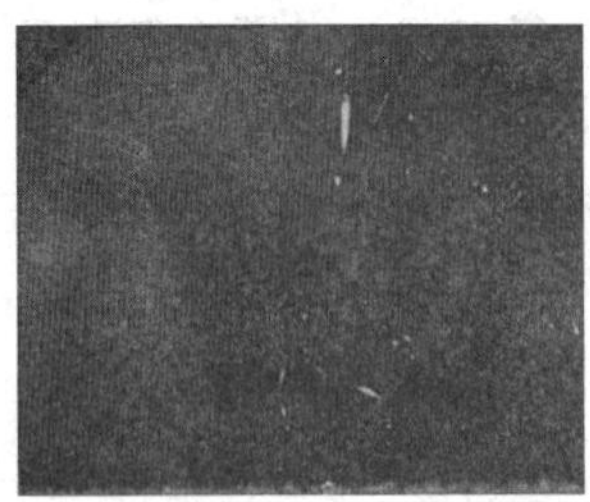

图 11-19　十二指肠霜斑样溃疡

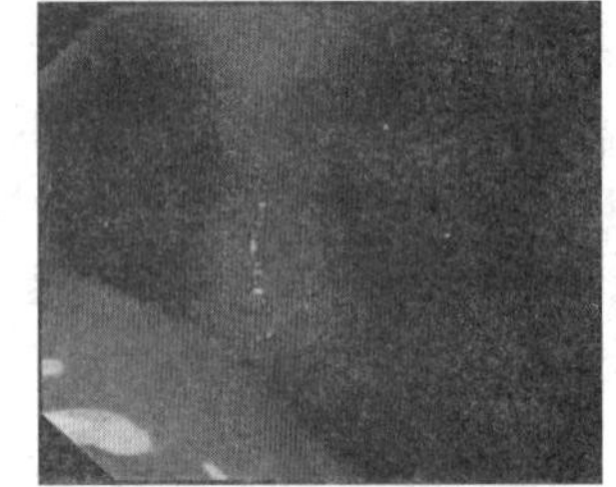

图 11-20　十二指肠球腔畸形

(3)特殊类型的溃疡

1)应激性溃疡:多因药物、应激、饮酒、烧伤、外伤、手术等因素所致。症状包括上腹剧痛、胃灼热感、恶心、呕吐,常并发咯血及黑便。病变可在胃窦、胃体,大多为多发性。内镜下表现为散在多发的溃疡、糜烂,伴或不伴黏膜出血。多数病变溃疡周围炎症不明显,溃疡表浅,很少穿过黏膜层。烧伤引起的应激性溃疡称为 Curling 溃疡,颅脑损伤后发生的溃疡称为 Cushing 溃疡。巨大带状溃疡,为发生于胃体的应激性溃疡的一种特殊表现形式,多发生于胃体的后壁。溃疡深大易发生出血,纵轴与胃轴平行。溃疡底有白苔、暴露的血管及凝血块附着。

2)线状溃疡:一般将与胃的纵轴方向垂直呈线状、长度在 3 cm 以上的溃疡称为线状溃疡。引起胃小弯明显的短缩是线状溃疡最大的特征,具有这种特征时即使溃疡长度不满 3 cm也可称为线状溃疡。线状溃疡多发于胃角。线状溃疡多为难治性,不易愈合,反复发作引起胃小弯短缩,使胃呈蜗牛状或囊状变形,导致胃排空延迟,食物在胃内停滞时间延长,胃酸分泌增加,使溃疡迁延不愈。

3)对吻溃疡:胃的对吻溃疡是指以胃小弯为中心同时发生于胃前后壁相对称位置上的溃疡(图 11-21)。两个溃疡可形成连接前后壁的横行于胃小弯或胃大弯的隆起皱襞,导致胃的横向缩短或葫芦状变形。十二指肠的对吻溃疡为同时发生于十二指肠前后壁的溃疡(图 11-22)。

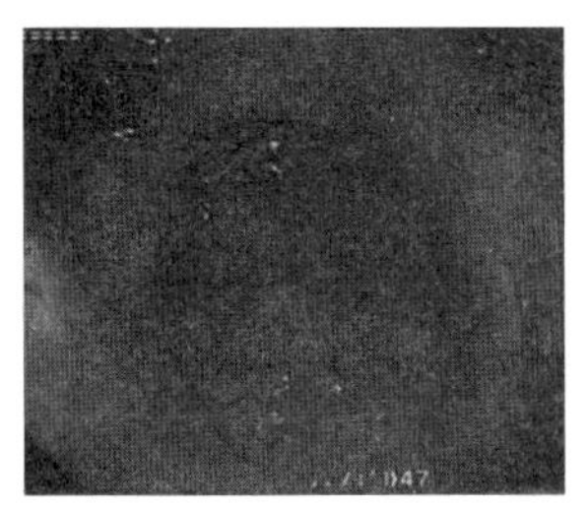

图 11-21　胃对吻溃疡

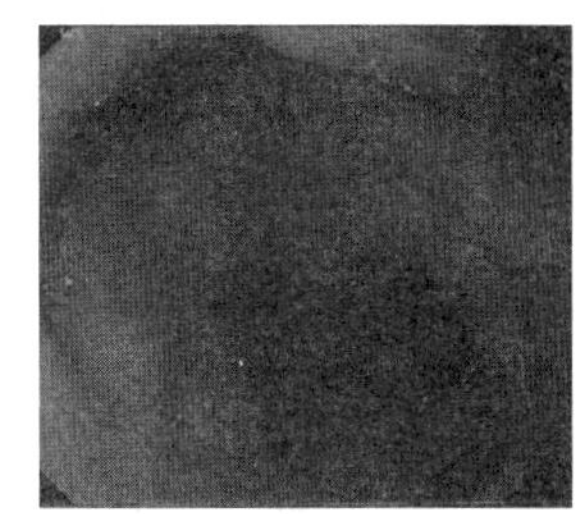

图 11-22　十二指肠球部对吻溃疡

4)胼胝体溃疡:因溃疡反复发作,溃疡底和周围产生明显的纤维化,周围呈堤状,高而硬,其是典型的难治性溃疡,必要时需与胃癌的 Borrmann Ⅱ 或 Borrmann Ⅲ 进行鉴别。

5)Dieulafoy 溃疡:溃疡浅小,直径小于 0.5 cm,底部为暴露的血管,多发生于胃体部或居贲门 3 cm 范围内,老年人多见,常造成大量反复出血。病变较小,出血后血管回缩,或因胃腔内残留血迹常易漏诊,必要时须采用胃镜复查。

6)胃巨大溃疡:胃的良性溃疡直径一般在 1~2 cm,大于 2 cm 的溃疡称为巨大溃疡,往往需要与恶性溃疡鉴别,应在治疗后复查胃镜。巨大溃疡治疗时需积极寻找病因,加以去除,否则疗效不佳。

7)吻合口溃疡:多见于胃十二指肠或胃空肠吻合术后,多发生于吻合口的肠侧,可能与肠黏膜屏障功能差、不耐酸的侵蚀及吻合口处组织血运较差有关。在 Billroth Ⅰ 式手术中,溃疡多发生于吻合口十二指肠肠侧的小弯前后壁。在 Billroth Ⅱ 式手术中,溃疡多发生于输入袢和输出袢之间的鞍状部黏膜,多在输出袢侧。吻合口溃疡的胃镜下表现同一般消化性溃疡分期。

8)十二指肠线状溃疡:长度超过全周径的 1/4 的溃疡,较胃的线状溃疡多见,可横行或纵行。短的条状、线状溃疡的中心部多在小弯侧,可发生在隆起皱襞的嵴部,可能为数个溃疡合并而成。溃疡边缘多鲜明锐利,前后壁的线状溃疡可不整齐。

9)十二指肠的巨大溃疡:直径在 2.0 cm 以上或占十二指肠的一个侧壁的全部或更大的溃疡。这种溃疡病例常常病史长,有较严重的十二指肠变形。不少病例合并出血,并有露出的小血管。巨大的十二指肠溃疡常发生于后壁,周围有较大的炎性团块,且常常深侵入胰腺,疼痛较剧烈且顽固。出血、穿孔和梗阻等并发症多见。

6.良恶性溃疡的内镜下鉴别　晚期胃癌镜下表现较典型,不难确诊。活动期及愈合期良性溃疡有时因炎症水肿及上皮再生等与胃癌在胃镜下不易鉴别。现总结鉴别要点如下。

(1)活动期胃溃疡与进展期胃癌 Borrmann Ⅱ 型的鉴别:活动期胃溃疡的底部低于黏膜面,底部深且平滑;白苔清洁、均匀一致;溃疡边缘平滑,周围黏膜水肿、平滑、均匀发红,不硬;溃疡环堤低,环堤坡度均匀。而进展期胃癌 Borrmann Ⅱ 型的溃疡底部凹凸不平,白苔不均匀,常有暗红色凝血块或血痂覆盖;溃疡边缘不规则隆起,周围黏膜呈结节状,质硬;环堤凹凸不平。

(2)活动期胃溃疡与早期胃癌Ⅲ型的鉴别:早期胃癌Ⅲ型(凹陷型早期胃癌)内镜下常不易与活动期良性溃疡鉴别。一般情况下良性溃疡的再生上皮呈均匀放射状或栅状,边缘光滑;而恶性溃疡的再生上皮则呈不均匀的发红或褪色,伴斑点状或凹凸不平的颗粒,边缘不规则呈虫蚀样。确诊还需结合溃疡边缘的组织切片病理活检。

(3)愈合期良性溃疡与早期胃癌Ⅲ+Ⅱc 型或Ⅱc+Ⅲ型的鉴别:若早期胃癌有多种类型的混合表现,则记录时将主要类型放在前面,次要类型记在后面。如凹陷型溃疡伴溃疡边缘浅糜烂则记录为早期胃癌Ⅲ+Ⅱc 型,若糜烂中央有深凹陷,则记录为Ⅱc+Ⅲ型。

愈合期良性溃疡底部白苔较少、清洁,均匀覆盖;溃疡边缘平滑;再生上皮呈栅状,放射状排列,和周围正常黏膜没有明显的分界线;周围黏膜皱襞粗细均匀、连续。而早期胃癌Ⅲ+Ⅱc 型或Ⅱc+Ⅲ型的溃疡底部白苔分布不均,底部凹凸不平;溃疡边缘呈不规则锯齿状;再生上皮分布不均,颜色减退,与周围正常黏膜间有明显分界;周围黏膜皱襞中断、变细。

(4)再发性良性溃疡与早期胃癌Ⅱc 型的鉴别:再发性良性溃疡有时会出现类似早期胃癌Ⅱc 型的变化。Ⅱc 型早期胃癌和周围黏膜的分界线虽不规则,但大致可找出其轮廓,良性溃疡的瘢痕分界线则不清楚。

7.溃疡病的治疗　溃疡病的治疗可分为药物治疗、内镜下治疗和手术治疗。

(1)药物治疗:消化性溃疡明确诊断后,药物治疗方案的确定前首先要明确是否伴有幽门螺杆菌感染。伴有幽门螺杆菌感染的患者应首选根除幽门螺杆菌方案,抗幽门螺杆菌方案结束后再给予 2~6 周抗酸分泌治疗。根除幽门螺杆菌方案建议为四联疗法,即一种 PPI 加上铋剂,并在克拉霉素、阿莫西林(或四环素)、甲硝唑(或替硝唑)和呋喃唑酮等抗生素中选用两种。药物应用剂量为:奥美拉唑(或埃索美拉唑),20 mg 每天 2 次;克拉霉素,500 mg 每天 2 次;阿莫西林(或四环素),1000 mg 每天 2 次;甲硝唑,400 mg 每天 2 次;呋喃唑酮,100 mg 每天 2 次。疗程一般为 14 天。初次治疗失败者可用高效 PPI(雷贝拉唑或埃索美拉唑)、枸橼酸铋钾(240 mg 每天 2 次)合并两种耐药率低的抗生素(如四环素、呋喃唑酮)组成四联疗法。现各地 Hp 耐药率居高不下,有条件者可完善培养及药敏试验指导治疗。

Hp 阴性的溃疡患者可采取服用任何一种 H_2-RA 或 PPI,十二指肠溃疡疗程为 4~6 周,胃溃疡疗程为 6~8 周。

(2)内镜下治疗:主要针对活动性出血,可采用局部喷洒血管收缩药、止血药,或钛夹封闭等,也可用硬化剂注射治疗。

(3)手术治疗:随着对消化性溃疡认识的加深及药物治疗的疗效进展,绝大部分溃疡病可经内科治疗治愈。外科手术治疗仅限于有并发症者,如溃疡大出血、溃疡急性穿孔、瘢痕性幽门梗阻、溃疡癌变等。

五、胃癌

胃癌是世界上最常见的消化道恶性肿瘤之一。胃癌的发病存在地域和性别差异,日本、中国、韩国、俄罗斯、南美及东欧国家为胃癌高发区,而美国、新西兰、澳大利亚及西欧国家发病率则较低。在性别方面,男性发病率约为女性的 2 倍。在我国,从黄土高原至东北辽东半岛,以及沿海胶东半岛至江、浙、闽地区为高发,而广东及广西等地区的发病率较低。胃癌可发病于任何年龄,以中老年人居多。

1.病因和发病机制　目前胃癌的病因虽尚未完全阐明,但从大量的流行病学研究结果来看,胃癌的发生是外界因素和机体内在因素相互作用的结果。外界因素包括 H.pylori 感染、吸烟、亚硝酸盐摄入,环境中硒、镍含量增加。内部因素包括 E-cadherin 基因突变、癌前病变及癌前状态(如肠上皮化生、萎缩性胃炎、残胃、慢性溃疡等)。

2.胃癌病理　胃癌可发生于胃内任何一部分,以胃窦最常见。胃癌在组织学上分为腺癌、未分化型癌、腺鳞癌、鳞状细胞癌,其中腺癌最常见。腺癌又分为管状腺癌、乳头状腺癌、黏液腺癌、低分化腺癌和印戒细胞癌。Lauren 分型将胃癌分为肠型和弥漫型,前者分化、预后较好,后者分化、预后较差。

3.胃癌的内镜检查

(1)早期胃癌:根据癌组织在胃壁的浸润深度,可将胃癌分为早期胃癌和进展期胃癌两大类。早期胃癌是指癌细胞浸润局限在胃壁的黏膜层及黏膜下层,而不论其浸润范围大小及是否有淋巴结转移。早期胃癌可分为三型,即Ⅰ型(隆起型)、Ⅱ型(表浅型)、Ⅲ型(凹陷型)。其中Ⅱ型又分成 3 个亚型,分别为Ⅱa(表浅隆起型)、Ⅱb 型(表浅平坦型)和Ⅱc 型(表浅凹陷型)。根据其内镜下的表现将其归结为 3 大类,即隆起型、凹陷型和平坦型。

1)隆起型:主要包括Ⅰ型和Ⅱa 型早期胃癌。Ⅰ型在内镜下表现为病变隆起高度超过正常黏膜厚度的 2 倍。而Ⅱa 型病变隆起高度不到正常黏膜厚度的 2 倍。隆起型病变无蒂或亚蒂,隆起表面结构呈大小不等的结节状或颗粒状,隆起边缘不整,正面观呈虫咬状。

需要与该型早期胃癌鉴别的病变有良性息肉、糜烂性胃炎(隆起型)、异位胰腺、胃黏膜下隆起性病变(如平滑肌瘤和胃肠道间质瘤)等。良性息肉一般有蒂或亚蒂,呈分叶状,表面光滑,顶部光滑无凹陷。隆起型糜烂性胃炎表现为黏膜丘状隆起,顶部出现火山口样黏膜损伤,可附白苔或仅为红色糜烂。异位胰腺的隆起部与周围黏膜色泽相同,隆起顶部有凹陷。胃黏膜下隆起性病变多呈丘状或半球状,表面光滑,部分可在顶部伴有小溃疡形成。

2)凹陷型:凹陷型早期胃癌包括Ⅱc 型、Ⅲ型、Ⅱc+Ⅲ型及Ⅲ+Ⅱc 型等混合型。Ⅱc 型早期胃癌凹陷糜烂深度一般不超过 3 mm;Ⅲ型早期胃癌浸润深度较深。Ⅲ型早期胃癌多与Ⅱc 早期胃癌共存,这时内镜下的表现为溃疡边缘不整齐,或有浅糜烂,描述方式为病变面积大的类型写在前面,其他的写在后面,如Ⅱc+Ⅲ型或Ⅲ+Ⅱc 型。

Ⅱc 型早期胃癌凹陷呈阶梯状,边缘呈锯齿状隆起,边界清。凹陷中心部黏膜呈不规则颗粒状或结节状,表面凹凸不平,有时可见残留充血岛状黏膜,周围有白苔环绕,称 RC(red patch and circumscribed coating)征,此种镜下表现是早期胃癌存在的有力证据。凹陷周围黏膜皱襞中断现象,是凹陷型早期胃癌的另一重要特征。在凹陷病变的边缘,黏膜皱襞突然中断,或呈切割样或毛笔尖样、虫咬样中断,或皱襞急剧变细,或皱襞尖端呈杵状肥大均提示为早期胃癌的表现。最需与凹陷型胃癌进行镜下鉴别的是良性溃疡,良性溃疡一般边缘光滑,无黏膜皱襞中断现象及 RC 征。

3)平坦型:平坦型早期胃癌是指Ⅱb 型早期胃癌,癌组织既不突出也不凹陷。大部分直径小于 1 cm,属于小胃癌的范畴。胃镜下特点是黏膜表面褪色或发红伴粗糙不整的颗粒感。Ⅱb 型早期胃癌是胃镜下最难诊断的早期胃癌。在行胃镜检查时,遇有黏膜褪色或红斑状改变时,应注意活检,以免漏诊。

(2)进展期胃癌:进展期胃癌在组织学上表现为癌细胞已经突破黏膜下层,浸润至固有肌层或浆膜层。进展期胃癌病变明显,一般不易漏诊,按 Borrmann 分类法可分为以下 4 型。

1)Borrmann Ⅰ型:息肉型癌。癌肿呈息肉样隆起,直径一般在 3 cm 以上,表面高低不平，呈结节状，边界较清楚，肿块表面充血、糜烂或溃疡形成，可伴有污苔及分泌物，少数表面光滑，组织较脆，触之易出血（图 11-23、图 11-24）。

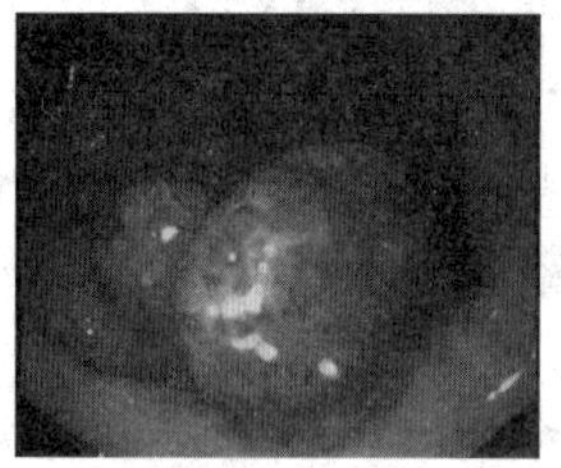

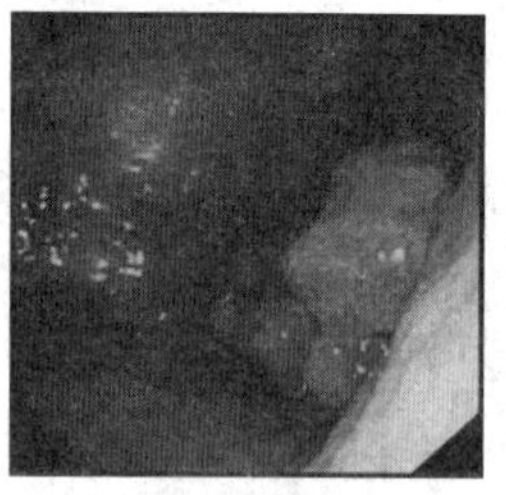

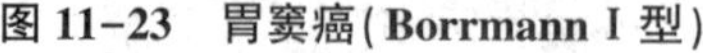

图 11-23　胃窦癌（Borrmann Ⅰ型）

图 11-24　胃体癌（Borrmann Ⅰ型）

2）Borrmann Ⅱ型：溃疡局限型癌。溃疡往往发生在隆起肿瘤的表面，溃疡边缘不规则，底部凹凸不平，覆污秽苔。溃疡周边呈堤样隆起，高低不平，质僵硬，但与周围黏膜分界清楚。胃黏膜下隆起性病变如胃平滑肌瘤或胃肠道间质瘤也可伴溃疡形成，但黏膜下隆起性病变多呈半球形或丘状隆起，溃疡平滑，周围环堤光滑（图 11-25，图 11-26）。

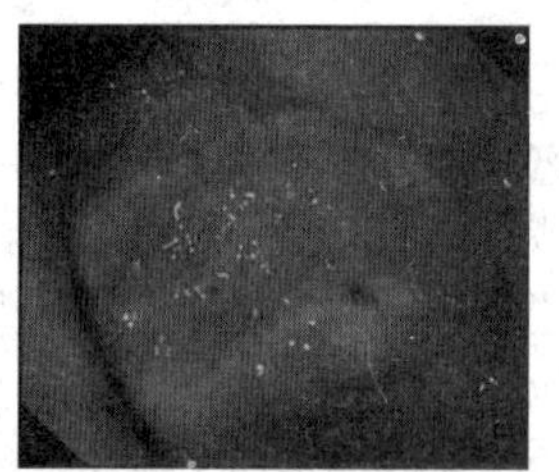

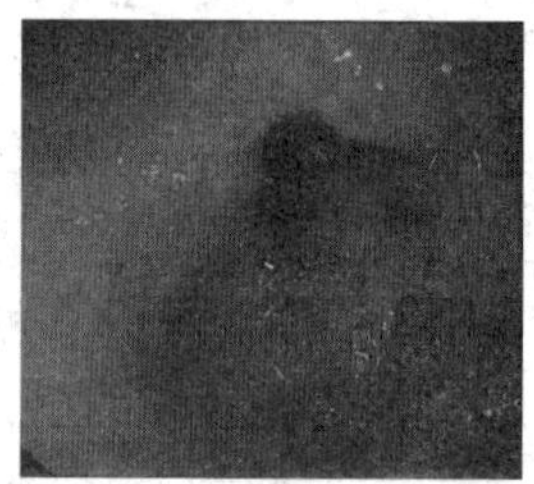

图 11-25　胃角癌（Borrmann Ⅱ型）

图 11-26　胃窦癌（Borrmann Ⅱ型）

3）Borrmann Ⅲ型：溃疡浸润型癌。该型胃癌具备Ⅱ型癌的溃疡特征，但其周围黏膜有癌浸润的表现，溃疡周围环堤部分或全部并非突然高起，而是渐向外倾斜。溃疡周围黏膜可有出血伴结节样改变。向溃疡集中的黏膜皱襞突然中断，或变细，或呈杵状。

4）Borrmann Ⅳ型：弥漫浸润型癌。生长特性是癌组织沿胃壁各层组织的间隙向四周扩散，使胃壁僵硬增厚，胃腔变形变窄，充气后也不能扩张，蠕动消失，胃黏膜皱襞粗大，呈结节状，或出现巨型皱襞。病变可局限于胃壁的一部分或广泛累及胃大部。如累及全胃时则整个胃僵硬而呈皮革状，称为皮革胃。此型胃癌内镜诊断较难，消化道造影有助于诊断。Borrmann Ⅳ型胃癌应注意同胃淋巴瘤相鉴别。

六、胃恶性淋巴瘤

胃淋巴瘤是胃癌以外最常见的胃部恶性肿瘤，也是最常见的结外淋巴瘤，占胃恶性肿瘤的 2%～11%，占结外淋巴瘤的 33%～60%，发病年龄以 45～60 岁居多，男女发病率之比为（1.2～3）：1。胃淋巴瘤最常累及胃窦及胃体远端，但也可发生在胃的任何部位，病变可局限或弥散分布。胃淋巴瘤主要来源于黏膜相关淋巴组织，以非霍奇金淋巴瘤为多，细胞分型又以 B 淋巴细胞为主。

目前越来越多的研究支持，胃淋巴瘤同幽门螺杆菌（Hp）感染密切相关。90% 胃淋巴瘤患者的胃黏膜中可找到 Hp，根除 H.pylori 可引起胃淋巴瘤的肿瘤组织消退，早期低度恶性淋巴瘤可完全消退，甚至治愈。此外，尚有报道提示随访中发现 Hp 再感染，淋巴瘤复发，再根治又得以消退者。表明 Hp 感染与该肿瘤发生上的特殊关系。在约 40%的胃淋巴瘤中检测到了遗传学异常,即 t(11,18)染色体异位。研究表明,此染色体异常可引起淋巴细胞的恶性转化。

胃淋巴瘤的诊断沿用了 Dawson 的标准:①体表淋巴结无肿大;②血白细胞计数和分类在正常范围内;③无纵隔淋巴结肿大;④肝、脾正常;⑤手术时除见胃及其引流区域淋巴结肿大外,其他组织未受侵犯。

胃镜检查可见黏膜增厚,呈肿块或结节、糜烂、溃疡及浸润改变,难与癌肿区别,但肿块、结节广泛而多灶,溃疡浅表且多发,大小、形态均不规则。黏膜下浸润表现为鹅卵石样外观或弥漫增厚可似皮革胃。因胃淋巴瘤的病变源于黏膜下层,活检阳性诊断率不如胃癌高,故取材时应有一定深度,并多部位取材,必要时可行黏膜下切除活检。根据胃镜下大体形态将胃淋巴瘤分为肿块型、溃疡型、结节型及浸润型。

1.肿块型　肿块常为扁平,也可呈息肉状,表面黏膜多光滑,巨大肿块可伴黏膜糜烂或浅表溃疡(图 11-27)。

2.溃疡型　溃疡常发生在浸润性肿瘤的表面,溃疡多发而不连续,地图样分布。也可表现为巨大的单一溃疡,边缘锐利,与正常组织界限清楚,常不能与胃溃疡作区别(图 11-28)。

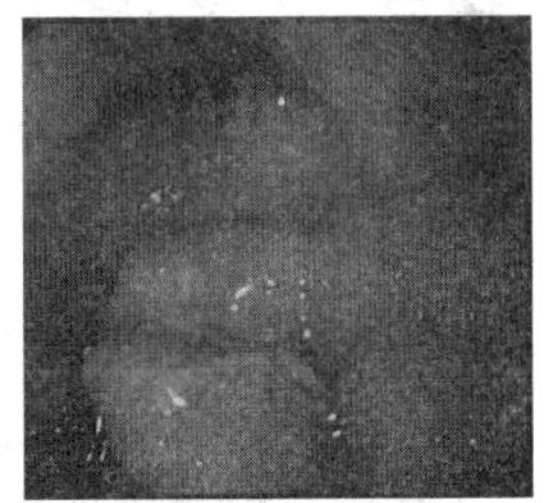

图 11-27　胃淋巴瘤(肿块型)

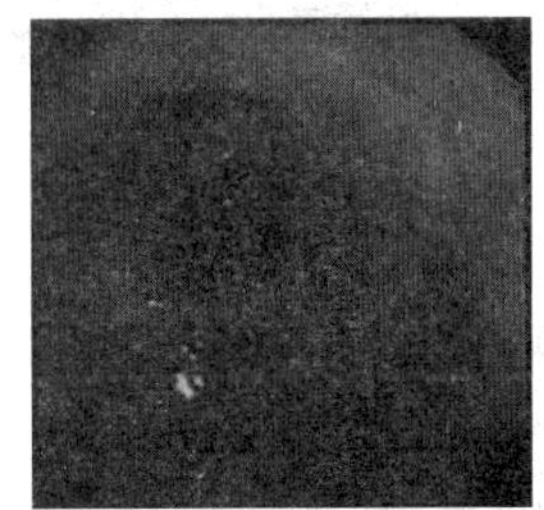

图 11-28　胃淋巴瘤(溃疡型)

3.结节型　表现为黏膜表面隆起的多发性或弥漫性的结节形成,表面可伴充血糜烂。

4.浸润型　最常见。局部浸润时出现黏膜皱襞隆起、增厚,与正常胃黏膜分界不清。弥漫浸润时表现为胃腔狭窄,皱襞粗大,充气胃壁不能扩张,肥厚的组织质脆、易出血,类似皮革胃。病变可侵犯幽门及十二指肠球部。

七、胃间质瘤和胃平滑肌瘤

1.胃间质瘤　胃肠道间质瘤(gastrointestinal stromaltumor,GIST)是胃肠道最常见的间叶源性肿瘤。GIST 一度同平滑肌瘤、神经鞘瘤,甚至平滑肌母细胞瘤混为一谈。目前 GIST 被定义为组织学上富于梭形细胞、上皮样细胞,偶尔为多形性细胞,呈束状、弥漫状排列,免疫表型上表达 Kit 基因蛋白质产物(CD117),由突变的 Kit 和 PDGFRa 基因驱动,具有广谱生物学行为,可能起源于幼稚间充质细胞向卡哈尔间质细胞分化的消化道的最常见的间叶源性肿瘤,不同于典型的平滑肌和神经源性肿瘤。

胃是 GIST 最常见的发病部位,胃间质瘤在 GIST 中的比例约为 60%。胃间质瘤的临床表现变化多端,肿瘤较小时常无症状,往往在健康普查时行胃镜检查被发现。在肿瘤较大时,患者会出现腹部不适、腹痛或腹部肿块,部分患者会因肿瘤表面溃疡出血而出现黑便,甚至出现中、重度贫血。

胃间质瘤的生长方式可分为胃内型、壁内型、胃外型和混合型 4 种。内镜下以胃内型最具有黏膜下肿瘤的内镜特征，易被内镜诊断。胃外型则表现为胃外肿块压迫，需超声内镜或 CT 协助诊断。胃镜下的胃间质瘤表现为：①突入胃腔呈丘状、半球状或球状隆起，有时仅有细蒂与胃壁相连，活检钳触之肿块可在黏膜下滑动（图 11-29、图 11-30）；②可见桥形皱襞，正常的黏膜皱襞被肿瘤顶起形成自肿块向周围正常黏膜延伸的桥形皱襞（图 11-31、图 11-32）；③肿瘤表面黏膜紧张光滑，色泽与周围黏膜相同，顶部可有溃疡形成，表面覆污苔或血痂。像淋巴瘤和其他黏膜下肿瘤一样，胃镜下活检较难取到肿瘤组织。

胃间质瘤可根据肿瘤大小、核分裂象、有无远处转移及腹腔内种植、有无坏死等分为良性、交界性和恶性胃间质瘤。手术切除是治疗体积大的或恶性胃间质瘤的首选方法，较小的良性病变可行 ESD 治疗。伴有远处转移和复发的胃间质瘤可根据基因测序的结果选择是否口服格列卫进行靶向治疗。

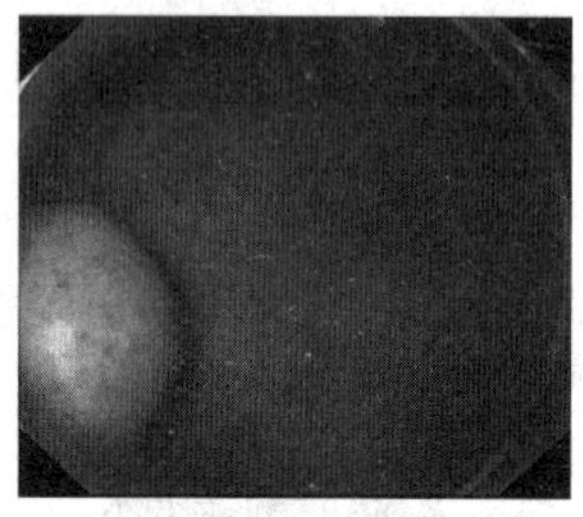

图 11-29　胃底间质瘤

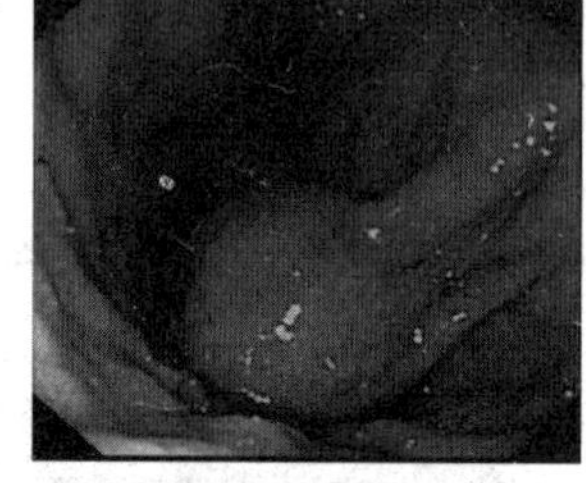

图 11-30　胃体间质瘤

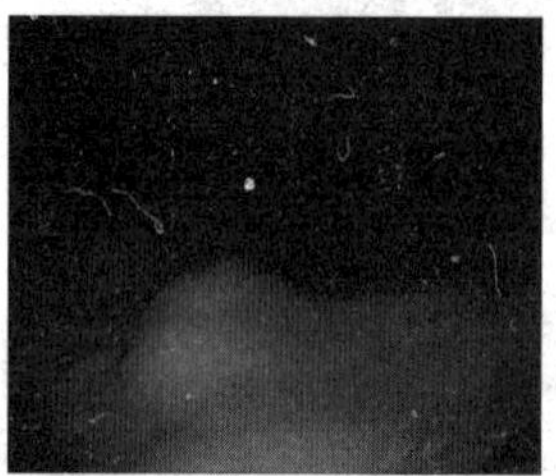

图 11-31　胃底体交界处间质瘤（桥形皱襞）

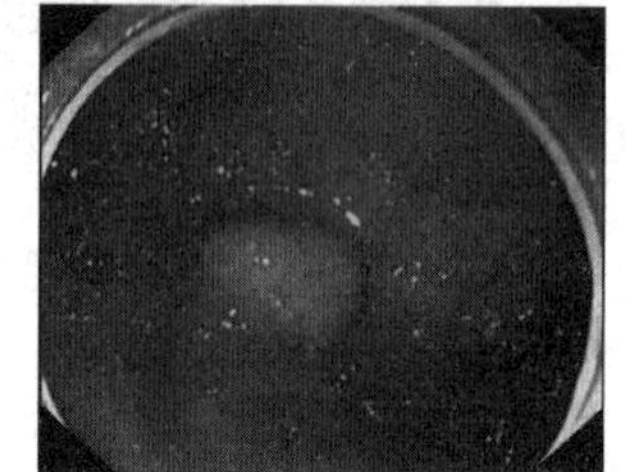

图 11-32　胃窦间质瘤

2. 胃平滑肌瘤　在内镜下胃平滑肌瘤同胃间质瘤一样均表现为黏膜下肿瘤，很难将两者区分。但有文献报道，黏膜下肿块伴表面溃疡者应警惕胃间质瘤的可能。平滑肌瘤病理表现为圆形、梭形或多角形细胞，无核分裂象、无坏死浸润等恶性表现。肿瘤标志物 CD34 和 SMA 呈阳性，但 CD117 呈阴性。手术后一般无复发转移。

八、胃神经内分泌肿瘤

胃神经内分泌肿瘤，起源于具有神经内分泌功能的细胞，可发生于全身。曾经有类癌等多种名称，现已经统一，具有一致的病理改变特征。长期以来认为其为良性肿瘤。现已证明，这类肿瘤可显示从近似于良性的低度恶性到高度恶性肿瘤的生物学行为，具有独特的临床特征。胃类癌属前肠神经内分泌肿瘤，占消化道类癌的 1.10%～3.10%，占胃恶性肿瘤的 1.10%～1.15%。

胃神经内分泌肿瘤共分为 4 型。主要征象有：①1 型为萎缩性胃炎的基础上出现多发的广基小息肉，直径息肉 1～5 mm 不等，检查血液胃泌素明显升高；②2 型为继发于胃泌素瘤，内镜下可见胃黏膜明显肥厚及诸多不典型部位溃疡，散在多发的小息肉，直径一般 1~5 mm 不等。检查血胃泌素高度升高，往往数百倍于正常；③3 型为单发的较大的息肉，直径可达 1~3 cm，血液检查胃泌素正常；④巨大息肉，或为胃癌样肿物，多表面合并溃疡，常见的边缘呈堤状隆起的癌性溃疡，同胃癌较难鉴别。

神经内分泌肿瘤病理免疫组化有共同的特征，如 Syn、CgA 均为阳性，可作为诊断标准之一。

九、胃其他病变

1.胃静脉曲张　胃静脉曲张多由门静脉高压引起，也可由脾静脉血栓形成所致，胃静脉曲张不一定都伴有食管静脉曲张。胃静脉曲张常见于贲门附近，即胃底附近，用内镜 U 形反转法观察，可表现为蚯蚓状或多发性息肉样隆起，蓝色、柔软、可被压缩（图 11-33）。当疑有胃静脉曲张时，检查操作应轻柔，有时曲张静脉的蓝色不明显，被误诊为息肉而做活检，易导致大出血。

2.胃黄色瘤　胃黄色瘤为黄色或黄白色稍高出黏膜的平坦小斑块，直径多小于 1 cm，表面略呈分叶状，呈圆形或椭圆形，边缘常不整齐，多为单个。可发生于胃的任何部位，但以胃窦部多见（图 11-34）。病变可长期存在，也可缩小或消失。组织学改变主要是黏膜固有层内有成堆泡沫细胞，脂质分析结果为游离胆固醇及三酰甘油。

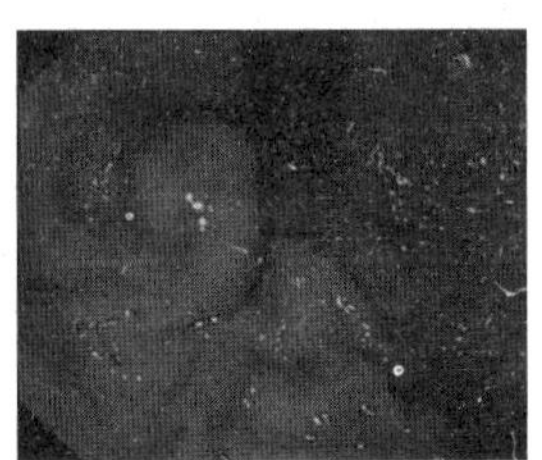

图 11-33　胃底静脉曲张

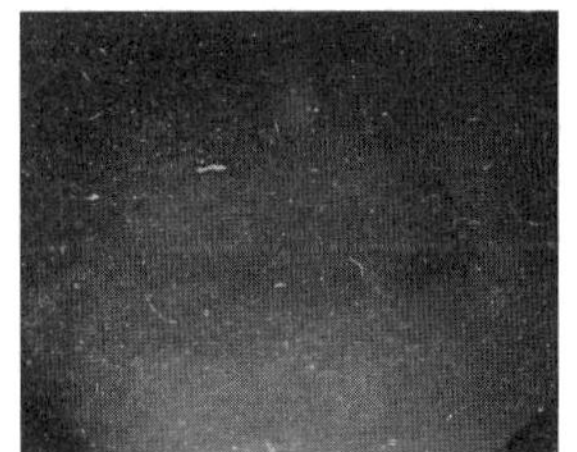

图 11-34　胃窦黄色瘤

3.胃内异物　胃内异物多为吞入，如义齿、钱币、纽扣、发夹、别针和牙刷等。一般而言，凡经食管进入胃的异物多能经幽门和肠道排出，但有时可因其形态特殊而停留在胃内。内镜检查不但可确定异物的存在，而且某些异物可通过内镜附件取出。

十、十二指肠肿瘤

1.Brunner 腺瘤　Brunner 腺瘤（Brunner’s gland adenomas，BGA）是一种少见的十二指肠肿瘤，国外文献多称之为布氏腺错构瘤，为十二指肠 Brunner 腺增生所致，迄今为止，文献中报道不超过 200 例，患者大多为 40~60 岁的中老年人，无性别和种族差异。Brunner 腺瘤多位于十二指肠球部。

Brunner 腺瘤内镜下表现为单个或多个圆形、半圆形小结节，直径 0.5~1.5 cm，成堆或散在出现，结节表面光滑、顶端潮红伴糜烂。但由于 Brunner 腺瘤被厚而完整的黏膜覆盖，活检钳难以夹到位于黏膜下的瘤体组织，故肿瘤常规活检阴性者并不能排除诊断。

2.十二指肠息肉　十二指肠息肉按照病理形态可分为四种：炎性息肉、增生性息肉、腺瘤性息肉和错构瘤性息肉。炎性息肉中含有大量炎性细胞浸润；增生性息肉中富含大量的增生纤维组织；腺瘤性息肉又可分为管状腺瘤、绒毛状腺瘤和混合性腺瘤；错构瘤性息肉多见于 Peutz-Jeghers 综合征。十二指肠息肉可表现为单发或多发,在内镜下可表现为无蒂、亚蒂或有蒂,表面光滑或轻度充血糜烂(图 11-35、图 11-36)。

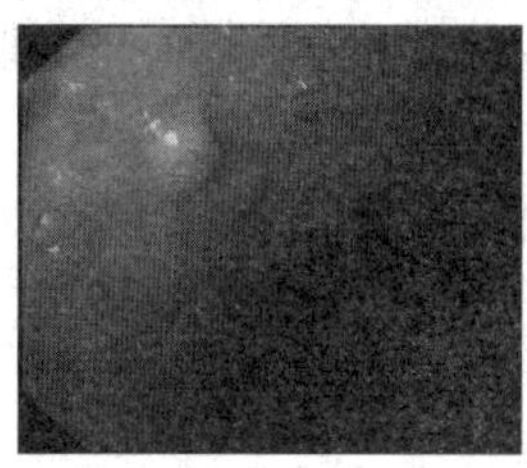

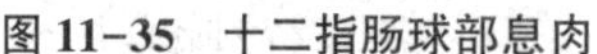

图 11-35　十二指肠球部息肉

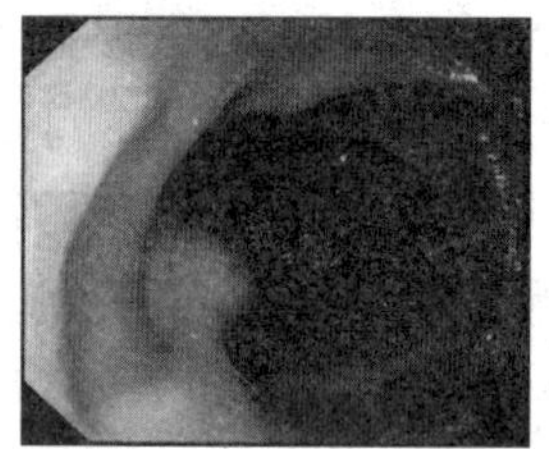

图 11-36　十二指肠降部长蒂息肉

3.十二指肠癌　原发性十二指肠恶性肿瘤相当少见,发病年龄以中老年人居多,早期多无临床症状,当发现时多已属晚期。最常见的发病部位为十二指肠乳头部,球部和水平部较少见。

十二指肠癌内镜下表现为病变局部的不规则隆起,病变通常呈结节状或息肉状,可伴有糜烂或溃疡形成,质脆、易出血。肿瘤和周围组织界限不清,肠腔内黏膜皱襞变粗、紊乱或消失。病灶也可表现为溃疡状,浸润至周围黏膜时,可致肠腔狭窄。

4.十二指肠恶性淋巴瘤　十二指肠恶性淋巴瘤很少见,占结外淋巴瘤的 5%,占小肠恶性淋巴瘤的 10%~15%,绝大多数是非霍奇金淋巴瘤,组织学多数为 B 细胞型淋巴瘤。十二指肠恶性淋巴瘤中,B 细胞型淋巴瘤约占 84%,T 细胞型和不确定型者各占 8%。该病由于发病率低、病史和临床表现缺乏特殊性,易误诊为慢性炎症和腺癌而延误治疗,因此早期诊断和及时合理治疗非常关键。

胃镜下十二指肠淋巴瘤形态多样,可表现为浸润型、结节型、溃疡型与息肉型,与消化道癌表现相似,溃疡型常表现为表浅的溃疡,溃疡周围有环堤,与周围正常组织界限较腺癌清晰,且肠壁的柔韧性与腺癌相比较好。胃镜检查并取组织病理活检是确诊十二指肠恶性淋巴瘤的主要手段。若临床或内镜检查怀疑此病时,应采用多次、多点挖掘式深活检或圈套活检技术切取包括黏膜下层在内的大块黏膜。

5.十二指肠脂肪瘤　十二指肠脂肪瘤罕见,其病因不明,早期多无明显临床表现,当肿瘤较大时可引起梗阻症状。绝大多数肿瘤位于黏膜下,向腔内生长。胃镜下以淡黄色球形肿块为其外观特征,肿块黏膜完整、表面光滑(图 11-37)。

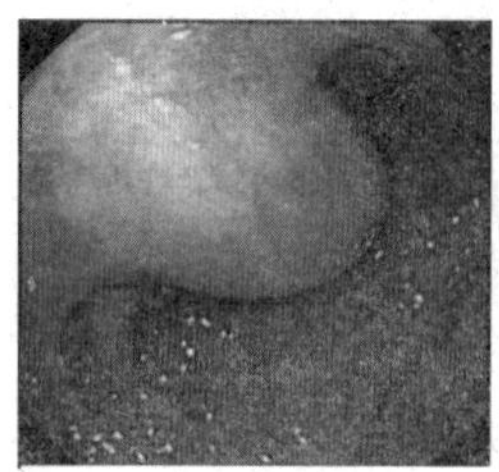

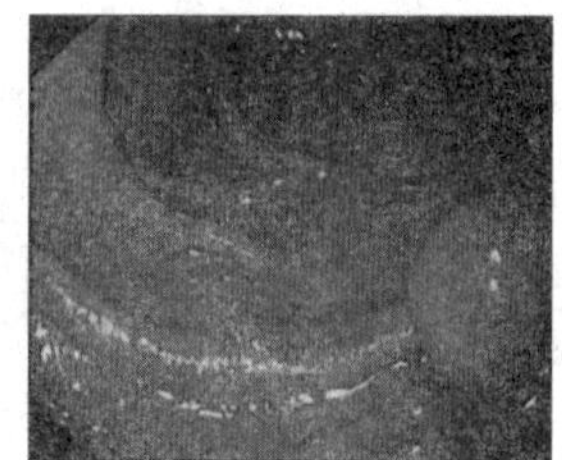

图 11-37　十二指肠降部脂肪瘤

6.十二指肠间质瘤和平滑肌瘤　十二指肠间质瘤和平滑肌瘤在胃镜下表现同胃间质瘤和平滑肌瘤。

第十二章　消化道出血的内镜治疗

上消化道出血(Upper gastrointestinal bleeding)是指屈氏韧带以上的肠、胃、食管出血,为临床急症,年发病率为50/10万~150/10万人,病死率为6%~10%。

近年来,上消化道出血的临床研究有了长足的发展,特别是内镜技术的普及和各种内镜下止血法的广泛开展,使急诊内镜成为诊治上消化道出血的首选方法。

第一节　上消化道出血的诊断及风险评估

一、上消化道出血的诊断

上消化道出血可以根据以下诊断条件确立:①呕吐咖啡样物或鲜血,解柏油样黑便;②血容量不足的临床表现:头晕、眼花、出冷汗、心悸、气促、昏厥等;③实验室证据:呕吐物或粪便隐血强阳性,红细胞计数和血红蛋白浓度下降;④消化内镜检查。

二、上消化道出血的风险评估

由于上消化道出血病情重,变化快,临床医师需随时对其病情进行评估,根据急性上消化道出血急诊诊疗流程专家共识(2011),其病情评估包括入院时紧急评估,病情稍稳定后的再次评估,治疗后的疗效评估及病情预后评估等。

1.严密监测出血及生命体征　①记录咯血、黑便和便血的频度、颜色、性质、次数和总量;②定期复查血细胞比容、血红蛋白、红细胞计数、血尿素氮等;③观察意识状态、血压、脉搏、肢体温度、皮肤和甲床色泽、周围静脉充盈情况、尿量等,意识障碍和排尿困难者需留置尿管。危重大出血者必要时进行中心静脉压、血清乳酸测定,老年患者常需心电、血氧饱和度和呼吸监护。

2.病情严重程度的评估　病情严重度与失血量呈正相关,因呕吐与黑便混有胃内容物与粪便,且部分血液潴留在胃肠道内未排出,故难以根据咯血或黑便量准确判断出血量。如根据血容量减少导致周围循环的改变来判断失血量,休克指数(心率/收缩压)是判断失血量的重要指标(表12-1)。

表12-1　上消化道出血病情严重程度分级

分级	失血量/mL	血压/mmHg	心率/(次·min^{-1})	血红蛋白/(g·L^{-1})	症状	休克指数
轻度	<500	基本正常	正常	无变化	头昏	0.5
中度	500~1000	下降	>100	70~100	昏厥、口渴、少尿	1
重度	>1500	收缩压<80	>120	<70	肢冷、少尿、意识模糊	>1.5

注:休克指数=心率/收缩压;1 mmHg=0.133kPa

除对周围循环情况进行评估外,患者体质及存在的并发症也是评估病情严重程度需要考虑的:年龄>80 岁,体质虚弱、合并有 3 级高血压、冠状动脉性心脏病(心绞痛、心肌梗死、缺血性心肌病)、脑梗死、晚期肝硬化、慢性肾功能不全、2 型糖尿病、重症感染、恶性肿瘤等,上述并发症可加重患者病情,也是病情严重程度的指标之一。

3.是否存在活动性出血的评估　临床上出现下列情况考虑有活动性出血:①咯血或黑便次数增多,呕吐物呈鲜红色或排出暗红血便,或伴有肠鸣音活跃;②经快速输液输血,周围循环衰竭的表现未见明显改善,或虽暂时好转而又再恶化,中心静脉压仍有波动,稍稳定又再下降;③红细胞计数、血红蛋白测定与 Hct 继续下降,网织红细胞计数持续增高;④补液与尿量足够的情况下,血尿素氮持续或再次增高;⑤胃管抽出物有较多新鲜血液;⑥胃镜检查见溃疡基底部有活动性出血。

4.出血预后的评估　目前临床上有多种评估系统对急性上消化道出血患者再出血和死亡危险性进行评估,包括 Rockall 评分系统、Blatchford 评分系统等,Rockall 评分系统将患者分为高危人群、中危人群或低危人群,积分≥5 分为高危,3~4 分为中危,0~2 分为低危(表 12-2)。

表 12-2　Rockall 再出血和死亡危险性评分系统

变量评分	0	1	2	3
年龄(岁)	<60	60~79	≥80	—
休克状况	无休克[a]	心动过速[b]	低血压[c]	—
伴发病	无	—	心力衰竭、侵袭性心脏病和其他重要伴发病	肝衰竭、肾衰竭和癌肿播散
内镜诊断	无病变,Mallory-Weiss 综合征	溃疡等其他病变	上消化道恶性疾病	—
内镜下出血征象	无或有黑斑	—	上消化道血液潴留,黏附血凝块,血管显露或喷血	—

注:a.收缩压>100 mmHg(1 mmHg=0.133kPa),心率<100 次/min;b.收缩压>100 mmHg,心率>100 次/min;c.收缩压<100 mmHg,心率>100 次/min;积分≥5 分为高危,3~4 分为中危,0~2 分为低危

第二节　静脉曲张性上消化道出血的内镜治疗

肝硬化患者门静脉系统回流受阻,压力逐步升高,引起静脉曲张,包括食管、胃底静脉及其他胃肠道静脉,当静脉曲张发展到一定程度时静脉破裂导致出血。目前内镜下常用的治疗食管-胃底静脉曲张及急诊止血的方法有静脉曲张套扎术(EVL)、硬化剂(EIS)及组织黏合剂注射术。

一、食管静脉曲张套扎术

EVL 是基于 20 世纪 50 年代的痔疮套扎术的技术演变而来,就是在内镜的直视下,用套扎器逐一结扎食管下段曲张静脉,使静脉闭塞,缺血狭窄,最终达到静脉曲张消失并止血的

效果。

1.适应证　①急性食管静脉曲张破裂出血;②再次出血的预防(二级预防);③复发食管静脉曲张。

2.设备及配件　电子胃镜、套扎器(单环或多环套扎器)。

3.操作方法　按说明书安装,将套扎器正确套在内镜端部,插入后观察食管静脉曲张状况,通常先从下端,近贲门部开始,先套扎最有可能出血的静脉,用吸引器将曲张静脉吸入套扎器内,使视野呈一片红后,转动控制器或抽拉尼龙绳,将橡皮圈套住曲张静脉基底部。成功后,再分别套扎其他曲张静脉。结扎时避免在同一根静脉上多次结扎或在同一水平上结扎多根静脉,以免引起食管腔狭窄。术后应注意结扎橡皮圈脱落至继发性出血可能。

4.疗效评价　EVL 的急诊止血率达 90%以上,且一次套扎后食管静脉曲张有一定程度的减轻。但其再出血率也较高,包括:①近期出血,治疗后 72 小时到静脉曲张完全消失前再次出血;②曲张静脉消失后再次出血。因此,要求对行 EVL 患者需多次套扎,直到曲张静脉消失,套扎的间歇期为 2 周以上。

5.不良反应　可有短暂发热、胸骨后疼痛和食管梗阻感、食管狭窄、局部浅溃疡、食管撕裂、术中还可发生皮圈脱落、曲张静脉套扎割裂出血等并发症,须特别警惕套扎的角度、吸力、释放套环的时机等。

二、食管静脉曲张硬化剂注射术

是在曲张静脉内注入硬化剂,使曲张静脉周围组织发生化学性炎症反应,血栓形成闭塞管腔,静脉周围黏膜凝固化及组织纤维化,从而达到止血及预防出血的目的。

1.适应证　①急性食管静脉曲张破裂出血;②二次出血的预防;③复发食管静脉曲张。

2.设备和配件　电子胃镜、内镜注射针、硬化剂(1%乙氧硬化醇、5%鱼肝油酸钠和无水乙醇等)。

3.操作方法　一般而言,EIS 从胃-食管结合部的曲张静脉开始,然后向口侧每间隔 5 cm 注射一个点,每个点注射硬化剂 1~2 mL,每次最高可注射 20~25 mL,最多不超过 40 mL。可选择静脉内、静脉旁或静脉内外注射,但以静脉内注射为主,注射后需压迫针眼半分钟减少针眼出血。发现出血灶,则先在出血灶的下方静脉内注射硬化剂。然后再注射其他静脉。急诊硬化治疗后一周内再行硬化治疗,然后每间隔 3 周硬化治疗一次直至曲张静脉闭塞。

4.疗效评价　急诊止血有效率为 90.0%~94.0%,近期出血率为 12.0%~25.0%,并发症差异与静脉曲张程度及手术操作过程有关。曲张静脉闭塞后有 50%~70%的患者复发,且有再出血的危险,由于胃-食管结合部以上 3~5 cm 内存在"穿通静脉",将食管黏膜内静脉与食管旁静脉联通。食管旁静脉或食管周围静脉,特别是后者与食管静脉曲张的复发、再出血密切相关。

5.EIS 常见并发症　并发症发生率为 0~25.0%;局部并发症:溃疡、出血、狭窄、食管运动功能障碍、吞咽痛、撕裂。区域并发症:纵隔炎、穿孔、胸膜渗出。全身并发症:脓毒血症、吸入性肺炎、缺氧、自发性细菌性腹膜炎、门静脉血栓形成。

三、胃底静脉曲张组织黏合剂注射术

尽管胃静脉曲张破裂出血在肝硬化静脉曲张出血中的比例并不多,占 15%~30%,但具有较高的病死率,占 45%~55%。内镜治疗胃底静脉曲张出血主要是在曲张静脉内注射组织黏合剂,组织黏合剂为α-氰基丙烯酸正丁酯或异丁酯,能在生物组织上瞬间聚合反应固化,对于曲张静脉破裂出血具有很好的止血作用,并且能有效预防再次出血,是目前治疗胃底静脉曲张最理想的方法之一。

1.适应证　急性胃静脉曲张出血,胃静脉曲张有红色征或表面糜烂且有出血史(二级预防),部分食管静脉曲张止血困难者。

2.设备及配件　电子胃镜、内镜注射针、组织黏合剂(N-丁基-2-氰丙烯酸盐)、碘油或高渗糖。

3.操作方法

(1)选取注射部位:胃静脉曲张分型参考 Sairn 法分为四型:①胃食管静脉曲张Ⅰ型(GOV.Ⅰ),EV 延续至胃底小弯侧,多在近贲门 2~5 cm 范围,呈轻度曲张;②胃食管静脉曲张Ⅱ型(GOV.Ⅱ),EV 延续至胃底大弯侧,曲张明显呈结节样,范围较广;③单纯胃静脉曲张Ⅰ型(IGV.Ⅰ),无 EV,位于胃底贲门下数厘米,呈迂曲结节样;④单纯胃静脉曲张Ⅱ型(IGV.Ⅱ),无 EV,位于胃内任何部位的异位静脉曲张。由于分型不同,所采取的治疗方法不一,其预后也不一样,其中 GOV.Ⅰ的治疗同食管静脉曲张,其他三型可采取组织黏合剂注射。应慎重选取注射部位,一般应选在出血灶静脉的近端,形成静脉瘤者选在瘤体侧壁,尽量不在瘤体的顶部、出血灶或其旁边注射,因此处壁薄,易撕裂出血。

(2)计算注射剂量:根据曲张静脉的体积计算注射针数及组织黏合剂量,以曲张静脉基本充盈黏合剂为准,每次 0.5~2 mL,可多点注射。

(3)注射方法:常采取"三明治夹心"法,先将注射针充满碘油或高渗糖或硬化剂,在体外排除少许,再联上组织黏合剂注射器,通过内镜将注射针送入胃内曲张静脉处,注射时选准曲张静脉,刺入后注入组织黏合剂,再注射碘油或高渗糖或硬化剂,退针后可用外鞘管压迫穿刺点防止组织胶外漏。退针时不应将注射针退入活检孔内,以防残留黏合剂阻塞活检孔。退针后仔细观察有无继续出血,对仍出血者再次重复上述操作。

4.疗效评估　急性出血的止血率达 95%~100%,但仍有一定比率的再次出血(22%~59%),主要发生在术后 2 周至 3 个月的排黏合剂过程中,但出血多为少量或中量,如早期排黏合剂则可引起大量出血。

5.不良反应　发生率相对较低,主要包括菌血症、异位栓塞、胸骨后疼痛。其中异位栓塞主要表现为胃肾分流道(85%)、胃膈分流道(10%)和胃心膈分流道(5%)。可在术前通过腹部 CT 及三维血管重建成像,判定有无血管的分流道,在黏合剂治疗后,监测胸腹部 X 线片有无异位栓塞,早期发现、及时处理。

四、联合治疗

1.与药物联合治疗　两者的联合应用主要是在内镜治疗前后的围术期,应用药物以降低门静脉压力、减少食管、胃黏膜损害,以提高内镜手术安全,减少术后再出血。所用药物有两大类,一类是减少内脏血流的药物,如普萘洛尔、单硝酸异山梨酯、生长抑素/奥曲肽;另一类是减少对食管黏膜的损害或保护食管黏膜的药物,如质子泵抑制剂、硫糖铝等。用法:急诊内镜治疗前:①先给予生长抑素 250 μg 静脉注射,然后以 250 μg/h 持续静脉滴注;或奥曲肽 50 μg 静脉注射,然后 50 μg/h 持续静脉滴注;②质子泵抑制剂(PPI)静脉滴注;③预防性使用抗生素。内镜治疗后可继续使用上述药物 1~3 天。内镜治疗后同样需给予生长抑素和抗生素 1～3 天，质子泵和其他药物则使用时间更长。

2.与三腔二囊管联合治疗　三腔二囊管压迫可有效止血，常用于药物止血困难或内镜治疗前的过渡疗法。特别是急性大出血时，患者生命体征不稳，胃、食管腔内大量积血，此时行急诊内镜将严重影响内镜操作，增加手术风险。如先压迫止血后可为内镜治疗创造更好的条件。目前很多医院直接选择急诊内镜而放弃了三腔二囊管止血，但笔者的经验是短期使用三腔二囊管压迫急诊止血有效、安全，作为内镜前的过渡治疗可为内镜治疗争取时间，提高内镜治疗成功率。一般先行胃囊充气压迫，出血未止再行食管囊充气。压迫时间最好 6～12小时，如压迫时间较长应每 8 小时左右放气一次。压迫过程中应防止气囊移位阻塞气道及发生吸入性肺炎等并发症。

3.EVL 与 EIS 的联合治疗　联合治疗分为同步联合疗法（synchronous EVL+EIS）及序贯联合疗法（sequential EVL+EIS），同步联合疗法认为并不比单独套扎疗法优越且并发症较多，而序贯联合疗法在静脉曲张根除率方面，比单独硬化治疗要高，并发症及再出血复发率显著要低。主要原因是 EVL 后由于曲张静脉内血栓形成、血流减少，原高度充盈的静脉塌陷，曲张静脉呈节段性分布、点状的“静脉瘤”，此时继续 EVL 治疗，效果不佳，在这种情况下应用 EIS 治疗，使大小静脉及其交通支闭塞，能产生较可靠的止血和预防出血的作用。根据静脉曲张程度和治疗效果，先行 1～3 次 EVL，接着再行 EIS 1～2 次，每次治疗间隔 14～20 天。

4.与其他介入的联合治疗

（1）联合经皮肝穿刺胃冠状静脉栓塞治疗：肝硬化门静脉高压影响最近的交通支是食管－胃底静脉丛，内镜下注射组织黏合剂主要作用于黏膜下静脉丛，对肌层、浆膜层静脉丛作用不大。而经皮肝穿胃冠状静脉栓塞对食管下段奇静脉、食管下、中段静脉有一定难度，二者结合可在近期内有效达到彻底栓塞食管－胃底静脉曲张的效果，其对急症食管－胃底静脉曲张破裂出血疗效好于单纯内镜下治疗。方法是先在 X 光下，选择肝区第 9 肋间隙腋中线为穿刺点，局部麻醉后用经皮肝穿套管针水平进针，穿到门静脉，在导丝引导下将导管插入胃冠状静脉，造影观察胃冠状静脉情况，如冠状静脉内为离肝血流时，用组织黏合剂 4～6 mL 缓慢注入胃冠状静脉行栓塞术，栓塞后再次造影观察效果。栓塞治疗后再行内镜下食管静脉或胃底静脉曲张的套扎、硬化剂或组织黏合剂治疗。

（2）联合经颈静脉肝内门体静脉分流术（TIPs）：部分患者由于门脉压力高，内镜治疗后再出血率也较高，因此，部分单位在内镜治疗的基础上，行 TIPs 手术，经颈内静脉入针，送入导丝至肝静脉，造影确定穿刺部位，送入外套管保护的穿刺针穿刺到门静脉后，扩张并引入支架释放器，释放支架（聚四氟乙烯覆膜支架）进行肝内门体分流。TIPs 手术可减轻门脉压力，止血效果明显，但因支架阻塞及技术要求较高、术后肝性脑病发病率增高等问题，使该项技术尚未得到广泛推广。

5.与手术的联合治疗　手术治疗在急性出血期的风险较大，主张仅对肝功能状态较好（Child-Pugh A/B 级患者），经内科药物、内镜治疗无效的食管静脉曲张破裂大出血患者进行急诊门体分流手术控制急性出血。因此，大部分患者应先行内镜治疗，度过急性期，在患者一般情况好转，肝功能获得改善的情况下实施手术治疗。手术适应证的选择、手术时机的选择是影响预后的关键。手术方式可为断流或分流手术，术后根据食管静脉曲张情况再次内镜下套扎或硬化剂治疗，可消除局部残余的曲张静脉。

6.与食管支架置入联合治疗　国外有文献报道，对于难治性食管静脉曲张出血（指药物及内镜治疗72小时失败者）可进行食管支架置入术，2013年Holster等最早报告了5例利用自膨式食管支架对食管静脉曲张出血进行止血，初步止血成功率100%，持续控制出血90%。其中2例患者14天后取出支架，3例患者直到死亡（6~214天），认为支架置入可为其他治疗提供机会，但国内尚无临床治疗经验。

第三节　非静脉曲张性上消化道出血的内镜治疗

非静脉曲张性上消化道出血是消化道出血的另一类型，原因众多，常见的有溃疡，炎症、黏膜病变、黏膜撕裂、肿瘤及内镜治疗术后并发出血，其中消化性溃疡出血最常见。

一、消化道出血分类

1.根据临床表现分类　活动性出血、自限性出血和慢性出血。

2.根据内镜下表现分类　目前世界范围内较为广泛应用的是改良Forrest分类法。

Forrest Ⅰ：活动性出现

Ⅰa 喷射状活动性出血（动脉性）

Ⅰb 渗出性活动性出血（静脉性或微小动脉性）

Forrest Ⅱ：近期出血性病灶（黑色基底血块附着，突起血管残端）

Ⅱa 有“可见血管残端”

Ⅱb 有“可见血管残端”

Forrest Ⅲ：单发病灶但无近期出血迹象

各种原因的消化道出血，传统的方法是药物或急诊手术止血，对药物止血失败者也转为手术治疗。随着内镜技术的不断发展，内镜止血已成为目前消化道出血治疗的首选方法。有关非静脉曲张性消化道出血内镜止血的方法较多，本章重点介绍雾化喷洒、生物蛋白胶、注射、金属止血夹、电凝、微波、热探头、激光、氩离子电凝（argon plasma coagulation，APC）止血等技术。

二、雾化喷洒止血术

药物雾化喷洒止血术操作简单、安全、易于掌握。

1.适应证及禁忌证

（1）适应证：①局限性的较表浅的黏膜面糜烂或溃疡面出血；②贲门黏膜撕裂综合征。内镜下黏膜活检术后及息肉切除术后出血。

（2）禁忌证：①弥漫性黏膜病变；②巨大血管瘤、毛细血管瘤出血；③应激性溃疡；④食管、胃、肠滋养动脉破裂出血。

2.术前准备

（1）器械准备：①内镜：选用工作通道为2.8 mm的普通前视内镜；②喷雾导管：有两种，一种是单纯的塑料导管，适用于出血病灶较局限者，一种是喷头导管，适用于渗血病灶较大者。

（2）药物准备：①去甲肾上腺素溶液：可收缩局部血管，浓度8 mg/100 mL，每次喷量20~40 mL；②孟氏（Monsell）液：为一种碱式硫酸铁溶液，是一种强烈的表面收敛剂，遇血后发生凝固,在出血创面形成一层棕黑色的牢固黏附征表面的收敛膜。5%～10%浓度最适宜,用量大时患者可有腹痛和呕吐等不良反应;③凝血酶:需在临用前新鲜配制,浓度以5000U/40 mL为宜,本品优点为高效且无不良反应;④5%精氨酸钠:在出血面形成一被覆层,防止血液外渗,同时该药还作用于纤维蛋白原,加速凝血过程,在内镜直视下对准出血的病灶喷洒1～5次,直至出血停止,喷洒剂量10～300 mL无任何不良反应。

(3)患者准备:①建立输液管道1～2条,以备抢救急需之用;②消化道急性大出血者应先纠正失血性休克,待呼吸、脉搏、血压平稳后再行紧急内镜止血;③按常规行上消化道内镜检查治疗前准备。

3.操作方法

(1)常规急诊内镜检查。

(2)内镜下见到活动性渗血病灶后,从活检管道插入塑料导管,先以蒸馏水冲洗病灶表面渗血血块,继之在内镜直视下向出血灶喷洒止血药物。注意喷洒孟氏液的同时要送水,以免孟氏液遇血形成棕色凝块堵塞内镜管道。

4.疗效判断　本法用于较浅表的黏膜渗血,止血效果可靠,无创伤,费用低。其再出血率目前尚未见报道。

5.并发症及处理　本法操作简单、安全、无任何并发症发生,术后无须特殊处理。

三、生物蛋白胶止血术

医用生物蛋白胶(fibrin glue,FG)是一种新型止血药,是由从生物组织中提取的多种可凝性蛋白质组织,含有纤维蛋白原、凝血酶、第Ⅷ因子、钙离子等。各成分均匀混合后,形成一层乳白色凝胶,能有效地制止组织创面渗血和小静脉性出血,封闭缺损组织,促进组织创伤愈合。

1.适应证及禁忌证

(1)适应证:①消化性溃疡并持续;②急性胃黏膜病变;③贲门黏膜撕裂综合征;④内镜下黏膜活检术后及息肉切除术后出血。

(2)禁忌证:①巨大血管瘤,毛细血管瘤出血;②食管、胃、肠滋养动脉破裂出血。

2.术前准备

(1)器械及药物准备:①内镜:普通前视内镜;②专用双腔导管:分别有连接针座可与推液器锥头相连接;③推液器;④医用生物蛋白胶:取2.5 mL的医用生物蛋白胶,分别以红、蓝注射器抽吸相应的主体溶解液溶解主体生物胶,待完全溶解后再用同颜色的注射器抽吸相应的溶解液分别注入推液器上的注射器内,把连接针座固定在推液器锥头备用。

(2)患者准备:同喷洒止血术。

3.操作方法

(1)常规内镜检查。

(2)充分暴露病灶,喷洒之前以生理盐水冲洗出血灶,以使医用生物蛋白胶更好地覆盖出血灶。

(3)将专用双腔导管通过内镜活检孔插入到出血病灶处,把溶解好的医用生物蛋白胶喷洒在出血灶的表面上,若出血病灶位于胃小弯侧,可转动患者体位,使病灶位于下方,易于喷洒,如病灶较多或较广泛,可同时备用数支医用生物蛋白胶对准相应部位重复喷洒。

(4)对喷射状出血病灶,喷洒医用生物蛋白胶的同时,以胃镜前端压迫出血灶 3~5 分钟以免形成的止血胶被血流冲走。

(5)在喷洒生物蛋白胶时,将内镜适当后退与出血病灶保持 0.5~1 cm,以防止生物蛋白胶堵住内镜活检孔,喷洒的生物蛋白胶一般在 5~10 秒形成一层乳白色薄胶附着在出血灶的表面上,渗血和小静脉出血多在 10 秒左右止血。

(6)观察 1~2 分钟确认无出血,拔出喷洒导管后退镜,在拔管之前,先向导管内注入 2 mL空气,以防拔管时导管前端黏滞的生物蛋白胶堵住内镜活检孔。也可在内镜前端涂上一层硅油,使黏滞的生物蛋白胶易于清洗。

4.疗效判断　医用生物蛋白胶喷洒止血可达到较理想的止血、封闭作用,尤其对小静脉出血,毛细血管渗血的止血效果好。但对压力较高的小动脉和中等静脉出血止血效果较差,所形成的止血胶膜或胶块易被血流冲走。王玉林等报道胃镜下喷洒医用生物蛋白胶联合法莫替丁治疗非静脉曲张性上消化道出血 33 例,31 例(94%)止血成功,但其中 3 例呈喷射状出血者,在喷洒生物蛋白胶的同时,以胃镜前端压迫出血灶 3~5 分钟,仍有 2 例出血不止。

5.并发症及处理　医用生物蛋白胶具有良好的组织相容性,使用后数天至两周可再吸收,并有促进组织生长和修复作用,无毒性、无刺激性。目前尚未见有并发症报道。

四、注射止血术

20 世纪 70 年代初 Sochendra 首次引入内镜注射止血技术应用于临床,现已普遍为国内外内镜医师所使用,成为治疗内镜的基本技术之一。其止血机制是通过溃疡局部黏膜下层液体浸润、压迫及药物引起的血管收缩、栓塞凝血作用达到局部止血的目的。

1.适应证及禁忌证

(1)适应证:①溃疡面显露的小血管出血;②贲门黏膜撕裂综合征;③Dieulafoy 病变出血;④局限性血管畸形出血;⑤胃肠道早期癌或息肉内镜下切除术后出血;⑥十二指肠乳头切开术后出血。

(2)禁忌证:①广泛损伤性出血,如弥漫性出血性胃炎、广泛的血管畸形、结肠血管发育不良;②大而深的十二指肠球部和胃溃疡并出血。

2.术前准备

(1)器械准备:①内镜:选用工作通道为 2.8 mm 或 3.7 mm 的前视内镜;②内镜注射针:有金属和塑料两种。塑料注射针较金属注射针便宜,且易于清洗消毒,故临床更为实用。常用塑料注射针有外径 5F(1.65 mm)和 7F(2.31 mm)两种,分别适用于工作通道为 2.8 mm 和 3.7 mm 的内镜,注射针的外径应至少小于内镜工作通道 1.2 mm,以便于在注射过程中同时可以吸引。注射针头外径 0.5 mm,长度应小于 7 mm,以防发生穿孔,针尖的斜坡面(马蹄面)应小。对慢性溃疡可用较硬的带金属套管的硬化治疗针,以便穿透溃疡底部的纤维组织。注射针管可选用 1 mL、2 mL 或 5 mL 注射器,使用前应常规检查注射针头是否通畅。如注射油性或高黏度药液时,可用高压注射手枪。

(2)药物准备:①1∶20000 去甲肾上腺素配制法:为 0.5 mL(含 0.5 mg)去甲肾上腺素加生理盐水至 10 mL 混匀。高于此浓度时有可能发生心血管系统不良反应,1∶20000 既可达到有效止血目的,又可避免不良反应的发生;②高渗盐水-肾上腺素溶液(HS-E)配制法:为 15%氯化钠 20 mL 加肾上腺素 2~4 mg。肾上腺素有强力的血管收缩作用,而高渗钠可延长肾上腺素局部作用的时间,并使黏膜下组织肿胀,使血管发生纤维化变性及血管内血栓形成;③1∶10000 肾上腺素配制法:为 1 mL(含 1 mg)肾上腺素加生理盐水至 10 mL;④95%~100%的无水乙醇:注射于出血的周围或基底部,可使其脱水、固定,引起血管收缩、管壁坏死或血栓形成达到止血目的,同时尚有刺激局部组织修复的作用;⑤凝血酶配制法:为 100U 凝血酶溶于 3 mL 生理盐水中,注射后可形成固体网状纤维素,压迫出血的血管而止血;⑥1%乙氧硬化醇,可使局部组织水肿,出血灶周围压力增高,压迫血管,血管内血栓形成;⑦其他:15%~20%的高渗盐水,生理盐水,复方消痔灵注射液也可选用。

(3)患者准备:同喷洒止血术。

3.操作方法

(1)常规插入内镜,行消化道急诊内镜检查,发现活动性出血灶后用蒸馏水冲去渗血。

(2)从活检管道插入注射针,注射针伸出内镜前端约 3 cm,以免伸出过长使操作失控,伸出过短使刺入部位发生裂伤。

(3)注射针头刺入出血灶应保持 45°角,以免角度过大使针头刺入太深,过小使针头刺入太浅,针头刺入出血灶的深度一般是 3~5 mm,使针头刺入黏膜层、黏膜下层而不会进入肌层引起坏死、溃疡、穿孔。

(4)在距离出血病灶 1~2 分钟处分 3~4 点注射,每点注射的量依止血药物的种类不同而不同。1∶20000 去甲肾上腺素和 HS-E 每点注射 1~2 mL,总量 5~10 mL。1∶10000 肾上腺素每点注射 0.5 mL,总量不超过 10 mL,无水乙醇每点注射 0.1~0.2 mL(最好使用皮肤注射器),注射速度应小于 0.2 mL/s,总量不超过 1.2 mL,以免引起黏膜坏死。凝血酶注射总量10~5 mL,1%乙氧硬化醇注射总量不超过 5 mL。

(5)据出血病灶性质不同采用下列不同的注射方式:①溃疡性出血:采用三种方式:a.溃疡基底部直接注射;b.出血血管周围注射;c.可见血管直接注射。首先推荐单纯去甲肾上腺素注射,次选去甲肾腺素+乙氧硬化醇联合注射,即在溃疡基底部黏膜下层环绕血管直接注射 5~10 mL 去肾上腺素稀释液,在上述部位待出血停止后,视野清楚的情况下,再注射 1%乙氧硬化醇,以加强止血作用;②贲门黏膜撕裂综合征:沿撕裂黏膜的边缘逐点注射,如见出血点或有血管残端,应直接进行出血点部位注射止血,最常使用的止血剂是 1∶20000 去甲肾上腺素;③内镜治疗术后出血:最常见的是息肉切除术后及十二指肠乳头切开术后出血,息肉切除术后出血常发生在粗蒂、广蒂或无蒂大息肉,可在电凝切除术前预防性注射 1∶20000去甲肾上腺素于息肉蒂基底部中央 3~5 mL,注射量不宜过多,以免影响息肉切除。息肉切除后基底部少量渗血,注射方法同溃疡出血,环形局部黏膜下注射 1∶20000 去甲肾上腺素,如发现血管残端可联合注射 1%乙氧硬化醇<5 mL,以加强止血作用,如基底部动脉性出血或可见血管残端则不宜采用注射止血术,应选用止血夹钳夹止血(详见后)。十二指肠乳头肌切开术后偶然可因切开过度导致出血,可循切开乳头的内外侧及切开乳头的豁口面局部注射1∶20000去甲肾上腺素,注射止血无效的活动性出血,应使用止血夹钳夹止血(详见后)。

(6)注射后观察数分钟,也可在内镜直视血用冰盐水冲洗血凝块以判断止血效果,必要时可补充注射,确认无新鲜出血后退镜。

4.疗效判断　有学者在 113 名活动性出血和具有隆起血管非出血溃疡患者中注射肾上腺素,继之注射乙氧硬化醇,明显降低了再出血量(从 43%降至 5%),减少了输血量,缩短了住院日，但病死率并无降低。注射治疗能成功地治疗 Dieulafoy 病，贲门黏膜撕裂综合征及肿瘤出血。Jensen 等人的一项前瞻性研究表明，注射治疗对胃肠道肿瘤所致出血的疗效令人满意，总的来说对于溃疡出现注射治疗优于保守治疗，注射粘连与多级电凝止血或热探头止血疗效相同，再出血率、住院时间、急诊手术率及住院费用都降低，但病死率没有改变，推荐将注射止血治疗作为首选治疗措施，因其疗效好，费用低，操作简单，非发症少。

5.并发症及处理　如正确运用注射技术，掌握注射剂量及药液浓度，并发症发生率非常低或为零，可能发生的并发症有：①局部并发症：注射高渗盐水、乙醇及乙氧硬化醇时，可发生注射后疼痛，而且过量过深注射时将导致注射局部黏膜坏死，如超过正常量大剂量，坏死将扩大，最终发生穿孔。坏死而如并发活动性出血常需手术治疗；②全身不良反应：去甲肾上腺素吸收可导致心动过速或血压明显升高，但发生率很低，预防措施是降低注射浓度减少注射剂量。推荐使用浓度为 1∶20000 最大剂量不超过 20 mL。对原有心血管疾病的患者慎用去甲肾上腺素及肾上腺素稀释液注射。

五、金属钛夹止血术

金属夹子钳夹止血法是近年来国外开展的一种有效的内镜下止血方法，其基本原理是利用特制金属小止血夹，经内镜活检孔插入内镜，对准出血部位，直接将出血的血管或撕裂的黏膜夹持住起到机械压迫止血及“缝合”的作用，特别是对非曲张静脉性急性活动性出血及可见血管残端（Forrest Ⅰa、Ⅰb 及Ⅱa）是一种简便而有效的立即止血和预防再出血发生的方法。

1.适应证及禁忌证

（1）适应证：①急慢性消化性溃疡出血，直肠孤立性溃疡出血；②贲门黏膜撕裂综合征；③Dieulafoy 病；④非门脉高压性胃底静脉瘤并急性大出血；⑤肿瘤出血-血管残端可见性出血；⑥结肠憩室出血；⑦内镜治疗术后出血如组织活检后出血，息肉切除术后出血，十二指肠乳头切开术后出血、黏膜切除术后出血；⑧带蒂息肉切除前预防出血；⑨直径小于 0.5 cm 的穿孔并出血。

（2）禁忌证：①大于 2 mm 直径的动脉性出血；②溃疡大穿孔合并出血；③弥漫性黏膜出血。

2.术前准备

（1）器械准备：①内镜：首选工作通道为 3.7 mm、4.2 mm 的治疗内镜，次选工作通道为 2.8 mm的普通内镜；②金属止血夹：目前日本 Olympus 公司生产的止血夹因其前端折弯角度不同而分为两种型号：MD-850（$\alpha=135°$）和 MD-59（$\alpha=90°$）。通常 MD-850 型用于止血，夹子的长度是 6 mm，夹子张开最大范围是 1.2 cm。MD-59 型主要用于组织部位标记，也可用于止血；③金属夹持放器：有两种型号，HX-3L 和 HX-4U 型，结构相同，但前者外径为 2.6 mm，长度 157 cm，用于工作通道内径 2.8～3.7 mm 的内镜，而后者外径为 2.9 mm，长度 222 cm，用于工作通道内镜为 3.2～4.2 mm 的长结肠镜。常用的是 HX-3L 型。由内层金属蛇管和金属内芯线组成，包括手柄部、体部和前端部。前端部内芯线有金属小钩子，用以与止血夹的夹子连接柄上的小孔相连。手柄部主要有塑料管关节和内芯线滑动柄，通过前后运动塑料管关节而运动外层塑料管，使内层金属蛇管前端进出外层塑料管，通过内芯线滑动柄前后运动，使内芯线前端的小钩子进出内层金属蛇管，起到脱止血夹和锁止血夹的作用；

④金属止血夹的安装:将止血夹持放器内芯线前端的金属小钩子与止血夹夹子连接柄上的小孔镶嵌,然后非常小心地将持放手柄部的内芯线滑动柄向后移动,移动的范围应恰可使止血夹夹子导管锁的后半部(细部)与止血夹持放器内层金属蛇管前端相接触,保持止血夹夹子的张开度同安装前,避免过度后拉致夹子的张开度缩小,这一点对于钳夹止血的效果至关重要,然后向前推进持放器手柄部的塑料管关节,将外套管推向前使止血夹子退入外层塑料管内,以待通过内镜工作通道。

(2)患者准备:同喷洒止血术。

3.操作方法

(1)常规插入内镜,寻找出血病灶,并明确部位,暴露清晰血管断端。

(2)从内镜工作通道插入安装好的止血夹系统,在术者指导下,助手持止血夹持放器,向后移动手柄部的塑料管关节,使止血夹伸出显于视野中。当出血部位特殊,如胃底部,乳头括约肌切开术后乳头部出血等首先伸直内镜前段(蛇骨管部)使止血夹伸出镜端,再反转或较大角度弯曲内镜前端。

(3)适当向后移动手柄部内芯线滑动柄,止血夹张开度将达到最大(1.2 cm),继续向后移动,止血夹将逐渐缩小张开度,缩小的程度与向后移动的距离呈正比。术者根据病灶的大小决定选择止血夹的张开度,如夹子张开度过小,不能适应钳夹止血,再要想适当张大已无可能,必须更换新的止血夹。

(4)在术者的指导下,助手通过顺时针方向旋转止血夹手柄部的方向调节钮或新型持放器的旋转齿轮,以调整前端止血夹方向。

(5)当止血夹的张开度和方向恰好与钳夹目标相适应时,术者推进止血夹,使张开的止血夹尽量垂直地接触出血部及部分周围组织,此时助手用力使内芯线滑动柄向后滑动,套锁止血夹,当听到“咔嗒”声说明夹子已完全合拢。

(6)向前推动内芯线滑动柄,使内芯线前端小钩脱离止血夹连接柄,退出止血夹持放器,操作完成后必须认真观察结扎是否牢固,是否确实有效止血。结扎止血的数量,可根据病灶大小,长度而定,一次可使用一至数个止血夹。

4.疗效判断

(1)对黏膜撕裂性大出血病例如贲门黏膜撕裂综合征、食管、胃黏膜撕裂伤,用小夹子止血法止血疗效最好,而且能起到裂伤“缝合”的作用。

(2)对溃疡性出血的止血效果,主要取决于溃疡的性质及出现的情况,像 Diculafoy 溃疡及出血血管位于溃疡边缘,用夹子能牢固地夹持住出血部位,止血效果好。如果溃疡较大,露出血管周围的组织是坏死组织,即使夹住了出血血管,因周围组织较弱,在短时间内夹子就会自动脱落而发生再出血。慢性溃疡,其溃疡底常由于纤维化而变硬,在这种情况下,夹子也不易牢固夹持出血灶。

(3)胃癌的止血效果差,因为癌组织腐烂脆弱或质地较硬,故小止血夹子难以钳夹。

(4)因内镜治疗所致的出血,止血率高,主要是因为出血灶周围黏膜大多无坏死性变化,止血夹容易钳夹。

5.并发症及处理　金属钛夹止血术并发症很少,主要为消化道穿孔,易发生于钳夹深大的溃疡底部出血灶时,但发生率很低,仅有个别报道,遇此情况可改用多枚夹子并排钳夹溃疡表面边缘的方法,将整个溃疡封闭止血。

夹子通常在1~3周后自行脱落,随粪便排出体外,但国内有报道最长达90天,不会造成肠道任何损伤,金属夹也不影响溃疡或其他病灶的修复和愈合。

六、电凝止血术

高频电流通过人体时会产生热效应,使组织凝固,坏死达到止血目的。

1.适应证及禁忌证

(1)适应证:①溃疡病出血;②局限的胃黏膜糜烂出血;③胃肠息肉切除术后出血;④贲门黏膜撕裂综合征;⑤小血管畸形出血;⑥十二指肠乳头切开术后出血。

(2)禁忌证:①弥漫性胃黏膜糜烂出血;②深溃疡底部出血。

2.术前准备

(1)器械准备:①内镜:选用工作通道为2.8 mm或3.7 mm的内镜;②高频电源:日本Olympus PSD-10戎UES-10,国产GHL-1型(南京)及HE-10高频内镜治疗仪(上海);③电凝电极:根据电凝电极探头的构造及类型又分为单极电凝(monopolar electrocoagulation,MP),液单极电凝(liquid monopolar electrocoagulation,LP)和多极电凝(multipolar electrocoagulation,MPEC)。MP的止血机制是电流经电极头流经组织达到负极板,使组织加热、脱水,凝固固缩为一层变性坏死的组织,MP止血理想,尤其是对显露血管者,但对组织的粘连损伤可致局部黏膜糜烂、撕裂、出血或穿孔,LP在单极电凝工作的同时喷注清水或盐水,使电极头与组织之间形成一水膜因而可克服"干"MP的缺点,可明显减少患者的再出血率。应用单极电凝时,必须在患者肢体上另接一肢体电极板(对极板),使高频电极形成回路,因而有可能出现各种各样的电流分流,引起其他组织热灼伤或降低电凝的效果。MPEC由三对电极呈线样排列组成,电流仅在探头的每对电极间流动,避免了旁路电流,因而可减少电流对组织操作的深度,按下脚踏开关能将MPEC探头加热至100℃,使血管及其周围组织脱水,只要其中一对电极与组织接触,无论是正面或是侧面接触出血部位,对局部组织均有轻微压迫作用,可同时起到压迫止血和凝固止血双重作用,因而止血效果好,使用非常方便,电极探头有7F和10F两种。所用内镜通道直径分别为2.8 mm和3.7 mm。根据探头顶端类型不同又分为球型和吸引型两种。球形电极用于小血管的凝固止血,吸引型电极用于凝固过程中去血迹,也可用于冲洗小的出血部位。电凝探头末端均置有喷头吸引,另外圈套器的前端伸出3~5 mm也可可作为单电极进行电凝止血。

(2)患者准备:术前准备同常规内镜检查,并于术前肌内注射地西泮10 mg及丁溴东莨菪碱20 mg,以减少胃肠蠕动及恶心,呕吐等反应。对出血量较大的患者,先纠正低血容量状态,如胃内有大量积血,应插入较粗的胃管将积血抽净并冲洗,以便易于暴露出血病灶。

3.操作方法

(1)常规插入内镜,发现出血病灶后,用生理盐水冲洗病灶表面血凝块,充分暴露病灶,尤其是出血血管更应暴露清晰。

(2)检查高频电发生器及各种电极连接有无故障。

(3)插入相应的电凝电极探头,探头正面对准出血病灶,轻轻按压住出血病灶中心部位,运用单纯凝固波形电流,电流指数为3~4,通电时间2~3秒,反复数次,直到创面冒烟,局部黏膜凝固发白,出血停止为止。

(4)轻轻撤离电凝器,对病灶适量注水,观察1~2分钟,确认出血停止后退出内镜。

4.疗效判断　一般来说，高频电凝止血的疗效可达 80%～90%，单极电凝止血较多极电凝止血成功率更高，首次止血成功率为 97%，第二次电凝的成功率为 94%。多极电凝止血取消了对极板，电流的热能仅作用于每对电极间的组织，凝固坏死的范围小，局限于表层，对深层组织影响不大，首次止血率可达 94%，但再出血率较高为 19%，但 Laine 证实，在无隆起血管溃疡组，MPEC 治疗使再出血率，急诊手术率、住院时间及医疗费用都明显降低。

5.并发症

（1）穿孔：发生率为 1.8%，多发生于单极电凝止血，因其通电时难以预测管壁损伤程度及深度，一旦发生即按急性胃肠穿孔常规处理。

（2）出血：单极电凝探头可能与凝固组织粘连，导致黏膜撕裂，引起继发性出血。

基于上述，目前单级电极仅用内镜括约肌切开术和息肉切除术后出血，大多数人认为单极电凝止血率较高，但并发症也多，多极电凝止血并发症少，但止血率受到一定的影响。

为预防并发症的发生，电凝强度不能过高，通电时间不能太长，电凝创面不要过大，术后还要给予口服肠道抗生素、止血剂、黏膜保护剂及润肠通便剂，并给予半流质饮食，以促使电凝创面愈合。

七、微波止血术

微波止血术也是一种温热凝固疗法，它是利用电磁波产热来达到治疗目的，微波治疗仪可使组织的极性分子正负离子在瞬间产生局部高速振荡，从而产生高温，使蛋白凝固，达到止血目的。微波所引起的局部组织升温程度远不如高频电凝所引起的那么高，一般不超过 100℃，与高频电凝止血术相比更加安全，其适应证同电凝止血术。

操作方法：常规插入内镜明确出现部位及性质，将微波电极经内镜活检孔插入，针头电极伸出内镜前端 2～3 mm，瞄准出血病灶，将电极插入出血灶黏膜内 1～2 mm，选择辐射功率 30～50W，通电时间 10～15 秒进行辐射，辐射后病变表面即刻出现白色凝固斑或呈棕黑色，病变范围大者，可更换部位，反复辐射凝固，直至出血停止。内镜直视观察数分钟，确定未再出血后退出内镜。注意电极拔除前应通过离解电流，使电极与组织分离，缓慢将电极拔出，以免撕伤组织再致出血。

该方法可使直径 3 mm 的血管凝固，其疗效评价不一，Tabuse 等报告虽然微波治疗的首次止血率为 100%，但有 21%的患者发生再出血。Fallarton 等 8 年收治溃疡出现 1125 例，回顾比较了微波止血效果，他们认为微波可明显减少显露血管出血者的急症手术率，再出血率和病死率。Sato 的对比研究表明，微波、激光和局部纯乙醇注射对上消化道出血的止血率分别为 100%、83%和 86%。Parles 等比较了微波与局部注射药物，先注射肾上腺素，再注射聚乙二醇单十二醚硬化剂治疗溃疡活动性出血 127 例的止血效果，患者的再出血率、手术率、输血量、住院天数及与出血相关的病死率等方面两组无显著差异。

八、热探头止血术

热探头（heater probe，HP）是一种接触性探头，可以压迫出血的血管阻断血流，然后供热闭塞血管，起到压迫和凝固血管的双重止血作用。热探头为一中空的铝制圆锥体，内有线圈，顶端表面涂有聚四氟乙烯层，探头将电能转变为热能，温度可达 150℃，传导到组织表面，使组织脱水，蛋白凝固，血管萎陷而止血。探头上带有间歇水喷头，可同时灌洗，以清除血液和其他组织碎屑。

操作方法：常规插入内镜，发现出现灶或出血血管后，清洗病变表面的血凝块，在内镜直视下，将热探头对准出血灶，热探头轻轻压在出血灶或出血血管表面，加压要适中，切勿重压以免损伤组织太深而致穿孔。热探头与出血病灶接触要紧密，否则影响止血效果。然后通电进行热凝固，待病变组织颜色变苍白后注水使探头冷却，并与凝固组织分离，如仍有出血，可再重复几次，直至出血停止，观察数分钟，确认无出血后退出内镜。注意在热凝固止血后，热探头脱离凝固组织前应充分喷水，使探头冷却，确认与组织分离后再退出探头，否则因探头与组织粘连而撕脱组织导致再出血。

热探头凝固止血方法简单，疗效确切、安全，有效率高达 90%，尚未发现穿孔支其他严重并发症，而且仪器价格比较低廉，应用广泛，临床应用应进一步推广普及。

九、激光光凝治疗

利用光凝固作用，当激光照射到消化道出血部位后，能被组织吸收，转变为热能，使出血部位组织温度升高，表面凝固，血管收缩闭塞，血栓形成，出血停止，适应证同电凝止血术。

激光有两型，释放蓝-绿色的光的氩离子（Argon）激光和释放不可见红外线的钇铝石榴石（Nd：YAG）激光。Nd：YAG 激光较 Argon 激光能量高，可穿透深达 4 mm 的组织内，能使直径达 3 mm 的血管凝固，且血液不吸收 Nd：YAG 激光的能量，已逐渐取代 Argon 激光，但有并发穿孔之虑。

操作方法：首先启动激光治疗仪，调整并试验其运转及激光发射工作正常。常规插入内镜，检查发现出血病灶后，冲洗病灶血凝块，将光导纤维经内镜活检孔插入并超过内镜先端 1～2 cm，光导纤维距出血病灶 1～2 cm，垂直瞄准出血病灶，激光照射功率与时间为：①Argon 激光功率 4～6W，每次 5～15 秒，也可用小功率 2.5W，每次延长至 15～30 秒，若用大功率 6～9W，每次缩短至 1～3 秒，不管采用哪种功率及时间，最终要求使光能密度维持住 200J/cm^2，以获得理想的止血效果；②Nd：YAG 激光选择功率 70～80W，照射 0.5 秒，使光能密度达到 100J/cm^2。间歇照射数次，一般止血需 6～8 次照射，直至出血灶变为灰白色或黄白色，出血停止为止，然后通过包裹石英纤维鞘上的管道通入冷却的空气或二氯化碘以吹走组织碎片，不需冲洗。在激光治疗中应用双腔内镜以减轻胃内冲入气体所产生的张力，也可在内镜上安置鼻胃管求减压。此外需在内镜上装置安全滤光片和激光波长特异性护目镜以保护操作者的视网膜不受激光损伤。

Kiethaber 综合报道国际上 37 个激光中心治疗上消化道出血的资料。Argon 激光治疗 196 例，首次止血率为 84%，Nd：YAG 激光治疗 1563 例首次止血率为 90%，随机对比研究表明，Argon 激光能减少动脉出血或血管显露者的急症手术率和病死率，Nd：YAG 激光可降低活动性出血病灶的再出血率和病死率，对病灶渗血和血管显露者能减少再出血率和急症手术率。激光止血疗效肯定，但技术难度大，装置昂贵复杂，不能用于床边急症内镜治疗，从而限制了它的推广应用。

十、氩离子电凝止血术

氩离子电凝止血术又称氩离子束凝固术（argon plasma coagulation，APC）是一种非接触性电凝固技术，其原理是利用特殊装置将氩气离子化，将能量传递至组织起到凝固作用。德国 Grund 等 1991 年首次将 APC 技术引入内镜治疗，并在消化系统疾病治疗方面进行了探索性研究。APC 术不仅用于治疗消化道出血，而且对早期癌肿、良恶性狭窄、息肉、血管畸形、

Barrett 食管、糜烂出血性胃炎等方面的治疗也有较好的疗效。

APC 装置包括一个高频电能发生器，一个氩气源及一个内径 1.5 mm，外径 2.0 mm 的探头，一根远端陶瓷管口内装有钨丝电极的可屈式纤维 Teflon 管，此管可以通过内镜的钳道，其中的氩气通过离子化传导由钨丝电极产生的高频电能，继而能量被传导至组织而产生凝固效应。氩气的离子化是在 APC 探头远端的电极与组织之间的电场中产生的。依赖于电场强度的大小，只有不低于 5000V/mm 时方可产生。

用于消化道出血治疗的适应证为消化性溃疡出血，血管畸形出血、放射性直肠乙状结肠炎出血，内镜大息肉电凝切除术后渗血、癌性溃烂出血、Dieulafoy 溃疡出血。禁用于食管胃底静脉曲张破裂出血及贲门黏膜撕裂综合征引起的广泛出血。

操作方法：在电子胃镜或电子肠镜直观下，先进镜观察出血病灶，然后经内镜钳道插入氩离子束凝固器导管，导管伸出内镜头端，直至病灶上方 0.3~0.5 cm 处，以每次 1~3 秒的时间施以氩离子凝固治疗。氩气流量为 2.4L/min，功率设定为盲肠 40W，直肠及胃 100W，氩离子凝固潴留后病灶表面泛白，泛黄甚至出现黝黑样变，氩离子凝固止血次数视出血病灶大小而定。

APC 主要并发症有穿孔，发生率约 4%，胃肠胀气也较常见，少见的有局限肉芽肿性炎性息肉形成。治疗食管疾病时可发生吞咽疼痛、咽下困难、食管狭窄、食管出血、胸骨后疼痛及发热等。

第四节　下消化道出血的内镜治疗

一、下消化道出血

下消化道出血是指 Treitz 韧带以下的消化道出血。由于空肠和回肠引起出血的病变相对较少，因此下消化道出血主要来自大肠，也是结肠镜检查重要的适应证。

下消化道出血根据出血量多少、速度快慢、在肠腔内滞留时间的长短，临床表现的不同，可分三类：①慢性隐性出血：肉眼不能观察的便血，仅用化验方法才能证实（即所谓大便隐血阳性的内源性出血）；②慢性少量显性出血：肉眼能观察到鲜红色、果酱色或咖啡色便血，少数速度较慢，在肠腔内滞留时间过久也可呈黑色，无循环障碍症状，无须输血治疗；③急性大量出血：大量鲜红色血便，常同时伴循环障碍，如低血压等休克症状，需用输血治疗，为严重出血。

下消化道疾病以出血为症状者临床最常见，其中少量显性便血最多见，占 90%，隐性出血和大量出血较少见，各占 5%。

隐性出血既可发生在上消化道，也可发生在下消化道，两者概率几乎相等。如出血发生在下消化道以右半结肠和小肠多见。少量显性出血主要发生在结肠、直肠，血便呈鲜红色，以左半结肠、直肠多见，果酱样或咖啡色血便以右半结肠好发。大量急性出血大部分来自结肠和小肠，从总的发生部位来看，以直肠及乙状结肠最多见，占 63%，其次为降结肠，占 10%，脾曲以下者占约 73%。

下消化道出血常见的病因：①息肉：占 22.5%~32.0%，好发于直肠、乙状结肠，以少量鲜红血便多见，但少数可表现为隐性出血和大量出血。应注意不要满足下一个息肉来解释出血来源，因多发性息肉几乎占 20%左右，因此凡发现息肉应该做全结肠检查；②大肠癌：同样以左半结肠好发，表现为少量鲜红便血，如发生在右半结肠，常呈果酱色或咖啡色血便。他得注意的是，结肠癌表现为隐性出血甚至黑粪者为数不少，而大量出血较少见。有关发生率的报道，高低有一定差异。国内有学者报道 246 例老年便血患者中检出大肠癌 101 例(41.1%)，大肠息肉 46 例(18.7%)；③炎症性肠病：溃疡性结肠炎和克罗恩病并发出血约占 20%。在欧美，因本病发病率较高，目前仍是青年人中常见的下消化道出血原因之一。我国发病率远较欧美为低。在肠道炎症性疾病中，尚有单纯性溃疡、肠型贝赫切特病、结核等，与克罗恩病相似，多发生在右半结肠，并发出血很少见，如有出血者，以急性大量出血多见；④血管畸形：是近年来发现老年人常见下消化道出血的原因之一，尤其是伴心肺功能不全者。病变多见于右半结肠，常规钡灌肠检查不能发现，仅能用结肠镜和血管造影才能诊断。便血一般并不多，开始表现为隐性或少量显性出血，明显特征是反复发作。病变若发展，动静脉短路形成，此部位出血可出现急性大量出血，约占 15%；⑤内痔和肛周疾病：是成年人中引起少量鲜红血便的最常见原因。但遇到此类出血，仍应该做全结肠检查，以免延误诊断；⑥结肠憩室：在下消化道出血中的发病率尚有争论。欧美报道发病率较高，尤其 60 岁以上老年人可达 50%，其中 30%可并发出血，因此是下消化道出血常见原因。但近年来根据结肠镜检查和血管造影，发现憩室并不是我国下消化道出血的常见原因。结肠憩室出血不能根据排除诊断来确立，必须在结肠镜下直接发现憩室内出血或有血块积聚，血管造影时见造影剂渗出并积聚在憩室内，才能确立诊断；⑦小肠疾病：小肠出血是下消化道出血的一部分，国外 Lewis 等归纳小肠出血原因依次为：血管发育不良(53.5%)，小肠肿瘤(19.6%)，其他(26.9%)。国内近 10 年来发表的 1251 例小肠出血报道，归纳其病因分布前 5 位为：肿瘤(49.1%)，感染性疾病(15.58%)，憩室(13.5%)，血管发育不良(10.1%)，克罗恩病(4.0%)。总之，小肠疾病所致下消化道出血较为少见。

因小肠出现缺乏相应的小肠镜下止血治疗的配套器械，故本章重点介绍大肠出血的内镜治疗。

大肠镜下止血适用于各种原因引起的下消化道出血，该方法是一种安全、有效、创伤小的治疗措施，特别适合高危，高龄和不适合紧急外科手术治疗的患者，对降低病死率起到积极作用，已成为急诊内镜下治疗下消化道出血的首选止血方法。止血法分为：①药物喷洒法；②局部注射法；③凝固止血法(如激光、微波和热探头等)；④机械止血法；⑤黏膜切除法；⑥其他方法等。根据不同的出血类型，应选择不同的止血方法。

二、药物喷洒止血术

1.适应证和禁忌证

(1)适应证：主要适用于弥漫性出血为主的病变。

(2)禁忌证：①巨大血管瘤，毛细血管瘤出血；②小动脉破裂出血或静脉曲张出血。

2.术前准备

(1)器械准备：内镜选用工作通道为 2.8 mm 的普通前视内镜。喷雾导管有两种，一种是单纯的塑料导管，适用于出血病灶较局限者，一种是喷头导管，适用于渗血病灶较大者。

(2)药物准备：①去甲肾上腺素溶液：可收缩局部血管，浓度 8 mg/100 mL，或用肾上腺素+生理盐水,浓度为 0.05 mg/mL,局部喷洒,对弥漫性渗血有效,出血量较大者只能起短暂止血或减少出血的作用。如果预先配置的血管收缩剂放置在 4℃冰箱内冷藏,使用时取出,就可使喷洒止血效果明显提高。另外,血管收缩剂的使用,还可以明确出血部位,为进一步治疗的选择提供客观依据,如血管发育异常,出血原因与大肠黏膜肌层和黏膜下层可见集簇的扩张血管有关,通常紧急大肠镜检查时,难以辨认出血部位和出血性质,给进一步治疗带来困难。肾上腺素溶液局部喷洒可使病变周围正常血管收缩,病变周围正常黏膜褪色,而血管发育异常的部分脆弱血管继续渗血。一旦能明确病变部位,可积极采用其他内镜下治疗措施,如热活检钳止血。每次喷 20~40 mL;②凝血酶:需在临用前新鲜配制,浓度以 5000U/40 mL 为宜,本品优点为高效且无不良反应;③5%精氯酸钠:在出血面形成一被覆层,防止血液外渗,同时该药还作用于纤维蛋白原,加速凝血过程,在内镜直视下对准出血的病灶喷洒 1~5 次,直至出血停止,喷洒剂量 10~300 mL 无任何不良反应。

(3)患者准备:①建立输液管道 1~2 条,以备抢救急需之用;②下消化道急性大出血者应先纠正失血性休克,待呼吸、脉搏、血压平稳后再行紧急内镜止血;③按常规行上、下消化道内镜检查治疗前准备。

(4)操作方法:①常规急诊内镜检查;②内镜下见到活动性渗血病灶后,从活检管道插入塑料导管,先以蒸馏水冲洗病灶表面渗血血块,继之在内镜直视下向出血灶喷洒止血药物。

(5)疗效判断:本法用于较浅表的黏膜渗血,止血效果可靠,无创伤,费用低。其再出血率目前尚未见报道。

(6)并发症及处理:本法操作简单,安全,无任何并发症发生,术后无须特殊处理。

三、局部注射止血法

局部注射法是用特殊注射针,刺入局部黏膜或黏膜下层,使局部液体浸润,压迫及药物引起的血管收缩、栓塞凝血作用达到局部止血的目的。

1.适应证及禁忌证

(1)适应证:①溃疡而显露的小血管出血;②大肠 Dieulafoy 病变出血;③局限性血管畸形出血;④肠道早期癌或息肉内镜下切除术后出血。

(2)禁忌证:①广泛损伤性出血,如放射性结肠炎、缺血性结肠炎;②广泛的血管畸形、结肠血管发育不良。

2.术前准备

(1)器械准备:①内镜:选用工作通道为 2.8 mm 或 3.7 mm 的前视内镜;②内镜注射针(同非静脉曲张性上消化道出血的治疗)。

(2)药物准备:①硬化剂:利用硬化剂注入黏膜及黏膜下血管内或周围,使血管壁增厚,血栓形成,周围组织纤维增生压迫血管而达止血目的。适用于局灶性出血,尤其是结肠静脉曲张和血管畸形。常用硬化剂有 1%乙氧硬化醇、5%油酸氨基乙醇、5%鱼肝油酸钠或 STD 等;②血管收缩剂:1∶20000 去甲肾上腺素、高渗盐水-肾上腺素溶液(HS-E)、1∶10000 肾上腺素;③95%~100%的无水乙醇:注射于出血的周围或基底部,可使其脱水、固定,引起血管收缩,管壁坏死或血栓形成达到止血目的,同时尚有刺激局部组织修复的作用,适合于搏动性血管性出血。无水乙醇局部注射对组织侵袭性比其他药物局部注射强,溃疡显露性血管伴出血的止血效果极好。但死水乙醇局部注射容易引起二次溃疡伴再出血或穿孔等并发症的发生,因此注射时应注意注射深度,避免无水乙醇注入血管内。

(3)患者准备:同喷洒止血术。

3.操作方法

(1)常规插入内镜,行急诊结肠镜检查,发现活动性出血灶后用蒸馏水冲去渗血。

(2)从活检管道插入注射针,注射针伸出内镜前端约 3 cm,以免伸出过长使操作失控,伸出过短使刺入部位发生裂伤。

(3)注射针头刺入出血灶应保持 45°角,以免角度过大使针头刺入太深,过小使针头刺入太浅,针头刺入出现灶的深度一般是 3~5 mm,使针头刺入黏膜层,黏膜下层而不会进入肌层引起坏死、溃疡、穿孔。

(4)在距离出现病灶 1~2 mm 处分 3~4 点注射,每点注射的量依止血药物的种类不同而不同。硬化剂每点注入 2 mL 左右,总量可达 30 mL,见黏膜发白、出血停止为止,也可注入血管内 10~15 mL。1∶20000 肾上腺素和 HS-E 每点注射 1~2 mL,重量 5~10 mL。1∶10000肾上腺素每点注射 0.5 mL,总量不超过 10 mL,无水乙醇每点注射 0.1~0.2 mL(最好使用皮试注射器),注射速度应小于 0.2 mL/s,总量不超过 1.2 mL,以免引起黏膜坏死。凝血酶注射总量 10~15 mL,1%乙氧硬化醇注射总量不超过 5 mL。1∶10000 肾上腺素,每点注射 0.5 mL,总量不超过 10 mL。

4.疗效评价　一项前瞻性研究曾表明,注射治疗对胃肠道肿瘤所致出血的疗效令人满意,对于溃疡出现注射治疗优于保守治疗,注射治疗与多极电凝止血或热探头止血疗效相同,再出血率、住院时间,急诊手术率及住院费用都降低,但病死率没有改变,推荐将注射止血治疗作为首选治疗措施,因其疗效好,费用低,操作简单,并发症少。

5.并发症及处理　可能发生的并发症有:①局部并发症:注射高渗盐水、乙醇及乙氧硬化醇时,可发生注射后疼痛,而且过量过深注射时将导致注射局部黏膜坏死,如超过正常大剂量,坏死将扩大,最终发生穿孔。坏死面如并发活动性出血常需手术治疗;②全身不良反应:去甲肾上腺素吸收可导致心动过速或血压明显升高,但发生率很低,预防措施是降低注射浓度,减少注射剂量。推荐使用浓度为 1∶20000 最大剂量不超过 20 mL。对原有心血管疾病的患者慎用去甲肾上腺素及肾上腺素稀释液注射。如正确运用注射技术,掌握注射剂量及药液浓度,且并发症发生率非常低或为零。

四、凝固止血法

1.电凝止血术　电凝术是用高频电流在局部组织产生热效应,使出白质凝固达到止血目的的方法。有报道电凝术对小动脉出血也有一定止血效果,成功率达 90%,是目前使用较广泛的止血方法。

(1)适应证及禁忌证:除了把结肠静脉曲张引起的出血列为禁忌之外,其他局灶性出血都适用。

(2)电凝方法:先要清除出血区的血凝块,选择适当高频电发生器的电凝电流强度和电凝电极。在不同高频电发生器所取的电凝指数不同,要细心调节指数,一般调至电极和黏膜面之间刚能产生火花,有白色烟雾为佳。电极与黏膜面仅需轻轻地接触,通电时间要重复间断,每次数秒钟,用踏脚开关控制。在直视下见黏膜而发白,出血停止,即撤去电极,再停止通电,可防止烧灼后电极与黏膜而黏着,撤去时撕脱焦痂引起再出血。避免电极对肠壁压力过大及连续通电时间过长,使组织烧伤面积过大且深而造成肠壁穿孔。电极以选用吸引型较佳,因为它能同时做吸引和冲洗,去除创面血凝块和鲜血,使出血点显露,电凝目标准确,成功率高。

2.激光术 激光是单色连续性光波。通过聚焦后能集中在很小点形成高密度光束,照射在组织表面时光子波吸收转变成热量而达到凝固止血。实验证明,激光可使大肠黏膜产生反应,呈水肿、凝固、烧焦。而其中凝固反应最明显,也是止血时所需要。

激光止血术具备以下优点:①止血效果理想、迅速,成功率达 90%以上,时间仅需 3~5 秒;②止血时无须与组织接触,因此无电凝止血时电极撤除引起焦痂脱落再出血的可能;③无电流通过机体,更加安全;④使用范围广,对弥漫性或局灶性出血均有效;⑤组织对激光有选择性吸收,出血而吸收佳,正常组织吸收效应差,因此引起组织损伤小;⑥输出功率和照射时间可术前调节控制,引起并发症少。

(1)适应证:使用范围广,对弥漫性或局灶性出血均有效,甚至对 2 mm 粗细静脉和1 mm 粗细动脉破裂出血也有一定止血作用。

(2)禁忌证:较粗大的动静脉出血。

(3)操作方法:临床常用的激光类型有以下两种:①钇铝-石榴石激光:选用双管道肠镜为佳,从活检道插入连有激光发电器的传送石英纤维束,冲洗去血凝块,同时不断吹入,吸出 CO_2。石英纤维束的端面距出血灶 1~2 cm,先用瞄准光对准位置,随即输入全功率激光,见出血部位黏膜发白或呈棕色而出血止即可;②氩离子凝固术(argon plasma coagulation, APC):是一种非接触性凝固技术,利用特殊装置将氯气离子化,将能量传递于组织起到凝固作用。该装置主要由高频电发生器,一个氩离子源探头(内径 1.5 cm,外径 2.0 cm)和一个装有钨丝电极的可屈或纤维 Tetlon 管组成,此管通过内镜管道传导至组织产生凝固反应。APC 非接触性治疗中不会发生热探头和电凝极的组织粘连现象,故对黏膜有止血凝固作用,也可对血管畸形(如血管扩张等),小息肉烧灼有一定的治疗作用。治疗方法:先进镜观察病灶,使氩离子束凝固器导管伸出镜头端,直至病灶上方 0.3~0.5 cm 处,以每次 1~3 秒进行凝固治疗,病灶表面泛白、泛黄,甚至出现黝黑样变,操作过程中应抽吸腔内烟雾,以免影响视野。血管扩张的治疗方法很多,如手术切除、动脉栓塞术和内镜下治疗。内镜治疗包括黏膜切除术、息肉切除术、夹子止血术、无水乙醇局部注射,热探头和微波等。由于黏膜切除术,息肉切除术和夹子止血术的治疗受范围限制而不能彻底止血;局部注射受药量和部位的限制,再加上操作者要具备熟练的操作技巧。激光凝固法主要是温度太高,不适宜浅表止血。热探头与微波等,治疗时直接接触病变表面,有时探头与组织难以分离而助长出血。APC 治疗范围广,治疗深度较浅,可以在均匀的深度内进行烧灼,操作时既简便又安全。

(4)并发症防治:临床常用激光类型,有连续波形的气体激光-氩离子和脉冲波形的固体激光-钇铝-石榴石(Nd-YAG)。两种比较,氩离子功率低(6~14W),其光能易被血液吸收,穿透力较小,引起穿孔概率小,对深部止血效果不可靠。钇铝-石榴石功率高(60~70W),穿透力强,对深部止血效果佳,但易引起肠壁穿孔。因为结肠肠壁较薄,深度出血概率不大,所以选用氩离子激光较多。近年来,由于急诊内镜检查的开展和普及,在技术上已能迅速明确出血部位和病因,并且能在内镜直视下对出血病灶采取各种止血措施,通过内镜使用激光凝固止血不失为一种安全有效的治疗方法。尤其适宜于老年人或伴有心、肺、肝、肾等并发症的血消化道大出血患者,因这些患者的手术病死率往往较高。在做紧急大肠镜检查前,应先给予快速输液或输血以补足血容量。肠道出血时,由于肠壁较薄,更应谨慎操作。有时因激光照射后热量传递,刺激浆膜层或腹膜造成剧烈腹痛,经临床观察排除急性穿孔后,一般经补液,镇静、止痛治疗数小时后即能缓解。恰到好处的凝固指标及范围是:病灶最早变成灰白色,病灶周围0.5 cm处正常组织也变成灰白色。观察2分钟无出血,继而在凝固区用生理盐水冲洗,再观察3分钟,未见出血时,方可退出内镜。术后要仔细观察有无再出血或穿孔。

(5)激光与其他内镜下止血方法合用:近年来,内镜直视下在出血灶注射药物如肾上腺素、乙醇溶液等止血也有很好疗效。因此,先在出血灶注射肾上腺素等药物,然后应用激光照射,这一方法减少了在激光照射过程中,流动血液和溢出血液使热量快速弥散、损耗,从而削弱激光对靶组织凝固作用的负面影响,因而提高了总的疗效,其长期止血效果明显较单用激光治疗者为优。注射肾上腺素止血后,使出血部位的可见度增加,光凝治疗更准确,动脉血管的收缩降低了热量的吸收,因而增强了Nd:YAG激光封闭血管管径较大动脉的效果。有学者对25例活动性动脉出血或溃疡底部血管显露的消化性溃疡出血患者进行了肾上腺素注射+Nd:YAG激光照射的治疗研究,结果显示首次止血成功率达100%,再出血率为16%,最终止血率为96%,急诊手术率为4%,未发现有任何并发症出现,并发现溃疡基底部有血管显露的患者其首次治疗后的再出血率明显增加。

3.热极止血术　将加热的金属探头,加压于出血面,使组织凝固而达止血目的。此方法无电流通过人体,比较安全,组织损伤小,深度浅,止血后组织修复快。Protell发明了一种电热器,是由涂有聚四氟乙烯铝制成的中空小柱铝探头,圆柱内有电热丝,并与铝壳绝缘,头尖端插入热电偶,加热温度受电子线路控制,5秒内头端温度可达140~160℃。由于铝是良好的热导体,铝探头与组织接触面很易将热量均匀地传到组织出血部位。热探头凝固止血方法简单、安全、疗效高,尚未发现穿孔及其他严重并发症,而且仪器价格比较低廉,目前应用较广泛。

4.微波凝固止血术　微波凝固止血法利用微波发生器,输出波长为12 cm,频率为2450MHz,功率为100W的微波,通过同轴电缆传达到末端针状电极。而同轴电缆的外径仅2.7 mm,故可通过内镜的活检道,刺入肠壁产生热量,使组织发生凝固性坏死,黏膜下血管引起凝固性血栓而达到止血。一次照射凝固范围直径3分钟,可止血的最大血管直径,静脉为3 mm,动脉为2 mm。它的特点是针状电极插入黏膜内,不损伤邻近组织,凝固的范围和深度能精确控制,组织不发生炭化,凝固时不受呼吸及大肠蠕动的影响,更安全,不易发生穿孔和灼伤。

(1)适应证及禁忌证:同激光止血术。

(2)操作方法:①穿刺法:将连有微波发生器的同轴电缆末端针状电极刺入黏膜下,电缆端面压迫血管,输出功率调整为30~40W,凝固时间15~30秒,在病灶周围分点凝固;②接触法:电极探头紧贴靶组织;③非接触法:电极距靶组织约1 mm,通过微波电极产生的火花热量起到止血作用。

(3)疗效评价:有学者在对狗消化性溃疡出血的实验治疗中,进行了微波止血的3种不同方法的比较。①穿刺法:将同轴天线插入组织内,通过缓慢加热直至止血;②接触法:电极探头紧贴靶组织;③非接触法:电极距靶组织约1 mm,通过微波电极产生的火花热量起到止血作用。结果在分析止血所需理想能级时显示,高功率(70W)非接触法在止血治疗中所需的能级要明显低于穿刺法和接触法；而且，非接触法止血疗效明显优于接触法，20 例溃疡出血治疗中全部有效，而后者 20 例中仅 10 例有效（$P<0.001$）。此外，它比穿刺法起效快且引起组织损伤小（$P<0.05$）。笔者同时对非接触法微波治疗与注射聚多卡醇（麻醉药）+1：10000肾上腺素及对照组做了比较，结果发现微波治疗明显优于注射治疗和对照治疗（$P<0.001$），分别为 40 例溃疡出血中全部有效及各 20 例中无 1 例有效。在治疗 10 例严重肠系膜血管出血中，微波治疗全部有效，而注射治疗 10 例中无 1 例有效（$P<0.001$）。

五、金属钛夹止血术

金属夹子适合血消化道血管性出血病变，如溃疡性大肠炎、息肉切除后出血和部分血管性病变等。目前尽管内镜出血治疗方法较多，但对血管性出血止血后而出血的比例仍相当高，其中局部注射止血后再出血率为 7.3%～24%，热凝止血后再出血率为 7%～13.5%，个别因治疗本身或操作不熟练而引起再出血、穿孔等并发症。金属夹子止血是利用特制的有一定软硬度的特殊金属，对血管性出血病变进行治疗，由于金属夹子不引起局部黏膜凝固，变性和坏死，故可避免治疗后再出血或穿孔等并发症发生。

1.适应证及禁忌证

（1）适应证：①急慢性溃疡性病灶出血；②直肠孤立性溃疡出血；③直结肠 Dieulafoy´s 病；④非门脉高压性肠病并急性大出血；⑤肿瘤出血－血管残端可见性出血；⑥结肠憩室出血；⑦内镜治疗术后出血，如组织活检后出血，息肉切除术后出血，黏膜切除术后出血；⑧带蒂息肉切除前预防出血；⑨直径小于 0.5 cm 的穿孔并出血。

（2）禁忌证：①大于 2 mm 直径的动脉性出血；②直径大于 0.5 cm 的穿孔并出血；③弥漫性黏膜出血。

2.操作方法　详见本章第二部分非静脉曲张性上消化道出血。

临床上最常用于高频电息肉切除术后并发的出血，分为即刻出血（指未电凝或电凝过少而引起的出血）和循环出血（指电凝过度而引起的出血）两大类。无论哪一类出血，金属夹子的止血效果明显优于其他止血方法。

六、内镜下黏膜切除术（EMR）

近几年来，随着 EMR 技术的完善和发展，从解剖角度上分析，出血源常来自于黏膜下层，其血管分布比其他层丰富。根据肠壁各层血管分布特点，对大肠血管性病变伴出血的患者进行 EMR 治疗，该方法弥补了其他不同内镜下治疗方法的不足。

1.适应证及禁忌证

（1）适应证：①血管发育不良；②门静脉高压性肠病；③大肠海绵状血管瘤。

（2）禁忌证：较粗大的动静脉出血。

2.操作方法

（1）血管发育不良：血管发育不良是一种血管畸形性疾病，常见于高龄患者。治疗方法：局部注射肾上腺素+生理盐水，而后进行高频电切除。

（2）门静脉高压性肠病：肝硬化常伴有门静脉高压性肠病，临床上易引起多发性血管扩张表现为无痛性出血，长期大便隐血阳性。除外科手术切除治疗和动脉栓塞治疗外，尚有内镜下激光凝固、乙醇局部注射和 EMR 等治疗方法。其中 EMR 治疗逐渐被人们认识，这种治疗比较彻底，治疗后瘢痕形成。

(3)大肠海绵状血管瘤:大肠血管瘤疾病比较少见,一旦发生极易出血,量较大。大肠海绵状血管瘤是否做内镜血治疗,主要通过大肠超声检查来进一步评估,了解血管瘤与肌层之间的关系。病变局限于黏膜下层,大部分为高回声,部分为不匀的低回声,治疗方法:局部注射肾上腺素+生理盐水或50%葡萄糖水,待病变充分隆起后,金属圈套器收紧病变基底部,高频电切除,如术后见创面持续渗血,可用夹子缝合止血。4个月后局部瘢痕形成,表面发白。

七、其他方法

1.冷冻术　冷冻术是利用液氮快速低温,使局部产生缺血性梗死、凝固、坏死而达止血目的的方法,以后再有上皮再生和肉芽形成修复。使用方法:用液氮冷却金属探头,冷到-80℃,探头与黏膜面接触,在出血区处冷冻止血;也有直接用液氮喷雾冷冻治疗。

2.化学烧灼法　有学者用涂有75%硝酸银($AgNO_3$)的活检钳,涂于出血创面,反复多处,成功地止住了息肉摘除后的出现。作用机制是化学物质使阻滞蛋白产生广泛的沉淀凝固而退止血目的。操作方便,并推荐用于小息肉和小动静脉畸形的治疗。

第十三章　消化道黏膜下肿瘤的内镜下治疗

第一节　消化道黏膜下肿瘤的诊疗概述

一、概述

消化道黏膜下肿瘤(submucosal tumor,SMT)指一类来自消化道黏膜以下组织的肿块,包括起源于黏膜肌层、黏膜下层和固有肌层的消化道肿瘤。它们在内镜下表现形态相似,即表面覆有正常黏膜的隆起性病变。常见的消化道 SMT 有平滑肌瘤、脂肪瘤、间质瘤、神经内分泌肿瘤等。上消化道的 SMT,以食管和胃多见,十二指肠少见;而下消化道的 SMT 则以直肠多见。

二、诊断

大多数上消化道黏膜下肿瘤为内镜检查时偶然发现,很少出现临床症状。较大的 SMT 可出现明显临床症状,如吞咽时异物感、吞咽困难等。其诊断主要依据内镜,其中超声内镜(endoscopic ultrasonography,EUS)和 CT 检查有重要的诊断价值,而病理组织活检是确诊的金标准。

1.普通内镜　普通内镜下表现为球形或半球形隆起,表面黏膜紧张光滑,色泽与周围相同,可见桥形皱襞,基底大多宽大,边界不明显。一般不采取活检,因为普通内镜下活检很难取得有效病理组织,且活检后会导致纤维粘连,影响后续内镜治疗。SMT 顶部有时可见缺血坏死和溃疡,此时可镜下活检。普通内镜下可采取活检钳轻触的办法判断其来源层次,若肿瘤活动良好,表明可能来源于黏膜肌层;如活动度较差,常来源于更深层次。

2.EUS　随着 EUS 的广泛应用,消化道 SMT 的诊断水平得到了明显提高。EUS 使用不同频率的探头,不仅可以区分胃肠道腔壁的各层结构,还可以清楚地显示其邻近组织或器官的结构,区分是管壁外组织的压迫,还是起源于管壁各层的黏膜下肿瘤。此外,EUS 还可以根据回声的信号高低、回声是否均匀,判断肿瘤的性质。根据各腔壁结构是否完整,以及是否有淋巴结增大、肿瘤浸润深度等,判断肿瘤的良性和恶性。但是根据肿瘤内部和边缘组织的同质性判断肿瘤的良性和恶性则没有明显的差别,因此对于没有边缘延伸或转移的肿瘤来说,根据 EUS 判断肿瘤的良性和恶性有一定困难。虽然 EUS 对于诊断良性和恶性肿瘤有一定局限性,但目前 EUS 仍然是直视下诊断上消化道 SMT 首选方式。具体临床操作中,内镜医师可以通过 EUS 诊断获得消化道 SMT 的来源、位置、大小、形状等信息,以辅助并指导之后的内镜治疗。在选择超声探头时,对于直径≤3 cm 的消化道 SMT 一般选用经内镜钳道的超声小探头,因其频率较高,可以清晰分辨出消化道管壁各层次的结构,也可清晰获得肿瘤的来源、位置等信息;如果肿瘤较大,就应选用频率较低的探头;对于直径≥3 cm 的消化道 SMT,因小探头探测范围有限,可选用频率较低的环扫或线阵扫描,以获得肿瘤大小、与周围脏器关系等更为重要的信息。

3.CT　由于较大的消化道 SMT 因其形态各异,与周围脏器关系复杂,EUS 诊断时往往只能探测某一个切面,无法还原其完整的原貌,给日后的内镜治疗造成一定的误导。因此,对于 EUS 无法探及全貌的较大的消化道 SMT,还需进一步行 CT 等影像学检查来帮助诊断。

4.病理诊断　消化道 SMT 的最终确诊是依靠病理组织活检,在显微镜下除了观察标本的组织形态外,还可以联合免疫组化进行诊断。获得病理组织的方法有 3 种:内镜下活检、EUS 介导下细针穿刺活检(EUS-FNA)和术后标本活检。如前所述,内镜下活检因很难取到深层组织,一般不推荐采用。在 EUS 引导下可以确定穿刺针是否已经到达肿瘤所在的位置,对其周边肿大淋巴结等予以活检,获得有价值的病理活检组织。但目前临床也少采用,原因是细针穿刺有时无法获得足够的病理活检标本,阳性率较低,还有穿刺器械费用贵等其他原因。手术获得完整标本进行病理组织活检是诊断 SMT 的金标准。手术切除病变后行病理活检,一方面切除了病变部位,防止恶变的可能;另一方面获得足够的活检组织,判断 SMT 的性质。此外,还可以判断是否完整切除了病变,切除后是否还有病变组织的残留。

第二节　超声内镜在消化道黏膜下肿瘤诊断中的应用

一、超声内镜诊断技术的发展

食管、贲门、胃或者十二指肠球部和降部的病变,包括炎症、溃疡、肿瘤、静脉曲张等均可通过胃镜检查确定,结合活检病理组织学检查同时可以确定炎症程度,包括是否存在萎缩、异形增生及癌变,是否是恶性肿瘤,肿瘤的病理类型、分化程度。同样的问题在结肠可以通过结肠镜结合活检病例组织学检查确定。然而,对表面黏膜光整的隆起性病变,常规内镜检查很难确定其性质,对是否有病灶,病灶是否是早期肿瘤及恶性肿瘤的分期同样也无法确定。超声内镜(EUS)是在内镜检查的基础上增加了超声检查的功能,也是腔内超声的一种特殊形式。EUS 技术弥补了内镜检查对上述问题的诊断不足。

EUS 能清楚地显示食管、胃肠壁各层次,对隆起性病灶的诊断具有重要价值。静脉瘤或者静脉曲张、黏膜下平滑肌瘤或者肉瘤、血管瘤、囊肿、脂肪瘤、异位胰腺、腔外压迫在 EUS 的图像上均有不同的特征可以鉴别,同时可以通过选择不同的探头类型来使病灶的诊断更准确,如小隆起选择微型探头定位更正确、巨大隆起选择环形探头、低频率使病灶周围更清晰等。目前对胃肠道隆起性病灶,尤其是小病灶,首选超声内镜检查,只有病灶巨大(2~3 cm 以上),CT 检查对确定病灶与外围组织的关系时才显示比超声内镜更好。附加多普勒彩色血流检查可增加 EUS 的诊断准确率,并可实施吸入性细胞学检查为诊断提供病理学依据。

二、EUS 检查的基本概念与知识

EUS 检查技术是将微型高频探头安装在内镜顶端,当内镜插入体腔后,通过实时超声扫描,以获得消化道层次及周围邻近脏器的超声图像。EUS 的定位依据内镜定位及探头所在位置所探及的解剖结构定位。目前的应用包括:隆起性病灶的鉴别诊断、肿瘤的分期诊断、胰胆管疾病的诊断、超声内镜下的介入治疗 4 个方面。

消化道管壁的 5 层结构:第 1 层,强回声,相当于黏液与上皮分界面;第 2 层,低回声,相当于黏膜固有层,黏膜肌层;第 3 层,强回声,相当于黏膜下层;第 4 层,低回声,相当于固有肌层;第 5 层,强回声,相当于浆膜(或纤维膜)。

判断胃肠道隆起性病变的性质,如间质瘤、脂肪瘤、囊肿、息肉等是 EUS 检查的主要适应

证之一。由于 EUS 可以显示消化道管壁 5 层结构及壁外情况，因此它可用于确定病变来源于管壁的哪一层，是壁本身还是壁外的压迫。比如平滑肌瘤和良性间质瘤较难区别，一般均为边界清晰、均匀一致的低回声团块影，病灶大小不一，多呈圆形或者梭形，边界清晰，有高回声的包膜，通常起源于黏膜肌层或固有肌层；恶性间质瘤内部同声多不均匀，边界不清，形态不规则，肿块较大，多源于固有肌层。脂肪瘤在 EUS 较有特征性表现，多位于黏膜下层，边缘整齐，清晰、均匀一致的弥漫性高回声光团块影，无明显包膜，一般位于胃体以下及十二指肠。异位胰腺多位于黏膜下层，呈中低回声团块影，一般发生于胃窦及十二指肠，肿块底部探及囊性改变或者管腔样结构有助于诊断；囊肿多位于黏膜下层的低回声团块影或无回声囊性结构，在低回声表现时易与平滑肌瘤或者良性间质瘤混淆；血管瘤病灶多圆形，边界清晰，病灶呈均一的中等至高回声或无回声，通常起源于黏膜下层；对于黏膜下层病灶，EUS 检查明显优于 X 线钡餐和内镜检查，尤其是小病灶诊断。CT 对小的壁内病变往往不能显示。

如何获得清晰图像是内镜医师判定疾病的依据。不断改变探头的位置与方向可以获得不同切面的超声图像，根据病灶大小位置选择不同频率的探头有助于清晰显示图像。当病灶浅小或病变使食管腔狭窄时可使用小探头，一般来说 7.5MHz 显示病灶实质回声较好，12MHz 显示消化道壁或病灶的边界较好；小探头频率高，穿透力弱，对于大病灶的外侧缘常显示不清，特别是判断食管癌周围淋巴结转移及病变是否侵犯纵隔其他结构有困难。介质的选择也很重要，主要有注水和水囊两种方法。

三、EUS 在消化道黏膜下肿瘤的诊断与鉴别诊断中的应用

黏膜下肿瘤(submucosal tumor，SMT)是上消化道隆起性病变的最主要疾病，泛指一类来自黏膜层以下(非黏膜组织)的消化道病变，主要来自消化道壁非上皮性间叶组织，包括间质瘤、平滑肌瘤、脂肪瘤等。SMT 缺乏特异性临床表现，多表现为出血、进食梗阻、腹胀、腹痛、消瘦等不典型症状，部分患者无任何症状，在内镜检查时偶然发现。有些黏膜层的病变，由于上皮结构完整，内镜检查时也表现为表面光滑的黏膜下隆起，与黏膜下肿瘤难以鉴别。有时，腔外器官组织和肿瘤对消化道的压迫也表现为光滑的隆起，在常规内镜下也与黏膜下肿瘤很难鉴别。

EUS 能清晰显示消化道壁的层次结构。因此，EUS 解决了黏膜下肿瘤鉴别诊断的关键问题，既能准确显示病变的起源，还能显示肿瘤的大小、边缘、包膜、内部回声及其均匀性、有无向浆膜外浸润、周围有无淋巴结肿大和邻近脏器情况，对提示病变良、恶性有重要意义。

EUS 的判断重点在于区分良、恶性间质瘤，一般来说，瘤体直径>3 cm，内部回声不均匀，存在钙化或者坏死灶，边缘不规则，有“断裂征”者，恶性可能大。肿瘤的生长速度对评价肿瘤的良、恶性有重要价值。Catalano 等报道，根据黏膜下肿瘤所在的层次、病变大小、边界的完整性及肿瘤回声特点，判断肌源性肿瘤的良、恶性，其准确率为 85%。

目前临床上对黏膜下肿瘤检查常用胃镜、超声胃镜、CT 等。由于 CT 均为横切扫描，故对肿瘤定位较难。在胃内充盈良好的条件下，CT 可显示较大的黏膜下肿瘤，对较小的胃内肿瘤或位于食管与十二指肠的肿瘤则较难诊断。CT 平扫和增强扫描较 EUS 为判断消化道黏膜的良、恶性提供了更多的信息，观察视野可能比 EUS 广阔，对周围组织器官的侵犯情况显示清晰，同时可观察周围器官有无转移；CT 对病灶来源及层次区分困难。而 EUS 能清晰地区分胃肠道壁的各层结构，对消化道黏膜下、黏膜外病变及周围结构进行观察，图像分辨

率高,并可显示病变与腔壁的关系,有利于判断肿瘤的来源,其定位准确度高;同时内镜能了解肿块的质地,直接观察消化道黏膜情况,并可行深度或者穿刺活检。但 EUS 超声频率越高,显示的深度相对较浅,故对远处的淋巴结转移或脏器转移灶 EUS 往往难以显示,显示较大肿瘤的范围能力有限,对病灶同一截面远处的淋巴结转移或脏器转移病灶显示不如 CT;对瘤体内细小钙化的显示也不如 CT,从而削弱了 EUS 的定性能力。因此,CT 和 EUS 结合应用有助于体积较大消化道黏膜下肿瘤的定位和定性,为术前正确判断肿瘤的来源和良、恶性提供有用的影像学资料。

EUS 对上消化道隆起在诊断与鉴别诊断方面具有很高的价值,能对 SMT 做出较明确的性质、部位、来源等诊断,从而为 SMT 的进一步处理提供重要的影像学证据。

第三节　消化道黏膜下肿瘤的圈套电切治疗

随着内镜诊断及治疗技术的不断提高,内镜下治疗逐步应用于 SMT,尤其是微小肿瘤(<3 cm)的临床治疗中,主要对起源于黏膜肌层、黏膜下层及固有肌层浅层的 SMT;对于肿瘤较大或者位置较深,由于内镜切除后穿孔、出血发生的可能大大增加,故仍主张外科手术治疗为主,目前临床上内镜下治疗的 SMT 一般要求直径<3 cm。判断 SMT 是否可行内镜切除的一个简单、实用方法是于病变下方注射生理盐水,如病变明显隆起或抬举,在没有超声内镜诊断的情况下,病变多可完整、安全切除。国内外报道内镜下治疗多以高频电切为主,方法同息肉摘除,因间质瘤的直径及深度都超过息肉,故风险较大。可用圈套器试套,尽量套住肿瘤的基底部,避免滑脱;将肿瘤套在其中,表示肿瘤与浆膜无粘连,可以切除。但由于消化道壁薄,仍然可能会出现穿孔、出血等并发症。

内镜下确定病灶后,首先切开 SMT 表面的黏膜,通常采用以下两种方式:①高频电切法,采用针状高频电切刀,从肿瘤的边缘向内侧切开。若切开范围太大,超出肿瘤基底边缘,且切开过深,易造成深部出血;②大块切除法,用圈套器直接套住肿瘤表面黏膜,将其切除,暴露肿块。这种方法相对安全。再将高频电切刀逐渐进行肿瘤与黏膜的剥离,待肿瘤大部剥离后,采用圈套高频电切法,尽可能将其完整切除。切除物用网篮取出。这种内镜手术方法的术后创面一般较大,内镜下金属夹缝合组织缺损部,尽量不留无效腔。

有时采用黏膜下基底部注射生理盐水,以方便圈套器圈套;有的可在加用透明帽吸引病灶后协助圈套切割等。起源于黏膜肌层的 SMT,一般向腔内生长,直径<1 cm 者可以直接圈套后高频电切;为避免出血,可先行黏膜下注射,将病灶与固有肌层分离后再予电切除;也可使用双钳道内镜,先用圈套器勒紧 SMT 的基底部,再在基底周边黏膜下注射生理盐水,切除瘤体,一般不会造成穿孔。

对于消化道多发 SMT,可以一次同时切除。根据临床实践,切除的关键仍然是肿瘤部位的黏膜下注射。假如病变明显隆起,可以不需要 EUS 检查而直接切除病变。

对于食管下段近贲门部的 SMT,EUS 通常诊断病变来源于黏膜肌层,但切除过程中可能会发现病变较深,来源于固有肌层,此时分块圈套电切病变,不必追求病变的完整切除,有时需及时终止内镜治疗,有效避免穿孔并发症的发生。

第十四章　消化系统内镜相关检查的护理配合

第一节　胃镜检查的护理配合

胃镜检查能直接观察到被检查部位的真实情况，同时通过对可疑病变部位进行病理活检及细胞学检查，可进一步明确诊断，因此是上消化道病变的首选检查方法。随着附属配件的不断发展，胃镜不仅可用于诊断，还可用于内镜下治疗、生理测试和功能检查等，为上消化道疾病的诊断、治疗提供了重要手段。充分的检查前准备，娴熟的操作配合，以及完善的术后护理，可有效降低检查的风险，提高检查的安全性。

一、适应证

1.反复或持续出现上消化道症状和(或)粪便隐血阳性，需做检查以确诊者。

2.不明原因的上消化道出血者。

3.X 线钡餐检查发现上消化道有病变，而未能确定其性质者。

4.咽下困难、吞咽疼痛或胸骨后有烧灼感者。

5.慢性萎缩性胃炎伴肠上皮不典型化生，必须按时随访者。

6.药物治疗后随访或观察手术效果者。

7.治疗性内镜包括食管、胃内异物夹取，切除电凝止血及导入激光治疗贲门和食管恶性肿瘤等。

8.常规体检。

二、禁忌证

1.严重的心肺疾病或极度衰竭不能耐受检查者。

2.上消化道大出血生命体征不平稳者。

3.精神病或严重智力障碍不能合作者。

4.咽部急性炎症者。

5.明显主动脉瘤者。

6.腐蚀性食管炎急性期。

7.疑有胃肠穿孔者。

8.患有烈性传染病者。

三、术前准备

(一)器械准备

1.检查电子胃镜　包括检查插入管表面有无凹陷及凸出;内镜弯曲功能是否正常;光学系统性能是否良好;管道系统是否通畅。确保电子胃镜性能良好。

2.连接主机和冷光源　根据内镜型号选用相匹配的主机和冷光源。连接主机和冷光源，将胃镜操作部置于内镜台车的挂镜臂上，将胃镜接头部插入冷光源的内镜插座中。

3.连接内镜电缆　将内镜电缆接头上的白点对准电子接口的白点平行插入,然后顺时针旋转卡紧。

4.连接注水瓶　将注水瓶装入 2/3 瓶水,旋紧瓶盖,将注水瓶的挂钩挂于冷光源侧面的悬挂板上,再把注水管接头接到胃镜接头部的注水管接口上。

5.连接吸引装置　将吸引管的末端连接到胃镜接头部上的吸引管接口上。

6.接电源　将冷光源的电源插头插入电源插座中,开启冷光源的电源开关,如见光从胃镜先端射出,并听到气泵转动的声音,证明光源工作正常。

7.检查送气/送水功能　将胃镜先端置入水中,塞住送气/送水按钮,气泡连续逸出为正常;将胃镜先端从水中取出,将送气/送水按钮按到底,30s 后见到水从注水喷口成线状喷出为正常。

8.检查吸引器功能　将胃镜先端置入盛水的杯中,按下吸引按钮,观察吸引功能是否正常。

9.检查角度控制旋钮　是否处于自由位,图像是否正常。

10.白平衡系统调节　打开内镜电源开关和灯泡,将内镜插入调节白平衡专用帽中,当视频监视器上显示白色图像时,按住图像处理中心白平衡开关,持续约 1s,待白平衡指示灯灭后,白平衡调节即完成。

11.其他物品

(1)活检钳、细胞刷、各种型号的注射器。

(2)牙垫、治疗巾、弯盘。

(3)咽麻祛泡剂、染色剂。

(4)标本瓶、载玻片、细菌培养皿。

(5)生理盐水、蒸馏水。

(二)患者准备

1.询问病史,阅读有关 X 线片,了解患者的病情及上消化道的大致情况,掌握适应证。

2.向患者说明检查的目的和大致过程,并交代检查过程中的注意事项,解除患者的焦虑和恐惧心理,取得合作。

3.检查前签署知情同意书。

4.患者术前禁食、禁水至少 6 h。吸烟患者检查当天最好禁烟,以减少胃液分泌,便于观察。

5.有胃潴留者,应先洗胃或做胃肠减压。

6.如患者已做过钡餐检查,钡剂可能黏附于胃肠黏膜上,特别是溃疡病变的部位,故必须在钡餐检查 3d 后再做胃镜检查。

7.如装有活动性义齿,嘱患者于检查前取出,以免检查中误吸或误咽。

8.询问患者有无青光眼、高血压、心律失常、前列腺肥大,是否装有心脏起搏器等,如有以上情况,应及时与术者取得联系。

9.精神过度紧张者,术前可肌内注射或静脉缓慢推注地西泮 5～10 mg 或山莨菪碱 10 mg,以利于患者镇静,减少恶心不适感,配合检查。

10.询问患者的药物过敏史,如对麻醉药物过敏,可不予麻醉。检查前 10 min,让患者口服一支含祛泡剂的麻醉口服液,消除胃黏膜表面的含泡沫黏液,使镜下视野清晰,避免遗漏微小病变。

四、术中护理配合

（一）患者护理

1.协助患者松开腰带、领带，摘掉眼镜，取左侧卧位，头稍后仰，双腿屈膝。在其背部垫一靠垫，起支撑作用，使患者更舒适。嘱其放松身躯，颈部保持自然放松状态。

2.指导患者张开口咬住牙垫，头下放一治疗巾，防止口水污染诊床及患者衣物。进镜时，护士应让患者头部保持不动，勿向后仰，协助术者插镜，告知患者操作过程中有恶心反应时用鼻子缓慢深呼吸，尽量放松，将牙垫咬紧，切不可吐出牙垫。

3.检查过程中，注意观察患者的神志、面色、生命体征变化，如有异常，立即停止检查，并做对症处理。

（二）治疗过程中的配合

1.插镜是检查中的第一步，也是患者最紧张和担心的环节。轻柔、顺利地插入胃镜，对减轻患者不适及加快检查速度具有很重要的作用。操作时，护士位于患者头侧或术者旁，可适当扶住患者头部固定牙垫。注意保持患者头部位置不动，插镜有恶心反应时牙垫不要脱出，嘱患者不要吞咽唾液以免呛咳，让唾液流入盘内或用吸引器将口水吸出。

2.进镜检查时，护士应适时做好解释工作，使患者尽可能地放松，以更好地配合检查。当镜头通过幽门、进入十二指肠降段、反转镜身观察胃角及胃底时可引起患者较明显的不适及恶心呕吐，此时护士应嘱患者深呼吸、肌肉放松。防止患者憋气，身体僵硬对抗。必要时护士可按压患者虎口穴，减轻患者的恶心反应。

3.检查过程中如胃内泡沫多、黏液多、有食物残留等影响视野清晰度时，术者可按压胃镜操作部的送气/送水按钮冲洗镜面或护士用 30 mL 或 50 mL 注射器吸水，经钳道管注水冲洗。术中发现胃内有活动性出血或活检后出血较多时，护士需协助术者行内镜下止血，如喷洒去甲肾上腺素生理盐水或孟氏液等。

4.检查结束退镜时，护士手持纱布将镜身外黏液血渍擦掉，撤下送气/送水按钮，换上清洗专用按钮（A/W 槽），在流动水下初步清洗。

（三）取活检时的配合

胃镜检查中对病变组织需钳取活组织送病理检查，配合活检术及标本处理是内镜室护士最基本的操作，必须熟练掌握。

1.护士将活检钳从活检孔道插入，活检钳送出内镜兜端后，根据术者指令张开或关闭活检钳钳取组织。取活检过程中需注意：①钳取标本时，应均匀适度用力关闭钳子，防止突然用力过猛，易造成钳子里面的牵引钢丝损坏和（或）拉脱钳瓣开口的焊接点；②某些肿瘤组织较硬，钳取时关闭速度要稍缓慢才可取到大块组织；③活检钳前端有一个焊接点连接前、后两部分，该焊接点易折弯折断，在操作时术者及护士均应注意保护该处，防止其受损。

2.钳取组织后，护士右手往外拔出钳子，左手用纱布贴住活检孔，防止胃液涌出溅至术者。因钳子金属套管很长，在退出活检钳的过程中可将金属套管绕成大圈握在手中，及时擦去钳子上的黏液血渍。

3.活检钳取出后，张开钳瓣在滤纸上轻轻一夹，钳取的组织便附在滤纸片上，最后将多块组织一起放入盛有10%甲醛溶液的标本瓶中(标本与10%甲醛溶液配制比例为1∶20),写上姓名、取样部位并填写病理检查申请单送检。不同部位钳取的活组织分别放入不同的标本中,标本瓶要给予编号,并在申请单上注明不同编号组织的活检部位。

(四)刷取细胞的配合

当疑有肿瘤、真菌感染等病变时,应使用细胞刷采集黏膜和病变表面的细胞和黏液以协助诊断。

1.刷取细胞　一般放在活检之后或检查结束之前进行。护士右手握住细胞刷的尾部,左手握住细胞刷的头部,配合术者将细胞刷从胃镜活检孔道送入,直到细胞刷头部的毛刷伸出胃镜先端,在胃镜视野中可以见到细胞刷。术者用细胞刷头端的毛刷在病变表面平行反复刷取细胞,护士握住细胞刷的末端转动细胞刷,使毛刷各个部分均能刷取到细胞。然后将刷头退至内镜头端侧(不退入内镜内,以免细胞丢失在管道壁内),随胃镜一起退出体外。有外套管的细胞刷可不用退镜,随时刷取细胞由钳道管内取出。

2.涂片　保持细胞刷仍留在内镜钳道管中,将细胞刷稍送出内镜先端,护士握住内镜先端部,用毛刷在玻片上旋转做圆圈状涂抹,一般涂2~4张,标明玻片编号,涂后立即将玻片放入装有固定液的玻璃缸内,贴上标签,注明患者姓名,填写细胞学检查申请单,新鲜送检。做真菌涂片时标本不须固定,直接新鲜送检。

3.涂片后处理　先用纱布擦净镜身及细胞刷黏液,再用水将细胞刷洗净,最后将细胞刷从管道拔出。

五、术后护理

(一)患者护理

1.术后患者因咽喉部麻醉作用尚未消失,应嘱患者不要吞唾液,以免引起呛咳。待30~60 min麻醉作用消失,无麻木感后可先饮水,如无呛咳可进食。

2.检查后可能会有短暂的咽喉部疼痛,同时咽后壁因局麻关系,可有异物感,嘱患者不要反复用力咳痰,以免损伤咽喉部黏膜,这类症状30~60 min后会自行消失。

3.如患者出现严重呕吐、腹痛、腹胀等不适,需报告医师。患者检查后会出现腹胀,这是因为检查时胃内反复注气引起的,可指导患者坐直哈气或做腹部按摩促进排气。

4.常规检查60 min后可正常进食,如患者取活检、咽喉部疼痛明显,宜于术后3 h进食,且宜进食清淡温凉半流质食物一天,勿进食过热的食物,防止粗糙食物或刺激性食物引起活检处出血,晚餐进软食,次日饮食照常。必要时可给予药物辅助治疗。

5.注意观察有无胃镜检查并发症的发生。

(二)器械及附件处理

检查结束后,护士首先对胃镜进行床侧初步清洁,接着将胃镜及其附件按消毒规范进行处理。

六、并发症

在患者积极配合及检查医师严格掌握内镜检查的适应证和禁忌证,熟练、轻柔操作的情况下,胃镜检查是安全的。但是胃镜检查严格意义上来讲,毕竟是一种侵入性检查,可能出现各种各样的并发症,严重者甚至危及生命。目前国内外所报道的并发症发生率为0.012%~0.09%。

1.一般并发症

(1)颞下颌关节脱位:颞下颌关节脱位常因安放口器时张口过大,或因张口过久引起,有脱位病史者更易发生。多表现为胃镜检查完后出现开口状态而不能闭合、语言不清、唾液外流等。原则上应尽快行手法复位。

(2)咽喉部损伤:咽喉部损伤多由进镜时损伤了咽部组织或梨状窝引起,严重者可并发局部出血或血肿形成,并发感染时可形成脓肿,出现发热、咽部疼痛、声音嘶哑等,梨状窝黏膜破裂时可出现颈部皮下气肿。检查前应嘱患者全身放松,颈部勿过度后仰或前屈。操作者应熟悉咽喉部解剖结构,沿舌根及咽后壁滑下,忌用力盲插。插镜抵达咽部或梨状窝时可嘱患者吞咽,在食管口开启时顺势进入食管。

(3)气管或喉头痉挛:盲目进镜或进镜时适逢患者咳嗽易将胃镜误插入气管,镜内残留水滴或镜头附着的唾液进入气管,均会引起患者气管或喉头痉挛,使患者出现剧烈呛咳、喘鸣、呼吸困难、憋气、发绀。此时应立即退出胃镜,待症状解除后再进行检查。

(4)贲门黏膜撕裂:贲门黏膜撕裂主要原因为检查过程中患者剧烈恶心或呕吐,胃内压升高,使食管下端至贲门的黏膜撕裂。未开固定钮时进镜、退镜,盲目进镜或暴力进镜等也可导致贲门黏膜撕裂的发生。胃镜下可见贲门处纵向或三角形裂痕,伴渗血或出血。可适当给予黏膜保护剂和抑酸剂,出血多可自行停止。

(5)唾液腺肿胀:唾液腺包括腮腺、颌下腺和舌下腺。多因检查过程中唾液分泌增加或腺管痉挛、腺管开口阻塞引起。唾液肿胀常可自愈,必要时可给予抗生素治疗。

2.严重并发症

(1)严重的心脏相关并发症:心脏意外主要包括心搏骤停、心绞痛和心肌梗死,其中心搏骤停是最严重的并发症,多出现在检查开始后的几十秒内,病死率极高。心脏意外的原因主要有迷走神经受刺激或检查时合并低氧血症。在严格掌握适应证和禁忌证的情况下进行胃镜检查无须心电监护,但检查室内应常规准备心电监护仪、心肺复苏的设备和药品。对有心律失常、心绞痛、非急性期心肌梗死病史者,术前可给予吸氧、应用抗心律失常及冠状动脉扩张药。一旦发生心脏意外应立即停止检查,并进行积极抢救。

(2)消化道穿孔:消化道穿孔是内镜检查时出现的最严重的并发症之一,如处理不当常危及生命。最常见的部位为咽喉梨状窝和食管下端,还可见于胃和十二指肠。常见的原因有如下几个方面:①检查时患者不合作、检查者盲目粗暴进镜,往往导致咽喉梨状窝穿孔,出现颈部皮下气肿;②食管Zenker's憩室、贲门失弛症易发生食管穿孔,可表现为颈胸部皮下气肿、胸痛、呼吸困难;③瀑布形胃者或通过十二指肠球降结合部时,因医师技术不熟练或粗暴操作发生穿孔,穿孔瞬间常有剧烈疼痛,立位腹部X线检查见膈下游离气体可确诊。十二指肠腹膜后部穿孔可出现上腹痛向背部放射,CT检查可见十二指肠周围积液和后腹膜积气;④因溃疡处的胃壁较薄,加之注气过多并在溃疡中央处多次活检可诱发穿孔。

穿孔较小者可在内镜下行处理,出现气胸或胸腔积液者给予胸腔闭式引流;胃或十二指肠穿孔者应给予胃肠减压。内镜处理失败可选择经胸腔镜或腹腔镜修补。

(3)出血:一般情况下进行胃镜检查很少出现需要处理的大出血,但在以下情况下要警惕出血的发生。①食管或胃底静脉曲张患者,内镜损伤或误做活检导致破裂出血;②Dieulafoy 病患者，此病的病理特点为动脉分支由浆膜面垂直贯入黏膜下时，管径不减小，保持恒径，恒径动脉是先天性发育异常，病理特点一般为 2～5 mm 伴轻度炎症的胃黏膜缺损，缺损不侵犯肌层，缺损黏膜下有一异常的动脉，在胃镜检查活检时可引起出血；③出血性疾病或长期服用抗凝血或抗血小板药物者。

（4）肺部并发症：胃镜检查时常见的肺部并发症为吸入性肺炎，多发生于无痛内镜检查的过程中、胃潴留或大量出血患者，胃潴留同时行无痛内镜检查更易在胃镜检查时发生反流、误吸，从而引起吸入性肺炎的发生。此外因患者紧张憋气或胃镜部分压迫气道可能会引起轻度通气障碍，出现一过性的低氧血症。

（5）感染：据美国胃肠内镜学会统计，内镜检查时受检者间传播感染的总发生率非常低，为 1/1 800 000。但免疫力低下（如服用大剂量免疫抑制剂）或重症糖尿病患者，行胃镜检查并活检后可出现菌血症，甚至发生感染性心内膜炎。心脏病学和内镜学专家对于此类患者检查前是否常规预防性应用抗生素还未达成共识。胃镜检查可引起沙门菌、绿脓杆菌、幽门螺杆菌、HBV 和 HCV 在受检者间的传播。为防止乙型肝炎或丙型肝炎的传播，内镜检查前应常规检查乙型肝炎病毒和丙型肝炎病毒血清学标志物，对检查阳性者应用专门胃镜检查，并在检查后进行严格的消毒。此外，内镜医师及护士应注意防护，国外曾有幽门螺杆菌由患者向医师和护士传播的报道。目前还没有胃镜检查会传播 HIV 的报道。

（6）胃镜嵌顿：胃镜嵌顿的原因是镜身柔软易弯曲，镜身在狭窄的腔内出现弯曲反转或在反转观察胃底时因注气不足、视野不清而进入食管引起 U 形嵌顿。常见于食管、食管裂孔疝处、变形狭窄的胃腔、瀑布形胃的胃底部位，而以食管内反转最易出现，也最难处理。碰到此种情况，可在良好的心电监护条件下给予静脉麻醉，并在 X 线透视下通过调整旋钮和进镜尝试解除嵌顿；若条件允许也可进入另一胃镜将嵌顿胃镜推回胃腔。若上述措施仍不能解除，手术是唯一的选择。

3.麻醉相关并发症　在有经验的麻醉师的配合下，静脉应用丙泊酚来减轻患者在行内镜检查时的痛苦，已经是一种非常安全有效的方法。但麻醉过深，患者可出现不同程度的呼吸、心跳抑制；麻醉过浅会因刺激出现反流、误吸。麻醉前应认真询问并评价患者的心肺功能。在行无痛内镜检查时，应密切监测被检者的呼吸和心率、血氧饱和度，必要时进行二氧化碳描记术，检查室内应常规准备加压面罩及气管插管的器械和药物。当出现心率减慢时，可适当给予阿托品；血氧饱和度降低时，可给予增加吸入氧浓度。颈部过度肥胖伴舌后坠者可给予抬举下颌，若仍无效，可行鼻咽通气道通气。

七、注意事项

1.检查前全面评估，严格掌握适应证与禁忌证，充分与患者沟通，解除其顾虑。

2.检查前禁食 6 h，胃排空延缓者，需禁食更长时间，有幽门梗阻者需先洗胃再检查。钡餐检查的患者，3d 后才能再进行胃镜检查。青光眼患者禁用阿托品。

3.检查前先检查仪器性能。注意在胃镜各部没接好之前，不要打开光源的开关，防止损伤胃镜或造成术者的身体伤害。

4.操作时动作轻柔，遇有阻力勿强行通过以免发生意外或损坏器械。

5.妥善放置标本于 10% 甲醛溶液内，标贴标本，与医师一起核对标本，及时送病理科。

6.检查结束，及时清理设备及用物，定期检查设备性能，如有故障及时报告、维修。

7.检查后一周内应密切观察有无消化道出血、穿孔、感染等征象，患者出现严重不适，应即刻来院就诊。

第二节　结肠镜检查的护理配合

结肠镜检查可对直肠、结肠及部分末端回肠进行检查和处理，它不仅是一种诊断工具，也可以用于治疗。高质量的结肠镜诊疗需要满足 3 个方面条件，即患者方面（肠道准备等）、操作者方面（技术、能力等）、硬件方面（设施、设备等）。这些都离不开高质量的护理辅助工作，护士必须要理解和掌握相关的知识及操作技能。

一、结肠镜检查前准备

结肠镜检查操作前的工作包括：及时的日程安排、合适的患者准备、有针对性的病史询问及体格检查、出血风险评估、评估选择适当的镇静/麻醉方法、知情同意等。因此，护士应从以下方面做好辅助。

（一）患者准备与护理

1.知情同意　检查前须取得患者及家属的理解，并签署知情同意书。护士应向患者做好必要的解释、心理安慰等工作，消除其紧张、焦虑的情绪。

2.病史及检查　详细询问病史，检查腹部体征，查看相关检查报告（如影像学检查、出凝血时间等）。

3.肠道准备　良好的肠道准备对于结肠镜检查极为重要，因为它可使整个结肠黏膜的视野良好，并提高诊断性操作的准确性和治疗性操作的安全性。肠道准备不佳，会导致操作时间延长、并发症风险及病变漏检的可能性增加。肠道准备有多种方案，理想的肠道准备方式应有效、安全、患者易接受。通常使用肠道清洁剂和辅助措施。选择理想的肠道清洁剂必须安全、有效、耐受性好且价格合理。

（1）聚乙二醇（polyethylene glycol，PEG）电解质散：加水冲配后服用，是国内应用最广的肠道清洁剂。PEG 是容积性泻剂，通过大量排空消化液来清洗肠道，不会影响肠道的吸收和分泌，不会导致水和电解质平衡紊乱。常见不良反应是腹胀、恶心和呕吐，罕见过敏性反应如荨麻疹等。特殊人群如电解质紊乱、心功能不全、肾功能不全、肝功能不全等患者服用 PEG 溶液是安全的，也是妊娠妇女和婴幼儿肠道准备的首选用药。但其气味和口味不佳，护士可建议患者使用运动饮料改善 PEG 溶液的口味、将溶液冷却后饮用或用吸管饮用。

关于 PEG 的用药剂量，欧美国家的标准是 4L，而我国患者因为体重较轻，常使用 2L 或 3L 的方案。为减少所需饮用 PEG 的液体量，它也可联合其他肠道清洁剂一起应用。另一种减少所需饮用 PEG 液体量的方法是分次剂量法，即在结肠镜检查前一日晚服用一半剂量，另一半在检查当日一早服用，这样每次服用的液体量就减少了。对于计划在中午 12 点前进行结肠镜检查的患者，首选分次服用，效果和耐受性均更好，但分次给药的肠道准备时间较长，可能会给受检者带来一定不便。对于计划在中午 12 点以后接受结肠镜检查的患者，单次给药和分次给药均可接受。

（2）镁盐：国内常用硫酸镁，清洁效果与 PEG 相比略差；不良反应发生率略高，现多与其他清洁剂联合使用，效果较好，不良反应较少。

(3)磷酸钠盐：与 PEG 类的和枸橼酸镁类的肠道清洁剂一样有效，且磷酸钠盐类的在健康成人中耐受性好。但越来越多的报道证实其可能导致严重的电解质和肾脏并发症(包括急性磷酸性肾病)，甚至对肾功能正常的患者也可能导致损害，所以不建议使用。仅用于有特定需求且无法被其他制剂替代者，口服磷酸钠前应先评估肾功能。

(4)其他肠道清洁剂：甘露醇属于高渗性清洁剂，由于在电切术(高频电使用)过程中发生爆炸的报道，目前已不常规使用。匹可硫酸钠属刺激性肠道清洁剂，与镁盐组成复方制剂，可用于肠道准备。另外，还有我国传统中草药番泻叶，研究表明将其用于肠道准备也可取得满意的效果，但腹痛情况较多，现多与 PEG 和高渗性溶液一起使用，以减少患者所需饮用的液体量。

在服用肠道清洁剂的同时，还需要一些辅助措施提高肠道清洁效果和/或减少患者不适症状。肠道准备的辅助措施有：①饮食限制：择期进行结肠镜检查的患者，需至少提前 1 天进食低渣膳食或清流质，避免进食纤维含量高的食物，如水果、蔬菜及全谷类食物。清流质包括水、清汤、咖啡或茶(不加奶)、果汁等；②运动、腹部穴位按摩、咀嚼口香糖：研究显示，这些辅助措施的使用可加速胃肠道蠕动，从而缓解因服用大剂量肠道清洁剂引起的恶心、呕吐、腹部不适等症状，并可提高患者的依从性和舒适度；③促胃肠动力药物的使用：多潘立酮、甲氧氯普胺等不能改善肠道清洁程度或肠道准备的耐受性，并不推荐常规使用，但可与其他肠道清洁剂联合使用来提高长期便秘患者的肠道准备效果，也可减少患者腹部不适症状；④祛泡剂的使用：常用的祛泡剂为西甲硅油、二甲硅油，它可以降低气泡表面张力而不被血液吸收，安全性好。研究显示，与其他肠道清洁剂联合使用，祛泡效果明显提高，肠镜视野更清晰，有利于内镜医师观察黏膜和病灶，并可以明显减轻患者结肠镜检查后的腹胀。

鉴于肠道准备的重要性和复杂性，护士应向患者提供口头和书面指导，提醒患者在结肠镜检查前至少 3 天阅读该指导。指导应简单、易行，并使用患者能够理解的语言。有条件的可联合电话、短信及微信等辅助方式，指导患者进行肠道准备。在清洁肠道之后，护士应了解患者解便次数和末次解便的性状，若解便超过 3 次且末次解便呈透明的淡黄色，即可尽快安排检查。若解便仍有稀糊状或固体粪便，应分析以下肠道准备不充分的相关危险因素，并采取相应干预措施，包括：以往肠道准备不充分、便秘史、使用可能引起便秘的药物(即三环类抗抑郁药和阿片类药物)、痴呆或帕金森病、男性、健康素养(即认知技能)低、患者参与度低、肥胖、糖尿病、肝硬化、在结肠镜检查前一晚服用全部肠道清洁剂(而不是分次服用)、开始结肠镜检查的时间较晚。

对于因不按指导而导致肠道准备不充分的患者，应提供咨询，并指导其再次尝试相同的肠道准备方案。对于不能耐受最初使用的清洁剂或效果不佳的患者，应更换清洁剂。如果患者的肠道准备情况极差(如仍有同体粪便)，则在无禁忌证的情况下，可加用另一种轻泻药或再次使用该清洁剂 2 日，采用分次给药的方式，并预约在上午进行结肠镜检查。

需要注意的是，存在以下任一情况的患者不应口服肠道清洁剂：肠蠕动消失、明显的胃潴留、疑诊或确诊机械性肠梗阻、重度炎症性或感染性结肠炎、妨碍安全吞咽的神经系统损害或认知障碍。

总之，虽然现有的清洁剂都能够充分清洁肠道且耐受性良好，不过不同患者的使用结果有差异，目前尚无一种普遍采纳的肠道准备方案。对于个体患者而言，肠道准备的方案必须取决于患者的共存疾病、肠道准备的时机、是否存在清洁剂相关并发症的危险因素、患者愿意接受的清洁剂剂量、先前使用某种清洁剂的体验和效果、费用等。

4.禁食和药物　因镇静/麻醉的需要，通常操作前4~8小时患者需禁止经口进食（如果已知或怀疑患者胃排空延迟，则需禁食的时间更长），操作前2小时禁水（除了服药时的小口进水）。

大多数药物可持续使用至结肠镜检查时，在结肠镜检查当天用一小口水吞服。结肠镜检查前，有些药物可能需要调整，如糖尿病药物。口服铁剂应停用至少5天，因为铁剂会使粪便残渣变黑、变黏，不易排出。对于是否停用抗血小板药物、抗凝药物或抗血栓药物，必须在权衡操作中的出血风险和停药期间血栓栓塞事件的发生风险后再决定。常规诊断性或治疗性结肠镜的感染风险很低，因此不推荐对接受结肠镜的患者预防性使用抗生素。

5.镇静/麻醉　随着消化内镜诊断和治疗技术的飞速发展，单纯以减轻痛苦为目的的舒适化医疗模式已不能满足要求。消化内镜治疗的操作已经与外科腹腔镜手术操作的性质相似，必须在麻醉下完成，其麻醉目的也和外科相同，即保障患者的安全，防止相关并发症，为术者提供良好的操作条件，以及有利于患者术后早期康复。

对于许多高级内镜操作及误吸风险高的患者，首选气管内插管全身麻醉。无误吸危险因素的患者常在中度或深度镇静下行结肠镜检查。轻度、中度镇静可由经过专门镇静培训的医师负责。麻醉/深度镇静应由具有主治医师（含）以上资质的麻醉科医师负责实施。镇静/麻醉前必须对患者进行访视/评估，包括询问病史、进行麻醉相关的体格检查，并签署知情同意书。

结肠镜诊疗房间符合手术麻醉的基本配置要求，即应配备常规监护仪、常规气道管理设备、抢救设备、常用麻醉药物、急救药品及常用的心血管药物。经气管内插管全麻下内镜操作时间较长或高危患者还应配有麻醉机，并考虑监测呼气末二氧化碳分压和/或有创动脉压力。护士则做好相应的辅助工作。

6.无镇静/麻醉　虽然镇静/麻醉技术发展迅速，但仍有不少患者选择无镇静/麻醉的结肠镜检查。其具有以下几个优点：第一，明显降低低氧血症和呼吸抑制的风险；第二，缩短操作和停留于准备室和苏醒室的时间及相关费用；第三，患者如果愿意，即可在操作结束后立刻离开内镜室并返回工作岗位，这可能会通过减少内镜检查的间接成本而产生经济利益。

护士可通过检查前教育语言、音乐、视频、抚触、安慰等来减少患者的焦虑和不适。有条件的可在检查中使用二氧化碳注气（而非空气）来减少患者的不适，因为二氧化碳容易被肠黏膜吸收，可避免结肠过度扩张。目前还有不少文献报道，结肠镜检查时采用大量水浸替代镇静。用水扩张结肠内腔，可能有利于推进结肠镜、降低患者的镇静需求、提高耐受性。注水时的疼痛更轻，更可能在无镇静/镇痛情况下完成检查，并且腺瘤检出率更高。

7.体位　帮助患者脱去右侧裤管，被褥遮挡，摆左侧卧位、两腿屈曲，将棉垫置于患者臀下。人造肛门的患者充分暴露造口，仰卧或右侧卧位。

8.润滑　患者肛门周围和结肠镜镜身表面涂抹润滑剂，一方面，减少结肠镜先端部进入直肠时的疼痛和不适感；另一方面，降低插镜时的阻力。

9.术前用药　解痉剂：抗胆碱能药物可减少肠蠕动，消除痉挛，使肠管短缩，便于进镜及更好地观察和治疗。常用药物为阿托品（0.5~1 mg）或山莨菪碱（10 mg），术前10分钟肌内注射，药物作用时间为0.5小时。青光眼、前列腺肥大者应禁用。

(二)设备、器械准备

1.结肠镜设备

(1)内镜主机:检查光源是否工作正常,光源使用寿命未到达尽头。在主机电源开关关闭的状态下进行内镜电缆的插拔,否则可能损坏 CCD。确保各部连接紧密。打开电源开关,检查内镜图像是否清晰,色彩是否正常、是否需要进行白平衡补偿。设定白平衡时,保证白平衡帽内无室内光线;白平衡开关,要持续按下直至白平衡设定完成指示灯点亮,即设定结束。

(2)结肠镜:检查插入部外观是否正常;旋转角度旋钮,检查弯曲部是否正常顺利弯曲,包覆橡胶是否出现异常松动或隆起;检查钳子管道开口阀是否出现断裂、老化等异常;将先端部放入深度 10 cm 以上的水中,检查注气和吸引功能是否充分;将先端部离开水面,检查注水功能是否充分。

2.相关器械和用品　内镜润滑剂、棉垫、纱布、无菌水、生理盐水、20 mL 注射器、卫生纸等。准备活检钳、高频电发生器、内镜治疗配件以备用。

3.医学影像采集系统和打印机的准备　接通电源,打开电脑主机、显示屏、打印机,进入医学影像采集系统,检查电脑显示器上的内镜图像是否清晰,色彩是否正常;将患者的基本资料输入电脑;检查打印机内的纸张。

二、结肠镜检查中护理配合和监护

(一)患者看护和心理护理

整个结肠镜诊疗过程要对患者实施安慰、抚触,消除其羞涩和不安感,同时密切观察患者的反应和体征。注意患者腹壁的紧张度,提醒医师合理注气,若充气过多,会使肠管膨胀、增粗,肠壁变薄,甚至形成扭曲、折叠,引起腹胀、腹痛,并易造成肠穿孔。对急诊、危重、心肺功能不全等患者做到心中有数,密切观察,随时汇报,必要时请专科医师进行监护,同时建立静脉通道以备抢救。有些患者在检查中可出现面色苍白、出大汗、心率加快等不良反应,护士应注意观察,及时给予适当处理,如停止检查、给予高糖口服等。如患者出现呼吸急促,并诉手麻等异常感觉,肌肉紧张而痉挛(手足搐搦)、胸闷、憋气等全身性症状时,可判定为“过度换气综合征”,应用面罩法(给患者戴吸氧面罩,但不接通氧气)或纸袋法(将纸袋或塑料袋罩住口鼻)对症处理便可缓解。患者可通过显示器观看到肠腔内的情况及病变部位,因此会产生种种疑问,护士应向患者讲解,使患者了解自身的情况。

(二)镇静/麻醉患者的监护

镇静/麻醉患者在术前、给予镇静剂后、手术间隙、恢复初期及患者离开诊疗室前必须进行监护。常规监测应包括心电图、呼吸、血压和脉搏血氧饱和度,有条件者可监测呼气末二氧化碳分压;气管插管(包括喉罩)全身麻醉宜常规监测呼气末二氧化碳分压。

内镜中心应有一套患者麻醉深度超出预期时应急处置的抢救方案,护士做好辅助。对于中度镇静(即有意识镇静),承担患者监护任务的护士可以进行其他的一些工作,最低要求的患者监护指标包括血压、呼吸频率、心率、血氧饱和度、患者的意识水平及是否发生不适。对于深度镇静,负责患者监护的护士不允许在监护的同时进行其他工作,可以考虑进行二氧化碳图监测。此外,需以文件形式记录实施镇静、麻醉期间及恢复期的临床评估结论和监护数据。

（三）插镜

1.双人插镜法　护士插镜的最基本要领是循腔进镜；主要注意插镜阻力，及时和检查医师沟通；插镜速度要均匀；必要时滑镜及旋镜。人造肛门主要在左侧腹壁，其插入要点是首先直肠指诊确认人造肛门是否狭窄，之后斜着向左侧腹壁方向插入。插镜时，先在肛门口涂少许润滑剂，用左手分开肛周皮肤，暴露肛门，右手握持肠镜弯曲部距镜头数厘米处，将镜头放在肛门的左侧或前侧，用示指按压镜头滑入肛门。如患者紧张，肛门收缩较紧，可让患者张口呼吸以放松肛门，切莫将镜头强行插入。循腔进镜，不进则退。若遇半月形闭合腔，注气后仍不能扩张，多为肠袢弯曲、折叠，可反复抽气，使肠管变软、缩短，常可消除扭曲，见到肠腔。如仍闭合不开，也可认准肠腔走行方向，将镜头越过半月形皱襞挤入扭曲的腔内滑进，但滑进距离不能太长，然后充气并稍进、退肠镜，如此反复就能通过，切忌盲进。如进镜有阻力时，可退镜钩拉，护士对肠镜施以一定阻力，可旋转镜身，有利于拉直肠镜而又不至于将其拉出，拉直后再次向内插入。在医师对肠腔吸引时，护士可进镜，这样可缩短结肠的长度，使镜身有足够的长度到达回盲部。对于老年、严重溃疡性结肠炎、肠粘连、腹腔积液的患者，应特别注意与医师的配合，防止肠穿孔的发生。

此外，不同型号的结肠镜有各自的特点，护士应根据内镜医师的偏好选择/更换结肠镜以帮助检查顺利完成。可变硬度结肠镜可将结肠镜轴变硬，可能增加达盲率。为减少袢圈形成，通常在结肠镜通过乙状结肠后，可将结肠镜变硬。退镜、翻转或通过急转弯时，通常可将结肠镜变软。成人型结肠镜的直径大约为 13 mm，而儿科型大约为 11 mm。成人型结肠镜和儿科型结肠镜都可用于成人的结肠镜检查（儿科型结肠镜常用于女性或有腹部手术史的患者）。采用儿科型结肠镜可能更容易通过结肠狭窄或结肠固定的区域。然而，儿科型结肠镜的直径小、易弯曲，导致其更容易形成袢圈。特殊情况下，更可使用胃镜进行下消化道检查。

2.单人操作法　和双人操作手法基本相同，但是由于单人操作法中，医师可以随时感知插镜中的阻力，只要不盲目推进，则具有较大的安全性。同时，护士可以从插镜的工作中解脱出来，更好地看护患者并完成肠镜检查或治疗的配合工作。

（四）变换体位和按压腹部

对于肠管较长且弯曲过度的患者，变换体位常会奏效。这是利用重力作用来改变肠管的走行方向，使结肠镜的插入变得顺利或改善肠腔内视野。患者可变换成仰卧、右侧卧位、左侧卧位。当出现进镜的同时其先端反而后退的相反动作时，说明结肠镜形成弯曲，此时医师将肠管短缩、直线化，护士按压以阻止结肠镜弯曲，结肠镜就会更顺利地进入更深处。不同的患者和体位，按压的手法和位置也不同。按压腹部是一门深奥的手上功夫，护士按压时要听从医师的指示，但同时也需要根据自己以往的经验、手上的感觉和显示器中的图像做出自己的判断。请患者指出腹部不适的位置，也可能有助于确认适当的按压部位。

（五）透明黏膜吸帽的使用

对于肠管弯曲较多且弯曲过度的患者，于结肠镜先端部安装透明黏膜吸帽，可使结肠镜通过急转弯时变得容易，但由于加长了结肠镜先端部，初学者不宜使用。选择透明黏膜吸帽时，宜用无槽或有槽平口常规型，使其对视野的影响和操作的影响达到最小。

(六)其他诊断与治疗的配合

护士可辅助医师运用以下技巧,确保结肠镜检查最佳的视觉观察:在结肠镜推进过程中,清洁肠道以减少结肠收缩,最大限度减少退镜过程中的吸引。在结肠镜插入和退出过程中,改变患者体位(盲肠至肝曲,左侧卧位;横结肠,仰卧位;脾曲及降结肠,右侧卧位)、充分注气、清除结肠内残留液体、在冲洗液中加入西甲硅油以清除肠内泡沫。用连续完整的“环形”模式转动结肠镜头端,观察结肠的整个周长。来回移动结肠镜反复观察,尤其是转弯周围区域、结肠皱襞后方及皱襞之间的部分。有文献报道,经验丰富的护士和助手与内镜医师同时检查结肠黏膜,可提高腺瘤检出率。同时根据具体情况,配合医师进行进一步检查(取活检、色素肠镜、放大肠镜、超声肠镜等)和治疗(狭窄扩张、息肉电切、EMR、ESD、ESE 等),确保病理标本的正确、及时送检。

三、结肠镜检查后的护理

(一)患者护理与监护

1.检查完毕后,应帮助患者擦净肛门周围粪水及润滑剂,穿好裤子。

2.关注患者主诉和体征一般检查时患者肠内气体不多,不需留观。如检查完后,患者痛苦较大,留观察室观察 1 小时,确实无意外后才允许离院。有时由于检查中向肠内充气,患者检查完后有腹胀感,要做好解释工作,鼓励患者多活动、做蹲厕动作,必要时可做腹部热敷。检查中患者腹胀、腹痛剧烈,腹部膨隆,抽气后无明显好转,不能排除穿孔或发生浆膜撕裂的可能;术中患者活检出血、曾行局部止血处理,仍有再出血的可能;术中患者发生心血管及肺部并发症,应留院观察。

3.饮食指导　检查后如无不适,可恢复正常饮食。如术中疼痛较剧烈或取活检者,进流质或少渣不产气的饮食 1~2 天。

4.检查结果的告知　无异常者建议原门诊继续就诊,良性病变可直接告诉患者,恶性病变告知陪同家属。术中行活组织检查,只对患者做估计性说明,待病理再进一步补充说明。曾行大肠手术者,术后肠镜检查预后良好时应向本人说明。

5.镇静/麻醉患者　尚未清醒(含嗜睡)或虽已清醒但肌张力恢复不满意的患者,均应进入麻醉恢复室。麻醉恢复室应配备专业的麻醉科护士,协助麻醉医师负责病情监护、记录与处理。患者必须经过具有资质的工作人员评估,并接受离院指导后方可离院。离院指导内容应包括:获取可能的病理报告方式、饮食和用药指导、后续就诊指导、注意事项(受检者当日不能驾车、高空作业、操作机械;家属应看护好受检者,使其安全到家等)及紧急情况如何就诊等。

(二)结肠镜及附件的处理

结肠镜按照中华人民共和国卫生行业标准 WS 507—2016《软式内镜清洗消毒技术规范》的要求进行清洗、消毒及灭菌。一次性使用的器械按照医疗废弃物的处理规范进行处理。复用器械按照中华人民共和国卫生行业标准 WS 310.2—2016《医院消毒供应中心第 2 部分:清洗消毒及灭菌技术操作规范》的要求进行清洗、消毒及灭菌。

四、并发症的观察及护理

（一）肠壁穿孔

多由操作手法不得当导致机械性损伤：如盲目暴力操作，注气过多等；肠道本身疾病可导致肠壁结构薄弱，如结肠憩室、溃疡性结肠炎等。由于穿孔的位置和大小、粪便渗漏人腹膜的程度及患者的共存疾病不同，患者表现出的症状也会有所不同。结肠穿孔可能为腹膜后或腹膜内穿孔。升结肠、肝曲、脾曲及降结肠位于腹膜后，而远端直肠位于腹膜下。结肠穿孔最常见的症状是腹痛，其他症状包括发热、恶心、呕吐、呼吸困难、胸痛、肩胛区痛及颈痛。然而，腹膜后穿孔患者的症状可能极轻或不典型。体格检查可见弥漫性或局限性腹部压痛及腹膜刺激征。

如果怀疑穿孔，应立即行胸腹部 X 线检查或腹盆腔 CT 扫描，以寻找横膈下游离气体、腹膜后气体、纵隔积气、气胸或皮下气肿。处理方法包括禁食水、静脉补液及静脉使用广谱抗生素。应立即请外科医师会诊。对于较小或不完全的腹膜内穿孔，可采用金属夹缝合的方法，降低了手术干预的概率。夹子缝合后尽量吸尽肠腔内的空气，避免过高张力，嘱患者绝对卧床休息、禁食，适当用一些抗生素和镇静剂，并严密观察，一旦病情加重，即行外科手术治疗。对于较大的穿孔，患者症状、体征较重，需立即手术。对于腹膜外穿孔，一般都采取禁食、抗感染、静脉营养支持等保守治疗，如形成脓肿，需切开引流。

（二）肠道出血

服用非甾体抗炎药、抗凝血药或有血液系统疾病凝血功能障碍者，取活检可引起持续出血；对富含血管的病变（如毛细血管扩张）或炎症显著、充血明显的部位取活检，可引起较大量出血。结肠镜下喷洒止血药物、金属夹夹闭均可止血。

（三）肠系膜、浆膜撕裂

较罕见。在插镜过程中进镜阻力增大，结肠镜前端前进困难或不能前进反而后退且患者痛苦较大时，提示肠袢已形成，如继续进镜，肠袢增大，肠管过度伸展使浆膜和系膜紧张，如再注入过多空气，使肠腔内压力升高，超过浆膜和系膜所能承受限度时便会发生撕裂。如有少量出血，临床上无特殊症状，很难诊断。出血量较大时，表现为腹腔内出血征象，并伴有腹膜刺激征，腹腔穿刺有诊断价值。有腹腔内出者一旦诊断，应立即手术，伴有休克者在抗休克的同时行手术治疗。

（四）肠绞痛和腹胀综合征

结肠镜的刺激，加上患者精神紧张，引起迷走神经兴奋，均会导致肠管痉挛性疼痛。如果镜身没有拉直，肠袢不断扩大，手法旋转镜身也会诱发剧烈的肠绞痛。当患者腹部疼痛较剧烈时，及时拉直镜身，并给予患者精神上的安慰，短时间内基本都能自行恢复。若症状较重，在排除肠穿孔的情况下，可肌内注射解痉剂。检查或治疗过程中如果注气过多，或者术前应用了过多的镇静剂，可引起术后较长时间严重的腹部胀痛，即肠镜术后的腹胀综合征。主要表现为术后严重的腹胀、腹痛，症状类似于肠穿孔。此时需密切观察患者的腹部症状和体征，以防穿孔的发生。腹胀综合征的患者一般均能自行缓解，无须特殊的处理；而穿孔的患者症状会不断加重，大多数需手术治疗。要注意两者的鉴别诊断。在治疗结束后尽可能吸尽肠内残气,可预防此并发症的发生。

(五)心血管意外

进行结肠镜检查时,由于注气过多,会导致冠状动脉血流量下降,引起心脏功能失调;另外,肠系膜过度牵张造成迷走神经反射增强,心率减慢,严重时可突发心搏骤停。如果患者年老体弱、精神紧张、不能配合,或合并有缺血性心脏病、慢性肺部疾病等,再加上检查前肠道准备引起脱水、低血容量和电解质紊乱,心血管意外发生率就会大大增加。主要表现为心率减慢、心绞痛、心律失常、心肌梗死及心搏骤停等。一旦出现心血管意外,必须立即停止结肠镜诊疗,根据不同情况给予相应的治疗,例如对心率减慢明显者,给予阿托品注射可缓解;对心搏骤停者,应立即行心肺复苏。另外,对于老年人、心肺功能不全患者、高血压患者,术中监测心电图、给予镇静及镇痛等处理也是必要的。操作时要轻柔,尽量缩短操作时间,做好抢救准备。早期发现,及时处理。

(六)镇静/麻醉相关并发症

镇静/麻醉最常见和严重的不良事件是心肺不良事件。发生心肺不良事件的危险因素包括高龄、基础共存疾病(尤其是肺部疾病)、痴呆、贫血、肥胖、较严重的心血管疾病(如心力衰竭或重度瓣膜病)和急诊行内镜操作。因过度镇静导致的不良事件包括通气不足、气道梗阻、低氧血症、高碳酸血症、低血压、血管迷走性事件、心律失常和误吸。

镇静剂和镇痛药通过静脉给药可能引发静脉炎,这种风险较低。采用丙泊酚进行较深度镇静,会引起注射部位的疼痛,在通过小静脉给药时尤为如此,但不会引起静脉炎。预先给予小剂量(10~20 mg)利多卡因,可以避免疼痛。通过快速流动的静脉管路给药,可能减轻输注部位疼痛。

(七)检查前肠道准备相关并发症

所有的肠道准备都可能引发不良反应,包括液体和电解质紊乱、恶心、呕吐、腹胀、腹部不适、误吸及呕吐引起的食管撕裂。

(八)感染

结肠镜检查相关的感染发生率极低,与洗消设备缺陷和/或不遵守内镜洗消规范有关。

五、下消化道出血急诊结肠镜诊断的护理配合

(一)概述

下消化道出血发病率通常较上消化道低,下消化道出血是指十二指肠悬韧带以下,来源于小肠、结直肠和肛管部位的肠管出血。根据出血量、出血速度、在肠腔内停滞时间、临床表现的不同,可分三类:①慢性隐性出血,肉眼不能观察到便血,仅用化验方法才能证实(即大便隐血阳性);②慢性少量显性出血,肉眼能观察到鲜红色、果酱样或咖啡色便血,少数速度较慢,在肠腔内停滞时间过久也可呈黑色,无循环障碍症状,无须输血治疗;③急性大量出血,大量鲜红色血便,常同时伴循环障碍,如低血压等休克症状,需用输血治疗,为严重出血。急诊结肠镜一般适用于发生于大肠的急性出血,但在检查前通常无法确定急性下消化道出血的部位。

1.部位　根据出血类型,可初步估计出血部位。慢性隐性出血既可发生在上消化道,也

可发生在下消化道,两者概率几乎相等。如出血发生在下消化道,以右半结肠和小肠多见。慢性少量显性出血主要发生在结肠、直肠,血便呈鲜红色,以左半结肠多见,果酱样或咖啡色血便以右半结肠好发。急性大量出血大部分来自结肠和小肠,少数出血量大、出血速度快者也可来自上消化道。但从总的发生部位来看,以直肠及乙状结肠最多见,其次为降结肠。

2.病因　急性下消化道出血的病因可分为以下几类:解剖性(憩室病)、血管性(血管发育异常、缺血、辐射诱导)、炎症性(感染、炎症性肠病),以及肿瘤性。此外,急性下消化道出血也可发生在采取治疗性干预措施后,如病变切除术等。

3.评估和处置　初始评估包括病史收集、体格检查、实验室检查,某些情况下还需进行胃肠减压或上消化道内镜检查。目的是评估出血严重程度,评估出血是否可能源自上消化道,以及确定是否存在可能影响后续处理的情况。

疑似急性下消化道出血患者的初始处理包括:分诊患者至恰当部门接受处理(门诊、住院、重症监护病房)、一般支持治疗(如供氧、建立适当的静脉通路)、恰当的液体复苏和输血、处理凝血障碍、管理抗凝药和抗血小板药。

一旦排除上消化道出血灶,结肠镜检查是诊断和治疗急性下消化道出血的首选初始检查。下消化道出血的治疗取决于出血灶的位置。许多病例可在行结肠镜检查或血管造影时进行治疗,从而控制出血。极少数时候,足以致命的下消化道出血需立即手术。

4.急诊结肠镜时间的选择　对于下消化道出血,结肠镜检查时间分出血停止时期和活动性出血期紧急检查。后者还可分手术时或非手术时。一般最起作用的是出血停止时期,因可作充分肠道准备,保证顺利看清肠黏膜和肠腔,整个过程与普通检查相同。因此,尽可能选择出血停止后近期内进行,这样可观察到出血停止后的一些痕迹变化,如憩室可见腔内有陈旧性血迹,炎症性肠病可见活动性溃疡、糜烂、充血和出血灶,使部位诊断更为确切。

如出血停止的间歇期不能明确诊断,也可选择活动性出血期紧急检查。非手术的紧急检查因肠腔内有粪便、鲜血污染镜面,增加操作难度,妨碍观察,使用价值有一定的限制。手术时紧急检查,因有手术医师的帮助,插入更方便,在手术者的配合下可插至小肠十二指肠悬韧带远端。借助结肠镜灯光,可对结肠肠壁作透照法检查,使血管网结构清晰显露,对确定血管扩张症的诊断帮助较大。此外,可找到手术时不能见到的小息肉、血管瘤和血管畸形。最主要的优点是,可对出血部位的诊断更确切,因为可直接观察到活动性出血灶和新鲜血液在结肠内的分布状况。由于一般出血向结肠近端逆流机会很少,看到血液分布后就可知道出血灶,一般是在有血液分布的远端肠段,可帮助确定手术的切除范围。

(二)术前准备

基本与一般结肠镜检查相同,但应强调稳定患者的生命体征,并进行监护。最好使用大钳道或双钳道治疗内镜,并准备好冲洗设备。另外,需备好止血治疗相关的设备、附件和药物等。

急性下消化道出血肠道准备,除大肠息肉电切术后 24 小时内发生的出血,肠道清洁情况还可以之外,通常大出血时往往因肠腔清洁不良、血液覆盖,致视野不清,内镜的检查和治疗较困难,可用少量清水或生理盐水灌肠。

(三)术中配合

与一般结肠镜检查相同,但需要另一名护士配合冲洗和止血治疗。进镜后用生理盐水边冲洗边吸引，冲洗至表面黏膜清洁，内镜能清晰观察到黏膜的情况。内镜操作技术要熟练，动作要轻柔，观察要仔细，避免充气过度、肠壁变薄、加重出血甚至发生穿孔。发现病变和出血部位，可用 1 ∶ 20 的去甲肾上腺素加生理盐水先对出血部位进行冲洗，再选择相应的止血方法。

（四）术后护理与监护

与一般结肠镜检查相同，主要观察生命体征和再出血体征。

第三节　无痛内镜技术的护理配合

无痛内镜技术是指在静脉麻醉或清醒镇静状态下实施胃镜和结肠镜检查，使整个检查在不知不觉中完成，具有良好的安全性和舒适性。目前多采用清醒镇静的方法，在镇静药物的诱导下使患者能忍受持续保护性反应而导致的不适，以减轻患者的焦虑及恐惧心理，提高痛阈，但患者仍保持语言交流能力和浅感觉，可配合医师的操作。无痛内镜克服了传统内镜操作过程中患者紧张、恶心、腹胀等缺点，消除患者紧张、恐惧的情绪，提高对检查的耐受性；胃肠蠕动减少，便于医师发现细微病变；减少了患者因痛苦躁动引起的机械性损伤的发生及因紧张、恐惧和不合作而产生的心脑血管意外。护士应严格掌握各种药物的正确使用、注意术中的监测及并发症的及时发现与处理，密切配合医师完成检查，确保患者安全。

一、适应证

1.有内镜检查适应证但恐惧常规内镜检查者。

2.呕吐剧烈或其他原因难以承受常规内镜检查者。

3.必须行内镜检查但伴有其他疾病者，如伴有癫痫史、小儿、高血压、轻度冠心病、陈旧性心肌梗死、精神病等不能合作者。

4.内镜操作时间长、操作复杂者，如内镜下取异物等。

二、禁忌证

1.生命处于休克等危重症者。

2.严重肺部疾病，如 COPD、睡眠呼吸暂停；严重肺心病、急性上呼吸道感染、支气管炎及哮喘病。

3.腐蚀性食管炎、胃炎、胃潴留。

4.中度以上的心功能障碍者、急性心肌梗死、急性脑梗死、脑出血、严重的高血压者。

5.急剧恶化的结肠炎症（肠道及肛门急性炎症、缺血性肠炎等）、急性腹膜炎等。

6.怀疑有胃肠穿孔者、肠瘘、腹膜炎及有广泛严重的肠粘连者。

7.极度衰弱，不能耐受术前肠道准备及检查者。

8.肝性脑病（包括亚临床期肝性脑病）。

9.严重的肝肾功能障碍者。

10.妊娠期妇女和哺乳期妇女。

11.重症肌无力、青光眼、前列腺增生症有尿潴留史者。

12.严重过敏体质，对异丙酚、咪达唑仑、芬太尼、东莨菪碱、脂类局麻药物过敏及忌用者。

13.严重鼻鼾症及过度肥胖者宜慎重。

14.心动过缓者慎重。

三、术前准备

（一）器械准备

1.内镜及主机。

2.常规内镜检查所需的物品（同常规胃肠镜检查）。

3.镇静麻醉所需设备　麻醉机、呼吸机、心电监护仪、简易呼吸球囊、中心负压吸引、中心吸氧装置等。

4.必备急救器材　抢救车（包括气管切开包、静脉切开包等）、血压计、听诊器、专科特殊抢救设备等。

5.急救药品　肾上腺素、去甲肾上腺素、阿托品、地塞米松等。

6.基础治疗盘（包括镊子、聚维酮碘溶液、棉签等）。

7.各种型号注射器、输液器、输血器。

8.镇静药物　主要包括苯二氮䓬类抗焦虑药和阿片类镇痛药。在镇静内镜检查中，一般都采取某几种药物联合应用，因为联合用药可以发挥协同作用，达到更好的镇静效果，但是这也增加了呼吸抑制和低血压等不良事件的发生。因此在用药类型和剂量选择时应因人而异，在联合用药时适当减量。在镇静期间需追加药物时，应与上次给药时间有充分的间隔，以保证药物起效。

（二）患者准备

镇静剂在内镜操作中，既要减轻患者操作中的痛苦，又要保证操作安全。因此，除按常规内镜检查准备外，还要注意以下方面。

1.仔细询问患者病史，了解重要脏器功能状况，既往镇静麻醉史、药物过敏史、目前用药、烟酒史等。体格检查包括生命体征、心肺听诊和肺通气功能评估。

2.向患者说明检查的目的和大致过程，解除患者焦虑和恐惧心理，取得合作，签署检查和麻醉知情同意书。

3.完善术前准备　如心电图、胸部X线片等。

4.除内镜检查常规术前准备外，检查当天禁食8 h，禁水4 h。

5.建立一条静脉通道，维持到操作结束和患者不再有心肺功能不全的风险时。

6.协助患者取左侧卧位，常规鼻导管给氧，行心电监护，监测血压、脉搏、平均动脉压、心电波形及血氧饱和度。由麻醉医师缓慢注射药物。

四、术中护理配合

（一）患者护理

1.病情监测　观察患者意识、心率、血氧饱和度、皮肤温度和觉醒的程度等变化，在镇静操作前、中、后做好记录。①意识状态：镇静内镜检查需等患者睫毛反射消失后开始进镜。检查中，护士应常规监测患者对语言刺激的反应能力，除儿童、智力障碍者和不能合作者（这些患者应考虑予以深度镇静）。同时，注意观察患者的“肢体语言”（如发白的指关节开始放松、肩下垂、面部肌肉放松、面色安详等）也有利于判断是否达到松弛和无焦虑状态。一旦患者只对疼痛刺激发生躲闪反应时，提示镇静程度过深，有必要使用拮抗药对抗药物反应；②呼吸状况：镇静内镜的主要并发症是呼吸抑制。因此，镇静内镜检查中对呼吸状况的监测尤为重要。呼吸抑制的主要表现是低通气，护士在检查中要注意观察患者的自主呼吸运动或者呼吸音听诊，一旦发现患者呼吸异常或血氧饱和度下降，可指导患者深呼吸，并吸氧，同时通知术者并配合处理；③循环变化：镇静内镜过程中循环系统的并发症包括高血压、低血压、心律失常等。护士应严密观察患者的血压及心电图情况，如有异常应及时通知术者并配合处理。检查中早期发生心率、血压的改变有利于及早发现和干预阻止心血管的不良事件。血氧饱和度的监测有利于及时发现低氧血症，避免由此带来的心肌缺血和严重心律失常，降低了心搏骤停的危险性。

2.对有恶心呕吐反应的患者，给予异丙嗪注射液 25 mg 静脉滴注。

3.由于患者在检查中处于无意识状态，因此护士应特别注意防止患者坠床。

4.将患者的头部向左侧固定，下颌向前托起，以保持呼吸道通畅。

5.妥善固定牙垫以免滑脱而咬坏仪器。

（二）治疗过程中的配合

镇静内镜的医护配合同常规内镜检查的配合。

1.无痛胃镜及经口小肠镜　患者咽喉部均喷洒 2%利多卡因 2~3 次行咽部麻醉或给予利多卡因凝胶口服。静脉缓慢注射阿托品 0.25~0.5 mg，芬太尼 0.03~0.05 mg，继而静脉注射异丙酚 1~2 mg/kg（速度 20~30 mg/10s），待其肌肉松弛，睫毛反射消失后停止用药，开始插镜检查。根据检查时间的长短及患者反应，酌情加用异丙酚和阿托品。

2.无痛肠镜及经肛小肠镜　先小剂量静脉注射芬太尼 0.5 μg/kg，后将丙泊酚以低于 40 mg/10s的速度缓慢静脉注射，患者睫毛反射消失，进入睡眠状态，全身肌肉松弛后，术者开始操作，术中根据检查时间的长短及患者反应（如出现肢体不自主运动），酌情加用丙泊酚，最小剂量 50 mg，最大剂量 280 mg，退镜时一般不需要加剂量。

五、术后护理

（一）患者护理

1.每 10 min 监测一次意识状态、生命体征及血氧饱和度，直到基本恢复正常。

2.因使用了镇静剂及麻醉剂，检查结束后不应急于起身，应该保持侧卧位休息，直到完全清醒，如有呛咳可用吸引器吸除口、鼻腔分泌物。

3.胃镜检查后宜进食清淡、温凉、半流质饮食 1 天，勿食过热食物，24 h 内禁食辛辣食物，12 h 内不得饮酒。肠镜检查后当天不要进食产气食物，如牛奶、豆浆等。

4.注意观察有无出现并发症如出血、穿孔、腹部不适等。

5.门诊的患者需在内镜室观察 1 h，神志清楚、生命体征恢复至术前或接近术前水平、能正确应答、无腹痛、恶心呕吐等不适可回家，需有家属陪同。个别有特殊病情的患者需留院观察。

（二）器械及附件处理

内镜的处理按内镜清洗消毒规范进行处理。

六、并发症及防治

1.低氧血症　其原因除与丙泊酚和咪达唑仑本身药物作用外，可能与舌根后坠、咽部肌肉松弛阻塞呼吸道及检查过程中注气过多，引起膈肌上抬和肺压迫，导致肺通气不足有关。处理：立即托起下颌，增加氧流量至 5～6L/min 及面罩吸氧。预防：严格掌握适应证，遇高龄、肥胖、短颈、肺功能较差的患者时，要尽量托起下颌，使其头部略向后仰 15°～20°，以保持呼吸道通畅，防止舌根后坠等阻塞呼吸道。同时，要加大给氧流量，避免操作过程中注气过多。

2.低血压　其原因除与药物本身作用外，也与用药量偏大且推注速度较快有关。处理：①血压下降>30%以上者，予以麻黄碱 10 mg 静脉推注；②心率明显减慢，低于 60 次/分者，予以阿托品 0.5 mg 静脉推注。预防：严格掌握给药速度和给药剂量，若以手控给药时，最好将药用生理盐水稀释后缓慢匀速静脉推注，可有效预防注射过快和用药量偏大引起的循环抑制并发症；有条件时，建议靶控输注给药，能更准确地调控血药浓度，从而降低不良反应。

3.误吸　误吸的主要原因为麻醉深度不够，以及液体或咽部分泌物误入气管。处理：增加丙泊酚首剂用药量；口腔及咽喉部有分泌物时快速去除。预防：增加首剂用药量，待药物作用充分后再进镜；及时抽吸口腔和咽部分泌物；有胃潴留和检查前 6 h 内有进食、饮水者列为禁忌。

4.心律失常　心率减慢在无痛内镜检查中较为常见，可能与迷走神经反射有关。处理：一般只要暂停操作即可恢复。如心率减慢<60 次/分者，静脉注射阿托品 0.5～1.0 mg 后心率恢复正常。发生心动过速一般为麻醉剂量不足所致，如心率>100 次/分时，可追加异丙酚剂量。出现频发性室性期前收缩用利多卡因静脉注射。

5.眩晕、头痛、嗜睡　麻醉苏醒后部分患者出现头晕、头痛、嗜睡及步态不稳。主要与药物在人体代谢的个体差异有关，也与异丙酚引起血压下降脑供血不足有关。多见于高血压、平素不胜酒力的患者和女性患者，绝大多数经卧床或端坐休息后缓解。

6.注射部位疼痛　异丙酚为脂肪乳剂，浓度高，刺激性强，静脉推注时有胀痛、刺痛、酸痛等不适。处理：注射部位疼痛一般持续时间短且能忍受，麻醉后疼痛会消失，无须特别处理。如在穿刺时将穿刺针放于血管中央，避免针头贴住血管壁，或选择较大静脉注药可减轻疼痛。

七、注意事项

1.检查前全面评估，严格掌握适应证与禁忌证，充分与患者沟通，解除其顾虑。

2.术后 2 h 须有人陪护，24 h 内不得驾驶机动车辆、进行机械操作和从事高空作业，以防意外。

3.选择镇静麻醉药物时，注意药物类型和剂量应因人而异，在联合用药时适当减量。在镇静期间需追加药物时，应与上次给药时间有充分的间隔，以保证药物起效。

4.给药时应通过缓慢增加药物剂量来达到理想的镇静/镇痛程度，比单纯一次给药效果更理想。根据患者的体表面积、年龄、体重和伴随病，从小剂量开始给药。

5.应用异丙酚镇静时，该药物使诱导全身麻醉和呼吸暂停的风险增加，必须由受过专业训练的麻醉医师来应用。

6.门诊患者严格把握离院指征，注意患者安全。

7.其他　同常规胃肠镜检查。

第十五章　消化内镜相关治疗的护理配合

第一节　上消化道内镜治疗的护理配合

食管、贲门狭窄是上消化道常见病症，因有炎性狭窄、术后吻合口狭窄、良性或恶性肿瘤性狭窄、外压性狭窄、烧伤后狭窄、食管动力性狭窄（贲门失弛缓症）、发育异常等，患者大多不能进食，长时间可引起营养不良、脱水及水、电解质失衡等。内镜下治疗有安全、有效、方法简单、痛苦少等优点，为患者带来福音。

一、上消化道狭窄的扩张治疗

（一）术前准备

1.与患者及家属进行沟通，包括扩张的作用、并发症、费用等，取得患者及家属的理解和配合，并签署手术同意书。

2.进行扩张治疗之前，操作者应对患者病情做充分的了解，包括狭窄部位、特点及病因，进行必要的术前检查，如食管钡剂造影、胃镜等。

3.讲清配合要领，告知患者在术中扩张时由于黏膜轻度撕裂有少许疼痛和渗血是正常的。若有不适可用眼神和肢体语言及时告知。必要时可行静脉麻醉。

4.术前禁食 12 小时，以免术中呕吐引起误吸，如果有残留食物需延长禁食时间。

5.在病情允许的情况下，行无痛胃镜下检查。

6.除所有操作器械外，必须确保抢救设备能正常工作，备好氧气装置。

7.扩张用器械：主要分为两种类型，即探条式扩张器和球囊扩张器。

（1）探条式扩张器：由金属或聚乙烯等材料制作而成。目前国内使用较多的是由硅胶制成的探条式扩张器，共由外径不同的 6 根探条和一根导丝组成，大小分别为 5 mm、7 mm、9 mm、11 mm、13 mm 和 15 mm。该扩张器的特点是前端呈锥形，为中空管，可以通过导丝，质软而有韧性，有不透光标志，可在内镜下和（或）X 线引导下进行。探条式扩张器一般用于非动力性狭窄、肿瘤性狭窄、吻合 U 狭窄和炎性狭窄等。术中必须随时清除口咽部从食管反流的液体，防止误入气道。对于静脉麻醉患者需严密观察生命体征，保持呼吸道通畅。

（2）球囊扩张器：有很多种型号，目前主要有两种类型。①可以通过内镜活检孔的水囊扩张器：Ballon-CRF 型水囊导管或 COOK Eclipsc TTC 消化道水囊扩张器，均可以通过增加水囊内的压力而改变水囊的直径，外径有 6~20 mm、长度有 5~10 mm 各种不同规格，可以通过导丝或不能过导丝。这种水囊扩张器可以用于各种狭窄，如晚期食管癌狭窄、吻合口狭窄和误服化学物质引起的严重烧伤性狭窄等；②不能通过内镜活检孔的大气囊：有 3 种规格，外径分别为 3 cm、3.5 cm 和 4 cm；该气囊一般有 3 个刻度，在内镜下可以见到。同时刻度也有不透 X 线的标志，扩张时使中间的标志位于狭窄处。这种气囊扩张器多用于贲门失弛缓症的扩张治疗。

8.其他器械

(1)导丝:如斑马导丝,检查导丝是否平直,先端部是否损坏。

(2)压力泵、盐酸利多卡因凝胶、注射器等。

(二)扩张方法

1.探条式扩张

(1)可以在内镜、X 线下或两者结合的情况下进行。

(2)常规进入内镜,选用软头硬质导丝递交医师,经活检孔道插入狭窄近端,以防导丝损伤黏膜及管壁。将导丝穿过狭窄段置入胃腔内。如果导丝能进入胃腔长度较长或使用有标志的导丝,这种情况下使用探条式扩张并不都需要 X 线的引导。

(3)保留导丝并退出内镜,此时要保证导丝位置没有移动,然后沿导丝送入扩张探条。送入扩张探条时用力要缓慢。当探条通过狭窄后停留 1~3 分钟,保留导丝并退出探条。

(4)然后根据病变的狭窄程度,从小到大进行逐一扩张。到最后使用的探条,连同导丝一并退出。扩张后应常规进行内镜复查以了解扩张的程度和局部的损伤情况。

2.水囊扩张

(1)在内镜直视下对上消化道狭窄处产生一种均匀的横向扩张力。该水囊扩张导管是由高弹力性橡胶制成,具有高强度扩张和回缩功能。

(2)水囊导管能注气也能注水,注水效果优于注气,一般注入无菌水。

(3)操作时先于活检孔道注入 2 mL 盐酸利多卡因凝胶,再插入水囊扩张导管。当水囊段插入狭窄口,并且水囊中点位于目标扩张处,配合医师用压力泵于水囊内缓慢注水,根据病情需要使压力保持在 3~8 个大气压,此时水囊扩张直径分别在 12~18 mm。保持 2~5 mm 后抽出水囊中的无菌水,把水囊导管退回活检孔内。该过程可反复多次。观察有无活动性出血及穿孔,对应处理。

(4)由于水囊扩张起来时可能会滑出狭窄段,因此打起水囊时,务必固定好镜身和导管,使扩张起来的水囊恰好位于狭窄处,起到扩张狭窄处的作用。水囊加压时患者可感到局部胀痛,减压后缓解,术前应向患者交代清楚,以取得其配合。

(5)食管静脉曲张硬化治疗后狭窄的扩张,由于存在静脉曲张,因此扩张治疗有出血的危险。插镜和放置水囊时要轻柔,扩张压力要小,一般直径不超过 1.5 cm,压力不超过 4kPa。

3.贲门失弛缓症的扩张

(1)通过内镜活检孔置入软头硬质导丝,退出内镜,沿导丝送入气囊,然后再次进镜,在内镜直视下将中间刻度于食管狭窄处后进行扩张。

(2)扩张时保持气囊有一定张力的情况下维持 1~3 分钟,休息 2~3 分钟后再次扩张。一般要反复扩张 2~3 次。

(三)术后护理

1.同胃镜检查的术后护理。

2.治疗后应短时间留院观察,注意有无胸痛、气急、咳嗽、发热等症状出现。术后 6 小时如无不适方可离院。

3.狭窄部的黏膜轻微撕裂而有少量渗血,不需要处理。若出血明显,予局部喷洒止血药物即可。

4.扩张术多造成食管撕裂,创伤的修复可能造成食管再狭窄,作为创伤处理和预防再狭窄可以使用一些药物进行治疗,包括质子泵抑制药、胃黏膜保护药和胃肠促动力药等。

5.并发症及处理

(1)食管穿孔:可以出现剧烈的胸痛、皮下和(或)纵隔气肿等。对于食管小穿孔,可以内镜下修补或通过禁食、胃肠减压、肠外营养和抗感染等保守治疗。对于较大的穿孔则应进行外科修补治疗。

(2)食管出血:狭窄扩张后少量的出血较多见,但是大量出血则比较少见。对于表面少量渗血者多可以自行止血,不需要进行处理。有活动性出血者可以通过内镜下进行微波、热探头等治疗。局部喷血多是因为扩张造成血管破裂,这种情况多可通过内镜下用钛夹止血。

(3)其他:如发热,可能由吸入性肺炎所致,可进行抗感染治疗。

(四)适应证

1.炎性狭窄。

2.瘢痕狭窄　如化学灼伤后、反流性食管炎所致的瘢痕狭窄,放疗后、手术后、外伤或异物引起的损伤后的狭窄等。

3.晚期食管癌或贲门癌狭窄拟放支架前。

4.贲门失弛缓症等各种良性病变引起的狭窄。

5.先天性病变如食管蹼。

(五)禁忌证

1.患者不能合作。

2.合并严重心肺疾患或患者严重衰竭无法忍受治疗者。

3.狭窄严重,导引钢丝无法通过,治疗非常困难者也视为相对禁忌证。

4.癌性梗阻者不放支架只扩张无长期疗效且易穿孔者,也属相对禁忌证。

5.食管灼伤后的急性炎症期,由于黏膜及食管壁炎症、水肿甚至坏死,此期不宜扩张,但可在炎症充血水肿坏死期后置入一胃管维持通道鼻饲,待完全愈合后,一般主张在伤后3个月以上。

6.手术后瘢痕狭窄者在术后3周内也不宜扩张。

二、上消化道狭窄的内支架治疗

上消化道支架置入术是治疗食管狭窄的有效方法之一,具有创伤小、痛苦少的优点,通过内镜下内支架置入,以期再通狭窄,缓解梗阻引起的吞咽困难,阻断食管、气管瘘,增进患者营养状况和生活质量。近年来,又出现了可回收食管支架,尤其适用于术后良性吻合口狭窄、扩张治疗后狭窄复发率高、需反复扩张的患者。一般放置7~14日,治疗效果明显。

(一)术前准备

1.同上消化道狭窄的扩张治疗。

2.胃镜的准备

(1)若选择为钳道处释放,以选择细径胃镜较好。Olympuse GIF-XP260型胃镜前端部仅5.0 mm,易通过狭窄段。

(2)支架的准备:备好各种类型(记忆合金,不锈钢、带膜/不带膜、钳道内释放/钳道外释放、可回收,不可回收)、尺寸(内径/长度)的支架。检查支架的包装有无破损,消毒日期是否过期。

3.标志物的准备　两条用回形针做成的长约 10 cm 铅丝,在稍长的胶布上做外标记。也可用金属夹做内标记。

4.导丝　尽量备好各种不同类型的导丝,如斑马导丝、超滑导丝、钢导丝等,以备不时之需。检查导丝是否平直,先端部是否有损坏。

5.异物钳　可对释放的支架位置进行微调。

(二)术中护理配合

1.钳道外释放　适合各种类型的食管狭窄、胃肠吻合口狭窄等易于直接释放支架的病变。

(1)患者取俯卧位,头偏向右侧。

(2)要根据患者的情况行扩张后放置或直接放置。目前随着超细胃镜的出现和支架输送系统的改良,大多数狭窄支架可直接通过,无须扩张,而气囊扩张有穿孔的风险,仅在支架置入困难的病例进行,不应作为常规。

(3)置导丝:细径胃镜通过病变狭窄段,记下病变段的下缘及上缘距门齿的距离,了解病变段的长度,将硬导丝头端交于医师经钳道送入十二指肠远端。胃镜无法通过的,可先行扩张后通过。

(4)定位:X 线透视下留置导丝,退镜达病变下缘,将一条事先准备好的铅丝与导丝相垂直定位于体外皮肤上;继续退镜至病变上缘,同样方法定位第 2 条铅丝。两条铅丝之间的范围即病变范围,选择支架时,一般上下缘均须超过病变部位 2 cm。

(5)退镜:留置导丝,配合医师边送导丝边退胃镜,直到把胃镜全部退出。

(6)进支架:配合医师将导丝穿入根据病变长度选择的支架头端的孔中,向前推进支架置入器,进入口腔时,将患者下颌稍向上抬,用浸有盐酸利多卡因凝胶的纱布润滑支架置入器后,就势将置入器送入食管内,在 X 线透视下见支架到达病变部,调整支架位置使支架中点基本与病变中点吻合。

(7)支架释放:护士旋开保险帽,在 X 线透视下缓缓退出置入器的外套管释放支架。遵循“边入边拉”原则,即先满足远端,远端张肝后边释放边往近端拖拉,对近端准确定位后再完全释放。

2.钳道内释放　适合胃出口梗阻,包括胃、十二指肠和近端空肠梗阻需入置支架者。

(1)置导丝:钳道胃镜进到病变上缘,将软头硬质导丝头端交于医师经钳道送入病变远端。在 X 线透视下确定导丝越过病变部位进入远端肠腔。

(2)造影:沿导丝插入造影管,退出导丝后注入造影剂。在 X 线透视下确定病变部位长度、狭窄程度。选择支架时一般上下端均须超过病变部位 2 cm。

(3)在 X 线透视下再次插入导丝,并尽量深插。

(4)进支架:在钳道内注入盐酸利多卡因凝胶 2 mL 润滑导丝,插入根据病变长度选择的支架。

(5)支架释放:旋开保险帽,一边在胃镜下监视支架上端,一边在 X 线透视下缓缓退出置入器的外套释放支架。待支架完全张开后,将置入器连同导丝一起退出钳道,支架置入完成。

(6)配合医师调整支架。若近端位置不够,可用异物钳在X线透视下牵拉支架;若支架移位太多,则需取出支架重新释放。

(三)术后处理

1.同胃镜检查的术后护理。

2.取下患者皮肤上的标记。

3.治疗后应短时间留院观察,如无不适症状方可离院。

4.饮食指导　切忌急于进食。补液1~2日后,从流质开始,逐步至半流质。等支架完全扩张后,方可改少渣饮食,但一定要忌菜叶、糯米等食物。

5.并发症与处理

(1)胸痛:最为常见,与置入支架的膨胀性刺激有关,一般可以忍受。

(2)内支架移位:移位后可再次重叠放置。移位至肠道,可通过胃镜尝试取出支架。极少数患者须开腹取出。

(3)内支架阻塞:常因肿瘤生长或食物阻塞引起,可通过胃镜下激光治疗和取出食物解决。

(4)其他:包括胃、食管反流,穿孔,出血等。

三、上消化道异物取出术

上消化道异物是指故意吞入或误吞入上消化道的各种物体;某些既不能被消化,又不能通过幽门的食物或药物,在胃内形成团块;上消化道手术后不慎遗留在消化道的各种引流管和器械;手术残留的缝线、吻合钉等。

(一)适应证与禁忌证

1.适应证　消化道异物,凡自然排出有困难者均可试行内镜下取出。尤其是有毒性异物应积极试取。

(1)各种经口误入的真性异物:如硬币、纽扣、戒指、别针等。

(2)各种食物相关性异物:如鱼刺、果核、骨头、食团等。

(3)各种内生性的结石:如胃结石等。

2.禁忌证

(1)异物一端部分或全部穿透消化道者或在消化道内形成严重的嵌顿者。

(2)某些胃内巨大异物,无法通过贲门及食管取出者。

(3)内镜检查禁忌证者。

(4)合并气管有异物者。

(二)术前准备

1.器械准备

(1)内镜:最好选择大活检孔道胃镜,安装及检查方法同常规内镜。

(2)附件:主要取决于异物的种类及异物的停留部位。常用的器械有活检钳、圈套器、三爪钳、鼠齿钳、鳄鱼钳、V字钳、扁嘴钳、取石网篮、网兜形取物器、内镜专用手术剪、拆线器、吻合钉取出器、磁棒、机械取石器、橡皮保护套、外套管。

(3)液电碎石器或超声碎石机:注意检查仪器性能是否良好。

(4)生理盐水、去甲肾上腺素等。

(5)急救药品及器材。

(6)其他同常规内镜检查。

2.患者准备

(1)了解病史,详细询问吞入的异物种类、发生时间、有无胸痛、腹痛等症状。

(2)根据需要行X线检查,确定异物所在部位、性质、形状、大小,有无在消化道内嵌顿及穿透管壁的征象。钡餐检查后常会影响视野清晰度,不利于异物的取出,因此一般不做钡餐检查。

(3)必要时检查血型、凝血功能等。

(4)向患者家属讲明取异物的必要性和风险,耐心回答患者提出的问题,消除其顾虑,取得患者的信任和配合,签署手术同意书。

(5)成人及能较好配合的大龄儿童可按常规内镜检查做准备。术前禁食8小时以上,术前给予镇静药及解痉药,如地西泮5~10 mg及丁溴东莨菪碱20 mg肌内注射或静脉注射。

(6)有消化道出血和危重患者应先建立静脉输液通道,以保证安全。

(7)婴幼儿、精神失常、操作不合作者、异物较大或估计取出有困难者,可行全麻下取异物。

(三)术中护理配合

1.患者护理

(1)术中注意观察患者全身状况,监测生命体征,必要时心电监护。特别是小儿全麻时,及时清除口腔内分泌物,防止窒息。

(2)对剧烈恶心者嘱其做深呼吸,以减轻症状。

(3)如操作过程中,患者突然出现腹痛剧烈、腹肌紧张者,立即报告术者,停止操作,并做好抢救准备工作。

2.治疗过程中的配合

(1)选择取异物的附件:不同形状、性质的异物,钳取时所用的附件也不相同。护士应正确选择取异物的附件。

1)长形棒状异物:如体温计、牙刷、竹筷、钢笔、汤勺,对此类异物较短的、较细的可选择各式异物钳、鳄口钳、鼠齿钳、三爪钳、圈套器等;较长的,预计通过咽部困难,需备内镜外套管,用于保护咽部。

2)尖锐异物:如张开的安全别针、缝针、刀片、鱼刺等,应设法使异物较钝的一端靠近内镜头端,除准备各种异物钳外还需在内镜前端加保护套,将异物抓住后收到保护套中,避免损伤消化道。较小的异物可在内镜前端装透明帽,较大的应装橡皮保护套。

3)圆形和团块异物:水果核、玻璃球、纽扣电池等,可选择网篮、各式异物钳、鳄口钳、鼠齿钳、三爪钳等。应设法将食管内的食物团块捣碎,或使其进入胃内,或者用网篮取出。胃内巨大结石可用碎石器将其击碎成小块,让其自然排出体外。

4)胆道蛔虫:可选择圈套器。

5)其他:吻合口缝线、胆管内引流管、吻合口支撑管等。吻合口缝线可采用内镜专用剪刀或拆线器将缝线逐一拆除。胆管内引流管可用圈套器或专用器械顺利取出;吻合口支撑管取出有困难,应酌情考虑。

(2)取异物的配合技巧

1)长形棒状异物:用异物钳抓取棒状异物的一端,将异物调整成纵轴与消化道平行,小心拖出体外;如异物较长、较大,护士可先协助术者下一内镜外套管,将套管先送入口咽部和食管上段,抓住异物后,将异物先拖到套管内,再连异物同内镜、外套管一起退出。注意抓取到的异物应尽量靠近内镜前端,防止异物与内镜"脱位"。异物如果坚硬,各种抓钳不易抓牢,极易滑脱,护士应与术者小心配合。当异物拖到口咽部时,应使患者头稍后仰,以利于异物顺利通过。

2)尖锐异物:此类异物如果处理不好在取物过程中易对消化道造成损伤,故可根据异物的大小和形态在内镜前端装保护套,将异物抓到保护套内,拖出体外。

3)圆形和团块异物:硬性圆形异物可用网篮套取。软性团块异物可用鳄口钳、鼠齿钳等咬碎,或取出或推入胃内,使其自然排出;胃内巨大结石,可用液电碎石器进行碎石后再取出。

4)胆道蛔虫:通常蛔虫的一部分钻入十二指肠乳头,还有一部分留在十二指肠内,用器械取出可立即缓解症状。可选用前视式胃镜和圈套器。发现蛔虫后,先送入圈套器,张开圈套器后,将圈套器由蛔虫尾部套住,护士慢慢收紧圈套,待手下感到已套住后,不要再收,过度用力可把虫体勒断,术者将圈套器向肛侧推,将蛔虫拉出十二指肠乳头,最后连同内镜一起退出,整个过程护士应保持圈套器松紧适度,不能过紧也不能过松。

(四)术后护理

1.患者护理

(1)全麻下取异物时,应待患者完全苏醒后再让其离院。通常患者需留院观察 24 小时,一般情况好才可离开;有并发症者应收入院。

(2)根据异物对消化道损伤程度指导患者进食,损伤小或无损伤者可正常进食;轻、中度损伤者进半流质饮食或全流质饮食;重度损伤者或有并发消化道出血者应禁食。术后 2~5 天勿进硬食、热食,应进冷半流质饮食或冷流质饮食,以免食管伤口继续擦伤或损伤的黏膜血管扩张引起食管出血。

(3)术中如有黏膜损伤,出血者,术后患者留观 24 小时,禁食,并给予止血剂和黏膜保护剂。必要时可应用广谱抗生素 2 天。

(4)吞入含有毒物的异物者,处理后,密切观察有无中毒表现。

(5)术后注意有无腹痛、咯血、黑便等消化道出血症状及皮下气肿、腹部压痛等消化道穿孔表现。一旦发生,应立即行外科处理。

2.器械及附件处理

(1)胃镜处理:同胃镜检查护理常规。

(2)附件处理:根据内镜附件清洗消毒规范进行清洗消毒。

(五)并发症及防治

1.消化道黏膜损伤　较大的锐利物在取出过程中可能会损伤消化道黏膜,尤其是在咽喉部、食管、贲门、幽门、十二指肠等狭窄或管径较小部位,轻者可造成黏膜撕裂和出血,重者可造成穿孔。操作过程中应小心、轻柔,切忌粗暴,以防损伤。已造成黏膜损伤或有轻度渗血者可禁食、补液,使用抑制胃酸分泌的药物和黏膜保护剂;出血不止者,可在内镜下止血;有穿孔者,应尽早行手术修补,并予以抗生素治疗。

2.感染　在损伤的消化道黏膜上可继发细菌感染而发生红肿,甚至化脓。治疗上应予以禁食,使用广谱抗生素,已形成脓肿者应手术治疗。

3.呼吸道并发症　常为窒息或吸入性肺炎,多发生在吞入较大异物及全麻下取异物的婴幼儿。因吸入胃内容物或异物堵塞呼吸道引起。一旦发生应紧急处理抢救。

(六)注意事项

1.严格掌握内镜取异物的适应证与禁忌证。当取异物危险性较大时,不可强行试取,以免引起并发症。证实已有消化道穿孔或尖锐异物已穿透管壁,不可用内镜取异物者,应采取外科手术处理。

2.根据异物性质和形状选择合适的取异物器械。

3.取异物时,抓取必须牢靠,钳取的位置多为特定的支撑点,如金属扁平异物边缘、义齿之钢丝、长条异物的一端,并设法让尖锐端向下。

4.食管上段异物、咽喉部及咽肌水平段异物,应与耳鼻咽喉科医师合作,采用硬式喉镜取异物。

5.操作过程中注意保持呼吸道通畅,防止误吸及异物掉入气管内。

6.退出时,异物尽量靠近胃镜头端,不留间隙,通过咽喉部时,患者头部后仰,使咽部与口咽部成直线,易顺利退出。

7.怀疑有消化道损伤时,应留院观察或收住院治疗。

8.手术结束,及时清理设备及用物,定期检查设备性能,如有故障及时报告、维修。

第二节　内镜下黏膜下剥离术的护理配合

随着消化内镜技术的不断发展,消化道疾病的内镜下治疗也越来越普及。内镜下黏膜下剥离术(endoscopic submucosal dissection,ESD)用于治疗消化道早期癌,使得更多的消化道病变能够一次性地在内镜下大块完整切除。它可免除传统手术治疗风险,具有创伤小、疗效好、手术技术要求高的特点,因而对护理配合提出更高的要求,配合护士不仅要熟练掌握手术的全过程,还要会使用相关仪器设备,与术者配合默契是手术成功的关键。

一、适应证

ESD是在内镜下黏膜切除术(endoscopic mucosal reseclion,EMR)的基础上发展而来的,目前认为其适应证为只要无淋巴及血行浸润、转移,不论病灶位置及大小,ESD均能切除。

1.早期癌　肿瘤局限在黏膜层和没有淋巴转移的黏膜下层,ESD切除肿瘤可以达到外科手术同样的治疗效果。

2.巨大平坦息肉　超过2 cm的息肉,尤其是平坦息肉,推荐ESD治疗,一次性完整切除病变。

3.黏膜下肿瘤　超声内镜诊断的脂肪瘤、间质瘤和类癌。

4.EMR术后残留或复发病变　EMR术后残留或复发。采用传统的EMR或经圈套切除的方法整块切除病变有困难时选择 ESD。ESD 可以自病灶下方的黏膜下层剥离病灶，包括术后瘢痕、术后残留治疗组织或溃疡等病灶，避免分块 EMR 造成的病变残留和复发。

二、禁忌证

1.抬举征阴性　即在病灶基底部的黏膜下层注射盐水后局部不能形成隆起，提示病灶基底部的黏膜下层与肌层之间已有粘连，即肿瘤可能已浸润至肌层。

2.严重的心肺疾患。

3.心脏、大血管手术术后服用抗凝剂。

4.血液病。

5.凝血功能障碍者，在凝血功能没有得到纠正前，严禁 ESD 治疗。

三、术前护理

1.患者准备

(1)术前完善检查，如血常规、生化、出凝血时间及血型检查、心电图等，如有异常，应予纠正后才能施行。

(2)了解患者病情，包括既往史及治疗情况，既往内镜及相关检查结果。签署知情同意书，告知医疗风险。

(3)了解患者用药情况，尤其注意近期是否服用阿司匹林和抗血小板凝集药物，如有服用应停用 7~10 日后方可行 ESD。

(4)评估患者，做好安慰及解释工作，取得患者的配合。对于上消化道的 ESD，术前 15 分钟给予口服口咽局麻祛泡剂，以麻醉咽部和消除胃内黏液气泡，对耐受性差及不合作者可在麻醉下进行。

(5)监测生命体征，吸氧，建立静脉通道。

(6)术前常规禁食、禁水 6~8 小时。

(7)术前用药：术前 15 分钟给予山莨菪碱 10 mg 肌内注射，以减少术中胃肠蠕动及痉挛。

2.器械准备　仪器及配件：治疗孔道达 3.7 mm 和 4.2 mm 的治疗内镜、高频电发生器、注射针、针式切开刀、IT2 刀、Hook 刀、Flex 刀、Dual 刀、圈套器、热活检钳、止血钛夹、透明帽、异物钳、喷洒管等。

四、术中配合

1.体位及准备　协助患者取左侧卧位，取下活动性义齿，如为上消化道的 ESD，放置好牙垫。

2.染色　食管的病变染色采用 1.5%~3%的复方碘溶液 10~20 mL；胃肠的病变采用 0.5%亚甲蓝溶液 10~20 mL 或用 0.4%靛胭脂 8~10 mL，根据术者的要求和习惯配制染色剂的浓度，经喷洒管待术者将视野对准病变部位后配合护士匀速推注，将染色剂均匀地喷洒在病变表面，以便清楚地显示病变的大小及边界。

3.标记　协助术者在病灶周围做好标记。应用针形切开刀、Flex 刀或 APC、于病灶边缘 5 mm 处电凝标记切除范围，食管和结肠黏膜层较薄，电凝功率宜小，以免伤及肌层。在针形切开刀标记时，配合护士要把握好出针的长度，一般头端外露 1 mm 为宜。

4.黏膜下注射　配合护士把黏膜下注射液抽在 20 mL 注射器内，连接注射针，排尽注射针内空气递于术者，每点注射大约 7 mL，可重复注射几次直到靶部位被足够隆起，以分离黏膜下层和固有肌层，确保安全。由于内镜黏膜下剥离术操作费时较长，故其注射液的选择多采用隆起保持时间长、止血效果好、组织损伤小的黏膜下注射溶液。

5.预切开　待黏膜下抬举理想后用 Flex 刀在标记点外缘切开黏膜，使用 Flex 刀切开黏膜时配合护士要把握好出针的长度，以防穿孔的发生，一般头端外露 1～2 mm。顺利预切开周围黏膜是 ESD 治疗成功的关键。然后利用 IT 刀或 Flex 刀通过预切开的切口进入黏膜下层，然后沿标记外侧做环形切开。

6.剥离病变　根据病变部位和术者操作习惯选择不同剥离器械。配合护士一定要熟知各种器械的特性，根据病变情况及术者个人习惯选择，从而做到医护间配合的默契性。在剥离过程中配合护士可视剥离的进度及术者的个人习惯而交替使用 Hook 刀、Flex 刀、IT 刀等。配合护士出针的长度一般头端外露 1～2 mm。始终保持剥离层次在黏膜下层。剥离中必须有意识预防出血。

7.创面处理　应用 APC 电凝创面所有可见小血管预防术后出血，必要时止血夹夹闭血管。配合护士应积极准备好各种止血钳及止血夹以应对各种突发性的出血情况。切除完毕，将切除的病灶固定并查看病灶剥离完整情况，送病理科进一步检查。退镜前观察患者腹部有无胀气，尽量把腔内气体抽出，减轻患者因肠胀气带来的痛苦。

8.并发症的预防及处理　出血和穿孔是 ESD 的主要并发症。

（1）默契配合术者，预见性地准备好止血器械，比如热活检钳、钛夹等。

（2）密切观察手术视野是否清晰，有无出血。一旦发生出血，首先判断是少量渗血还是血管损伤后的喷血，并牢记出血的具体部位，按术者要求迅速准备止血附件并提醒术者出血的具体位点，并嘱台下护士随时补充各种器械和液体，保障止血过程有条不紊。

（3）安全、完整切除病灶后酌情用钛夹夹闭切口，防止出血或者迟发型出血的发生。

（4）注意有无穿孔或潜在的穿孔。

五、术后护理

1.监测生命体征。

2.禁食、禁水，常规补液，使用抗生素和止血药物。

3.观察排便、腹痛情况和腹部体征，颈部有无皮下气肿。

4.术后复查胸片和腹部 X 线片，了解有无纵隔气肿和膈下游离气体。如无异常，术后第 2 日可以进食流食。

六、内镜黏膜下剥离术的优点

1.可以对较大病变实现一次性切除。

2.可以取得完整标本，有利于病理医师评价病变是否完整切除，局部淋巴结或脉管有无转移。

3.病变残留、局部复发率相对较低。

4.创伤小、住院时间短，术后脏器功能恢复迅速，可早期离床，经济实惠，其技术已被列为一种治疗早期胃癌的新手段。

七、未来展望

随着早期消化道肿瘤诊断水平的不断提高、ESD 专用器械的开发和改良,ESD 在治疗消化道早期肿瘤方面显示出更加广阔的前景。

第三节　内镜下黏膜切除术的护理配合

内镜下黏膜切除(EMR)是指于病灶的黏膜下层内注射药物形成液体垫后,对扁平隆起性病变和广基无蒂息肉经内镜下措施(注射和吸引),使病变与其固有层分离造成一假蒂,然后圈套电切的技术。它是目前癌前期病变及早期癌首选的治疗方法,对于病变面积较大者可行黏膜分片切除术(EPMR)。其优点是能增加切除的面积和深度,达到根治的目的,主要适用于部分无蒂息肉、平坦或浅凹陷型息肉、平滑肌瘤、早期癌(包括食管、胃、结肠早期癌)的切除,安全可靠,并发症少,使早期胃肠癌肿患者非手术治愈成为可能。目前已在国际上作为常规方法广泛应用。

一、适应证

1.扁平隆起病变[早期胃肠癌及平坦型病变和广基无蒂息肉,对于已经怀疑恶性肿瘤的病变,首先要明确是黏膜内癌还是黏膜下癌,如果是黏膜下癌则必须明确癌细胞的浸润深度,如果浸润深度在黏膜下层 1/3(sm2)以上,则建议外科手术]。

2.黏膜下肿瘤。

二、禁忌证

1.有胃肠镜检查禁忌证。

2.凝血功能障碍,有出血倾向。

3.肿物表面有明显溃疡或有瘢痕。

4.超声内镜提示癌已浸润达黏膜下层 2/3 以上。

三、术前准备

1.常用器械

(1)治疗孔道达 3.7 mm 和 4.2 mm 的治疗内镜,有条件者最好选择放大内镜。

(2)高频电发生器应选择纯切割电流,一般不用凝固电流和混合电流。术者和助手应熟悉高频电发生器的功率和性能,根据病灶的位置和大小选择合适的功率,调好参数。

(3)圈套器(带齿圈套器或 7p 半月形圈套器):根据息肉部位、大小、形态,选择合适的圈套器。7p 圈套器必须配合附在内镜头端的透明帽。

(4)透明帽(各种类型)。

(5)内镜专用注射针,针尖伸出部分长度要求 4~5 mm。

(6)喷洒导管。

(7)其他相关附件或止血的附件:标志刀、高频电凝探头、热活检钳、止血钛夹、氩气探头等。

(8)回收息肉的附件:三抓钳、网篮等。

2.常用物品　同一般胃肠检查常规物品。

3.常用药物　①黏膜染色剂：复方碘溶液、0.2%～0.4%靛胭脂；②药物：去甲肾上腺素、肾上腺素、生理盐水、高渗氯化钠等；③祛泡剂。

4.急救器械准备　包括急救药品、器械，以及中心吸氧、吸引装置等。

四、操作方法

EMR 操作步骤一般包括标记、黏膜下注射和切除。EMR 的切除方法多种多样，包括内镜下局部注射高渗钠肾上腺素切除术、透明帽置内镜先端内镜下黏膜切除术和内镜下结扎方法黏膜切除术等。EMR 是将合适的透明帽固定于内镜前段，并将高频电圈套器安装在帽槽内，当内镜插至病灶黏膜附近时，启动负压将黏膜吸入透明帽内，此时收紧圈套器将黏膜套住通高频电将黏膜切下。标准的 EMR 操作分为 6 个步骤。

1.黏膜染色　常规进镜检查，发现病灶后，用祛泡剂冲洗病灶黏膜表面黏液和泡液，食管用复方碘溶液 3～4 mL 或胃肠道用 0.2%～0.4%靛胭脂 8～10 mL 进行黏膜染色，使病变的边界与表面结构显示得更清晰，有利于内镜下初步判断病变性质。

2.观察腺管开口　在染色后，通过放大内镜对大肠腺管开口形态进行观察，判断腺管开口的类型，可以大致预测病理组织学诊断，以及早期大肠癌的浸润深度，对于黏膜内癌和黏膜下轻度浸润癌可以行黏膜剥离切除。

3.精确标定切除边界　可采用术前内镜下观察、内镜下超声、NEI、FICE 及色素内镜等进行评估，术前尽可能预估好病变侵犯层次及范围，用针刀或氩气刀（APC）在病变边缘外 3～5 mm标定病变范围，每点间距在 3 mm 左右。

4.注射肾上腺素盐水　用内镜注射针于病灶黏膜下层注射 1∶10 000 的肾上腺素盐水 4～10 ml，使病灶明显隆起。

5.切除病理镜端　连接透明塑料帽，将圈套器预先盘于透明帽内槽。将透明帽前端对准病灶，负压吸引，将病变组织吸入透明帽内，缓慢收紧圈套，高频电凝将病变组织切下，尽可能将标记边界一同切除。切除后再次使用 NBI、FICE 或色素内镜对切除边缘进行观察，确定没有残留。对边界可疑残留组织如不能再次行 EMR，可以立即使用损毁手段，包括 APC、电凝、激光等。基底病变残留，EMR 由于切除深度不统一，可能使局部黏膜下组织残留，此时处理困难，可用电凝或 APC 对整个基底进行大面积损毁，而不破坏固有肌层。

6.全部收集送病理检查　将切除组织完整包埋切片检查，确定肿瘤的组织学类型，注意观察底部和切缘是否有肿瘤组织。

五、术前护理

1.签署手术同意书　询问病史，阅读患者以往的内镜报告，对术前估计内镜切除成功的可能性非常重要，掌握黏膜切除术的适应证及禁忌证、既往史及治疗情况。向患者家属讲明手术的必要性和风险性，取得家属的同意后，签署手术同意书，以有效防范医疗纠纷。

2.心理护理　患者对器械及操作过程不了解，易产生紧张情绪，对手术效果和并发症产生顾虑。因此，要详细向患者及家属解释 EMR 的方法、目的、效果、术中如何配合医生的操作、有关的并发症、术前及术后注意事项，让患者及家属了解治疗的必要性，了解 EMR 是一种较外科手术痛苦小、创伤小、疗效好的技术，消除其疑虑，取得配合。同时可介绍以往治疗成功的病例，以帮助患者增强战胜疾病的信心。也可以请治疗成功的患者介绍亲身感受，帮助患者消除恐惧、紧张心理，以良好的情绪接受治疗。

3.患者准备

(1)接诊时查对患者的姓名、性别、年龄、送检科室是否与申请单一致,确认无误后进行患者登记。

(2)了解患者用药情况,尤应注意近期是否服阿司匹林(NASID类)和抗血小板凝集药物,如有服用应停用7 ~10日后再行EMR术。

(3)术前常规检查血常规、血型、出凝血时间、凝血酶原时间、血小板计数及行心电图检查等。如有异常,应予纠正后才能施行切除术。

(4)对于上消化道病变者,术前准备同胃镜检查,需禁食、禁水6~8小时,以减少胃液的分泌。让患者取左侧屈膝卧位躺于检查床上,解开衣领口,放松裤带,注意枕头与肩同高,头微曲,于嘴角下垫一弯盘及治疗巾,防止口水污染检查床及患者衣物,嘱患者张口轻轻咬住牙垫,同时嘱患者在做胃镜的过程中勿吞咽口水,以免引起呛咳或误吸。

(5)对于肠道病变者,术前准备同结肠镜检查,应于当天凌晨5点开始口服泻药(聚乙二醇类)进行肠道准备。检查前咨询患者排便情况,如排泄物为无渣水样便,方可进行检查,如肠道准备欠佳,应再次清洁灌肠,确定肠道清洁后方可进行检查。对于便秘患者,需于术前2日服用缓泻药。

(6)患者在检查前需换上肠镜专用检查裤,左侧卧位于检查床上,膝盖弯至胸部,以利于肠镜检查。

(7)检查前需留置套管针,以便治疗检查时注射静脉麻醉药物或抢救时快速静脉通道的建立。

(8)术前15分钟肌内注射或静脉注射山莨菪碱和地西泮各10 mg,有镇静及减少食管、胃、肠蠕动作用;观察患者的意识、言谈及呼吸状况,对老年人、有其他疾病者予半量,效果不佳时再增加剂量。对于上消化道病变者需给患者口服祛泡剂10 mL,以麻醉咽部和消除食管及胃内黏膜气泡,保持镜下视野清晰。

(9)准备好急救药品及器材:检查器械是否齐全、性能是否正常,连接好各种导线,以确保EMR术的顺利进行。

(10)小儿、耐受性差及不合作者可在麻醉下进行。

(11)贴电极板:将电极板贴于患者小腿后侧或置于臀部,使电极板与患者皮肤有足够的接触面积,以防皮肤烧伤。

(12)执行麻醉手术的患者,放置口垫,鼻导管吸氧(每分钟5~6L),连接多功能心电监护仪,记录术前血压、脉搏、心电图、血氧饱和度等参数,若有异常及时报告医师和麻醉师,麻醉前常规静脉注射山莨菪碱10 mg,有禁忌证者除外。

六、术中护理配合

1.患者护理

(1)耐心解释:再次强调治疗的意义,给予患者安慰和鼓励性的话语,消除患者精神紧张以获配合,嘱患者有不适时应及时告诉医务人员。

(2)舒适体位:可分别放置枕头在患者的后背和两膝之间,以加强支持和降低膝盖间的压力。设法一直保持患者的舒适和维护患者的自尊。

(3)密切观察患者反应,特别是患者语言或身体的疼痛表现,随时报告医生。

(4)对于上消化道病变者,须嘱患者让口中分泌物自然流出,有呕吐时,需及时清除呕吐物,并固定好牙垫。

(5)对于肠镜手术的患者,在手术过程中,护士及时将患者的不适反应反馈给操作医生,可适当提醒少打气,注意吸气。

(6)麻醉患者要监测心电图、血压、脉搏、血氧饱和度,麻醉开始的时候每2分钟监测1次,之后每15分钟1次,当患者情况有变时可以增加频率。

(7)静脉麻醉时的氧气吸入浓度为每分钟2L,根据患者血氧情况调节吸氧浓度,若出现心率过缓和过快,及时报告麻醉医生,给予对症处理。

(8)注意监护患者,尤其对老年人、心肺功能不全者,用了镇静药和止痛药者应加强监护,观察对止痛、镇静药的反应、患者表情、神志及生命体征。

2.配合流程及要点

(1)黏膜染色:常规进镜检查,发现病灶后,用祛泡剂冲洗病灶黏膜表面黏液和泡液,食管用复方碘溶液3~4 mL或肠道用0.2%~0.4%靛胭脂8~10 mL进行黏膜染色,使病变的边界与表面结构显示得更清晰,有利于内镜下初步判断病变性质。

(2)标记:用标志刀(针式电刀或APC)在病灶周围做点状标记。

(3)黏膜下注射盐水:取注射针交于术者,经钳道管送出,达病变部位,用10 mL注射器吸无菌盐水或高渗盐水,其内可加肾上腺素(配成1∶10 000)及少量亚甲蓝接注射器接口,注射方法同静脉曲张硬化治疗。应用高渗盐水是为了减慢盐水的吸收,争取到充足的时间进行电切术。进针部位选择,可选择病变口侧或肛侧的边缘进针,以口侧为佳,对病变深度较浅的病灶也可于病变中央直接进针。进针深度以进至黏膜下为最佳,以将病变黏膜完全隆起或以与固有肌层分离且病变位于隆起的顶端为佳,称抬举征阳性,如果阴性则不能采用EMR切除术,也是内镜下判断肿物浸润深度和手术的适应证。生理盐水注射量根据病变大小而定,对于直径10 mm大小的病变,一般注射为2~5 mL即可,大于10 mm者适当加大注射量。如注射量超过5 mL而病变尚无明显隆起,则表明进针过深已达肌层,此种情况易致操作失败。对范围较大的病变,必要时行多点注射,有时需要30 mL的注射液,以将病变黏膜完全与固有肌层分离为准。周围注射了盐水后,原本平坦的病变变成隆起型病变,注意判断抬举是否阳性,以选择行电切时机。

(4)圈套电切:退出注射针,将高频电圈套器先端交给术者,经钳道管送达需电切的部位张开圈套器,术者将圈套器的开口完全置于病变隆起的黏膜并压紧,轻吸气使病变周围的部分与正常黏膜一并套入,套住病变的根部后,助手慢慢收紧,也可用混合电流,但应避免用大额凝固电流,否则易损伤肌层导致穿孔,许可使切下标本产生电凝损伤。调整电切指数至3~3.5,使用纯切电流,术者踩下脚踏开关,用电切电流将黏膜切下。由于注射后形成的隆起多呈圆丘状,无明显狭窄或蒂部,一般圈套很易脱落。①最好选用带齿圈套器;②有条件用双管道治疗内镜,可经一个管道伸出圈套,另一个管道伸出活检钳,将圈套器套在活检钳上,用活检钳把隆起提起后收紧圈套,用纯切电流将黏膜切除;③透明帽法黏膜切除术必须配备7p圈套器。可用于切除平坦型病变,缺点是容易切除过深,引发穿孔危险,适用于具有较厚肌层的食管、胃及直肠等部位的病变。先将透明帽套在内镜先端,待注射完盐水后,助手伸出7p圈套器,术者将圈套器在透明帽内侧槽内盘好,将盘好圈套器的透明帽贴住病变部位,应用吸引方法将病变黏膜吸入到透明帽中,助手及时收紧圈套器,轻轻抖动圈套器手柄,使黏膜层与黏膜肌层分离，将病变黏膜完全套住，术者松开吸引，使套住的黏膜脱离透明帽，用电切电流将黏膜切下。

(5)创面处理：病灶切除后，观察创面有无残留和出血，黏膜下小血管一般比较丰富，如有少许渗血可不用处理；如渗血较多，可用去甲肾上腺素盐水缓慢冲洗喷洒止血或用氩气刀凝固止血；也可用钛夹缝合或热活检钳凝夹止血。

(6)再次染色：观察病变切除是否彻底，周边若有少量的病变残留，可喷洒氩气进行电凝治疗。

(7)息肉的回收：①息肉标本的完整回收非常重要，活体病理为手术是否完整切除和患者的预后判断提供依据；②同一般息肉切除后标本回收方法；③辅助透明帽切除者的标本一般会留在透明帽内，术者退镜，拔除透明帽即可取下标本。

七、术后护理

术后耐心向患者说明手术已顺利完成，使患者进一步消除顾虑，树立信心，使之感到温暖，能更好地配合医疗和护理。危重患者允许家属陪伴，使患者心里踏实，对烦躁不安的患者可适当应用镇静剂，地西泮 10 mg 肌内注射。

1.一般生活指导

(1)嘱患者绝对卧床休息 3~7 日，手术过程中曾发生出血的患者，需要适当延长卧床天数。避免用力过猛的动作。因此，护士要耐心反复宣教术后 1 周内卧床休息与疾病康复的重要性及治疗目的，卧床休息可减少机体能量的消耗，有利于体能的恢复，严防术后出血或穿孔，确保治疗护理效果。为了保证患者的休息和睡眠，治疗和护理工作应有计划地集中进行。

(2)对于上消化道病变患者，需解释可能在 1~2 日有短暂的咽痛及咽后壁异物感，必要时可用温盐水漱口或应用草珊瑚含片，数天后症状可自行消失。加强口腔卫生，保持口腔清洁，可用口灵含漱液每天 3~4 次预防感染。

2.严密监护

(1)严密观察血压、脉搏、呼吸、意识、尿量及一般情况的变化，特别是血压、脉搏的变化可以直接反映有无发生出血及出血程度。

(2)观察咯血或黑便的次数、量、性状及伴随的症状。3 日内观察大便颜色，如黑粪、剧烈腹痛、咯血等立即与主管医生联系，以便采取必要的治疗措施。

3.术后及时给予静脉输液　应用质子泵抑制药等制酸止血药，必要时应用抗生素 3 日。严格遵医嘱及时、准确地补充血容量。观察用药期间患者可能出现的不良反应、静脉穿刺部位。加强巡视，以防药液渗出致静脉炎、局部皮肤坏死，如发现渗出立即更换输液穿刺点。

4.饮食护理　严格要求患者禁食 2~3 日，如无腹痛及便血等症状，可予 48 小时后进行流质饮食，72 小时后进行无渣饮食 1 周。

5.睡眠护理　为患者创造良好的休养环境，保持情绪稳定，消除紧张恐惧心理，保证足够休息。

八、并发症的预防及处理

1.出血　出血是 EMR 最常见的并发症之一，发生率为 6.8%~22%，包括术中出血及术后出血。出血并发症与切除的病变大小有一定的关系，凡病灶>2 cm 者，出血机会相对增加，而且应用混合电流切除，易发生早期出血，应用凝固电流切除，延迟出血。所以预防出血和出血处理非常关键。

(1)预防出血

1)对容易出血的患者，检查前应完善各种血液检查，如出、凝血时间、凝血酶原定量等，指标正常者方可以进行内镜下治疗。

2)为减少胃肠蠕动及痉挛，减少患者的痛苦，便于内镜观察及操作，必要时可使用解痉药。常用药物有盐酸山莨菪碱、阿托品 0.01 mg/kg。

3)如患者担心内镜操作引起的疼痛难以适应，选择麻醉下进行，以免因手术时间长，患者难以耐受。

4)术前应建立静脉通道，宜选择较粗静脉进行穿刺，以便出血量较大时能迅速补充血容量。

5)对于较大的 1s 型息肉(1.5 cm 以上)进行 EMR 治疗时，电切时最好应用混合电流，因为部分这类息肉在其基底部由小血管向息肉顶部供血，如果采用切割电流，则可能导致止血不充分，血管不能有效地凝固，则可能引起血管出血，使后续处理出现困难。

(2)出血处理

1)单纯血管显露者可针对显露血管注射 0.5~1.5 mL 硬化剂以使血管形成血栓、硬化局部水肿，色泽变白和出血停止说明注射有效。

2)若正在渗血或视野欠清，可接大容量注射器冲洗后判断出血部位，同时可喷洒去甲肾上腺素止血，若出血不止，可于黏膜下注射肾上腺素、盐水(1∶10 000)或 3%~7%高渗盐水来进行止血或者进行电凝止血、氩气止血等。

3)小动脉出血如喷泉样凶猛，止血动作必须快，要争分夺秒，但不要慌张。此时可通过高频电凝止血夹止血。

4)注射止血后的再出血仍可行注射治疗。目前尚无足够证据表明联合不同注射剂比单一注射剂有效。但显示注射与电凝和热探头合用可增强疗效，故注射止血后可加用电凝和热探头。

5)对于术后出血的患者，可视情况进行内镜下止血，必要时立即手术止血。

6)治疗中有出血情况发生的患者，检查完毕应禁食，待病情稳定、各种血液指标正常后，可进食清淡、温凉半流质饮食，勿食过热食物，防止粗糙食物或刺激性食物引起再次出血，2~3日后逐渐过渡到正常饮食。

2.穿孔　穿孔是最严重的并发症，可发生在术中或术后数天，发生率为 0.6%~5.0%，造成穿孔的原因主要有：①黏膜下注射剂量不够，致使食管的固有肌层被吸到透明帽内造成穿孔。但是，也不是注射剂量越大越好，注射是否有效主要取决于注射后病变及病变范围的黏膜是否与黏膜下组织充分分离；②术中没有严格掌握切除指征，如注射时黏膜与黏膜下层没有明显分离或出现血肿，应立即放弃黏膜切除；③应用肾上腺素盐水进行黏膜下注射，可在短时间内向组织扩散，大多数病例在黏膜切除时先前注射的形状已消失，影响切除的效果。

(1)预防穿孔

1)对于下消化道病变者，检查前必须做好肠道准备，如有慢性便秘患者，需要进行内镜检查前 2 日减少食物中纤维的摄入，宜进食易消化流质饮食，如生奶、粥水等，以确保肠道清洁，使手术顺利进行。

2)检查前内镜护士和医生应仔细查看患者病历,便于指导工作,有穿孔史的患者应格外小心。

3)操作前应预先准备止血钛夹及释放器、胃肠减压管、吸引器等,以防止在检查过程中出现穿孔。

4)掌握好生理盐水注射的量,进针的部位,准确判断注射后的抬举征,掌握好切割的时机。

5)如检查前已出现过穿孔,拟行内镜下治疗,应在治疗前抽血验血型及交叉配血,以备在检查中再次穿孔导致大出血后的可能性输血。

(2)穿孔处理

1)对于切除较小病变发生的穿孔,可行保守治疗,嘱患者卧床休息、禁食,静脉输液,应用抗生素等处理。如内镜下见明确穿孔者可用止血钛夹闭合穿孔处,必要时放置多个止血钛夹。操作者及配合护士应保持镇定,尽量选择中立的语言告诉患者,安抚患者的情绪,并积极处理。

2)协助医生进行 X 线透视,以确定穿孔的位置,给外科手术提供依据。

3)对于病变较大,尤其是肠道准备欠佳者出现穿孔后,内镜下处理不理想,且出现出血不止,应立即给予输血,按休克处理,并立即请相关科室会诊。

4)准确记录检查过程中所有的事件,包括时间、操作者及配合者姓名、出现异常后给予的处理等。

5)对于小的穿孔,经内镜下处理后,需注意观察患者有无剧烈的腹痛、胸痛、全身发冷等继发穿孔的症状。

6)小的穿孔需禁食、禁水,遵医嘱给予补液,并应用抗生素等,经 3~5 天后穿孔可闭合。

7)如有穿孔发生,应待病情平稳,以及各种检查指标正常后方可进食,选择清淡、易消化的食物;避免刺激性食物,戒烟酒和对胃肠有刺激性的药物。

8)如有穿孔,经处理后应嘱患者绝对卧床休息。

9)对患者进行严密监测,包括生命体征、意识、神志等变化及有无发热,如有异常,及时报告医生。

3.并发症的对策

(1)确保良好视野,控制内镜(肠镜需轴保持短缩法)。

(2)足够量的局部注射。

(3)根据收紧圈套器时的感觉进行判断。

(4)要具备合理的、计划性分割切除的判断能力。万一发生出血穿孔,应冷静地对创面进行钛夹闭合。

(5)术后吸出消化道腔内气体。

4.EMR 术后残留病变的治疗　EMR 术后 1 个月以上,患者应开始内镜复查,发现残留病变的方法与常规检查方法相同,由于切除术后局部形成瘢痕,因此再次进行 EMR 切除往往会导致穿孔,此时 EMR 已不能使用。也可尝试局部进行 ESD 治疗,但风险也很高,目前多采用病变组织损毁治疗或外科手术。对于良性病变或没有手术指征的患者可以反复使用 APC、电凝、射频、激光等损毁治疗。但对于有手术指征的恶性疾病患者,应该及时进行补充手术治疗。

九、出院后的健康指导

1.出院后嘱患者选择以清淡、少油腻、少刺激性、易消化为主的食物。少食多餐，定时定量，避免暴饮暴食。

2.参加力所能及的体育锻炼，增强体质，提高抵抗力，可参加一些轻体力活动，如散步、种花、打太极拳等，避免剧烈活动。

3.保持心情舒畅、情绪稳定，要学会自我调控和调整好情绪，理智对待来自社会、家庭环境的各种刺激，以“心无其心，百病不生”健心哲理，养成不以物喜、不以己悲、乐观开朗、宽容豁达、淡泊宁静的性格。

4.要保持大便通畅，避免大便干结和增加腹压的因素，多饮水；便秘者可使用缓泻剂，如乳果糖、番泻叶，但应避免腹泻。

5.告知患者重视自己有规律的生活，按时休息、劳逸有度、动静结合，保证充足睡眠，可使体内生物钟正常地运转，大脑神经兴奋与抑制、激素的分泌等生命节律和谐平衡，提高机体免疫力。

6.内镜下食管、胃、肠黏膜剥离切除术后一般主张通常在第 6 及第 12 个月回医院复查内镜 1 次，以后 5 年内每年内镜随访加活检 1 次。依据检查情况决定下一次复查时间，最好留下医患双方的联系方式，督促其定期复查。

7.教会患者及家属早期识别异常情况及应急措施，如腹痛、恶心、咯血或便血，立即卧床休息，保持安静，减少身体活动，立即到就近医院就诊，使患者对自己的疾病有充分的认识。

参考文献

[1]陈延,张北平.克罗恩病[M].北京:科学出版社,2020.

[2]段志军,白长川.实用功能性胃肠病诊治[M].北京:人民卫生出版社,2016.

[3]杜艳茹.慢性胃炎中西医诊疗[M].北京:中国中医药出版社,2019.

[4]国家卫生计生委人才交流服务中心.消化内镜诊疗技术[M].北京:人民卫生出版社,2017.

[5]贺平.功能性肛肠病学[M].成都:四川科学技术出版社,2018.

[6]黄穗平,黄绍刚.溃疡性结肠炎[M].北京:中国中医药出版社,2012.

[7]金黑鹰,章蓓.实用肛肠病学[M].上海:上海科学技术出版社,2014.

[8]金震东,李兆申.消化超声内镜学.第3版[M].北京:科学出版社,2017.

[9]邝卫红.肝胆疾病[M].北京:中国医药科技出版社,2013.

[10]李兆申.胃肠疾病[M].上海:第二军医大学出版社,2016.

[11]柳越冬.实用肛肠病临床手册[M].北京:中国中医药出版社,2017.

[12]刘岩岩.炎症性肠病临床实践[M].北京:人民卫生出版社,2019.

[13]任成山,刘晓峰.功能性肠病[M].郑州:郑州大学出版社,2011.

[14]王贵齐.消化道早癌内镜黏膜下剥离术[M].北京:人民卫生出版社,2019.

[15]王贵齐,魏文强.上消化道癌筛查及早诊早治技术方案[M].北京:人民卫生出版社,2020.

[16]赵飞燕,秦媛媛,张夏兰.消化内科患者入院药物重整分析[J].中国医院药学杂志,2021,41(11):1142-1145.

[17]陈彩肖.消化内科急性腹痛患者的临床治疗[J].中国科技期刊数据库 医药,2022,(3):46-49.

[18]于志军.胃镜在消化内科中的效果分析[J].中文科技期刊数据库(全文版)医药卫生,2022,(1):32-34.